U0247669

Transplant Procurement Management Manual (Fourth Edition)

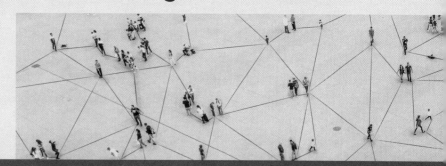

移植物获取管理手册
（第4版）

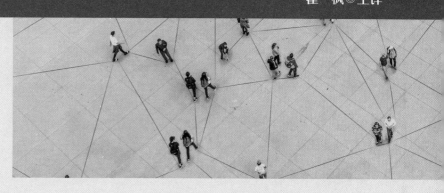

[西] 何塞·玛丽亚·多明戈兹·罗兰（José María Domínguez-Roldán）◎著

霍　枫◎主译

清华大学出版社
北京

图书在版编目（CIP）数据

移植物获取管理手册：第 4 版 /（西）何塞·玛丽亚·多明戈兹·罗兰著；霍枫主译.—北京：清华大学出版社，2020.12

书名原文：Transplant Procurement Management Manual (Fourth Edition)

ISBN 978-7-302-57027-1

Ⅰ.①移…　Ⅱ.①何…②霍…　Ⅲ.①器官移植－管理－手册　Ⅳ.① R617-62

中国版本图书馆 CIP 数据核字（2020）第 238216 号

责任编辑：孙　宇
封面设计：吴　晋
责任校对：李建庄
责任印制：杨　艳

出版发行：清华大学出版社
　　　　　网　　　址：http://www.tup.com.cn, http://www. wqbook. com
　　　　　地　　　址：北京清华大学学研大厦 A 座　　邮　　　编：100084
　　　　　社 总 机：010-62770175　　　　　　　　　邮　　　购：010-62786544
　　　　　投稿与读者服务：010-62776969, c-service@tup.tsinghua.edu.cn
　　　　　质量反馈：010-62772015, zhiliang@tup.tsinghua.edu.cn
印 装 者：三河市龙大印装有限公司
经　　销：全国新华书店
开　　本：185mm×260mm　　印　张：30　　字　数：684 千字
版　　次：2020 年 12 月第 1 版　　印　次：2020 年 12 月第 1 次印刷
定　　价：83.00 元

产品编号：090521-01

《移植物获取管理手册》
（第4版）
编审委员会

《移植物获取管理手册》
（第4版）
译 委 会

主　　审　黄洁夫
主　　译　霍　枫
翻译人员（按姓氏拼音排序）

蔡　庆	陈建雄	邓德成	郭葆秦
黄智平	季　茹	李建辉	刘仁东
陆树桐	欧阳青	谭晓宇	王孟超
汪邵平	武肖娜	谢　熙	翟晓梅
张　宝	郑于剑		

译委会秘书　季　茹　韩　楠

中文版序 1

器官移植是 20 世纪生命医学科学的重大进展，该项技术从西方发达国家传入中国，经过了从临床实验到临床应用的发展过程，目前该项技术逐渐成熟并成为治疗终末期器官功能衰竭的有效医疗手段，拯救了成千上万的器官衰竭患者，也促进了我国生命医学科学的发展。然而，与其他先进医学技术不同的是，器官移植需要可供移植的器官，而可供移植的器官捐献与获取不单单是技术问题，更涉及到人文、法律、伦理、制度与社会文明等深层次问题。

近年来，随着国家器官捐献与移植体系建设不断完善，我国器官捐献与移植数量大幅增长，每百万人口公民逝世后器官捐献率由试点初期的 0.03 上升到了 2019 年的 4.16，2019 年捐献数量为 5818 例，已经成为世界第二大器官捐献国。据中国人体器官分配与共享计算机系统（COTRS）数据显示，2019 年我国每名捐献者平均捐献的肝脏、肾脏、心脏和肺脏为 0.93 个、1.89 个、0.12 个和 0.15 个。如何提高公民器官捐献率与捐献器官的利用率，目前成为我国器官移植界乃至国际移植学界迫切需要解决的问题。

西班牙在遗体器官捐献领域居于世界领先地位。自 1989 年开始建立国际公认的"西班牙模式"后，遗体器官捐献率逐渐上升。2015 年西班牙器官捐献者总人数为 1851 人，每百万人口器官捐献者达到 39.7 人，连续 24 年保持世界第一。西班牙模式的成功原因在于，制定了详细的器官捐献操作规范，建立了完善的器官分配体制，并重点建设了一套面向专业人员乃至整个捐献群体的高效培训体制，捐献体系透明公正，媒体参与度高，社会公信力强。放眼全球，不仅其他欧盟国家在借鉴西班牙的成功经验，澳大利亚、巴西、阿根廷等国家也都在借鉴西班牙的模式，借鉴后大幅提高了遗体器官捐献率。尤其是西班牙器官捐献与移植研究院（DTI）早在 1991 年就启动了移植物获取与管理（TPM）项目，迄今为止已有来自世界各地 108 个国家 15900 多人以个人或团队形式参加了项目培训，为全球移植物获取领域的科学和专业研究的发展做出了重要贡献。

这本《移植物获取管理手册》是 DTI 多年的工作经验总结，也是 TPM 项目培训使用的教材，内容涉及器官捐献与获取的各个领域。目前已经出版了第四版。中国器官移植发展基金会积极推动中国器官捐献与移植的国际交流，引进该手册并组织专家进行翻译和审校，由霍枫教授担任主译，译委会和审委会由器官移植、器官分配、供体识别与维护、重症监护、法律法学及医学伦理等各领域专家组成。这些专家拥有丰富的临床经验和深厚的理论基础，在充分尊重 TPM 手册原著的基础上，原汁原味地阐述了西班牙器官移植物获取和管理的主要做法和宝贵经验。纵观全书，各章主题突出，内容翔实，文字流畅，有很强的可读性和参考性，对引进国际先进经验、推动我国器官捐献与移植事业发展非常有益。

当然，西班牙的国情、法律、人文以及器官获取和分配政策与我国存在一定差异，该书介绍的一些流程和方法与我国目前的器官捐献和获取工作的方法不同。希望从事器官捐献与获取工作的同道们，以辨证分析的角度阅读该书，合理对待不同制度下存在的差异，吸取他们的先进经验，并立足中国国情予以创新，不断推动我国器官捐献与移植事业健康发展。

黄洁夫

中国器官移植发展基金会理事长

中国人体器官捐献与移植委员会主任委员

2020 年 11 月于北京

中文版序 2

我国公民逝世后器官捐献与移植工作近年来在党和国家坚强领导与大力支持下发展迅速，目前器官捐献与移植数量已跃居世界第二。但也面临诸多挑战，供体器官短缺、器官质量评价与维护、器官移植高质量发展等成为我国捐献与移植常态化工作面临的新问题，直接关系到人民群众的健康福祉。

西班牙 DTI 在国际上较早开展移植物获取与管理（TPM）项目培训，近 20 年来该机构为捐献与移植领域的长足发展作出卓越贡献。尤其是近五年，马蒂·曼亚里其教授带领西班牙 DTI 团队多次来到我国，为我国器官捐献领域的培训和国际接轨做了大量工作。我欣闻霍枫教授组织团队专家，翻译了 DTI《移植物获取管理手册》（第四版），在此我表示热烈祝贺也很荣幸地向大家推荐这本关于器官、组织等移植物获取与管理的经典专著，该书系统性、全方位地介绍了全球有关国家公民逝世后器官捐献模式、移植物获取管理方法以及器官保护领域的前沿技术。

不积跬步，无以行千里，近年来我们与国内同道共同探索与努力下在器官捐献与移植以及器官保护、质量评价及维护等方面作了卓有成效的工作，与国际接轨建立标准化且行之有效的受者管理与器官维护利用流程对我们持续提升移植工作质量具有重要意义。该书的成功翻译出版具有很高的学术价值，将对参与移植物捐献、获取与管理的临床专业人员，行政管理人员，捐献获取人员、科研工作者、医学生具有重要的参考价值，同时也相信，未来国内同道在结合我国捐献与移植国情不断探索与实践的同时将为该领域的蓬勃发展注入中国的血液与动力。

郑树森

中国工程院　院士

法国国家科学医学院外籍院士

2020 年 11 月于杭州

中文版序 3

　　器官移植学作为生物医学科学领域中的一门发展活跃的新兴学科，取得了举世瞩目的成就，成为衡量一个国家和地区医学和健康服务水平的重要指标。器官移植的第一道程序就是器官捐献和获取。近年来，我国器官移植工作者在器官捐献与获取领域不断实践，锐意改革，攻坚克难，逐步建立了一个包括器官捐献体系、器官获取与分配体系，器官移植医疗服务体系、器官移植质控体系及器官移植监管体系等五大体系，并在全社会弘扬器官捐献的大爱精神，一个符合我国国情与中华文化的公平、透明、阳光的公民自愿器官捐献的大气候正在全社会逐步形成。

　　目前，我国每百万人口公民逝世后器官捐献率由最初的 0.03 上升到了 2018 年的 4.53，年捐献数量超过 5000 例，居全球第二位。尽管如此，我们也应该清楚地认识到我们与世界其他国家存在的差距。这部《移植物获取管理手册》是西班牙器官捐献与移植研究院（DTI）多年的工作经验总结，是西班牙移植物获取与管理（TPM）项目的培训教材，内容涵盖了器官获取组织管理、供体识别和评估、捐献流程和管理、器官获取国际模式等诸多方面，在国际上有较大的影响力。

　　霍枫教授领衔的编译团队倾入了大量心血，在繁忙的临床工作之余将原书译成中文奉献给国内同行，这是一项非常必要且具有重要意义的工作。感谢 DTI 无偿赠予该手册的中文版版权，感谢中国器官移植发展基金会对推动中国器官捐献与移植的国际交流以及本书编译出版工作给予的大力支持。相信本书的出版，一定会有利于我国器官捐献与获取体系的进一步完善，对推动我国器官移植事业的发展起到十分积极的作用。

　　本书是"他山之石，可以攻玉"，同时也希望它能够发挥"抛砖引玉"的作用，早日看到既反映国际先进水平又结合我国实际情况的器官获取专著的出版，我们翘首以盼，是为之序。

石炳毅
中华医学会器官移植学分会主任委员
2020 年 11 月于北京

中文版序 4

器官移植不仅挽救了无数终末期器官功能衰竭患者的生命，也使器官捐献者的生命得以延续，它是人性光辉的体现，更是医学发展和社会进步的重要标志。高质量的捐献器官，功能良好、健康安全的移植物是器官移植成功的核心，而这一切都源于对供体及其捐献器官的评估、维护、获取及保存。

移植物获取与管理项目 (TPM) 启动至今，为全世界移植获取领域人才培养及科学研究做出了卓越贡献，我国捐献与移植工作亦从中获益匪浅，通过借鉴、学习、探索和实践，对移植物获取管理形成了初步的体系，积累了较为成熟的经验。欧洲委员会编写的《移植物获取手册》是目前欧盟成员国比较成熟的经验总结，是指导捐献与移植实践的不二之选，对我国的移植物获取的管理具有非常重要的借鉴意义，能为规范我国移植物获取管理提供重要参考。

感谢 Marti Manyalich 博士团队启动 TPM 项目，感谢编撰 TPM 手册的专家，感谢他们对世界捐献与移植事业所倾注的心血。

感谢中国器官移植发展基金会、中国人民解放军南部战区总医院霍枫教授组织国内优秀的中青年学者将《移植物获取手册》译成中文，我相信从事器官捐献与移植领域的工作者均能从中受益，它将对提高我国移植物获取与管理质量产生积极影响，促进我国移植物获取管理体系化、规范化建设。

薛武军
西安交通大学器官移植研究所所长
医学博士、一级主任医师、二级教授
中华医学会器官移植学分会候任主任委员
西安交通大学第一附属医院肾病医院院长
2020 年 11 月于西安

中文版序 5

　　《移植物获取与管理（TPM）手册》（第 4 版）一经推出，便受到国际专业领域中极具盛名人士的极力推崇。这一点从原版所征集到的系列序言就可以窥见一斑。

　　自有器官捐献与获取这个专业以来，"西班牙"三个字就与之结下了不解之缘。西班牙几代专家、学者，在该领域所做出的贡献和所取得的成就，如期造就了"西班牙模式"。这一模式几乎可以用"西班牙史诗般的神话"来形容：遥遥领先的百万人口捐献率（PMP），让欧美等众多的发达国家一直望尘莫及。这背后的强劲动力不但源自于西班牙人斗牛士般的激情和勇猛，更源自于这个民族血管里奔流着的宗教、信仰、慈善、科学和职业精神。这些宝贵的科学技术和人文精神财富全都凝集到了这本小册子之中。

　　在我和 TPM 及 DTI 的多年来学术交流中，一直有一种精神在激励着我前行。2009 年，我荣幸地邀请到 TPM 主任，Marti Manyalich 博士，及其同事首次来华交流，从而开启了与 TPM 的长期合作培训计划。

　　随着以往本书被翻译成多种语言文字的版本，全世界已有 108 个国家、15900 多名专业人士，以及无数的移植病友从中获益。本书原本及译本包括西班牙语、英语、意大利语、法语、葡萄牙语、罗马尼亚语、波斯语、阿拉伯语。而本书，也是第一次，被系统全面地翻译成中文。中译本如此成功，源于领译者贯彻了"信、达、雅"的翻译精神，同时该书也是所有编译者众人心血的结晶。

　　2020 年，美国移植年会（ATC），西班牙代表提出了一个"50 x 22"宏伟计划。意为：2022 年，西班牙所有行政省区器官捐献率全部突破 50 PMP。这一目标对于器官捐献率仅为 4 PMP 左右的国度而言，无疑是异想天开。然而，这个目标对西班牙来说已并非难事，实际上仅一步之遥。因为 2019 年，该国大多数省已经达到，甚至超过这一水平。当然，这个目标对我们这个刚刚起步的移植大国来说，短期内，无论是追赶或超越都充满着各种各样的困难。

　　愿本书能为缩小这一巨大差距助上一臂之力！

陈忠华

华中科技大学同济医学院附属同济医院

器官移植研究所

2020 年 11 月于武汉

中文版序 6

没有器官捐献，就没有器官移植。中国公民逝世后器官捐献（CDCD）自 2010 年由原卫生部副部长黄洁夫教授发起，至 2015 进入全面 CDCD 转型期，建立了人体器官捐献与移植五大工作体系，形成了符合中国国情和传统文化的 CDCD 与移植工作格局，实现了器官捐献与移植数量的量质双提升。但我们也必须清楚地认识到，目前中国人体器官获取组织（COPO）的建设和服务能力与人民群众在移植领域的健康需求还存在较大的差距，也还远没有达到人体器官捐献与移植事业健康发展的总体要求。2019 年国家卫健委下发了《人体捐献器官获取与分配管理规定》，提出了器官捐献移植工作由高速度增长向高质量发展转变，2020 年国家卫健委又印发了《人体器官捐献与移植专项整治方案》，为 COPO 健康有序、高质量发展和进一步深化改革指出了明确目标和任务。

西班牙器官捐献与移植研究院（DTI）于 1991 年启动的移植物获取与管理（TPM）项目迄今为止已为世界各地培训了数万名学员。而 TPM 项目在国家卫生健康委、中国器官捐献与移植委员会和中国器官移植发展基金会以及 COPO 的大力支持下，连续举办了 6 期学习班，并受邀为中国数十家移植中心非定期培训学员逾 1500 多人，为中国器官获取组织与移植中心培育了大批优秀 OPO 的管理人才和技术梯队。

西班牙 DTI《移植物获取管理手册》作为 TPM 项目的培训教材，全面而系统地介绍了西班牙器官捐献和获取相关领域的先进经验与研究进展，对我国相关工作的发展可以起到很好的帮助和借鉴作用。喜闻由黄洁夫教授主审、霍枫教授主译的《移植物获取管理手册》（第 4 版）将于近期出版。该译著重点突出、实践性强、经验丰富、技术翔实、可读性强、适宜从事器官捐献管理人员、器官捐献潜在医疗机构及器官获取的各类医、护、技工作人员阅读。相信该译著对指导 COPO 器官捐献移植事业高速度、高质量和健康有序发展一定有着重要参考意义。

叶啟发

武汉大学肝胆疾病研究院院长

武汉大学中南医院移植医学中心主任

中国医院协会器官获取与分配工作委员会主任

中南大学湘雅三院卫生部移植医学工程技术研究中心主任

2020 年 11 月于武汉

中文版序 7

  器官移植，尤其是大器官移植，因其技术要求的复杂性一直被誉为外科学王冠上最为璀璨的明珠，而器官捐献则是让这颗明珠永葆光芒的有力保障。纵观整个医疗体系，几乎没有其他医疗活动像器官捐献与移植一样，牵涉到如此众多医疗专业领域的协作，因此建立完备的器官及组织捐献体系、规范整个捐献过程中的医疗行为是维护和推动器官移植事业发展的根本动力之一。

  作为人体器官及组织捐献工作最为成功的国家和地区，西班牙的器官捐献工作受到了全世界各地专家的认可和推崇。我也曾受邀到西班牙的移植组织 (ONT) 进行参观与交流，其专业性和权威性给我留下了非常深刻的印象。西班牙器官捐献与移植研究院（DTI）结合欧洲各国经验所运营的移植物获取与管理（TPM）项目也为全球上百个国家培养了上万名器官捐献相关工作人员，为全球器官捐献领域的学术发展做出了重要贡献，其官方工作文件《移植物获取管理手册》是 TPM 使用多年的培训教材，极具学术价值和借鉴意义。

  感谢中国器官移植发展基金会、中国人民解放军南部战区总医院霍枫教授领导的团队将《移植物获取手册》译成中文，译作文字严谨、行文流畅。我国目前已迅速成长为全球器官捐献量第二的移植大国，但是在实际工作中也面临诸多问题，这本中译本的问世可谓正当其时，相信必然会对我国器官移植体系的规范化建设起到非常有益的帮助。

田 野

北京医学会器官移植学分会主任委员

中华医学会器官移植学分会副主任委员

首都医科大学附属北京友谊医院教授、主任医师

2020 年 11 月于北京

中文版序 8

西班牙器官捐献与移植研究院（DTI）旨在鼓励、推动和发展全球器官（组织）捐献和移植事业。DTI 通过多样化的活动推动了捐献与移植领域知识的不断更新，并进一步促进了捐献与移植领域科学与技术的发展。

《移植物获取管理手册》（第 4 版）汇集了捐献与移植领域知识的更新和发展，对于器官（组织）捐献和移植领域的学者们有着十分重要的意义。DTI 希望通过对捐献与移植知识持之以恒的传播，让全球捐献和移植领域工作者们从中受益。移植物获取管理手册（第 4 版）在英文版发行之后，又翻译成中文版，我们希望这部手册能够帮助到所有致力于中国器官（组织）捐献与移植领域的工作者们。第 4 版移植物获取管理手册的作者来自不同的国家，有着不同的文化背景和独特的个性视角，在读者的反馈和建议的基础上使该部手册成为科学界的权威之作。

DTI 希望《移植物获取管理手册》（第 4 版）中文版不仅能够得到中国读者们的认可，更希望得到大家反馈和建议，以促进手册内容不断完善与更新。

Dr. José María Domínguez-Roldán
塞维亚大学医学院客座教授
何塞·玛丽亚·多明戈兹·罗兰医学博士
西班牙塞维亚大学附属罗西圣母医院重症护理部主任

中文版前言

随着国家器官移植改革不断推进和深化，我国器官捐献与移植事业取得了举世瞩目的成就。根据 2019 年 12 月发布的《中国器官移植发展报告（2015-2018）》，自 2015 年 1 月 1 日至 2018 年 12 月 31 日，我国公民逝世后器官捐献累计完成 18294 例，2018 年完成公民逝世后器官捐献 6302 例，器官移植手术 20201 例，捐献数量和移植例数均位居亚洲首位，全球范围仅次于美国。我国每百万人口器官捐献率（PMP）从 2015 年的 2.01 上升至 2018 年的 4.53。随着器官捐献理念宣传不断扩大，庞大人口基数前提下的 PMP 持续增长，我国完全具备全球器官移植第一大国的潜力。

在数量高速度增长的同时，如何更好地发展我国器官捐献与移植事业，越来越为国内外学者们所关注。2019 年新一届中国人体器官捐献与移植委员会提出了我国器官捐献与移植工作要从高速度增长向高质量发展转变的总体策略。高质量发展既是保持器官捐献与移植健康发展的必然要求，也是持续完善器官捐献与移植"中国模式"的重要基础。同年国家卫生健康委先后印发了《人体捐献器官获取与分配管理规定》《人体器官获取组织基本要求》和《人体器官获取组织质量控制指标》等文件，为加强人体器官获取组织管理、建立完善人体器官获取组织质量管理与控制体系提出了明确要求。

为了更好地推动器官捐献与移植规范发展，在不断总结完善中国模式和中国经验的同时，中国器官移植发展基金会把目光投向了在器官捐献领域世界领先的西班牙，引进了西班牙捐献与移植研究院（DTI）成功实施了近 30 年的移植物获取与管理（TPM）项目培训教材—移植物获取管理手册（第四版），并组织国内器官移植相关领域的专家进行翻译和审校。

本书按照原著章节共分 20 章，约 28 万字，其内容涵盖器官获取组织管理、供体识别和评估、捐献流程和管理、器官和组织的获取和保存、分配原则、组织库建设、伦理与法规、器官获取的国际模式，以及器官捐献相关的机构和学术组织等。内容翔实，全面而不失重点地介绍了西班牙乃至国际在捐献与获取领域的做法和经验，甚至涵盖了相关领域的研究进展。

参与本书编译的人员 40 余人，由国内器官移植、重症监护、神经医学、医学法学及医学伦理等各领域专家组成。在充分尊重原著的基础上，各位专家力求原汁原味地阐述了西班牙移植物获取和管理的主要做法和宝贵经验，文风上化繁为简，语言上贴近汉语表达习惯，为此付出了大量辛勤劳动，在此向各位编译人员和审阅专家深表感谢。此外，还要感谢黄洁夫教授为中文版作序，感谢郑树森院士、石炳毅教授、薛武军教授、陈忠华教授、叶啟发教授和田野教授为该中文版撰写引言，感谢中国器官移植发展基金会和清华大学出版社各位同仁的大力支持。本书还得到了昆明远望健康产业基金的大力支持，在此一并表示感谢。

由于译者水平有限且本书内容涉及面广，在编译过程中难免存在一些瑕疵，欢迎广大读者指正。

霍　枫

主任医师、教授

中国器官移植发展基金会理事

解放军南部战区总医院首席专家

中国人体器官捐献与移植委员会委员

2020 年 11 月于广州

英文版编委会

主　　编　José María Domínguez-Roldán

执行主编　周敏康

编　　委　Martí Manyalich
　　　　　Ricard Valero Castell
　　　　　Chlöe Ballesté Delpierre
　　　　　Estephan Arredondo Córdova
　　　　　María Paula Gómez Gómez

英 文 版 序

我很高兴也很荣幸能向大家介绍关于器官和组织捐献的移植物获取管理 (TPM) 手册第 4 版。这是一本杰出的捐献实践手册。

这个最新版本对从事器官、组织和细胞捐献的相关专家更新知识库十分必要。本书更新了捐献者评估内容,增加了人体器官获取相关内容中可能对健康有影响的环节。器官保存技术进展提高了来自循环死亡 (DCD) 捐献者器官的利用率。手册中有关 DCD 章节非常权威,含括了 TPM 经验和全球范围内 DCD 器官获取与移植受者获益的经验。TPM 手册对组织捐献和储存进行了全面的总结,很有学术价值。很多国家专业人士都在寻求器官捐献基金相关的指导建议。TPM 手册介绍了能够持续支持逝者捐献相关工作的部分国家模式,也全面详尽地介绍了各种器官获取模式。

TPM 是一个专业的组织,在业内具有很高的国际领导地位。这部手册见证了 TPM 为器官和组织捐献实践工作带来的卓越贡献。

Francis L. Delmonico

梵蒂冈城教宗科学院理事会院士

这是 TPM 手册的第 4 版,过去的 20 年里它一直在成长和发展,也体现了捐献和移植过程 (DTP) 的不断进步。没有任何医疗活动像 DTP 一样,需要诸多不同领域的医疗卫生专业人员以及不同组织和不同机构的互动和依赖,实现捐献者和移植受者的生死相续,最终改善和恢复了移植受者的健康。

TPM 手册共 20 个章节,围绕 DTP 全方位介绍了清晰、实用和最新的知识。这些知识来源于 DTP 各领域的国际专家经验和意见,将有助于丰富相关知识,有助于发现问题并提出解决问题的方案。

对新一代专业人士而言,TPM 手册是你们亲密的朋友,将会在美妙而富有挑战性的捐献移植旅程中给你们光明和指引。祝你旅途愉快!

David Paredes

欧洲捐献和移植协调组织前任主席

器官移植已成为终末期器官疾病首选治疗方法。然而,器官短缺是当今器官移植领域面临的最大挑战,仍需引起我们的重视。

这些年来,移植的需求急剧增加,已经远远超过了可用器官的数量。作为国际移植组织,我们有责任克服困难,解决导致器官短缺的医学、法规、伦理、文化和社会障碍。

这版 TPM 手册内容很全面,不仅含括了捐献和移植流程所有基础知识和宝贵见解,还囊括了该领域的最新科学与技术发展情况。

每个国家都有责任评估本国人民的移植需要，我们的目标是在器官捐献和获取领域实现自给自足。毫无疑问，通过对相关流程更清晰的了解，这本手册将是每位参与器官捐献、获取和移植工作者的宝贵财富。热烈祝贺参与实现这一重要项目的编辑和撰稿人。

Mehmet Haberal 博士

移植协会（TTS）主席

很高兴也很荣幸能够为 TPM 手册第 4 版撰写序言，该手册有助于西班牙乃至全球器官获取的标准化。这个项目对制定器官获取路工作准则极为重要。各国在学习器官获取的过程中可以遵循该工作准则，通过吸取先驱者的经验教训而避免犯原则性错误。

特别感谢西班牙捐献和移植研究院（DTI）和我亲爱的朋友马蒂·曼亚利希教授以及这本手册所有撰稿人所作的贡献。作为对他们努力付出的回馈，希望推动更多积极的和有有利于不断发展的移植项目，从而挽救更多的生命。

这是一个崇高的目标，与同行们共勉。

Refaat Kamel

中东器官移植学会会长

TPM 手册是描述移植物捐献过程相关内容最全面的资料，提供了最新的相关数据和实践指南。所有移植物捐献专业人士，无论是新涉足本领域还是有丰富经验的专家，都会发现这本手册是关键的参考书，它应该放在专业图书馆最为突出的位置。

Susan Gunderson

LifeSource 首席执行官

我们有幸见证了 DTI 基金会主编的《移植物获取管理手册》第 4 版的面世。

TPM 手册问世于上世纪 90 年代初，当时西班牙器官捐献和移植经验使世界震惊，成为了高质量和高效率的启发性模式。手册的问世使得移植物获取模式变得可复制，实施过程和标准化实践更明确。TPM 手册最初是为了完善西班牙模式，后来成为全世界器官捐献体系特有的教育工具。TPM 手册在拉丁美洲大多数国家的影响力令人印象深刻。

TPM 手册并非仅限于书本知识本身，随着具有挑战性的时代发展，第 4 版纳入了新的主题与更高的国际标准。

感谢为这个项目作出贡献的专家，感谢他们慷慨地在世界各地分发他们的手册，感谢他们通过器官和组织移植拯救生命所做的努力和贡献。

Rafael Reyes-Acevedo 博士

拉丁美洲和加勒比移植学会主席

我非常高兴也非常荣幸为 TPM 手册第 4 版撰写这篇序言。之前的版本在教育和发行方面取得了巨大的成功，这个最新版本在形式、内容和质量方面又有了进一步的提高。我很享受阅读这些章节，其中蕴含了作者们众所周知且广受尊敬的经验，也蕴含了对最新数据透彻的分析。

我相信 TPM 手册涵盖了与现代移植物捐献和获取实践相关的所有主题的宽度和深度，它对所有捐献和移植学科的专业人士非常重要。此外，我认为 TPM 手册是一部对欧洲和其他地区移植专家们最有帮助的指南。

祝贺编辑和作者们所做的当之无愧的世界级开创性工作！

Vassilios Papalois 教授

欧洲器官移植学会会长，

欧洲医学专家联盟主席

衷心感谢 TPM 在强化移植实践认知方面的持续努力和贡献。你们无私地将这份成果推广到非洲，这项工作意义重大。

第 4 版旨在建立和引入移植实践的重要指南。不仅用于创建流程，而且可以帮助提升正在进行的路径。 继续加油！

Gamal Saadi 博士

非洲器官移植学会主席

作为亚洲器官移植学会会长，我很高兴为这本关于器官、组织和细胞捐献的优秀手册作序。 我赞赏并祝贺马蒂·曼亚利希博士领导的 TPM 团队带来这本出色的手册。

TPM 是一个通过获取捐献器官、组织和细胞来推动全球移植的著名机构。这个机构通过参加全球各地的会议，为移植学者提供差旅资助，为移植协调员提供研究经费，为印度和其他亚洲国家提供了很多帮助。

我相信，该机构的真诚努力将为全球移植团队提供更多的专业知识和实践经验经验。

D.S.Rana 教授

亚洲器官移植学会主席

英文版前言

移植物获取与管理项目（TPM）于 1991 年启动，是移植物获取领域的专业培训项目。该项目由西班牙移植组织（ONT）赞助和支持，并获得了巴塞罗那大学（UB）的学术认可。第一期课程在维也纳国际中心（巴塞罗那）举办。迄今为止，来自世界各地 108 个国家 15900 多人以个人或团队形式参加了培训，他们代表着不同的国家和地区，使用多种语言，如西班牙语、英语、意大利语、法语、葡萄牙语、罗马尼亚语、波斯语、阿拉伯语和汉语。欧洲移植委员会理事会和国际移植学会均在国际层面上，对 TPM 培训器官和组织移植物获取专业人员的工作给予了认可和肯定。

多年来，TPM 创建了自己的专业品牌，形成了特有的课程设计和内容，制作了大量的教学材料，创建了独特的模拟流程，为移植物获取领域科学研究和专业发展做出了贡献。培训形式包括面对面、线上和综合等，所获得的学位包括了基础、中级、高级、研究生、硕士等，也可以帮助大家获得博士学位。本手册旨在提供这一领域的培训教材，为相关专业人员（主要是麻醉师，ICU 专家，急诊科医生，神经外科医生，肾脏病科医生和移植专业人员）以及行政、管理、卫生等领域人员和大学生的专业学习提供帮助。本手册是世界各地才华横溢的专家、教授和研究人员的经验结晶，也是推动器官、组织和细胞捐献移植等各相关主题多学科交叉发展的成果。

感谢来自各机构的同事们为我们撰写了精彩的序言。我也要感谢 TPM 手册的作者们，感谢他们对捐献和移植事业精益求精的贡献，也感谢花费了大量时间的教学者，以及课程的参与者们，他们提出的问题和意见，加深了我们对捐献和移植的理解。

我要对优秀的合作者和朋友们表示最深切的感谢，是他们投身于 TPM 项目，并推动了这个项目获得成功。

Martí Manyalich 博士

目　　录

第 1 章　器官、组织和细胞供体获取的
　　　　TPM 模式 ································ 1
1　导言：移植物获取管理方法 ··········· 3
2　TPM 协调员的角色 ····················· 4
　2.1　临床职责 ····························· 4
　2.2　非临床职责 ························· 6
　　2.2.1　医院员工培训 ·············· 6
　　2.2.2　研究与发展 ················· 7
　　2.2.3　质量控制 ···················· 7
　　2.2.4　器官获取单元管理 ······· 7
3　关于 TPM 专业化 ······················ 8
　3.1　TPM 协调员的专业概况 ········ 8
　3.2　TPM 培训：国际教育项目 ······ 9
　3.3　器官捐献走向自给自足 ·········· 9
4　结语 ··· 10
5　参考文献 ··································· 10

第 2 章　器官和组织供体识别 ········· 13
1　导言 ··· 15
2　供体的分类 ································ 15
　2.1　活体供体 ·························· 15
　2.2　逝者供体 ·························· 15
　　2.2.1　脑死亡供体 ··············· 16
　　2.2.2　循环死亡供体 ············ 16
　　2.2.3　组织供体 ················· 17
3　供体识别 ·································· 17
　3.1　供体概况 ·························· 17
　　3.1.1　脑死亡供体 ··············· 18
　　3.1.2　DCD 供体 ················· 18
　3.2　识别方法 ·························· 18
　3.3　DBD 供体识别 ················· 19
　　3.3.1　严重昏迷患者的追踪
　　　　　　（格拉斯哥评分＜9）··· 19

　　3.3.2　其他患者的追踪 ········· 19
　3.4　DCD 供体识别 ················· 19
　　3.4.1　Maastricht Ⅰ 类和 Ⅱ 类 ··· 19
　　3.4.2　Maastricht Ⅲ 类 ········ 20
　3.5　组织供体识别 ··················· 20
　3.6　捐献工作评价 ··················· 20
4　医务人员在供体识别方面的作用 ······ 21
　4.1　移植协调（TC）小组 ·········· 21
　4.2　国家移植协调小组 ·············· 22
5　医疗单位在供体识别方面的作用 ······ 22
　5.1　重症监护单元 ··················· 22
　5.2　其他科室 ························· 22
　5.3　其他医院 ························· 23
6　参考文献 ·································· 23

第 3-Ⅰ章　器官和组织供体评估 ······· 25
1　导言 ··· 27
2　供体一般评估流程和选择标准 ········ 27
3　器官个体化评估和选择标准 ·········· 30
4　恶性肿瘤、感染和其他传染性疾病 ··· 35
5　逝世后供体的评估方法 ··············· 35
　5.1　获取前评估 ····················· 35
　　5.1.1　访谈、图表回顾和临床评估··· 36
　　5.1.2　体格检查 ················· 36
　　5.1.3　实验室检查 ··············· 37
　　5.1.4　其他补充检查 ············ 41
　　5.1.5　组织病理学检查 ········· 45
　　5.1.6　临床数据汇总（获取前）··· 45
　　5.1.7　器官获取过程中检查 ···· 48
　　5.1.8　器官获取后的检查 ······ 48
　　5.1.9　有助于受者分配的检查 ··· 49
　5.2　适当的评估 ····················· 49
　5.3　文件记录、样本存档与数据保存··· 49

6 结束语 ┈┈┈┈┈┈┈┈┈┈┈┈ 50
7 参考文献 ┈┈┈┈┈┈┈┈┈┈┈ 50

第 3-Ⅱ章 利用核酸技术筛查供者减少
移植传播性疾病的风险 ┈┈┈ 52
1 供者筛查的风险管理 ┈┈┈┈┈ 54
2 供者筛查相关风险决策 ┈┈┈┈ 54
 2.1 风险管理的原则和流程 ┈┈┈ 54
 2.2 其他供者筛选过程可汲取的
   经验教训 ┈┈┈┈┈┈┈┈┈ 55
3 供者筛查的关注点 ┈┈┈┈┈┈ 56
 3.1 标本 ┈┈┈┈┈┈┈┈┈┈ 56
  3.1.1 血清或血浆 ┈┈┈┈┈ 57
  3.1.2 逝世供者样本 ┈┈┈┈ 57
  3.1.3 脐带细胞 ┈┈┈┈┈┈ 57
  3.1.4 母乳 ┈┈┈┈┈┈┈┈ 57
 3.2 储存条件与运输 ┈┈┈┈┈ 57
 3.3 敏感性和特异性 ┈┈┈┈┈ 57
  3.3.1 敏感性-真阳性 ┈┈┈ 57
  3.3.2 特异性-真阴性 ┈┈┈ 58
4 针对已知感染因子 ┈┈┈┈┈┈ 58
 4.1 人体免疫缺陷病毒（艾滋病病毒）┈ 58
 4.2 丙型肝炎病毒（HCV）┈┈┈ 58
 4.3 乙型肝炎病毒（HBV）┈┈┈ 59
 4.4 戊型肝炎病毒 ┈┈┈┈┈┈ 61
 4.5 西尼罗河病毒 ┈┈┈┈┈┈ 61
5 核酸检测能力 ┈┈┈┈┈┈┈┈ 62
 5.1 核酸-脱氧核糖核酸（DNA）和
   核糖核酸（RNA）的检测 ┈ 62
 5.2 检测方法 ┈┈┈┈┈┈┈┈ 62
  5.2.1 聚合酶链反应（PCR）┈ 62
  5.2.2 转录介导扩增（TMA）┈ 62
 5.3 NAT 的过程 ┈┈┈┈┈┈┈ 63
  5.3.1 RNA/DNA 提取 / 目标捕获 ┈ 63
  5.3.2 扩增 ┈┈┈┈┈┈┈┈ 63
  5.3.3 检测 ┈┈┈┈┈┈┈┈ 63
  5.3.4 结果 ┈┈┈┈┈┈┈┈ 63
6 结束语 ┈┈┈┈┈┈┈┈┈┈┈ 63

7 参考文献 ┈┈┈┈┈┈┈┈┈┈┈ 64
第 4 章 器官活力评估 ┈┈┈┈┈ 67
1 摘要 ┈┈┈┈┈┈┈┈┈┈┈┈ 69
2 导言 ┈┈┈┈┈┈┈┈┈┈┈┈ 69
3 肾脏活力标准 ┈┈┈┈┈┈┈┈ 69
 3.1 老年供体（＞60 岁）肾脏 ┈┈ 70
 3.2 扩大标准（高血压和（或）糖尿病）
   供体肾脏 ┈┈┈┈┈┈┈┈ 71
 3.3 来自儿童供者的肾脏 ┈┈┈┈ 72
 3.4 急性肾衰竭供体的肾脏 ┈┈┈ 72
 3.5 心死亡供体的肾脏 ┈┈┈┈┈ 72
 3.6 乙型和（或）丙型肝炎病毒和 HIV
   血清学阳性供体的肾脏 ┈┈┈ 72
 3.7 肾功能正常的肾病供体肾脏 ┈ 73
4 肝脏活力标准 ┈┈┈┈┈┈┈┈ 73
 4.1 老年供体肝脏 ┈┈┈┈┈┈┈ 74
 4.2 肝脂肪变性 ┈┈┈┈┈┈┈┈ 74
 4.3 心死亡供体肝脏 ┈┈┈┈┈┈ 74
 4.4 丙型肝炎病毒血清学阳性供体的
   肝脏 ┈┈┈┈┈┈┈┈┈┈ 75
 4.5 劈离式肝脏 ┈┈┈┈┈┈┈┈ 76
 4.6 活体供肝 ┈┈┈┈┈┈┈┈┈ 76
 4.7 特殊情况供体的肝脏 ┈┈┈┈ 76
5 心脏活力标准 ┈┈┈┈┈┈┈┈ 76
6 肺脏活力标准 ┈┈┈┈┈┈┈┈ 77
7 胰腺活力标准 ┈┈┈┈┈┈┈┈ 78
8 小肠标准 ┈┈┈┈┈┈┈┈┈┈ 78
9 参考文献 ┈┈┈┈┈┈┈┈┈┈┈ 79

第 5 章 组织活性评估 ┈┈┈┈┈ 82
1 导言 ┈┈┈┈┈┈┈┈┈┈┈┈ 85
2 眼组织 ┈┈┈┈┈┈┈┈┈┈┈ 85
 2.1 选择标准 ┈┈┈┈┈┈┈┈┈ 86
  2.1.1 年龄 ┈┈┈┈┈┈┈┈ 86
  2.1.2 感染 ┈┈┈┈┈┈┈┈ 86
  2.1.3 肿瘤 ┈┈┈┈┈┈┈┈ 86
  2.1.4 眼病 ┈┈┈┈┈┈┈┈ 86
  2.1.5 角膜评估 ┈┈┈┈┈┈ 86

2.2 保存方法 ················· 86

2.3 适应证 ··················· 87

3 肌肉骨骼组织 ··············· 87

3.1 选择标准 ··············· 87

3.1.1 年龄 ················· 87

3.1.2 感染 ················· 87

3.1.3 创伤 ················· 87

3.1.4 疾病 ················· 87

3.1.5 既往治疗 ··········· 87

3.2 保存方法 ··············· 88

3.3 适应证 ················· 88

4 心血管组织 ················· 88

4.1 选择标准 ··············· 88

4.1.1 年龄 ················· 88

4.1.2 感染 ················· 88

4.1.3 创伤 ················· 88

4.1.4 系统性疾病 ········· 89

4.1.5 其他因素 ··········· 89

4.2 保存方法 ··············· 89

4.3 适应证 ················· 89

5 羊膜 ······················· 89

5.1 选择标准 ··············· 89

5.1.1 年龄 ················· 89

5.1.2 重大感染 ··········· 89

5.2 保存方法 ··············· 90

5.3 适应证 ················· 90

6 参考文献 ··················· 90

第6章 神经学死亡诊断标准 ········ 91

1 脑死亡概念 ················· 93

1.1 临床关注内容和关键点 ··· 93

1.2 脑死亡的不同概念 ······· 94

2 神经学死亡诊断标准 ········· 94

2.1 脑死亡诊断临床部分 ····· 96

2.1.1 昏迷 ················· 96

2.1.2 瞳孔散大与光反射消失 ·· 96

2.1.3 角膜反射消失 ······· 96

2.1.4 面部运动缺失 ······· 96

2.1.5 无自发的肌肉运动：
　　　脊髓反射 ··········· 97

2.1.6 眼前庭反射消失 ····· 97

2.1.7 头眼反射消失 ······· 97

2.1.8 咽反射消失 ········· 97

2.1.9 咳嗽反射消失 ······· 97

2.1.10 眼心反射消失 ······ 97

2.1.11 阿托品试验 ········ 97

2.1.12 无自主呼吸
　　　　（呼吸暂停试验）··· 98

2.2 脑死亡诊断的辅助检查 ··· 98

2.2.1 脑电图（EEG）······· 99

2.2.2 多模态诱发电位 ····· 99

2.2.3 经颅多普勒超声 ····· 100

2.2.4 脑动脉造影术 ······· 101

2.2.5 脑同位素灌注研究 ··· 101

2.2.6 计算机断层血管造影
　　　　（CTA）··········· 102

2.3 观察期 ················· 102

2.4 存在矛盾的情况 ········· 102

3 参考文献 ··················· 103

第7章 供体管理 ················ 105

1 导言 ······················· 107

2 脑死亡的病理生理学 ········· 107

3 基本和高级监测目标 ········· 107

4 低血压供体 ················· 108

4.1 初始治疗 ··············· 109

4.2 使用血管活性药 ········· 109

4.3 顽固性低血压 ··········· 110

5 心律失常及其他血流动力学改变 ··· 110

6 尿崩症 ····················· 110

7 代谢变化 ··················· 111

8 体温过低 ··················· 111

9 凝血病 ····················· 112

10 激素治疗 ·················· 112

11 营养治疗 ·················· 112

12 感染控制和抗生素 ·········· 113

13　肺脏供体的特点 ················ 113
　13.1　肺脏供体液体治疗和血流动力学
　　　　管理 ···················· 113
　13.2　肺脏供体的通气策略 ········ 114
　13.3　肺脏供体的其他措施 ········ 115
　13.4　肺脏供体气道管理 ·········· 115
　13.5　其他药学方法 ·············· 116
　13.6　肺脏捐献相关的具体情况 ···· 116
14　心脏供体的特点 ················ 117
　14.1　心功能评价 ················ 117
　14.2　冠心病筛查 ················ 117
15　多器官供体治疗时机 ············ 118
16　参考文献 ······················ 118

第 8 章　器官捐献的家属沟通：
　　　　告知突发悲痛事件与器官捐献家
　　　　属沟通的实践 ·············· 120
1　导言 ·························· 122
2　突发悲痛消息 ·················· 123
　2.1　突发悲痛消息如何影响医务人员 ··· 123
　2.2　传达悲痛消息的沟通技巧与支持 ··· 124
　　2.2.1　主动倾听 ·············· 124
　　2.2.2　情绪反应 ·············· 125
　　2.2.3　非言语交流 ············ 125
　　2.2.4　语言 ·················· 126
　2.3　告知突发悲痛消息需要考虑的
　　　　基本因素 ················ 126
3　逝者家属面谈时请求捐献 ········ 127
　3.1　为与逝者家属谈话做准备 ···· 127
　3.2　适当的迎接技巧 ············ 128
　3.3　请求捐献的理由 ············ 129
　3.4　谈话架构和计划 ············ 129
4　理解家庭成员拒绝捐献 ·········· 130
　4.1　减少亲属拒绝的策略 ········ 131
5　面谈结束 ······················ 132
6　社会病史：生物风险评估 ········ 133
7　参考文献 ······················ 134

第 9 章　器官获取组织 ·············· 136
1　导言 ·························· 138
2　多器官捐献 ···················· 138
　2.1　脑死亡捐献 ················ 138
　2.2　心死亡捐献 ················ 139
3　器官获取组织 ·················· 140
　3.1　全国性组织 ················ 140
　3.2　移植协调员 ················ 140
　3.3　器官获取团队 ·············· 140
4　器官获取技术 ·················· 141
　4.1　暴露和探查 ················ 141
　4.2　温相解剖 ·················· 142
　4.3　插管 ······················ 143
　4.4　阻断和灌注 ················ 143
　4.5　冷相解剖 ·················· 144
　4.6　DCD 获取 ·················· 145
5　器官包装和转运 ················ 145
6　参考文献 ······················ 145

第 10-Ⅰ章　保存技术 ················ 147
器官保存
1　导言 ·························· 149
2　缺血再灌注损伤（IRI）的病理生理 149
3　器官保存原理 ·················· 150
4　减少 IRI 的机制 ················ 151
　4.1　低温 ······················ 151
　4.2　保存液 ···················· 151
　4.3　低温或常温机械灌注（PM）··· 154
5　结束语 ························ 155
6　参考文献 ······················ 155

第 10-Ⅱ章　保存技术 ················ 157
体外机械灌注保存
1　导言 ·························· 159
2　机械灌注原理 ·················· 159
3　机械灌注液 ···················· 160
4　特定器官机械灌注 ·············· 160
　4.1　肾脏 ······················ 160

4.2　肝脏 ································· 161

4.3　胰腺 ································· 162

4.4　胸腔器官 ························· 162

5　结束语 ································· 162

6　参考文献 ······························ 162

第 11 章　器官分配准则 ············· 164

1　导言 ·································· 166

2　器官分配流程、术语和概念 ········ 166

3　器官分配规则和原则的国际准则····· 168

4　器官分享和分配的伦理原则和

总体准则 ···························· 169

5　器官分配模式 ························ 172

5.1　基于患者的分配模式 ·········· 172

5.2　基于移植中心的分配模式 ······ 173

6　器官分配准则 ························ 174

6.1　肾脏 ························· 174

6.2　肝脏 ························· 175

6.3　胰腺 ························· 176

6.4　小肠 ························· 176

6.5　心脏 ························· 176

6.6　肺脏 ························· 177

7　转运 ·································· 177

8　结束语 ································· 178

9　参考文献 ······························ 179

第 12-Ⅰ 章　组织库：组织库的

组织结构概述 ················· 181

1　导言 ·································· 183

2　一般要点 ····························· 183

3　专业术语表 ··························· 184

4　组织构架 ····························· 186

4.1　法律框架 ····················· 186

4.2　质量管理体系（QMS） ········ 188

4.3　设施 ························· 189

4.4　人力资源（工作人员） ········ 190

5　结束语 ································· 191

6　参考文献 ······························ 191

第 12-Ⅱ 章　组织库：肌肉骨骼组织库···· 193

1　肌肉骨骼组织的获取 ················ 195

2　肌肉骨骼组织的加工 ················ 196

2.1　清洁和切割 ··················· 196

2.2　洗涤脱脂程序 ················· 197

2.2.1　脱脂程序 ··············· 197

2.2.2　洗涤程序 ··············· 197

2.3　冷冻干燥 ····················· 197

2.4　脱矿质 ······················· 197

2.5　微生物取样 ··················· 197

2.6　灭菌或消毒 ··················· 197

2.6.1　灭菌 ··················· 198

2.6.2　去污 ··················· 198

3　肌肉骨骼组织的包装和标记 ········ 199

4　肌肉骨骼组织的储存 ················ 199

5　临床应用 ····························· 199

6　参考文献 ······························ 199

第 12-Ⅲ 章　组织库：心血管组织库······· 200

1　导言 ·································· 202

2　心血管组织机构在组织库的地位····· 202

2.1　心血管组织机构（TE）的结构····· 202

3　心脏瓣膜和同种异体血管的

质控标准 ························· 203

3.1　同种异体心脏瓣膜移植临床应用的

主要适应证 ··················· 203

3.2　人体心血管组织移植物的

长期预后 ····················· 205

3.3　无细胞同种异体心脏瓣膜移植的

临床应用 ····················· 205

4　结束语 ································· 206

5　参考文献 ······························ 206

第 12-Ⅳ 章　组织库：眼组织库 ············ 208

1　导言 ·································· 210

2　供者的选择 ··························· 210

3　组织获取 ····························· 211

4　组织处理 ····························· 211

5 组织评价 ··············212

6 角膜保存 ··············212

7 其他眼组织：巩膜 ··············213

8 参考文献 ··············213

第 12-Ⅴ章 组织库 ··············214
皮肤组织库

1 导言 ··············216

2 供皮评估 ··············217

3 供体排除标准 ··············217

4 手术获取皮肤 ··············217

5 临时储存和运输到组织库 ··············218

6 皮肤处理 ··············218

  6.1 处理方法 ··············219

  6.2 具有细胞活力的同种异体移植物··············219

  6.3 无细胞活力的同种异体移植物 ··············219

7 无细胞活力移植物的灭菌 ··············220

8 其他技术 ··············220

9 结束语 ··············220

10 参考文献 ··············221

第 12-Ⅵ章 组织库 ··············222
新兴疗法

1 导言 ··············224

2 获取和处理概述 ··············224

3 适应证 ··············225

  3.1 有待解决的问题和未来 ··············226

4 参考文献 ··············226

第 13-Ⅰ章 循环死亡供体 ··············227
基本概念和流程总述

1 定义和分类 ··············229

2 热缺血时间 ··············232

3 死亡的判定 ··············232

4 器官保存方式 ··············233

5 预后和影响 ··············234

6 道德和法律基本原则 ··············234

7 不可控型循环死亡（uDCD）捐献··············235

7.1 潜在捐献者的识别和院外援助

  （急救服务） ··············236

7.2 死亡判定 ··············236

7.3 与家属和法院的沟通 ··············237

7.4 保护和获取技术（胸腹腔器官）···237

7.5 供体确认 ··············239

8 可控型循环死亡（cDCD）捐献 ·····239

8.1 撤除生命支持的决定 ··············240

8.2 家庭面谈和支持 ··············241

8.3 撤除生命支持，心脏停搏，

  死亡判定 ··············242

8.4 预测在规定时间内达到心脏停搏的

  可能性 ··············242

8.5 逝世前流程（插管） ··············243

8.6 保存技术-ECMO ··············243

9 参考文献 ··············244

第 13-Ⅱ章 循环死亡供体 ··············246
DCD 供体肾移植预后分析

1 导言 ··············248

2 uDCD 供体肾移植预后 ··············248

3 cDCD 供体肾移植预后 ··············249

4 参考文献 ··············250

第 13-Ⅲ章 循环死亡供体 ··············251
DCD 供体肝移植预后分析

1 导言 ··············253

2 可控型 DCD 肝移植预后 ··············253

3 不可控型 DCD 肝移植预后 ··············254

4 结束语 ··············254

5 参考文献 ··············254

第 13-Ⅳ章 循环死亡供体 ··············255
DCD 供体胰腺移植预后分析

参考文献 ··············257

第 13-Ⅴ章 循环死亡供体 ··············258
DCD 供体肺移植预后分析

1 循环死亡可控型供体 ··············260

2 不可控型循环死亡供体 ··············260

3　参考文献 ································· 261

第 13-Ⅵ章　循环死亡供体 ············ 262
心脏移植

　　参考文献 ································· 265

第 14-Ⅰ章　活体器官捐献 ············· 266
概述
1　导言 ··································· 268
2　国际现状 ······························ 268
3　活体捐献者类型 ······················· 269
4　法律法规框架 ························· 270
5　保护活体捐献的欧洲和国际举措 ······ 271
6　活体器官捐献的知情同意 ············· 272
7　非本地居民活体捐献供者的授权书 ···· 274
8　活体捐献的伦理原则 ················· 274
9　评估感染或癌症传播的风险 ·········· 275
10　社会评价 ··························· 276
11　活体捐献登记处 ···················· 276
12　结束语 ····························· 276
13　参考文献 ··························· 277

第 14-Ⅱ章　活体器官捐献 ············· 278
活体肾脏移植概述
1　导言 ································· 280
2　活体供肾的历史和现状 ··············· 280
3　评估活体肾脏供者的方法 ············· 280
4　活体供肾对供者的生存影响 ··········· 282
5　活体肾脏供者的终末期慢性
　　肾脏疾病 ··························· 283
6　对潜在活体供肾者的评估过程及
　　推荐意见 ··························· 284
7　活体肾脏供者心理和社会心理因素 ··· 286
8　长期护理和随访 ····················· 289
9　结束语 ····························· 289
10　参考文献 ·························· 290

第 14-Ⅲ章　活体器官捐献 ············· 292
成人肝移植
1　导言 ································· 294

2　成人间活体肝移植受者选择和
　　适应证 ··························· 294
3　活体肝脏供者的评估 ··············· 295
4　成人间活体肝移植供肝获取 ········· 296
5　成人间活体肝移植受者流程 ········· 297
6　活体供肝的预后和并发症 ··········· 297
7　成人间活体肝移植受者的预后和
　　并发症 ··························· 298
8　结束语 ··························· 299
9　参考文献 ························· 299

**第 15-Ⅰ章　器官捐献与移植的管理和
　　　　　　资金使用** ················ 303
概述
1　导言 ··························· 305
2　卫生保健体系对器官捐献和移植过程的
　　影响 ··························· 305
3　器官捐献流程所需资源 ··········· 306
4　人力资源 ······················· 306
5　设施设备资源 ··················· 307
6　财政资源 ······················· 308
7　结束语 ··························· 308
8　参考文献 ······················· 309

**第 15-Ⅱ章　器官捐献与移植的管理和
　　　　　　资金使用** ················ 310
器官捐献质量管理
1　导言 ··························· 312
2　医疗保健质量管理体系 ··········· 312
3　器官捐献的质量管理 ············· 313
　3.1　战略流程 ··················· 313
　　3.1.1　法律框架和政策 ········· 313
　　3.1.2　机构和人员职责 ········· 313
　　3.1.3　教育、持续培训和研究 ···· 314
　　3.1.4　沟通 ··················· 314
　　3.1.5　质量体系 ··············· 314
　3.2　操作流程 ··················· 319
　3.3　支持流程 ··················· 320
　　3.3.1　审计、质量评价和结果 ···· 320

3.3.2 文件和登记 ⋯⋯⋯⋯⋯ 320

3.3.3 可溯源性 ⋯⋯⋯⋯⋯ 320

3.3.4 调查和报告有关问题：

生物警戒系统 ⋯⋯⋯⋯ 320

3.3.5 评估风险和减轻损失 ⋯⋯ 320

3.3.6 投诉和召回 ⋯⋯⋯⋯ 321

3.3.7 场地、设备、材料和

文件归档 ⋯⋯⋯⋯⋯ 321

4 结束语 ⋯⋯⋯⋯⋯⋯⋯⋯ 321

5 参考文献 ⋯⋯⋯⋯⋯⋯⋯ 321

第 15-Ⅲ章 器官捐献与移植的管理和
资金使用 ⋯⋯⋯⋯⋯⋯ 323

经费管理

1 导言 ⋯⋯⋯⋯⋯⋯⋯⋯⋯ 325

2 参考文献 ⋯⋯⋯⋯⋯⋯⋯ 327

第 15-Ⅳ章 器官捐献与移植的管理和
资金使用 ⋯⋯⋯⋯⋯⋯ 329

权限管理

1 领导才能 ⋯⋯⋯⋯⋯⋯⋯ 331

2 管理方式：Chronos 模式与 Kairos

模式 ⋯⋯⋯⋯⋯⋯⋯⋯⋯ 331

3 领导授权 ⋯⋯⋯⋯⋯⋯⋯ 333

4 自我管理 ⋯⋯⋯⋯⋯⋯⋯ 333

5 参考文献 ⋯⋯⋯⋯⋯⋯⋯ 334

第 16 章 器官捐献和移植的伦理问题 ⋯⋯ 335

1 导言 ⋯⋯⋯⋯⋯⋯⋯⋯⋯ 337

2 器官捐献和移植的原则与价值 ⋯⋯ 337

2.1 尊重人的生命 ⋯⋯⋯⋯ 337

2.2 躯体完整与尊重人的身体原则 ⋯⋯ 337

2.3 有利原则 ⋯⋯⋯⋯⋯⋯ 338

2.4 自主性原则 ⋯⋯⋯⋯⋯ 338

2.5 公平 ⋯⋯⋯⋯⋯⋯⋯⋯ 338

2.6 透明 ⋯⋯⋯⋯⋯⋯⋯⋯ 339

2.7 公正 ⋯⋯⋯⋯⋯⋯⋯⋯ 339

2.8 利他主义 ⋯⋯⋯⋯⋯⋯ 339

2.9 保密 ⋯⋯⋯⋯⋯⋯⋯⋯ 339

3 逝者器官捐献的知情同意 ⋯⋯⋯ 340

4 关于脑死亡器官捐献伦理问题 ⋯⋯⋯ 341

5 关于活体器官捐献伦理问题 ⋯⋯⋯⋯ 342

5.1 受者的获益和安全 ⋯⋯⋯⋯ 342

5.2 活体捐献的知情同意 ⋯⋯⋯ 342

5.3 捐献者利益问题 ⋯⋯⋯⋯ 343

5.4 明确捐献者的捐献动机 ⋯⋯ 343

6 移植旅游和贩卖 ⋯⋯⋯⋯⋯⋯ 344

7 人体器官分配的伦理原则 ⋯⋯⋯ 345

7.1 公正 ⋯⋯⋯⋯⋯⋯⋯⋯ 345

7.2 效用 ⋯⋯⋯⋯⋯⋯⋯⋯ 345

8 参考文献 ⋯⋯⋯⋯⋯⋯⋯ 346

第 17 章 关于捐献和移植的立法 ⋯⋯⋯ 347

1 法规政策的基本原则 ⋯⋯⋯⋯ 349

2 人体器官捐献和移植的国际框架 ⋯⋯ 349

3 监管选择：激励措施 ⋯⋯⋯⋯ 350

4 西班牙立法 ⋯⋯⋯⋯⋯⋯⋯ 350

4.1 法律原则 ⋯⋯⋯⋯⋯⋯ 350

4.1.1 自愿 ⋯⋯⋯⋯⋯⋯ 350

4.1.2 无偿捐献 ⋯⋯⋯⋯ 351

4.1.3 匿名性 ⋯⋯⋯⋯⋯ 351

4.1.4 公平性 ⋯⋯⋯⋯⋯ 351

4.2 活体器官捐献者 ⋯⋯⋯⋯ 351

4.3 逝后器官捐献供体 ⋯⋯⋯ 352

4.3.1 死亡判定 ⋯⋯⋯⋯ 352

4.3.2 理论上推定同意，实践中

明确同意 ⋯⋯⋯⋯ 353

4.4 组织网络 ⋯⋯⋯⋯⋯⋯ 353

5 参考文献 ⋯⋯⋯⋯⋯⋯⋯ 354

第 18 章 生物警戒 ⋯⋯⋯⋯⋯⋯⋯ 355

1 导言 ⋯⋯⋯⋯⋯⋯⋯⋯⋯ 357

2 患者安全保障和其它生物警戒系统的

发展史 ⋯⋯⋯⋯⋯⋯⋯⋯⋯ 357

2.1 患者安全保障的发展史 ⋯⋯⋯ 357

2.2 警戒系统 ⋯⋯⋯⋯⋯⋯ 358

3 捐献和移植过程中的质量控制，

生物警戒的概念和定义 ⋯⋯⋯⋯ 358

3.1 捐献和移植过程中的质量控制 ⋯⋯ 358

3.2　质控问题 ················· 359

3.3　风险分析和受者监控 ······· 359

3.4　生物警戒：向高质量迈进的一步 ··· 359

3.5　词汇表（按字母顺序） ····· 360

3.6　缩略语 ··················· 361

4　器官和组织的生物警戒流程 ······ 362

4.1　生物警戒流程 ············· 362

4.1.1　发现 SAR（损害已发生）或
SAE（存在损害发生风险）··· 362

4.1.2　报告 ················· 363

4.1.3　提醒移植团队 ········· 363

4.1.4　评估和调查 ··········· 364

4.1.5　预防、治疗和纠正措施 ··· 369

4.1.6　受者监控与随访 ······· 369

4.1.7　案例报告 ············· 369

5　生物警戒系统 ·················· 370

5.1　生物警戒系统的组成 ······· 370

5.2　警戒系统的关键点 ········· 371

5.2.1　强制报告 ············· 371

5.2.2　标准化集中上报 ······· 371

5.2.3　警戒系统全天候运行 ··· 371

5.2.4　可溯源性 ············· 371

5.2.5　警告方式 ············· 371

5.2.6　专业人员培训 ········· 372

5.2.7　交流、合作和共享 ····· 372

5.2.8　个体化分析 ··········· 372

5.2.9　生物警戒专家委员会 ··· 372

5.2.10　全球协作 ············ 372

5.2.11　避免追责 ············ 373

6　结束语 ······················· 373

7　参考文献 ····················· 373

第 19- Ⅰ 章　器官获取的国际模式 ········· 374
移植物获取管理

1　移植物捐献最佳准则 ··········· 376

2　巴塞罗那模式：地区和区域经验 ··· 376

3　医院器官获取单位工作人员的职责与
素质 ·························· 377

4　国际合作 ····················· 377

5　成功的国际模式 ··············· 379

6　结束语 ······················· 379

7　参考文献 ····················· 381

第 19- Ⅱ 章　器官获取的国际模式 ········· 382
西班牙模式

1　导言 ························· 384

2　器官捐献与移植西班牙模式 ····· 384

2.1　协调网络 ··············· 384

2.2　捐献协调员概况 ········· 386

2.3　国家移植组织（ONT）支持逝者
捐献的作用 ············· 386

2.4　逝者捐献的质量控制计划 ··· 386

2.5　专业培训 ··············· 386

2.6　媒体合作 ··············· 386

2.7　捐献和获取相关费用预算 ··· 387

2.8　西班牙模式推广 ········· 387

3　当前的挑战和发展机遇 ········· 387

3.1　推动重症监护单元促进器官捐献 ··· 387

3.2　促进扩大标准和非标准风险捐献者
器官利用 ··············· 388

3.3　循环死亡捐献 ··········· 388

4　结束语 ······················· 388

5　参考文献 ····················· 389

第 19- Ⅲ 章　器官获取的国际模式 ········· 390
器官获取的美国模式

1　导言 ························· 392

2　器官捐献与移植制度的发展 ····· 392

3　法律和监管机构 ··············· 393

4　器官获取和移植网络 ··········· 393

5　器官获取组织 ················· 393

5.1　组织架构 ··············· 393

5.2　定位和实践 ············· 394

5.2.1　临床实践 ············· 394

5.2.2　医院发展 ············· 395

5.2.3　公共教育 ············· 395

5.3 临床人员角色 ·············· 395

6 成果 ····························· 395

7 关键成功因素 ·················· 396

8 结束语 ························· 397

9 参考文献 ······················ 397

第 19-Ⅳ章 器官获取的国际模式 ········· 398
器官获取的中国模式

1 中国器官捐献与移植的新时代 ········ 400

　1.1 政府支持 ·················· 400

　1.2 法律框架 ·················· 400

　1.3 组织结构 ·················· 400

　1.4 捐献分类与流程 ············ 400

　1.5 人道主义与人文关怀 ········ 401

2 中国器官获取组织建设 ············ 401

3 中国公民逝世后器官捐献分类标准·· 401

4 中国公民逝世后器官捐献流程········ 402

5 中国人体捐献器官的转运 ·········· 403

6 中国器官移植现状 ················ 403

7 结束语 ························· 404

8 参考文献 ······················ 404

第 19-Ⅴ章 器官获取的国际模式 ··········· 406
伊朗器官获取模式

1 地理和人口特征 ················ 408

2 器官捐献和移植立法 ············ 408

3 伊朗器官捐献和移植组织 ········ 408

4 伊朗逝者捐献情况 ·············· 409

5 IRANTOP ······················ 410

6 NPOM ························· 410

　6.1 波斯潜在供体识别项目 ······ 411

　6.2 波斯访谈者教育计划 ········ 411

　6.3 波斯捐献者维护项目 ········ 412

7 IROSS（伊朗器官获取组织
支持系统） ···················· 413

8 伊朗器官捐献协会 ·············· 414

9 通过 ISOD 与卫生部的合作而得以
实施的一些其他基本项目 ········ 414

10 结束语 ························ 415

11 参考文献 ······················ 415

第 19-Ⅵ章 器官获取的国际模式 ········· 417
克罗地亚器官获取模式

1 导言 ························· 419

2 克罗地亚器官捐献模式的关键要素··· 419

　2.1 无私捐献与公众信任 ········ 419

　2.2 法律框架 ·················· 419

　2.3 卫生部管理作用 ············ 420

　2.4 以医院为基础的逝者器官捐献··· 420

　2.5 逝者器官捐献路径 ·········· 420

　2.6 监督医院捐献成效 ·········· 420

　2.7 分配策略 ·················· 421

　2.8 培训和教育 ················ 421

　2.9 经费管理模式 ·············· 421

3 结束语 ························· 421

4 参考文献 ······················ 422

**第 20-Ⅰ章 器官捐献相关管理机构和
学会** ························· 423
器官捐献相关学会和管理机构

1 导言 ························· 425

2 国际移植协会 ·················· 426

3 参考文献 ······················ 426

**第 20-Ⅱ章 器官捐献相关管理机构和
学会：世界卫生组织** ········· 428
支持器官捐献行动

1 世界卫生组织：支持器官捐献行动··· 430

2 参考文献 ······················ 431

**第 20-Ⅲ章 器官捐献相关管理机构和
学会** ························· 432
欧洲委员会支持器官捐献行动

1 欧洲委员会：支持器官捐献的行动··· 434

2 参考文献 ······················ 436

第 20-Ⅳ章　器官捐献相关管理机构和学会 ……………437

器官共享联合网络：支持器官捐献行动

　　1　器官共享联合网络：支持器官捐献的行动 ……………439

　　2　参考文献 ……………441

第 20-Ⅴ章　器官捐献相关管理机构和学会 ……………442

国际移植学会支持器官捐献行动

　　国际移植学会：支持器官捐献行动 ………444

　　1　参考文献 ……………445

第 1 章　器官、组织和细胞供体获取的 TPM 模式

Martí Manyalich，医学博士
移植物获取主管
巴塞罗那医院医学主任移植顾问
巴塞罗那大学副教授，DTI 基金会主席
西班牙巴塞罗那

Chloë Ballesté Delpierre，医学博士
西班牙巴塞罗那大学国际合作与发展主任
DTI 基金会副教授

María Paula Gómez，医学博士
DTI 基金会执行主任
国际器官捐献移植登记处医学协调员 -IRODaT
西班牙巴塞罗那

Ricard Valero，医学博士
巴塞罗那医院麻醉师顾问
巴塞罗那大学副教授，DTI 基金会科学主任
西班牙巴塞罗那

索　引

第 1 章　器官、组织和细胞供体获取的 TPM 模式·······························1
　1　导言：移植物获取管理方法·····························3
　2　TPM 协调员的角色·····························4
　　2.1　捐献的临床职责·····························4
　　2.2　非临床职责·····························6
　　　2.2.1　医院员工培训·····························6
　　　2.2.2　研究与发展·····························7
　　　2.2.3　质量控制·····························7
　　　2.2.4　器官获取单元管理·····························7
　3　关于 TPM 专业化·····························8
　　3.1　TPM 协调员的专业概况·····························8
　　3.2　TPM 培训：国际教育项目·····························9
　　3.3　器官捐献走向自给自足·····························9
　4　结语·····························10
　5　参考文献·····························10

1 导言：移植物获取管理方法

西班牙第一个移植协调小组于 1985 年在巴塞罗那临床医院成立[1]。在随后的几年里，随着加泰罗尼亚和西班牙其他地区医院去中心化，移植协调成为了新的医学专业，对器官、组织和细胞移植项目的发展和增长至关重要。这种模式很快就被称为移植物获取管理（TPM）模式，用于移植物获取管理。医院设立 TPM 协调员，也建立了以医院为基础的器官获取单位（OPU），协调员可以作为一个团队开展工作，增加了器官和组织捐献的数量，使得更多等待名单上的患者能够获得移植机会[1, 2]。医院 TPM 协调员是逝世后器官捐献过程的管理者，承担着管理捐献案例所需的临床和非临床职责。

当今的 TPM 协调员是器官、组织和细胞捐献方面的专家。他们最初服务于具备该体系的特定三级医疗医院，之后则在区域和国家级的协调办公室支持下开展工作[2]。这种分散管理但由中央支持的体系使得西班牙实现了每百万人口 48 例的捐献率和 114 例的捐献移植率[3]，迄今为止这一捐献率全球最高。为了确保 TPM 模式的可持续发展，启动实施了 TPM 培训方案，最初是在西班牙，后来扩展到世界各地的许多国家。如今 TPM 协调员通过 TPM 培训项目获得并分享知识，他们在移植过程中扮演着关键的角色。

移植物产生过程被 TPM 模式称为新生命周期（图 1）。这个周期始于医院之外，在社会中形成，并在那里结束。换句话说，这个周期的循环使捐献者群体最终能通过捐献获益。它的动力来自文化、宗教、经济和法律等因素，这些因素形成了群体和个人的态度，通过教育和交流来维护他们的利益。院内发生的捐献案例，应由医院 OPUs 的协调员完成。所有协调员都必须遵守监管规定。在获得捐献者知情同意后，受过训练的器官获取小组开始工作。同时，负责捐献者的 TPM 协调员通知器官共享部门。这一环节确保了器官和组织得到公平分配，最大限度地利用现有捐献器官来增加患者接受移植的机会。在此过程中，基于专业医疗知识，移植等待名单管理系统和分配标准也扮演着重要角色。生命周期的最后一步是受者后续随访。受者的移植和随访都应在具备资质的医院进行，这些医院拥有经验丰富的工作人员和其他资源，并具备预防或治疗排斥反应和其他并发症的能力。

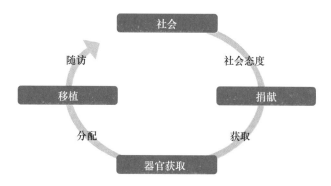

图 1 捐献和移植的新生命周期，通过分散管理但由中央支持的 TPM 模式来协调

医院为国内和国际受者进行随访登记，以便于比较预后。要求达到并维持良好的移植成活率，建立质量控制流程，并分享相关技术经验。

没有捐献就没有移植，医院 TPM 协调员团队的主要职责就是保持新生命周期的循环。新生命周期产生了新的医院路径，通过医院路径，医务人员为了捐献转介逝世后患者，提供对捐献者的支持，维护供体器官功能。区域捐献路径与中央分配网络互相衔接，使得医院能够超越其诊疗疾病的义务，通过增加器官捐献数量，帮助其他医院等待移植的患者康复，进而使更广泛的群体受益。

2 TPM 协调员的角色

TPM 协调员的角色包括新生命周期成功所需的临床和非临床职责。临床职责主要是将逝者转化为捐献者的直接相关职责（图 2）。TPM 协调员的临床职责还延伸到活体捐献，其工作重点是保护捐献者的权益。非临床职责包括培训医务人员；管理隶属于 OPU 的工作人员；研究协作改进器官、组织和细胞捐献的流程；制订和实施质量控制计划。这两方面职责都是为了增加尽可能多的供体，然后将获取的器官和组织公平分配给最适合的受者。

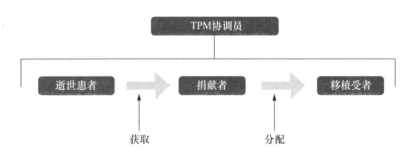

图 2 TPM 协调员的临床角色：将逝者转变为捐献者，为移植受者提供器官、细胞和组织。

2.1 临床职责

TPM 协调员处理各种类型的捐献，包括活体捐献和脑死亡、循环死亡及心源性死亡的逝者捐献。协调员负责识别、监控和跟踪所有具有毁灭性脑损伤和（或）循环衰竭的患者[27]，协助医务人员判定死亡，评估捐献者适宜性，稳定血流动力学，获得捐献知情同意，安排器官获取和分配。

移植是新生命周期的目的，TPM 协调员临床工作的关键是在获取器官、组织和细胞等移植物前，征得活体或逝者家属的同意。其他如研究和教育等工作将在本章的非临床职责一节涵盖（图 3）。

捐献过程本身就是医院内部的关键路径。路径中具体步骤根据供体的类型以及获取器

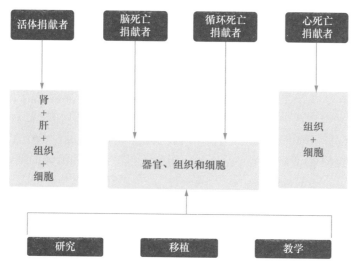

图 3　新生命周期捐献器官、组织和（或）细胞的供体类型

TPM 协调员临床职责

官或组织而有所不同。逝者供体路径的起点是发现可能的捐献供体；根据世界卫生组织的分类，可能的捐献者可转化成潜在的、合格的、实际的或已利用的捐献者[27]。如本手册所述，在捐献者各个阶段，TPM 协调员都发挥着特定的作用。

以下内容简要概述了逝者捐献路径中需要 TPM 协调员采取行动的步骤：

（1）确定和转介可能的捐献者：可能的捐献者是严重颅脑损伤或循环衰竭的患者，这些患者在医学上适合器官捐献[27]。重症监护室的医务人员应及时识别并转介所有可能的捐献者。TPM 协调员通过访问医院重症诊疗相关部门，努力寻找可能的捐献者，以便及时启动这个路径。

（2）协助进行死亡判定：尽管 TPM 协调员不负责诊断脑死亡，但在临床医生做出这一关键决定时，应有一名 TPM 协调员进行协助。脑死亡诊断对大多数临床医生来说并不是常规要做的项目。为医务人员提供及时的临床支持至关重要，以确保死亡判定可在任何时候、在任何医院科室都能开展，尤其是重症监护单元（ICU）和急诊科[5, 6]。医院 OPUs 掌握必要的设备和技术（如脑电图和多普勒超声）来协助判定脑死亡。

（3）确认捐献者的适合性：TPM 协调员评估潜在捐献者现病史和既往史，以确认是否适合作为捐献供体。换句话说，协调员要确保将疾病传播给器官、组织和细胞移植物受者的风险降至最低，确保移植物在受者体内能发挥正常功能。

（4）治疗潜在的捐献者：TPM 协调员积极参与捐献者的维护和治疗[11]，评估器官功能的同时，保持良好的循环灌注来确保器官的功能和活力。协调员关于危重患者的知识和技能对捐献者的维护十分重要。

（5）捐献者家属沟通联系：确保潜在捐献者的意愿得到遵循，协调捐献相关的所有行政和法律流程（包括在需要时获得法院命令）是 TPM 协调员的责任。必须向家属解释捐献者捐献器官和组织的权利，家属决定是否捐献时必须得到协助和支持。协调员和捐献者家属的面谈要遵循特定的流程。

（6）器官获取：TPM 协调员应开展行动促使器官获取组织在最佳条件下进行获取。协调员协调手术室、麻醉师（维持循环灌注和氧合代谢）、护士和器官获取小组。通知负责分配的器官共享网络协调办公室。虽然中央办公室也负责捐献器官的运送，但大医院 OPUs 通常提供运送资源，将器官和组织从捐献医院运送到指定的移植中心或最终目的地。

（7）为器官共享做好准备：获取的器官在移植到指定受者体内之前，可能需要离体器官体外机械灌注来维持活力。当器官连接到灌注设备时，TPM 协调员对其进行监测。肾脏和肺部的灌注设备目前已在临床使用，肝脏和心脏灌注设备的试验还在进行之中。

如下所述，TPM 协调员还监控循环死亡捐献、组织捐献和活体捐献等相关临床任务。这些工作需要特定的知识和资源。

循环死亡供体器官灌注和保存技术：TPM 协调员必须通过灌注和其他保存技术恢复循环死亡供体器官和组织的代谢[7-10]。协调员必须了解如何逆转循环死亡后缺血损伤相关知识（如常温区域灌注）。

组织供体评估：尽管器官和组织都是从逝者供体身上获取，但不同类型的组织需要根据不同的特定方法和具体需求来进行评估、验证和获取[13]。因此 TPM 器官捐献协调员必须与处理分配组织移植物的机构紧密合作。

活体捐献：最后，TPM 协调员独立于移植团队开展工作，管理、评估和记录活体捐献流程的细节，以满足伦理要求，特别是捐献过程的透明度和合法性。核实活体捐献的自愿性和保护捐献者免受可能存在的胁迫也是 TPM 协调员的责任。协调员有义务与潜在的活体捐献者谈话，以他们能够理解的方式提供相关信息，评估他们的社会经济状况及是否具有趋利性，核实供者与受者之间的关系。此外，协调员还需排除健康风险，获得捐献者的知情同意书。活体捐献者的数据注册登记非常必要，可以跟踪捐献后的社会心理状况和生活质量，这也是 TPM 协调员的工作。欧洲活体捐献（EULID）、捐献者心理跟踪（ELIPSY）和活体捐献者观察站（LIDOBS）项目等文件都有具体的相关建议[15-17]。

2.2　非临床职责

TPM 协调员的非临床职责可以帮助完成上述临床职责。非临床职责包括监督和监管捐献过程，提供改善结果所需的行动方案，如与其他 OPU 成员和医院工作人员分享有关捐献的知识，提高医院和社会对捐献和移植的认识，处理行政事务等。协调员的非临床职责对于确保新生命周期的循环非常重要。

2.2.1　医院员工培训

TPM 协调员努力培养支持逝者捐献的医院文化。为了这个目标，我们加强员工对捐献器官和组织移植物的认识和了解，使他们有动力推动新的生命周期。教育和培训必须以所有医生、护士、社会工作者和行政人员为对象，尤其是那些有着大量潜在捐献者科室的工作人员，即重症监护单元和急诊科。

方案编制和提供培训应是 TPM 协调员的优先事项，OPU 应组织课程、论坛、专题讨论会和讲习班，最好与其他医院合作。通过信息量较大的会议对社会团体和公共卫生决策者进行宣传也很重要。

工作人员培训必须涵盖新生命周期中逝者捐献的所有环节：包括供体发现识别、器官获取、器官保护、器官共享和移植、预后评估和受者随访等。医务人员对器官捐献的积极态度和知识深度与提高逝者捐献率显著相关。

2.2.2　研究与发展

器官捐献和移植，如同其他医学科学一样不断发展。新生命周期的组成部分可以通过研发新的方法来改进，从而提高器官和组织捐献的数量和质量，满足等候名单受者的需求。OPUs 拥有资源开展研究，与医院相关部门合作，特别是重症监护室、急诊科和移植科。

研究主题包括确定潜在供体的新方法和识别潜在供体的策略，扩大供体标准的新方法（例如多米诺供体和老年供体），新生命周期过程的效率和质量控制，追踪捐献器官的利用率[20]。TPM 协调员参与研究，改进供体维护、脑死亡判定、器官灌注、循环死亡后捐献、器官缺血-再灌注和器官预处理等。

研究的其他内容可能涉及活体供者的长期随访，包括供体保护、生活质量和社会心理健康状态，所有这些都将有助于形成积极的社会态度。其他关于可行性、伦理和结局等研究包括配对交换计划、双肾移植、活体供者部分肝脏移植、不同器官的联合移植、成人器官移植到儿童受者以及劈离式肝移植等。OPU 研究人员可以支持肾、肝、心或肺灌注设备的开发，以帮助器官修复和活力评估。

最后，组织移植相关的难题也为进一步合作研究提供了肥沃的土壤。例如下列相关研究：细胞活力、组织灭菌和生物工程、低温生物学、再生医学和新的候选组织，如胰岛[21]和分离的肝细胞等。

2.2.3　质量控制

对捐献过程必须全程监控，以确保质量。要对协议和流程进行定义，为每个步骤建立可量化的质量指标，以确保捐献的质量、安全和标准化。随着时间的推移，积累的数据可用于指导和培训工作人员达成目标。

器官捐献质量改进计划的起点应该是学习最好的或者说领先的捐献实践和流程。认识到医院当前的流程与公认的最佳做法之间的差距，分析差距的原因并确定缩小差距所需的行动，这些都是提高流程质量和规划有效培训目标的关键。在实施新的做法（执行标准流程）时，必须衡量对相关质量指标和预期成果的影响。必须有自我评估流程和监察系统来分析所有医院和地区的捐献潜力，使捐献者的发现率及实际捐献率最大化。理想情况下，医院系统应该有外部认证的 TPM 协调员。器官捐献欧洲质量体系（ODEQUS）项目提供了很好的质量标准、质量指标和审核方法，以帮助 OPU 改进实践[22]。

TPM 协调员执行该方案，以便医院能够保证其捐献器官和组织的质量，同时遵守伦理、法律和技术要求，以及器官分配和受者随访的公平性、透明度和安全性规定。

2.2.4　器官获取单元管理

由 TPM 协调员管理的 OPU 就像医院其他部门一样，属于医疗卫生部门。同样有医院基础设施的支持，同样有自己的预算和资源来执行其份内任务。OPU 制订年度计划，确定工作目标。

　　每个 OPU 需要的 TPM 协调员数量根据医院每年完成并已利用的捐献者数量而定。根据我们的经验，一位 TPM 协调员可以管理 12 个器官捐献供体（不包括协调员管理的组织捐献供体）。一个地区需要的 TPM 协调员人数将取决于该地区产生捐献者的能力。当供体潜力在每百万人口 12 至 60 例脑死亡患者时，TPM 协调员的数量估计为 1 到 5 名。西班牙有 188 个 OPUs，分布在捐献潜力不同的医院。

　　OPU 应独立于其他医院部门（如 ICU 或移植团队）进行管理，其预算不应考虑移植的实际费用。OPU 的管理者是 TPM 协调员，直接向医院的医务主任报告团队的活动，从而避免了来自移植团队的影响。OPU 的管理包括登记和分析有关识别和获取器官流程的数据，以及预算编制。在制订 OPU 器官和组织捐献的年度预算时，重要的是详细说明不同器官供体的获取费用，以及循环死亡捐献与脑死亡捐献、组织捐献和活体捐献产生的费用。每种捐献类型都应该有自己的成本核算和医院报销流程。

　　OPU 的年度预算中还包括 TPM 协调员的服务费用。西班牙的协调员领取固定基本薪资，与医院其他专业人员的薪资相似，另外还有匹配工作量的绩效部分，医院其他专业人员也是如此。换句话说，TPM 协调员的薪酬反映了花费在额外捐献职责上的时间，并受到 OPU 产生器官和组织捐献能力的影响。

3　关于 TPM 专业化

　　任何移植项目的成功都在于它的专业化，因为它反映在捐献获取过程的组织工作和负责该过程的 TPM 协调员的资历上。TPM 协调是医学专业，协调员是专业人员，对他们来说，捐献本身就是目标，而不仅仅是实现其他目标的一个步骤。这些医生与其他有经验的医生或护士合作，他们需要良好的人际关系技巧，被医院接受和认可，并获得医院管理人员的支持和工作报酬。

3.1　TPM 协调员的专业概况

　　西班牙模式的优点是它依赖于 TPM 协调员工作实践经验和专业知识。协调员通常是专门从事危重病诊疗的内科医生。2019 年西班牙 TPM 协调员中，大约 80% 的专业人员是内科医生，20% 是护士。80% 的医生在 ICU 或麻醉科工作，其余 20% 是肾科、外科或非专科医生。如果医院每年产出超过 12 例供者（不包括组织供者），TPM 协调员可以全职工作；如果项目规模较小，可以兼职。大约 80% 的西班牙协调员兼职从事捐献工作。全职工作的 20% 主要分布在西班牙 46 家可以开展移植手术的医院。

　　经验有助于 TPM 协调员发挥越来越重要的作用，确保新生命周期在复杂的捐献过程达成最佳结果。西班牙至少有一半的协调员具有 5 年以上相关工作经验，20% 的协调员具有 10 年以上的经验。

TPM 协调员还应通过官方学术机构（如大学、学会或国际研究所）获得器官捐献认证。他们可以进一步接受公认的器官捐献硕士学位或博士学位教育。这些举措将有助于协调员的职业生涯，还有助于在国家层面培养足够数量的研究人员和培训人才，专业协调员通过培训后来者而传授知识和经验，保证国家捐献工作可持续发展。[18, 19]

由于 TPM 协调员负责 OPU 的资源和成本管理，他们还必须具备财务知识以及规划和谈判技能。

3.2　TPM 培训：国际教育项目

TPM 协调员需要专业化培训，学习该领域专门培训课程以提升能力，并付诸实践得到相关认证。今天，有很多课程在世界各地提供培训。TPM 培训作为持续开展的项目，在巴塞罗那大学（UB）及其附属巴塞罗那临床医院的支持下，得到了国家移植组织（ONT）在技术和财政上的支持。国际教育项目于 1991 年启动，目前在全球范围提供培训，1994 年获得欧洲委员会移植委员会的认可，2017 年获得欧洲医学专家联盟的认证。TPM 培训的课程包括器官、组织和细胞移植捐献的管理。

TPM 培训课程以线下、线上和综合等形式为研究生和本科生提供培训。TPM 培训还在西班牙移植网络和欧洲的不同医院或美国的器官获取组织提供为期一个月到一年不等的实习。由于 TPM 培训的巴塞罗那大学附属关系，因此可以获得大学学士学位、研究生文凭和硕士学位。

TPM 培训还与其他几个国际培训项目合作，其中包括 Proyecto Siembra（拉丁美洲）、InterCatt（东欧国家）和 InterItaly（意大利）。众多医疗卫生专业人员通过直接报名或通过资助（卡罗来纳基金会）参加了巴塞罗那大学临床医院（Aula 诊所方案）的临床课程。TPM 培训是意大利（国家器官捐献中心）和葡萄牙（国家器官捐献服务中心）器官捐献课程的官方提供者，也是法国生物测定局（Agence de la Biomedecine）的前官方提供者。TPM 培训也在巴西、阿根廷、哥伦比亚、伊朗、克罗地亚、斯洛文尼亚、印度、中国、泰国以及越来越多的国家开展。

自 1991 年创立以来，TPM 培训项目已有来自 108 个不同国家的 14,530 多名医疗专业人员毕业，将知识转化为能力，并帮助他们将课程模拟中学到的技能转化到自己的医院体系中实践和应用。

3.3　器官捐献走向自给自足

TPM 各方面的专业人员将有助于实现社会在器官捐献方面的自给自足。器官捐献自给自足是指一个地区或国家能够利用自己的资源来满足其移植需求[24]。然而，不幸的是，全世界每年进行 12 万例器官移植，仅占全世界移植需求的 10%。移植实践及移植需求之间的差距与国家捐献系统效率低下直接相关。2008 年《伊斯坦布尔宣言》或 2010 年《马德里决议》提出的国际建议鼓励国家"通过全面的方式满足人民健康需求，并从预防到治疗来管理导致移植的疾病"[23, 24]。

最大限度地增加逝者捐献将有助于走向自给自足的捐献和移植道路。全球每年 5900 万死亡病例中只有 34 096 例捐献者，对应于死亡病例的捐献率为 0.057%。这些数字包括循环死亡捐献（10%）[29]。相比之下，要满足全球对器官的需求，全世界必须达到死亡病例 0.5% 的捐献率。

TPM 模式的优势恰恰在于逝者捐献。在医院 OPUs 中，参与危重症治疗的专家是促进捐献和移植的新生命周期的关键。及时发现所有可能的捐献者，宣传器官捐献作为临终关怀的常态化做法，都是增加逝者捐献数量和实现自给自足的重要步骤。TPM 协调员是该体系的支柱，保证了新生命周期的持续循环。

4　结语

专门从事器官和组织捐献与获取的医疗专业人员已证明是捐献和移植工作的关键因素。他们的作用必须得到医院管理者和国家移植管理部门的鼓励、支持和保护。TPM 专业人员支持终身培训以发展和保持最新知识、技巧和能力，他们的专业化对于保持良好的器官捐献体系至关重要。

从 TPM 模式的优势来看，科学和高效的捐献和移植体系应该包容各种元素，这一点对新生命周期的循环非常重要。社会对移植的态度和医务人员自己的信念都发挥着不同的作用。此外，还必须讨论和促进国家的经济、医院组织架构、资金配套以及对研究和质量控制计划的投入等。当受者移植成功回归社会开始新的生活时，这个循环结束，但同时又开始了新的周期。移植受者为器官捐献的价值提供了活生生的例子。

在 26 年的实践中，我们通过 TPM 培训了解到器官捐献是三级医院的重要临床专业。与那些以文化、宗教或立法等因素或以缺乏社会接受度为由不进行捐献的医院则有着显著性区别，那些有效开展器官捐献和获取的医院整体水平都能得到提高。

5　参考文献

［1］ Manyalich M. Trasplantes de órganos y tejidos. In: Farreras-Rozman. Medicina Interna. Ed Elsevier[J]. Barcelona 2004, 2nd Edition.

［2］ Manyalich M. Servicio de coordinación de trasplantes. In: Asenjo MA. Gestión diaria del hospital[J]. Ed Masson, S. A. Barcelona 2006, 3nd Edition.

［3］ Manyalich M, Cabrer CA, Garcia-Fages LC, et al. Training the transplant procurement management (TPM)coordinator. In: Touraine J. L, Traeger J. , Bétuel H, et al. (eds)Organ Shortage: The Solutions. Transplantation and Clinical Immunology (Symposia Fondation Marcel Mérieux), vol 26. Springer, Dordrecht[J]. Dordecht. 1994, 25: 191-195.

［4］ Manyalich M, Cabrer CA, Paredes D. In: Montero, Vicente. Valoración clínica del donante de órganos. Tratado de Trasplante de órganos[J]. Ed. Aran. Madrid, 2006.

［5］ Valero R, Manyalich M. [Controversy in the diagnosis of brain death and organ donation: legal, ethical and cultural issues][J]. Rev Esp Anestesiol Reanim. 2004.

[6] Valero R, Manyalich M. Coma y muerte encefálica. Donación de órganos. In: Rodés J, Guardia J. Tratado de Medicina Interna[J]. Ed. Masson, S. A. Barcelona 1997.

[7] Manyalich M, Nelson H, Delmonico FL. The need and opportunity for donation after circulatory death worldwide[J]. Curr Opin Organ Transplant. 2018.

[8] Valero R, Cabrer C, Oppenheimer F, et al. Normothermic recirculation reduces primary graft dysfunction of kidneys obtained from non-heart-beating donors[J]. Transpl Int. 2000.

[9] Manyalich M, Cabrer C, Sánchez J, et al. Expanded donor pool[J]. Organ allocation: Kluwer Academic Publishers. 1998.

[10] Net M, Valero R, Almenara R, et al. The effect of normothermic recirculation is mediated by ischemic preconditioning in NHBD liver transplantation[J]. Am J Transplant. 2005.

[11] Valero R, Cabrer C, Manyalich M, et al. Mantenimiento del donante de órganos[J]. Revista Española de Anestesiología y Reanimación. 1992.

[12] Dominguez-Gil B, Delmonico FL, Shaheen FA, et al. The critical pathway for deceased donation: reportable uniformity in the approach to deceased donation[J]. Transpl Int. 2011.

[13] Navarro A, Cabrer C, De Cabo FM, et al. Importance of the transplant coordinator in tissue donor detection[J]. Transplant Proc. 1999.

[14] Manyalich M, Paredes D, Vilardell J. La donación de vivo para trasplantes. Aspectos generales. In: Médica A, editor[J]. El Modelo Español de Coordinación de Trasplantes. 2008.

[15] Manyalich M, Ricart A, Martinez I, et al. EULID project: European living donation and public health[J]. Transplant Proc. 2009.

[16] Euroliving donor: ELIPSY Psychosocial Follow-up. www. eulivingdonor. er/elipsy/ index. html[J]. Last accessed: August 2019.

[17] Living Donor Observatory: LIDOBS. www. eulivingdonor. eu/lidobs. Last accessed: August 2019.

[18] Casamayor G, Manyalich M. Professionals que formen professionals[J]. Ann Med. 2006.

[19] Manyalich M, Guasch X, Paez G, et al. ETPOD(European Training Program on Organ Donation): a successful training program to improve organ donation[J]. Transpl Int. 2013.

[20] Caballero F, Cabrer C, Gonzalez-Segura C, et al. Short and long-term success of organs transplanted from donors dying of acute methanol intoxication[J]. Transplant Proc. 1999.

[21] Conget I, Piquer S, Julia M, et al. Feasibility and safety of pancreatic islet transplantation in the liver by portal vein catheterization using the transjugular route[J]. Transplantation. 2006.

[22] Manyalich M, Guasch X, Gomez MP, et al. Organ Donation European Quality System: ODEQUS project methodology[J]. Transplant Proc. 2013.

[23] Steering Committee of the Istanbul Summit. Organ trafficking and transplant tourism and commercialism: the Declaration of Istanbul[J]. Lancet. 2008.

[24] World Health Organization (WHO), Transplantation Society (TTS), Organizatión Nacional de Transplantes (ONT). Third WHO Global Consultation on Organ Donation and Transplantation: striving to achieve self-sufficiency, March 23 -25, 2010, Madrid, Spain.

[25] Matesanz R, Dominguez-Gil B, Coll E, et al. Spanish experience as a leading country: what kind of measures were taken[J]? Transpl Int. 2011.

[26] España, líder mundial en donación y trasplantes, celebra el 30 aniversario de la ONT con 48 donantes p. m. p [press release]. Organización Nacional de Trasplantes(ONT). http://www. ont. es/Documents/Datos2019. pdf. Last accessed: January 2019.

［27］ Dominguez-Gil B, Delmonico FL, Shaheen FA, et al. The critical pathway for deceased donation: reportable uniformity in the approach to deceased donation[J]. Transpl Int. 2011.

［28］ Roels L, Spaight C, Smits J, et al. Critical Care staffs' attitudes, confidence levels and educational needs correlate with countries' donation rates: data from the Donor Action database[J]. Transpl Int. 2010.

［29］ Newsletter Transplant. European Society for Organ Transplantation. International Figures on Donation and Transplantation. European Directorate for Quality of Medicines and Healthcare(EDQM). 2018.

第 2 章　器官和组织供体识别

Julien Charpentier 医学博士
移植协调员
科钦大学医院医疗重症监护室，APHP
巴黎，法国

Martial Solagne，RN
移植协调员
科钦大学医院，APHP
巴黎，法国

索　引

第 2 章　器官和组织供体识别..13

　1　导言..15

　2　供体的分类..15

　　2.1　活体供体..15

　　2.2　逝者供体..15

　　　2.2.1　脑死亡供体..16

　　　2.2.2　循环死亡供体..16

　　　2.2.3　组织供体..17

　3　供体识别..17

　　3.1　供体概况..17

　　　3.1.1　脑死亡供体..18

　　　3.1.2　DCD 供体...18

　　3.2　识别方法..18

　　3.3　DBD 供体识别...19

　　　3.3.1　严重昏迷患者的追踪（格拉斯哥评分＜9）...19

　　　3.3.2　其他患者的追踪..19

　　3.4　DCD 供体识别...19

　　　3.4.1　Maastricht Ⅰ 类和 Ⅱ 类...19

　　　3.4.2　Maastricht Ⅲ 类...20

　　3.5　组织供体识别..20

　　3.6　捐献工作评价..20

　4　医务人员在供体识别方面作用..21

　　4.1　移植协调（TC）小组...21

　　4.2　国家移植协调小组..22

　5　医疗单位在供体识别方面的作用..22

　　5.1　重症监护单元..22

　　5.2　其他单位..22

　　5.3　其他医院..23

　6　参考文献..23

1　导言

器官和组织供体识别是器官移植工作的基础。没有捐献，就没有移植。开展移植工作前，必须建立供体识别系统。随着供体及时发现与识别的进步，特别是组建了捐献相关的专业团队，很多国家能够及时发现和识别大量的供体，并设立了专门从事这项工作的机构。

本章介绍了不同类型的供体，同时也介绍医务人员在这项工作中的重要性。

2　供体的分类

供体可分为不同类型。本节重点介绍不同移植器官和组织的来源（图1）。

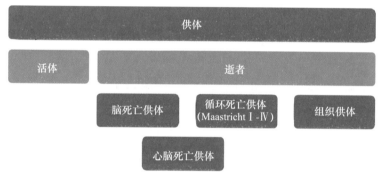

图1　器官和组织供体分类

2.1　活体供体

活体供体与逝者供体识别方式不同。活体供体管理通常涉及不同的组织机构，因为一般是根据受体的需求由移植小组进行甄别。

世界范围内，34% 移植器官来自活体捐献[1]。当然，活体捐献只能限定于某些器官，最常用的是肾脏捐献。然而，也可能在某些特殊情况（父母为子女或亲属之间等）捐献部分肝叶或肺叶，但此类捐献可能存在并发症和死亡率。某些国家允许利他性捐献（自愿将自己的肾脏捐给等待移植的陌生人）。有的国家法律规定活体捐献只限于供体和受体有某种关系才允许实施，如家庭内捐献。

国际上大多是脑死亡器官捐献，但也有国家以活体器官捐献为主。

2.2　逝者供体

逝者供体可分为两类：

（1）脑死亡供体（脑死亡捐献：DBD）。

（2）循环死亡供体（循环 / 心死亡捐献：DCD）。

当然，即便神经学或循环学判定死亡的标准不同，只要过程中证实了完全的、不可逆转的大脑功能死亡，就可以宣布死亡。

就组织供体而言，这两类供体同样可以作为组织供体，而有些供体只能作为组织供体而不能进行器官捐献。

2.2.1 脑死亡供体

这类供体的死亡是在脑损伤（中风、头颅损伤、脑缺氧等）后依据神经学相关标准进行的判定。实际上，脑死亡定义为整个大脑功能的不可逆地丧失。器官和组织通常在脑死亡状态下获取以备移植。

2011 年专家组采用通用术语来描述不同类型脑死亡供体[2]：

（1）可能的器官捐献者，是指毁灭性脑损伤或病变的患者，或循环衰竭的患者，并且在医学上显然适合器官捐献（DBD 和 DCD）。

（2）潜在的 DBD 供体，是指临床状况怀疑符合脑死亡标准的患者。

（3）合格的 DBD 供体，是指根据法律规定的神经学标准宣布死亡且医学上适合捐献的患者。

（4）实际的 DBD 供体，是指获得了知情同意的合格供体。

1）为了移植目的已开始器官获取手术的供体。

2）为了移植目的至少获取了一个器官的供体。

（5）已利用的 DBD 供体，是指至少获取并移植了一个器官的实际供体。

此外，有三种特殊情形与使用体外膜氧合（ECMO）有关：

（6）一是脑死亡状态，但因严重呼吸衰竭（如肺部感染）或循环衰竭（梗死后心源性休克、心脏手术后等）而正在接受循环辅助支持的患者[3]。如果采取一些预防性措施，可以进行诊断[4]。

（7）二是某些情况下，由于 DBD 患者不稳定，需要 ECMO 进行支持，才能捐献器官[5]。

（8）最后，特别是在中国，有中国三类（C-III）供体，即脑死亡供体在预期中因循环停止而宣布死亡，器官获取遵循循环死亡供体流程。

2.2.2 循环死亡供体

这类供体死亡判定都是采用循环死亡标准。这类供体先进行供体器官的局部灌注保护，然后再获取器官和组织移植物。

DCD 的分类于 1995 年发表[7]，之后于 2016 年进行了更新[8]。

概括来说，如果循环停止时间不可知，则属于不可控型 DCD（Maastricht Ⅰ 和 Ⅱ），而可以预期循环停止的时间，则属于可控型 DCD（Maastricht Ⅲ）。

实践中往往采用以下分类方法[8]（表 1）。

表 1　DCD 的分类

Ⅰ类 不可控型	发现时已经死亡 Ⅰ A. 院外 Ⅰ B. 院内	意外突发心脏骤停，急救团队未做任何复苏尝试。热缺血时间的推测要参考国家生命支持专家的建议，并参考医院内或院外环境。
Ⅱ类 不可控型	目击到心脏骤停 Ⅱ A. 院外 Ⅱ B. 院内	意外突发心脏骤停，急救团队未能成功复苏，热缺血时间要参考医院内或院外处置条件。
Ⅲ类 可控型	撤除生命支持治疗	有计划撤除生命支持治疗，等待心脏停跳
Ⅳ类 不可控型 可控型	脑死亡后心脏停跳	脑死亡诊断后，供体管理期间突发心脏停跳，还未获取器官

这类供体的通用术语

（1）可能的器官捐献者，是指毁灭性脑损伤或病变的患者，或循环衰竭的患者，并且在医学上显然适合器官捐献（DBD 和 DCD）。

（2）潜在的 DCD 供体。

（3）循环及呼吸已停止的患者，不再尝试或继续采取复苏措施。

（4）预见循环及呼吸会停止的患者，仍处在可进行器官获取的时间范围。

（5）合格的 DCD 供体：是指符合捐献医学条件的患者，由于循环和呼吸功能不可逆停止，根据相关法律规定宣布了死亡，但仍处于允许器官获取的时间范围。

（6）实际的 DCD 供体：是经同意的合格供体：

1）为移植目的已开始获取器官手术的供体。

2）为移植目的至少获取了一个器官的供体。

（7）已利用的 DCD 供体：是指至少获取并移植了一个器官的实际供体。

2.2.3　组织供体

组织供体指临床上虽已死亡了一段时间但仍有可能获取组织的患者，例如角膜、皮肤等。获取可在患者死亡之后一段时间进行。

3　供体识别

未能及时识别出供体是捐献失败的主要原因之一。为了识别供体，必须了解潜在供体的情况，也要建立必要的识别方法。

3.1　供体概况

了解捐献者整体概况，有助于团队和医院对潜在供体进行管理和识别，也有助于建立及时报告潜在供体的协调员队伍。

3.1.1　脑死亡供体

近年来，成功开展器官获取工作的国家，供体情况发生了变化，其中因交通事故导致捐献的比例已大幅下降，大多数供体死于中风。

此外，值得注意的是缺氧性脑病导致心脏骤停的供体数量不断增加（图 2）。

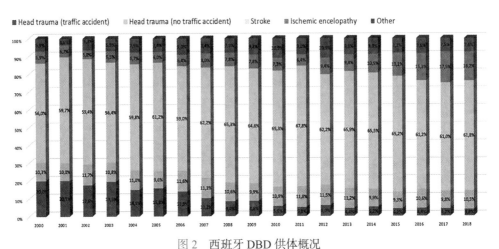

图 2　西班牙 DBD 供体概况

注：[数据来源西班牙（ONT）年度报告，http://www.ont.es/]。

需要注意的是，虽然供体平均年龄不断提高，获取的器官同样成功进行了器官移植。例如，根据 ONT 的数据，2018 年西班牙约 30% 的供体年龄在 70 岁以上，9% 的供体年龄在 80 岁以上[10]。

3.1.2　DCD 供体

第 I 类和 II 类供体为心脏骤停患者，一般由院前急救团队和重症监护单元（ICU）处理。

第 III 类供体是因为终止治疗而死亡的患者，由急诊科或 ICU 管理。这类供体要符合一定要求，不同国家有各自不同的要求（年龄等）。

3.2　识别方法

一般而言，识别供体有两种方法：

（1）第一种称为"被动识别"。负责监护潜在供体的医务人员，根据预先确定的标准（详见识别章节）与协调员联系。为了切实可行，协调员和相关部门共同形成书面流程。这些流程必须得到相关人员知晓，必须定期评估其应用情况（详见评估章节）。此外，还可以通过管理工具收集相关信息，例如收治患者类型、诊断（诊断代码等）。

（2）第二种方法称为"主动识别"。包括每天与相关部门医务人员接触，确定潜在的供体。一旦确定了潜在的供体，协调员应及时联系患者主诊医师并协助捐献过程的组织管理。

当然，最好是采用适合各自单位的方法，或两种方法并用。

3.3　DBD 供体识别

3.3.1　严重昏迷患者的追踪（格拉斯哥评分＜9）

对昏迷患者的跟踪是识别潜在供体的重要方法，其中部分患者可能进展到脑死亡。这些患者往往在能够提供机械通气的科室诊疗。

协调员必须与这些科室密切合作，例如：重症监护、急诊科、卒中病区、麻醉-复苏科室等。

在合作框架下，协调员与这些科室负责人明确职责，及时跟进并掌握严重昏迷患者情况。评估器官捐献可能性十分重要，尤其是要排除禁忌证。随着供体年龄不断增大，病历中可能出现多项既往病史，这种情况并不少见。尽可能在工作时间里，通过主诊医师或利用医院信息检索方式获得这些病史，避免半夜诊断脑死亡后才去获取这些资料。

另一方面，有必要尽可能清晰地界定通知协调员的时机。格拉斯哥评分是传统标准，尤其是中风后低于 9 分时。此外，根据多科室联合建议，也可以增加某些标准，例如来自脑干的一个或多个反射消失。有的国家制作张贴在有关科室门前的海报，例如"捐献生命"（澳大利亚）。有的国家，用字母缩写"Give"来提醒医生。当他们发现格拉斯哥评分低于6 分并气管插管、机械通气的患者，讨论有关生命问题时，应及时打电话给移植协调员。

现有文献中，还没有很好的对脑死亡敏感而特异的预测性评分。格拉斯哥评分 4 分敏感性佳，但是使用该评分会有可能延误发现即将死亡的患者[11]。有些国家则可能强制性要求上报这类患者。

3.3.2　其他患者的追踪

除了因严重颅脑疾病入院并进展为脑死亡的患者外，监测格拉斯哥评分＞9 分患者的进展情况也是有意义的。因为这类患者的病情也可能会改变。

有些患者可能只为捐献器官而被送入重症监护室。对这些患者并没有救治计划，死亡不可避免发生。这些患者最终死亡的原因仍是脑死亡。经家属讨论并同意获取这个流程之后（不同国家可能有不同的流程），患者随后接受机械通气并送入重症监护室直到脑死亡，然后继续捐献流程。可以有选择或有预期地启动机械通气方案。如果病情没有进展到脑死亡，则启动临终关怀，考虑采用循环死亡捐献过程。这种监护和维护方式对捐献很重要，因而被称为"促进器官捐献的重症监护"（ICOD）[12，13]。

3.4　DCD 供体识别

3.4.1　Maastricht Ⅰ类和Ⅱ类

Maastricht Ⅰ类和Ⅱ类供体都是循环死亡患者，这两类患者通常由急诊和急救团队的院前小组管理。然而，这两种类型也可能是院内心脏骤停患者。由于心脏骤停和器官获取的时间很短，这些供体的管理要有很好的预案和协调。由于捐献流程涉及到医院系统性协调，因而通常是在循环死亡发生后立即展开。

3.4.2　Maastricht Ⅲ类

Maastricht Ⅲ类供体的确定，很大程度上决定于重症监护或重症监护小组停止积极治疗。这种情况下，重要的是让这些科室人员或团队意识到捐献。一旦作出决定，应系统地与协调小组联系，以评估逝世后捐献的可能性。

3.5　组织供体识别

除了从器官供体身上获取组织移植物外，医院协调员还必须为组织供体设立有效的识别系统。组织捐献相比较器官捐献而言有时会退居次要位置。虽然组织移植物的获取可以推迟到逝世后较长的时间内（12～24 小时），但是及时获得太平间和整个医院相关信息对及时识别这类供体十分重要。

通过太平间或行政管理部门及时识别逝者是十分有用的方法（电子邮件，传真等）。每天访问这些机构或部门可能效率更高。

组织供体约占了医院死亡人数的 20%。

3.6　捐献工作评价

通过全球数据可以看出，不同国家和地区器官捐献差异很大，但无论国家还是地区都有进一步提升的空间（图 3）。通过文献回顾，可以准确计算每年供体数量[14]。

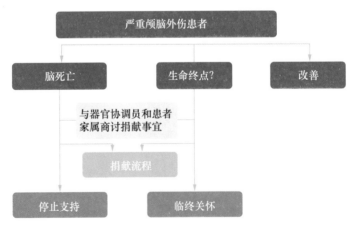

图 3　ICU 脑损伤患者的监护流程

实际上，数据量排列规则也揭示了该项工作的理想预期（图 4）。

然而，为了更符合当地实际情况，必须对所有死亡病例进行回顾性分析并将分析结果提交给有关部门。这样不仅可以搞清楚还有多少潜在供体信息没有被收集到，还可以知道是什么原因没有收集到这些信息。不能及时识别潜在供体是其中一个原因，但这些不能及时识别的数量必须随着加大医院协调工作力度而逐年减少。为此，设立了提高质量的有关

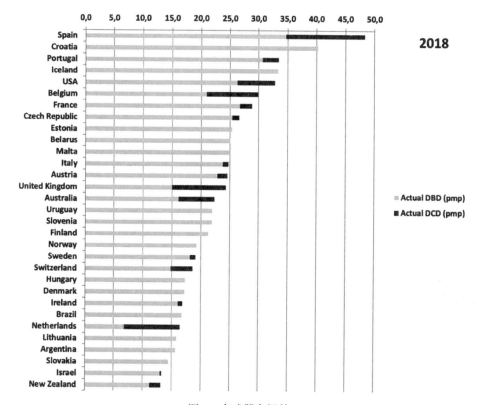

图 4　全球器官捐献。

注：数据来源于 GODT 数据库（WHO 和 ONT 合作编制）。

（项目如欧洲器官捐献项目 ODEQUS），制订了质量标准及评价指标，包括标准流程的建立及应用，以及有关所有潜在供体的报告。

4　医务人员在供体识别方面的作用

4.1　移植协调（TC）小组

在供体识别中，移植协调是所有工作的重中之重。在医护团队内，移植协调小组发挥着横向联系作用。由于涉及捐献的环节、科室和人员很多，每个环节都需要及时沟通和掌握动态。

移植协调小组制订出先决条件，以便于及时识别潜在供体：

（1）医院知晓器官和组织获取工作。

（2）识别可以转介潜在供体的科室。

（3）建立全天候协调员预警流程。

（4）相关科室的医生掌握脑死亡诊断并接受过这方面培训。

（5）移植协调小组工作提前告知相关科室护士。

此外，移植协调小组还充当国家机构和医疗服务机构之间的联系纽带，并及时宣教供体选择标准的调整内容。

4.2　国家移植协调小组

国家不同，院级移植协调小组和国家协调小组的任务可能不尽相同。院级移植协调小组负责与供体及其家属以及主管医生联系。国家移植协调小组与院级移植协调小组保持沟通并参与对供体评估。

5　医疗单位在供体识别方面的作用

无论患者在什么医疗单位治疗，都必须让移植协调小组进行系统性评估是否可以捐献。

许多组织机构可以参与识别潜在供体。凡是有可能识别供体的科室，都必须获得移植协调小组的帮助，并要求做到下列要求（图5）。

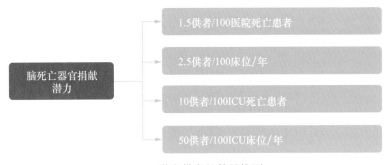

图 5　潜在供者的数量推测

5.1　重症监护单元

如前所述，急救和复苏病区是识别脑死亡和循环死亡供体的主要科室。同时，也是可以实施相关处置预案的场所。

重症监护单元的任务是通过技术手段恢复患者的重要功能以救治患者。但在判定了患者死亡后，重症监护室的作用将转为维持器官的功能，以便可以进行器官捐献。正是通过诊断脑死亡和有计划地联系移植协调小组，ICU 在识别潜在供体方面发挥着重要作用。移植协调小组对信息收集和传递必须是系统性的，以便可以和重症监护医师及国家级协调小组共同评估相关标准。

5.2　其他科室

急诊科和神经科负责处理中风、脑膜炎、头部外伤等可能导致脑死亡的患者。面对那些已经没有神经外科治疗指征或治疗计划的患者，必须讨论捐献的可行性（DBD，DCD，预期方案）。医疗小组会通知移植协调小组，由移植协调小组查阅逝者医疗档案，确保没有禁忌证之后，才能同主管医生一起与患者家属进行沟通。

移植协调小组和太平间工作人员建立联系保持合作，使得从逝者身上获取组织移植物成为可能。当逝者送达太平间时，移植协调小组接到通知即开始查阅逝者医疗档案，如果没有发现禁忌证就可以开始沟通与获取流程。

5.3　其他医院

为了增加移植器官的数量，就必须识别更多的潜在供体。因此，医院必须在其服务区域内建立和维护捐献网络，在那里脑死亡患者将被确定为潜在的供体。这个捐献网络重点在于：有移植资质的中心及其移植协调小组之间，以及能够识别潜在供体的医院之间，通过协议的方式建立从发现供体到通知再到维护的操作流程（图 6）。

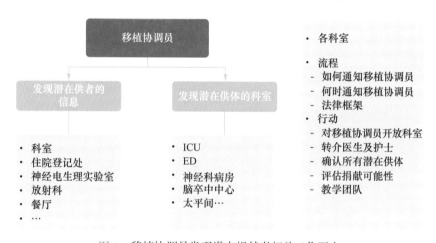

图 6　移植协调员发现潜在捐献者相关工作要点

非移植医院 ICU 医师将通过系统向移植协调小组报告诊断为脑死亡的患者。有移植资质的医院移植协调小组将赶到现场并协同医疗团队管理潜在的供体，一旦完成与患者亲属的沟通且对捐献没有异议，就可将供体转送到移植中心。

最后，要感谢移植协调小组的运行、培训、信息传递、标准流程和数据分析，使得不会错过任何一个供体（DBD，DCD，包括组织捐献）。

6　参考文献

［1］ Guide to the quality and safety of organs for transplantation, 7th edition. European Directorate for the Quality of Medicines (EDQM), Council of Europe[J]. Strasbourg, France, 2018.

［2］ Dominguez-Gil B, Delmonico FL, Shaheen FA, et al. The critical pathway for deceased donation: reportable uniformity in the approach to deceased donation[J]. Transpl Int. 2011.

［3］ Bronchard R, Durand L, Legeai C, et al. Brain-Dead Donors on Extracorporeal Membrane Oxygenation[J]. Crit Care Med. 2017.

［4］ Hsieh CE, Lin HC, Tsui YC, et al. Extracorporeal membrane oxygenation support in potential organ donors for brain death determination[J]. Transplant Proc. 2011.

［5］ Fan X, Chen Z, Nasralla D, et al. The organ preservation and enhancement of donation success ratio effect of extracorporeal membrane oxygenation in circulatory unstable brain death donor[J]. Clin Transplant. 2016.

［6］ Ming Y, Baoren T, Zhuang Q. Current Situation of Organ Donation in China. In: Tsoulfas G. éditeureditor. Organ Donation and Transplantation-Current Status and Future Challenges 2018. http://www.intechopen. com/books/organ-donation-and-transplantation-current-status-and-future-challenges/current-situation-of-organ-donation-in-china. Last accessed: April 2019.

［7］ Kootstra G, Daemen JH, Oomen AP. Categories of non-heart-beating donors[J]. Transplant Proc. 1995.

［8］ Thuong M, Ruiz A, Evrard P, et al. New classification of donation after circulatory death donors definitions and terminology[J]. Transpl Int. 2016.

［9］ Sandroni C, D'Arrigo S, Callaway CW, et al. The rate of brain death and organ donation in patients resuscitated from cardiac arrest: a systematic review and meta- analysis[J]. Intensive Care Med. 2016.

［10］ Organización Nacional de Trasplantes(ONT). http://www.ont.es/Paginas/Home. aspx. Last accessed: November 2019.

［11］ de Groot YJ, Jansen NE, Bakker J, et al. Imminent brain death: point of departure for potential heart-beating organ donor recognition[J]. Intensive Care Med. 2010.

［12］ Manara A, Procaccio F, Dominguez-Gil B. Expanding the pool of deceased organ donors: the ICU and beyond[J]. Intensive Care Med. 2019.

［13］ Dominguez-Gil B, Coll E, Elizalde J, et al. Expanding the Donor Pool Through Intensive Care to Facilitate Organ Donation: Results of a Spanish Multicenter Study[J]. Transplantation. 2017.

［14］ de la Rosa G, Dominguez-Gil B, Matesanz R, et al. Continuously evaluating performance in deceased donation: the Spanish quality assurance program[J]. Am J Transplant. 2012.

第 3-I 章　器官和组织供体评估

Carl-Ludwig Fischer-Fröhlich，医学博士，CETC
协调员
巴登 - 乌腾堡地区
德国器官移植基金会
德国斯图加特

索　引

第 3-Ⅰ 章　器官和组织供体评估 ⋯⋯⋯⋯⋯⋯⋯⋯⋯⋯⋯⋯⋯⋯⋯⋯⋯⋯⋯⋯ 25

1　导言 ⋯⋯⋯⋯⋯⋯⋯⋯⋯⋯⋯⋯⋯⋯⋯⋯⋯⋯⋯⋯⋯⋯⋯⋯⋯⋯⋯⋯⋯⋯⋯⋯⋯ 27

2　供体一般评估流程和选择标准 ⋯⋯⋯⋯⋯⋯⋯⋯⋯⋯⋯⋯⋯⋯⋯⋯⋯⋯⋯⋯⋯ 27

3　器官个体化评估和选择标准 ⋯⋯⋯⋯⋯⋯⋯⋯⋯⋯⋯⋯⋯⋯⋯⋯⋯⋯⋯⋯⋯⋯ 30

4　恶性肿瘤、感染和其他传染性疾病 ⋯⋯⋯⋯⋯⋯⋯⋯⋯⋯⋯⋯⋯⋯⋯⋯⋯⋯ 35

5　逝世后供体的评估方法 ⋯⋯⋯⋯⋯⋯⋯⋯⋯⋯⋯⋯⋯⋯⋯⋯⋯⋯⋯⋯⋯⋯⋯⋯ 35

　　5.1　获取前评估 ⋯⋯⋯⋯⋯⋯⋯⋯⋯⋯⋯⋯⋯⋯⋯⋯⋯⋯⋯⋯⋯⋯⋯⋯⋯⋯⋯ 35

　　　　5.1.1　访谈、图表回顾和临床评估 ⋯⋯⋯⋯⋯⋯⋯⋯⋯⋯⋯⋯⋯⋯⋯⋯ 36

　　　　5.1.2　体格检查 ⋯⋯⋯⋯⋯⋯⋯⋯⋯⋯⋯⋯⋯⋯⋯⋯⋯⋯⋯⋯⋯⋯⋯⋯ 36

　　　　5.1.3　实验室检查 ⋯⋯⋯⋯⋯⋯⋯⋯⋯⋯⋯⋯⋯⋯⋯⋯⋯⋯⋯⋯⋯⋯⋯ 37

　　　　5.1.4　其他补充检查 ⋯⋯⋯⋯⋯⋯⋯⋯⋯⋯⋯⋯⋯⋯⋯⋯⋯⋯⋯⋯⋯⋯ 41

　　　　5.1.5　组织病理学检查 ⋯⋯⋯⋯⋯⋯⋯⋯⋯⋯⋯⋯⋯⋯⋯⋯⋯⋯⋯⋯⋯ 45

　　　　5.1.6　临床数据汇总（获取前） ⋯⋯⋯⋯⋯⋯⋯⋯⋯⋯⋯⋯⋯⋯⋯⋯⋯ 45

　　　　5.1.7　器官获取过程中检查 ⋯⋯⋯⋯⋯⋯⋯⋯⋯⋯⋯⋯⋯⋯⋯⋯⋯⋯⋯ 48

　　　　5.1.8　器官获取后的检查 ⋯⋯⋯⋯⋯⋯⋯⋯⋯⋯⋯⋯⋯⋯⋯⋯⋯⋯⋯⋯ 48

　　　　5.1.9　有助于受者分配的检查 ⋯⋯⋯⋯⋯⋯⋯⋯⋯⋯⋯⋯⋯⋯⋯⋯⋯⋯ 49

　　5.2　适当的评估 ⋯⋯⋯⋯⋯⋯⋯⋯⋯⋯⋯⋯⋯⋯⋯⋯⋯⋯⋯⋯⋯⋯⋯⋯⋯⋯⋯ 49

　　5.3　文件记录、样本存档与数据保存 ⋯⋯⋯⋯⋯⋯⋯⋯⋯⋯⋯⋯⋯⋯⋯⋯⋯ 49

6　结束语 ⋯⋯⋯⋯⋯⋯⋯⋯⋯⋯⋯⋯⋯⋯⋯⋯⋯⋯⋯⋯⋯⋯⋯⋯⋯⋯⋯⋯⋯⋯⋯⋯ 50

7　参考文献 ⋯⋯⋯⋯⋯⋯⋯⋯⋯⋯⋯⋯⋯⋯⋯⋯⋯⋯⋯⋯⋯⋯⋯⋯⋯⋯⋯⋯⋯⋯⋯ 50

1　导言

供体评估始于发现了可能的供体。主诊医师将该病例转介给协调员，评估脑死亡（DBD）捐献的可行性。在法律允许的情况下，循环死亡（DCD）捐献也使用相同策略进行评估（详见第 13 章）。医院里的每一位逝者都应进行组织捐献评估（详见第 5 章）。活体捐献评估在第 14 章介绍。

2　供体一般评估流程和选择标准

供体的评估过程由以下步骤组成[1]：

（1）所有捐献信息按照第 5 节有关内容收集。

（2）在初步总体评估范畴内，首先要确认疾病传播风险，例如感染、恶性肿瘤和其他罕见疾病等。同时，仔细查看数据初步筛选器官是否可以使用。

实际操作中要遵循以下流程：

① 死亡原因必须明确。

② 确定绝对禁忌证排除标准（详见下文）。

③ 设置"可能"条件清单，以便对捐献者风险因素与受者对于此类风险的接受程度之间进行风险-收益分析。某些医疗条件下，移植物对某个受者可能有风险，而对另一个则可能挽救生命。

④ 进行简要评估，例如查阅所有记录（发病过程和入院前情况），查阅亲属提供的信息和捐献者体检报告。

（3）初步评估之后，要明确还需进一步调查哪些内容，以便能得出患者是否适合捐献和各个器官的评估报告。

（4）提供关于供体和器官是否适合捐献的报告（包括所有数据）。

（5）基于这份报告，在器官预分配之后，要对供体-受者组合进行风险-收益分析（详见第 11 章）。关键点是移植物能否使得获分配的受者获益。移植中心负责风险-收益评估，具体情况要取决于受者病情。

（6）组织捐献是标准化的加工、储存和应用流程。组织获取、加工和储存过程中，可在不同的节点进行最终评估。

目前，移植物多来自于有多种合并病的供体[1-4]。因此"绝对禁忌证"并非绝对。移植物用于某个受者身上可能预后不好，而对另一个受者则可能挽救生命。这就是说有必要评估"每一对捐献者和受者的组合"，直到决定是否可以利用这个捐献者器官。目前认为只有少数情况不允许器官捐献，即存在无法有效治疗的传播性疾病：

① 扩散到多个器官或有系统性表现的癌症或恶性肿瘤。

② 无法控制的败血症和播散性全身感染，来源不明或病原体不明的感染，例如不确

定的病毒性脑炎，以及受者无法有效治疗的感染。

根据欧洲委员会器官移植质量和安全指南[1]，为确定移植物对选定的受者是否有益，应评估三组风险因素：

（1）供体来源疾病传播风险。具体采用以下分类[1, 2, 5, 6]。

① 标准风险捐献者：没有临床证据表明，疾病传播风险超过未发现疾病人群的平均风险。

② 非标准风险捐献者或风险增高捐献者：临床证据表明，某一特定疾病的传播风险增高，超出了其他未发现疾病人群的平均风险。确诊为恶性肿瘤的病例，根据假定的传播概率将其分级为极低风险、低至中等风险、高风险或不可接受风险。

（2）某些器官的应用会增加移植物失败的可能性。

"扩大标准供体"（ECD）用于表述供体存在的合并病可能影响到移植物，进而可能影响移植预后。然而，ECD 移植物仍然能够为合适的受者提供良好的生存获益，因此很难准确定义 ECD 的标准[3, 4]。为此提出了器官特异性评分，即供体风险指数（DRI），以提高器官利用率，并获得更好的预期结果。然而，遗憾的是不同的研究提供了相互矛盾的结果[1]。之所以相互矛盾，原因可能在于缺乏对当地人口和医疗系统等因素的加权，或者没有考虑在扩大供体库的同时提高器官利用率的初衷。

（3）受体自身和移植过程本身相关风险，这类风险与供体无关。

对上述系列风险有影响的医疗因素不能简单地分成是/否列表，因为决定风险影响的医疗因素有很大的重叠性。《欧洲委员会移植器官质量和安全指南》[1]详尽介绍了相关内容，并就某些风险应对措施提供了指导。应考虑以下要点：

① 紧急供体管理

逝世前或脑死亡之后采用适当的重症监护和药物治疗可以防治供体并发症。严重脑损伤可能会造成器官暂时性受损。适当的神经危重监护治疗，可以使得供体平稳渡过最初的休克期、复苏期，可以降低器官功能障碍和并发症的发生。单器官或多器官功能衰竭无法恢复或急性、慢性器官功能衰竭造成不可逆器质性损害，往往需要个体化处理。对创伤患者而言，即使有创伤机制的确切描述，有时候也只能在器官获取过程的详细检查后，才能最后评估器官损伤情况。

② 死亡原因

器官捐献者的死亡原因必须明确。潜在的感染、恶性肿瘤或有关疾病也可能导致毁灭性脑损伤，例如，不确定性颅内感染、无法解释的脑水肿或找不到原因的颅内出血等。在对供体来源的传播性疾病进行分析时，死亡原因不明有可能是最常见的捐献不成功的因素。

③ 感染

大多数细菌感染使用抗生素药物有效治疗 48 小时，临床证据显示感染得到了控制，则有可能器官捐献。细菌培养阴性仍是首选标准。但是，器官捐献需要排除持续难以控制的脓毒血症。局部感染或细菌定植（如肺部感染、尿路感染）可能不会影响捐献其他器官。因为免疫抑制剂受者抗感染治疗的局限性，多重耐药菌（如 4MRGN）引起的全身感染，推荐参考移植传染病专家（TID）建议对某些细菌，如结核病，应严格遵守相关指南。同时控制好其他病原体（如真菌、寄生虫、病毒）的血源性感染。

感染可以通过血液核酸检测（NAT）来发现病原体。如果仅检测病原体相关抗体，只能说明免疫系统对病原体作出了反应。反应性 IgM 抗体并不能说明病原体是否扩散到血流，是否感染了目标组织。有些病原体虽已感染了器官，并可能随着器官传播（例如真菌），但血液通过可能检测不到。TID 参与病例讨论，有助于个体化决定已选定的受者是否可以接受移植物。无论如何，针对受者的相关治疗必须执行，并控制在可以接受范围。

巨细胞病毒（CMV）、EB 病毒（EBV）、弓形体病或其他病原体可使得部分人群终身感染。当人体感染后，适当的免疫反应可防止并发症的发生。这种感染与移植物一起传播到免疫抑制的受体。在新器官宿主体内，因为病原体在之前并没有过多的被抑制，宿主的免疫系统不能正常应答，这些感染可能加重甚至导致危及生命的并发症。在这种情况下，必须对受者进行预防性抗炎治疗以防止进一步的并发症。当血清学检查证实供体有抗病原体抗体，而受体没有抗病原体抗体时（所谓的 D＋/R- 组合），移植中心必须考虑药物预防。

需要高度谨慎地排除由人类免疫缺陷病毒（HIV）、乙型肝炎病毒（HBV）、丙型肝炎病毒（HCV）、人类嗜 T 淋巴细胞病毒（HTLV Ⅰ／Ⅱ）、克氏锥虫和其他新出现的病原体引起的无症状感染。特别是来自窗口期或地方性感染（包括垂直传播）风险增加的供体，必须排除这些因素。关于这方面，应考虑生活方式相关的风险，如不洁性生活史、（静脉注射）吸毒、卖淫、监禁等。建议遵循美国循证 PHS 指南上提供的建议，将风险降至最低[5]，并根据区域流行病学情况进行调整[1, 6]。最低限度要对窗口期感染风险增加的供体进行 NAT 筛查。针对免疫抑制受者人群的这类感染治疗经验越来越丰富，移植物的应用标准也随之变化。供体相关感染的最新建议，请参阅《欧洲委员会移植器官质量与安全指南》第 8 章[1]。

最好的做法是咨询 TID[1]。

针对不同的国家，要关注地方性感染特点以及来自其他地区的输入性感染。某些全球范围内的感染，不同亚型或基因型在不同地区的流行病发生率也不尽相同，如 HBV 或不同类型的 Hanta 病毒感染。因此需要不同的处理预案。

④ 恶性肿瘤

供体存在已知或实际检测到的恶性肿瘤需要具体分析。这取决于恶性肿瘤的种类、治疗方式和无复发生存率。建议参阅欧洲委员会移植器官质量和安全指南第 9 章[1]，该章节提供了有关供体相关恶性肿瘤的最新意见。有些原位癌可能不是捐献禁忌。恶性肿瘤的关键问题是初始分期、治疗情况和无复发生存率，这些因素决定了是否适合捐献。原发性脑肿瘤例外。确诊为脑肿瘤，捐献仍是可行的，但风险也相应增加。风险取决于WHO 对肿瘤的分级以及非根治性治疗包括放疗和（或）化疗等治疗情况。在不放弃供体捐献和肿瘤传播风险之间做出正确的决定，往往需要高度谨慎。最好的做法是征求专家的意见[1]。

⑤ 其他传染病

对于器官供体身上很少见到的遗传性或全身性疾病，往往缺乏相应的处理经验。这类案例最好采取个体化处置方式，多做相关检查，多联合相关学科会诊讨论[1]。关于罕见疾病，通过 www.orpha.net 网站上有关指南可查询到器官和组织捐献相关资料。《欧洲委员会移植器官质量和安全指南》[1]第 6 章和第 10 章也提供了指导。

⑥ 中毒

中毒患者脑死亡判定前，按照国家有关指南，必须先行解毒治疗。此外，必须有适当的观察期，以确保危重监护过程评估和观察解毒情况，同时评估神经学情况和器官功能状况。另外，还有一个问题是有多少含毒物质会随着移植物传播。中毒本身并不是供体排除标准。

⑦ 其他慢性合并症与供体年龄

随着年龄增长，动脉硬化、高血压、糖尿病、肥胖症等疾病以及生活方式引起的其他问题（如酗酒、吸毒和吸烟等）也随着增加。这种影响在不同人群各不相同，取决于遗传差异性和当地卫生健康部门预防此类问题的效果。年龄相关合并症是否导致不可逆器官损害，是否影响器官质量还存在较大的分歧，即便高龄供体（例如 70-80 岁及以上）也有不同意见。正确治疗高血压和（或）糖尿病以及包括增加体力活动在内的生活方式，可以减轻这种变化。这些还需要进行个体化评估。

随着越来越多有严重合并病供体的应用[1]，最好多与该领域专家讨论哪些是合适的供体，以此获得更多的建议，并将上述三类风险因素进行标记备注。部分国家出台了管理规定限制使用有某些合并症（如感染、恶性肿瘤）的供体。评估 DBD 和 DCD 供体时，常常没有足够的时间进行详尽的调查或等待结果，因而需要采取有针对性且恰当的策略使得捐献风险最小化。经过器官获取阶段的检查和移植外科医生最终判定，是否可以使用捐献器官，这是捐献器官的个体化评估问题。这一问题将在下节阐述。

3　器官个体化评估和选择标准

移植医师对器官个体化评估，目的是预测移植物的应用对被分配受体是有益还是有弊。因此，要将移植物功能和形态与器官个体化选择标准进行比较，假定这些选择标准具有预后价值，可在一定程度上明确长期预后，排除移植物功能恢复延迟（DGF）或原发性无功能（PNF）的风险，也同时充分考虑了受体相关危险因素。简单地说，根据受者的实际健康状况，并非每个有或无合并症的移植物都会对受者有益。换句话说，不能使某个受者获益的移植物或许对另一个受者可能很有帮助。因此，有的受体接受了 ECD 移植物并获得了良好的移植预后，然而有的受体则不然。首先，需要在协调员的帮助下，协调器官捐献者主治医师和拟接受捐献器官受者的主治医师之间沟通协作。其次，要调整器官选用标准以适应最新进展和特定受者的需求。这项工作需要终身学习和提高。表 1 至表 6 描述了需要考虑的关键要素。详情参阅《欧洲委员会移植器官质量与安全指南》[1]。

新的保存技术将改变供体选择标准，这些技术能够进行离体器官评估和（或）修复

表 1　影响供肾移植成功的危险因素

器官供体	器官捐献绝对禁忌	危险因素
供体年龄	无	• 高龄供体 • 超高龄供体往往合并相关基础性疾病或器质性疾病
既往史	进展期慢性肾病且不可逆功能受损	• 代谢病，高血压，糖尿病
现病史	不可逆急性肾损伤伴皮质坏死	• 严重肾脏创伤 • 急性肾损伤
影像学检查（US、CT）	无	• 影像学没有明确的危险因素 　主要取决于获取术者和影像学专家经验
实验室检查	无	• 注意：在急性血容量减少情形下，检验数值意义有限 • 情况稳定但近 3 个月严重肾功能下降和（或）尿白蛋白明显增加（＞30mg/g，尿白蛋白/尿肌酐）或尿蛋白（＞1g/g，尿蛋白/尿肌酐）。KDIGO- 指南[7]
获取时大体评估	热缺血时间＞120 分钟（来自于 DCD 经验）	• 评估主要基于外科医师经验 • 移植物肾癌：参见欧洲委员会移植器官质量与安全指南第 9 章 • 肾动脉硬化 • 热缺血时间 20～120 分钟
活检	无	• 没有风险因素分类，可参考 BANFF- 分类标准

注：根据《欧洲委员会移植器官质量和安全指南》第 7 版进行修改。

表 2　影响供肝移植成功的危险因素

器官供体	器官捐献绝对禁忌	危险因素
供体年龄	无	• 高龄供体 • 高龄供体可表现出相关实质性疾病
既往史	无	• 病毒性肝炎，难以控制的腹腔感染 • 酗酒、肝毒性药物 • 肥胖、肝脏脂肪变性、营养不良 • 肝功能衰竭、心脏功能衰竭、系统性疾病的肝脏表现 • 肝胆外科手术史
现病史	无	• 肝脏缺血，可能继发于尿崩症引起的血容量减少，或心脏骤停导致的缺血-再灌注损伤，或休克导致的其他血流动力学改变 • 临床怀疑肝脏缺血：高钠血症（移植预后差），或长时间高钠血症（预后更差），或长期（＞7 天）使用升压药
影像学检查（US、CT）	无	• 肝纤维化、肝硬化、脂肪肝
实验室检查	无	• 如果 GOT/AST、GTO/ALT、LDH、AP 显著升高，考虑肝坏死 • 如果有 γGT 和（或）胆红素显著升高，考虑胆汁淤积或胆管损伤 • 如果凝血酶原时间和（或）总蛋白/白蛋白比值异常，考虑肝脏合成功能障碍、代谢性酸中毒或肝生化功能异常

续表

器官供体	器官捐献绝对禁忌	危险因素
获取时大体评估	明显的（大体上）肝纤维化和肝硬化或脂肪变性不适宜作为移植物	• 肝脂肪变性可否作为移植物，缺乏统一的标准。脂肪变性可接受程度取决于供体和受体之间风险-获益分析，以及移植团队的经验 • 大泡性肝脂肪变性：冷灌注之后，如果肝脏由玫瑰红色变成黄色，要考虑大泡性脂肪变性 • 严重动脉硬化：高龄捐献者会出现病态颜色和脆性改变。严重动脉硬化是小胆管动脉硬化的危险因素，获取时保存液无法充分的灌注 • 胆道必须充分灌洗，否则缺血期间残留胆汁会破坏胆管上皮细胞。器官保存前要切除胆囊，以避免难以发现的出血或移植手术时胆汁污染
活检	• 大泡性脂肪变性>60% 的实质性表现 • 其他形式的脂肪变性可以忽视，除非它们是可导致肝衰竭的疾病	• 由于可能存在局灶性损伤，活检结果可能不典型。大泡性脂肪变性、纤维化（Isaak-Score）、小泡脂肪变性、炎症、坏死和胆汁淤积的实质表现

注：SOL：占位性病变；GOP/AST：丙氨酸氨转氨酶；GPT/ALT：天冬氨酸转氨酶；rGT：谷氨酰胺转移酶；LDH：乳酸脱氢酶；AP：碱性磷酸酶。

注：根据《欧洲委员会移植器官质量和安全指南》第 7 版进行修改[1]。

表 3　影响供体胰腺移植成功的危险因素

器官供体	器官捐献绝对禁忌	危险因素
供体年龄	• 年龄>50 岁：能否应用决定于移植中心，有的中心这类捐献者可以被接受 • 年龄 50～55 岁：能否应用决定于移植中心 • 年龄>55 岁，BMI>30kg/m²：部分移植中心可以考虑作为胰岛细胞甚至整个胰腺移植供体	
既往史	无	• 酗酒 • 糖尿病，高血压 • 胰腺疾病 • 高 BMI
现病史	无	• 低血压状态 • 腹部感染、腹部创伤（主要是减速创伤肠系膜根部） • 长期 ICU 状态（水肿相关风险）
影像学检查（US、CT）	无	
实验室检查	无	• 急病状态、血糖水平、胰岛素用量以及酶学水平等均不是反映胰腺功能的特异性指标 • 血清淀粉酶或脂肪酶对胰腺功能障碍更具代表性。糖化血红蛋白可精确地反映过去几周的葡萄糖代谢情况 • 胰腺损伤越严重，越可能具有特异性

续表

器官供体	器官捐献绝对禁忌	危险因素
获取时大体评估	无	• 水肿、出血、纤维化或胰腺炎 • 胰周血肿、包膜水肿和囊内脂肪含量升高或硬化 • 血管通畅性异常，可能会损害获取的胰腺，同时影响肠道和肝脏的获取
活检	有占位病变，如果需要可以做活检	

注：根据《欧洲委员会移植器官质量和安全指南》第 7 版进行修改[1]。

表 4　影响供体小肠移植成功的危险因素

器官供体	器官捐献绝对禁忌	危险因素
供体年龄	无	年龄＞50 岁
既往史	无	• 捐献者和接受者的体重或移植物尺寸不匹配。 • BMI＞28kg/m²，因为 BMI 高的供者腹腔内脂肪可能会更多。 • 其他危险因素与肝脏和（或）胰腺捐献相似。
现病史	无	• 肠道蠕动减弱或消失。为预防肠梗阻、ICU 患者在无禁忌证时都应尽早开始肠内营养。DBD 供体由于缺少对肠迷走神经的刺激，肠内营养要使用可耐受的清淡流质，评估时，确认存在肠道蠕动。 • 长期系统性低血压（可能会影响肠道移植）。 • 使用升压药（应该尽可能地停止使用）。 • 持续腹腔内出血。 • 肠道水肿（常见于住院时间＞1 周）。 • 其他危险因素与肝脏和（或）胰腺捐献类似。 • 在供体管理过程中，除了考虑肠内营养，没有其他具体治疗要求的证据。
影像学检查（US、CT）	无	
实验室检查	无	• 没有具体的检验指标可反映风险因素
获取时大体评估	无	• 评估主要是根据外科医生的经验。由于接受肠道移植物的患者需要个体化定制移植物，并且必须保留特定的解剖结构，这些解剖结构必须在标准的器官获取过程进行解剖。 • 结肠和肠系膜血管，建议由外科医师负责 获取操作 • 大体评价包括外观不良、肠道蠕动消失、水肿、灌注不良
活检	有占位病变，如果需要可以做活检	

注：根据《欧洲委员会移植器官质量和安全指南》第 7 版进行修改[1]。

表 5　影响供体心脏移植成功的危险因素

器官供体	器官捐献绝对禁忌	危险因素
供体年龄	无	高龄捐献者与老年性心血管疾病
既往史	既往心肌梗死。严重瓣膜病变。冠状动脉弥漫性硬化或多条相关狭窄扩张性心肌病。心内膜炎。慢性左或右心室功能障碍	年龄在 44-55 岁之间（冠心病发病率高）。心血管危险因素。严重的左心室肥大。心律失常或其他形态异常

续表

器官供体	器官捐献绝对禁忌	危险因素
现病史	不可逆转的急性严重的心脏功能障碍（主要是由于直接创伤或心肺复苏术引起）	血流动力学不稳定。引起急性肺动脉高压的事件（如静脉血栓栓塞合并肺栓塞）。胸外伤或心肺复苏后的心脏挫伤（或）可逆的一氧化碳急性中毒
影像学检查（US）	无	房性或室性心律失常并不代表心脏功能；收缩期和（或）舒张期心室功能障碍，显著心室肥厚，瓣膜病变；冠状动脉疾病，冠状动脉造影可用于心血管危险因素、年龄>55岁的供体；其他辅助检查，如CT-血管造影或肾素负荷超声心动图
实验室检查	无	心肌酶异常作为阳性指标来判断移植物能否使用的作用有限，因为心肌酶升高在部分情况下是可逆的
获取时大体评估	无	心肌收缩力、形态学、瓣膜或主动脉等异常
活检	有占位病变，如果需要可以做活检	

注：根据《欧洲委员会移植器官质量和安全指南》第7版进行修改[1]。

表6　影响供体肺脏成功移植的危险因素

器官供体	器官捐献绝对禁忌	危险因素
供体年龄	年龄>80岁	高龄捐献者。高龄捐献者且有胸膜粘连，肺气肿或根尖瘢痕。肺捐献至少要符合捐献者<80岁，$PaO_2/FiO_2>$ 250mmHg
既往史	肺结核、慢性阻塞性肺疾病（COPD）和其他肺实质性疾病。肺恶性肿瘤疾病	慢性肺部疾病但不合并实质性损害，需要个性化决定。吸烟相关呼吸系统基础疾病。胸外科手术
现病史	未处理的急性肺部感染。未处理的急性肺并发症（神经源性肺水肿、呼吸机相关肺炎/吸气性肺炎）	急性肺部疾病、感染、误吸、脓性分泌物、胸外伤。换气功能急性恶化，$PaO_2/FiO_2<250mmHg$（<33.3kPa）PEEP=5cmH$_2$0
影像学检查	CT比XR或US具有更强的特异性，常用于证实临床怀疑的问题	
实验室检查	无	支气管激发试验后换气功能没有改善：适当的支气管清洁和肺复张后，FIO2=1.0/PEEP≥5.0cmH2O通气10分钟后连续监测血气并与基线值进行对比。
获取时大体评估	恶性肿瘤（需要活检）	肺不张（可以通过肺复张改善）。肿瘤、肺组织含水量、挫伤痕迹、肺炎征象，不适当的肺膨胀、肺气肿、肺尖瘢痕和胸膜粘连。对肺静脉选择性血气分析有助于识别换气功能良好或受损的区域（例如PaO_2/FiO_2低于250mmHg或33.3kPa）。可以对受损的区域分段切除或减少肺体积。
活检	除非有占位病变，不需要做活检	

注：根据《欧洲委员会移植器官质量和安全指南》第7版进行修改[1]。

组织供体选择标准参见国家和国际指南准则第 5 章，国家和国际指南准则规范了捐献者纳入标准。任何没有全身感染或恶性肿瘤的逝者，在心脏停搏后至少可以捐献角膜。因此，医疗系统必须建立人体组织捐献流程。只要获得许可，就应通过相关机构对组织捐献进行评估。

4　恶性肿瘤、感染和其他传染性疾病

欧洲委员会《移植器官安全和质量指南》第 8 至 10 章详细介绍了这方面的内容[1]。该领域的专家在专门的工作组内经常更新这些章节。该文阐述了欧洲的最佳做法，已经成为不具法律约束力的指导意见[1]。籍此可对具有国家约束力的指导意见进行调整，以适应地区实际情况和实际问题，这种方式更适合也更符合有关国家的国情。其他大洲和国家，也有针对本地区具体问题的指导意见[1-3, 5, 6]。根据独立工作组研究，所有准则和要点都得到了统一。有关急性新发感染的最新情况，请参阅 CDC、ECDC 和 WHO 以及相关国家机构的网站。利用 Notify 数据库查阅文献与综述，可发现存在使用人源性移植物引起的疾病传播事件。

例如，制订献血相关条例的目的是提高血液制品的安全性。这些血液制品用于接受者存在一系列未知的风险，这些接受者可接受的风险范围并不清楚（例如新生儿，免疫缺陷或肿瘤患者，创伤受害者）。因而需要非常严格的选择标准。相反，在器官供受体匹配过程，我们可以清楚地评估移植风险，并知道会发生什么。正确的做法是识别出风险因素并进行风险-收益分析。

5　逝世后供体的评估方法

本节按获取前、获取中和获取后应采取的步骤来阐述供体评估方法。

5.1　获取前评估

现病史或既往病史和个人史相关资料都有助于评估逝者是否能成为供者。如果细分到单个器官水平，则有助于评估逝者是否可以作为特定移植物的供体[1]。以下项目有助于完成潜在供体的强制性综合性报告（详见第 5.1.6）所需的数据：

（1）与供者家属、朋友以及主治医师、护士、其他相关医务人员和家庭医生面谈。

（2）仔细查阅当前和过去所有病历记录 / 文件（例如组织学肿瘤诊断和分期）等。

（3）全面的体格检查。

（4）实验室检查，包括所有微生物检测。

（5）辅助检查（如超声，超声心动图、ECG，CT 扫描）。

（6）组织活检（部分供体在器官获取前不可能进行）。

（7）获取后追踪所有未知的结果，采取后续行动，并及时报告 OPO。

关键是识别有关传染性疾病和可能影响器官质量疾病的风险。评估报告应以此为基础，报告结构和内容简明易懂，移植医师可根据这些数据对供体器官进行风险-获益分析。如果发现异常情况，必须进一步调查，评估报告包括这些进一步调查的结果。如果没有异常情况，对于记录可能是个挑战，应该详细记录得出这一结论所做的各项工作内容。

5.1.1　访谈、图表回顾和临床评估

向亲属了解捐献者病史，具体可使用标准化问卷作为指导。面谈人员必须意识到，在情绪压力下人们可能会忘记、混淆或忽略各种细节。因而面谈过程不应该给悲伤的亲人们增加压力。除此之外，联系家庭医生并查阅所有医院档案或其他资料（如肿瘤登记处），要以书面形式获取历史数据。

特别是对突发传染病线索的识别，要获取以下数据：

（1）旅行或居住史、生活条件、移民背景、难民身份（例如在营地停留，难民路线），工作地点（例如污水厂、林地、农场、机场、医院、国外）和爱好（例如家庭、花园、动物、林地）。

（2）药物滥用（例如静脉注射毒品，共用针头，嗅吸可卡因，口服兴奋剂，酒精，吸烟），生活方式（例如多性伴侣），商业性性工作者，性接触或监禁。

还应总结以下临床资料：

（1）毁损性脑损伤后血流动力学情况，包括心脏复苏、血管活性药物等应用以及机械通气持续时间等。

（2）所有诊断性检查，例如胸部 X 线摄片，头、胸和腹部 CT 扫描，腹部超声，超声心动图，冠状动脉造影，支气管镜检查等；记录当前和之前的检查结果。

（3）包括逝世前重症监护治疗和逝世后供体维护相关数据。这些资料可以影响对器官质量的判断（详见第 5.1.6）。

（4）执行器官获取的人员应注明在获取过程观察到的异常情况（详见 5.2）。

只要存在“可能或不可能”的问题，就要进一步调查澄清。很多严重的不良事件或不良反应，根源都在于这些无法解释和解决的问题。在捐献者评估过程中，从或多或少的无创检查到有创检查的安排是最佳做法。因此，每个新问题都需要进一步调查，例如体检中发现的占位性病变、胸片发现的占位性病变、疑似肝脏脂肪变性和冠心病等。

5.1.2　体格检查

通过体格检查可以发现不明原因的高危因素，例如黄疸、肝肿大、肝炎或其他感染、肿瘤、外伤等迹象，还有陈旧/新的疤痕、愈合/脓性伤口、皮疹、皮肤注射针眼、肿大淋巴结以及可触及的占位病变等。同时要意识到这种方法的敏感性和特异性十分有限。例如现在纹身和穿洞很常见，问题是它们是否是在无菌条件下进行操作的。

体格检查要考虑以下几点：

（1）瘢痕比任何医学档案都能告诉你更多的信息，例如，瘢痕可能提示已经遗忘了的手术，例如之前的肿瘤手术。

（2）如果有可能，要精确测量身高和体重，以避免供体与受体大小不匹配。

（3）获取手术期间，通过探查胸腔和腹腔所有器官完成检查（详见第 5.2 节）。发现异常，应进一步调查和检查。

5.1.3　实验室检查

实验室检查应采用心死亡之前（循环停止之前）抽取的血样。为了正确诠释实验室参数，必须了解采样的时间和测量单位，以及医疗干预情况和相关临床数据背景。

捐献者入院之后所有数据都要拿到。评估器官功能时，不同时间点有一组具有代表性的数据足以推测出病程进展情况，例如入院时、隔日或之后最多 5 个时间段的数据，必要时也可列出更多的数据。如果生活习惯和环境没有改变，入院前实验室检查结果对判断解释目前住院期间器官功能是否暂时性损伤有着重要意义，例如老年供体平时肾功能正常且无蛋白尿，但患有糖尿病，在长时间 CPR 之后出现急性肾损伤。虽然实验室检查是标准化的，但不同医院、不同国家的参考范围存在偏差。此外，器官供体的数值范围与健康个体的参考范围也可能不同。

表 7 总结了实验室参数的临床相关性。有必要对传染病筛查和其他实验室数据做出说明[1]。

（1）如果逝者供体在逝前 48 小时内接受了输血（全血或成分输血）和胶体或晶体，如有可能应采用未经稀释的血液标本进行传染病检测。创伤患者很可能在失血状态下到达医院，在重症监护治疗过程，可以接受一定程度的晶体稀释血液。这种情形本身不会影响器官捐献。输注血液制品可以激发抗体形成。器官获取机构必须评估供体的血液稀释程度[1, 9]。

（2）从不同地点获取样本和血液进行微生物检查，可能有助于解释或排除细菌或真菌感染。标本应同时检测需氧和厌氧细菌以及真菌。检验结果出来后要立即告知器官获取组织和移植中心。

（3）通过"第四代"血清学检测技术对供体进行艾滋病病毒、乙型肝炎病毒和丙型肝炎病毒筛查。必须等待结果出来才能进行移植。根据国家法规相关要求还可以进行其他传染病病原菌检验检测。在适当和可行的情况下，鼓励进行核酸检测（NAT）。对于未知 HIV、HBV 或 HCV 感染风险增加的供体，应提前做好相关检验检测准备。在人体组织捐献的背景下，有可能在标准风险下对每个供体进行回顾性研究[1]。值得注意的是，即使在使用现有的最佳筛选方法，诊断窗口期也不能减少到零。根据有关提示，可能需要辅以其他检验方法，以确定存在可能传播的传染病。欧洲委员会颁布的《器官移植质量和安全指南》第 8 章对此做了详细概述[1]，其他国家和地区也出台了相关意见[5, 6]。

（4）传染病本身并不构成排除标准。当相关的影响可以通过受者监测和治疗并获得良好疗效时，移植小组仍然可以使用这些供体的移植物。

（5）对供体器官进行 ABO 血型、Rh（D）血型和人类白细胞抗原（HLA）分型。在 HLA 分型中，应使用分子生物学技术来识别所有需要的 HLA 位点，为虚拟交叉配型提供适当的信息。

（6）不建议常规筛查肿瘤标志物。在确诊为恶性肿瘤的情况下，通过之前的检查结果获得的数据，并与当前数据一并汇总，可能有助于评估风险。

（7）表 7 列出的实验室参数有助于供体和器官特异性评估。医院使用的电子病历系统，涵盖了有关调查内容的概况，例如入院情况、肝脏情况、肾脏情况、心脏情况等，这个系统与用来详细表述器官的参数是一致的。具体要视医院而定，并不是所有的调查都可以全天候提供的。

表 7　实验室参数与供体和器官特征的临床相关性[1]用于一般性评估的实验室参数

参数	意义（I：重要；U：有用）	评价
血红蛋白	I	重症监护，根据年龄和心脏状况，输血阈值降至 7～9mg/dL（4.4～8.6mmol/L）；这个范围内的血液稀释可以接受
红细胞压积	I	重症监护，根据年龄和心脏状况，输血阈值降至 20%～30%（0.2～0.3）这个范围内，血液稀释可以接受
血白细胞	I	由于脑干锥体损伤以及其他多种原因引起的炎症，可导致急性升高，所以它不是代表感染的特定指标
血小板	I	脑损伤后升高，因出血、凝血障碍或败血症而降低；替代指征只存在于血小板减少引起的出血情况
血钠	I	血钠过高考虑尿崩症
血钾	I	考虑肾脏功能受损
血糖	I	压力相关的高血糖
肌酐氮	I	可取决于容量负荷情况；也可因肾衰竭或肌肉损伤或心力衰竭（慢性）而升高
尿素	I	
乳酸脱氢酶（试剂盒 37℃）	I	组织损伤（坏死，非特异性）
肌酸磷酸激酶（试剂盒 37℃）	I	CPK 由肌肉损伤释放，可能会对肾脏造成继发性损伤
碱性磷酸酯酶（试剂盒 37℃）	U	肝脏或骨骼损伤或生长中的儿童生理性升高
总蛋白量	U	考虑血液稀释
白蛋白	U	考虑血液稀释
纤维蛋白原	U	由于脑损伤或炎症而增加
凝血酶原时间	I	因脑损伤引起的出血和凝血障碍而异常，或经 FFP 输血矫正后进行治疗性抗凝
国际标准化比值	U	剂量未调整到肝功能；用于肝功能正常人群的抗凝治疗
活化部分凝血活酶时间	I	因脑损伤引起的出血和凝血障碍而异常，或经 FFP 输血矫正后进行治疗性抗凝
抗凝血酶Ⅲ	U	必须在出血紊乱和肝功能的背景下加以考虑
C 反应蛋白	I	脑干锥体损伤引起的急性升高；对脑干锥体损伤进行感染的监测，该指标不具有代表性

续表

参数	意义（I：重要；U：有用）	评价
吸入氧浓度分数	I	必须在呼吸治疗和其他急性事件的背景下考虑
呼气末正压	I	
氢离子浓度指数	I	
动脉血二氧化碳分压	I	
血氧分压	I	
碳酸氢根	I	
剩余碱	I	
氧饱和度	I	
乳酸盐	I	提示无氧代谢、败血症、二甲双胍药物、休克、急性肝或肾功能衰竭等导致的组织损伤
原降钙素	U	非特异性感染
Pro-BNP	U	未在 DBD 人群中进行评估，可提示右心衰，但会受到液体过多或急性肾损伤的影响
血培养	U	细菌和真菌；抗生素药物试验
尿液培养	U	
BAL 培养	U	
其他培养	U	
多重耐药菌	U	用于 ICU 入院时筛查
Anti-HIV-1/2	I	由于感染处于窗口期，经血清学检测不到，因此建议在供体（献血）中实施 HCV-NAT 和 HIV-NAT 检查，避免漏检。至少在组织捐献过程可以获得回顾性 NAT 的结果
HIV-NAT	I	
Anti-HCV	I	根据供体来源的国家和地点不同，应考虑进行这些检查
HCV-NAT	I	
HBsAg	I	
Anti-HBc	I	
Anti-CMV；Anti-EBV；Anti-Toxoplasma	I	
梅毒检测	I	
进一步的感染检测	U	
微生物培养	U	
LDH（试剂盒 37℃）	U	组织损伤（坏死，非特异性）
CKMB	U	
肌钙蛋白 T 或 I	I	肌钙蛋白对心肌损伤更敏感 / 具特异性；CKMB 也因脑损伤而升高
ASAT/SGOT（试剂盒 37℃）	I	心肌损伤或肝损伤，ALAT 会升高
C 反应蛋白	U	脑干锥体损伤会引起 CRP 急性升高；对脑干锥体损伤后合并感染，监测该指标不具有代表性。

续表

参数	意义（I：重要；U：有用）	评价
PEEP	U	在呼吸治疗和其他紧急情况时必须考虑进行该项检查
血氧分压	U	
乳酸盐	U	提示可能存在无氧代谢、败血症、二甲双胍药物、休克、急性肝或肾功能衰竭等导致的组织损伤
血培养		细菌和真菌；抗生素耐药
多重耐药菌		用于 ICU 入院时筛查
C 反应蛋白	U	脑干锥体损伤引起的急性升高；对脑干锥体损伤后合并感染，该监测不具有代表性
FIO$_2$	U	在呼吸治疗和其他急性事件情况下必须考虑进行该项检查
PEEP	I	
动脉血二氧化碳分压	U	
血氧分压	U	
PaO$_2$/FIO$_2$	I	氧合指数代表肺质量
血培养		细菌和真菌；抗生素药敏试验
BAL 培养		细菌和真菌；抗生素药敏试验
多重耐药菌		用于进入 ICU 时的筛查
肌酐	I	取决于容量负荷；因肾衰竭、肌肉损伤或慢性心力衰竭而升高
尿素氮	I	
LDH（试剂盒 37℃）	U	组织损伤（坏死，非特异性）
CPK（试剂盒 37℃）	I	CPK 由肌肉损伤释放，可能会对肾脏造成继发性损害
CKMB	U	肌钙蛋白对心肌损伤更敏感 / 更具特异性；CKMB 也因脑损伤而升高
血氧分压	U	
血培养	U	细菌和真菌；抗生素药敏试验
尿培养	U	细菌和真菌；抗生素药敏试验
多重耐药菌	U	用于进入 ICU 时筛查
尿蛋白	U	轻微蛋白尿可能由导尿管、肾损伤引起，只有入院前平稳状态下的资料才具有指导价值；根据 KDIGO 指南，应该检查白蛋白尿，而不是总蛋白尿[30]；与收集 12 小时或 24 小时的尿液相比，尿蛋白 / 尿肌酐比率是防止抽样误差的一个简单参数。
尿蛋白 / 尿肌酐比值	U	正常尿液中蛋白 / 肌酐比值＜500mg/g；如果在 ICU 以外的稳定状态下测量，尿蛋白 / 肌酐比值＞1000mg /g，提示肾脏损害[7]
尿白蛋白	I	评估肾小球功能比尿蛋白更具有指示性（KDIGO 指南）[7]
尿白蛋白 / 尿肌酐比值	I	正常尿液白蛋白 / 肌酐比值＜30mg/g，为正常；如果在 ICU 以外的稳定状态下测量，尿白蛋白 / 肌酐比值＞300mg/g 表明存在肾脏损害[7]

续表

参数	意义（I：重要；U：有用）	评价
尿血红蛋白	U	插导尿管时可能导致轻微的血尿
尿沉渣	U	用以排除相关的血尿、细菌尿或肾小球或肾小管损害
尿亚硝酸盐	U	提示尿路细菌感染的可能
测量的肌酐清除率或 eGFR	R	血流动力学不稳定的患者进行此项检查无意义。根据 KDIGO 指南，该项检查只有在稳定状态（在供体维护之前或更早前）下进行才能得到可靠的结果[7]

肝，胰和肠道评估的有用实验室参数

	肝	胰	肠	
肌酐	U			取决于容量负荷；在肾衰竭、肌肉损伤或心力衰竭（慢性）时升高
LDH（试剂盒 37℃）	U	U	U	组织损伤（坏死，非特异性）
ASAT/SGOT（试剂盒 37℃）	I	I	I	心肌损害或肝损害，ALAT 会升高
ALAT/SGPT（试剂盒 37℃）	I	I	I	肝细胞损伤
yGT（试剂盒 37℃）	I	I	I	肝：胆道损害的指标，例如急性低氧血症，慢性酒精/非酒精性脂肪性肝炎（胆汁淤积）
总胆红素	I			总胆红素升高应考虑是否因出血或肝损伤（胆汁淤积）而导致的创伤和多次输血所致
直接胆红素	I			
脂肪酶		I	I	由于测量方法没有标准化，参考值范围因医院而异，但比淀粉酶更具特异性
糖化血红蛋白		U		
AT Ⅲ	U			出血性疾病以及希望明确肝功能情况必须进行此项检查
血氧分压	U	U	U	
乳酸盐	U	U	U	提示存在无氧代谢、败血症、二甲双胍相关药物、休克、急性肝或肾功能衰竭等引起的组织损伤
胆碱酯酶	I			肝脏合成功能
血培养				细菌和真菌；抗生素药敏试验
多重耐药菌				用于进入 ICU 时的筛查

注：根据《欧洲委员会移植器官质量和安全指南》第 7 版修改。

5.1.4　其他补充检查

其他补充检查有助于进一步确定供体的特征。标准化调查问卷有助于调查人员和移植中心用同一种方式来解释和沟通结果。

对每个供体都应进行腹部影像检查。胸部器官的检查对腹部器官帮助并不大，但有助于排除其他疾病（如恶性肿瘤）或评估合并症（如高血压）。对于胸部器官影像检查，有创检查应在特定的指征下进行（例如冠状动脉造影）。胸透、支气管镜、心电图（ECG）、超声心动图和腹部超声检查是多器官供体的基本检查内容。如果有指征，可通过冠状动脉造影或全身 CT 扫描进行检查。当发现异常时，或发现占位性病变或感染性病变时，进行额外有针对性的检查有助于正确地诊断。遇到这样的情况，建议咨询相关专家。

由于无法进行某项检查，导致某个器官弃用时，个人的决定非常重要。例如，胸部 CT 扫描取代冠状动脉造影以查找冠状动脉钙化。出于安全考虑，不应仅仅为了进行补充检查而在医院之间转送供体。在 DBD 和可控制型 DCD 中，只要不是有创性的且对患者没有伤害，大多数检查都可以在早期进行并作为重症监护医疗标准的一部分。在检查早期，如果某项检查得出了异常结果，或者具有改变结论的可能性，那么这项检查应重新评估，例如由于改善心功能而进行的连续超声心动图。在不可控制型 DCD 中，根据急诊初级救治的标准，只能进行一组有限的调查。

以下内容总结了影像研究的关键问题。《欧洲委员会指南》提供了详细指导。

腹部移植物的影像学评价：腹部超声和 CT 扫描。

腹部超声可以在 ICU 床边进行，但在敏感性和特异性方面存在一定限制（表 8）。腹部超检查包括所有脏器和整个腹部。

无论何时进行了全身计算机断层扫描（CT）或腹部 CT 扫描或磁共振成像（MRI），为了达到捐献的目的，都应进行重新评估。除了对占位性病变的检查外，应提供与腹部超声一样的数据。相比腹部超声，CT 扫描可以提供更多的解剖学细节，例如打算劈离肝脏时，评估肝脏解剖学叶段的大小和动脉、肝静脉、门静脉。对于既往有恶性肿瘤病史的供体，强烈建议进行全身 CT 扫描以排除不明原因的占位性病变。

表 8　腹部超声检查应考虑的参数

组织结构	有关内容
主动脉 / 血管解剖	动脉瘤和动脉硬化斑块提示全身性动脉硬化。还必须排除其他血管异常
肾	按标准要求描述检查所见，加上长、宽和实质厚度。突出解剖变异
肝	按标准要求描述检查所见，加上锁骨中线截面肝脏大小和肝脏边缘情况。比较肝与肾实质回声（与肾实质相比，肝实质回声不均匀或增强，发生大泡状脂肪变性的可能性更高）。此外，还应评估门静脉情况、肝脏以及肝内外胆管血流灌注情况。明确肝脏确切的大小有助于劈离式肝移植的评估
胰腺	按标准要求描述检查所见，加上实质内脂肪情况
肠	按标准要求描述检查所见
占位性病变	一旦发现必须通过术中检查和组织病理学检查加以证实。但受限于已转移的及其他原发肿瘤的探查
腹腔积液，胸腔积液，血肿，淋巴瘤，下骨盆异常，脾脏状况的证据	供者的整体评估

注：根据《欧洲委员会移植器官质量和安全指南》[1] 第 7 版进行修改。

胸腔脏器的影像学评价

（1）心电图

心电图（ECG，床边 12 导联测量）可提供如表 9 所示的信息。

表 9　心电图参数和标准数据列表

发现	评价
肥大	索科洛夫（sokolov）标准
窦性心律 QRS 异常 ST 段改变	• 脑死亡可出现窦性心动过速和室上性早搏 • 脑损伤后可能会出现暂时 QT 延长，ST 偏移或 T 波倒置。应避免由于神经性心脏损伤而导致的暂时性 T 波和 ST 段改变而引起的误判，这种改变多直接与大脑事件相关 • 心房纤颤，持续的室性早搏或 QRS 变形，以及其他持续的异常，都是心脏损伤的指标，而不仅仅与大脑活动有关

注：根据《欧洲委员会移植器官质量和安全指南》第 7 版进行修改[1]。

（2）超声心动图

超声心动图用作评估的辅助方法（表 10）和血流动力学监测作用一样。供体必须在稳定的血流动力学状态下，超声心动图才能有效进行评估。

表 10　超声心动图参数和标准数据列表

何时使用	• 心脏的基本评估 • 血液动力学稳定 • 血液动力学情况得到控制
进行何种超声检查?	• TEE 可以满足常规检查需求 • 如果需要，可以进行 TEE 操作
需要检测的参数	
左右心房室	• 对左右房室功能和形态进行定性和定量检查 • 老年供体由于年龄相关的心肌"僵硬"，舒张期舒张功能下降比较常见
节段性室壁运动障碍	• 必须区分暂时性神经性心脏心肌收缩功能障碍和不同类型的不可逆损害 • 轻微运动障碍不能排除心脏仍有可能作为移植物，尤其通过系列评估观察到情况有改善
瓣膜评估	• DBD 常出现 1 级关闭不全，但并不排除移植的可能。任何超过 1 级关闭不全、缺窄、钙化或其他形态学改变都必须准确地进行描述 • 大多数供血者存在心动过速，很难测量相关压力或血流速度（如 E/E' 或 E/A），因此不要求对瓣膜进行这方面的测量
肺动脉高压	• 如果有提示可能存在收缩期肺动脉高压（升高），则应辅以其他方法来验证 • 右心室功能暂时受损是移植失败的重要危险因素，必须证实右心室已从肺动脉高压的急性事件中恢复（如肺栓塞后）
主动脉根和升主动脉	• 主动脉扩大是潜在动脉瘤的危险因素 • 升主动脉的斑块高度提示冠状动脉硬化的可能，反之亦然，可以排除冠脉粥样硬化
重新评估	• 血液动力学稳定后 • 检查短暂性心脏功能障碍（神经源性应激相关心肌病）功能是否恢复

注：根据《欧洲委员会移植器官质量和安全指南》第 7 版进行修改[1]。

（3）冠状动脉造影

只有确认了逝世后同意获取心脏，超声心动图排除了明显受损且存在适当指征的情况下，才进行有创性检查（表 11）[1]。这项检查并不能减轻其他与供体年龄相关的心脏危险因素。冠状动脉造影可以评估冠状动脉血管的管腔情况，并帮助器官获取外科医生判断管腔狭窄程度。可以替代触摸检查评价方式。关于介入治疗，例如经皮冠状动脉腔内成形术或支架植入术，只有在征得受者移植中心同意的情况下才能实施。既往检查数据有助于供体的评估。作为另一种选择，如果技术上可能，由于捐献者心动过速，可以考虑进行 CT 冠脉造影。特别是胸部 CT 扫描有助于排除冠状动脉钙化。这些结果可以避免徒劳无益的诊断，或者在无法进行冠状动脉造影的情况下结合超声心动图作出判断。

表 11　冠状动脉造影参数和标准数据列表

冠状动脉造影	评价，信息价值
供者评估适应证	所有其他诊断均已证实适合心脏移植但存在冠心病风险的供体（表 3.5） 转运和检查过程可能会发生并发症（例如供体不稳定，肺功能恶化，血管痉挛并发心脏骤停，血管损伤）
冠状动脉硬化和狭窄	应描述管腔不规则或狭窄情况和狭窄程度，包括位置和对血管的影响以及血管的形状（RCX，LCX，LCA，RIVA 及其分支）
选择性左室造影术	如果无法获得适当的超声心动图并且仍需要对冠状血管进行检查（例如主动脉瓣，LVEF，LVEDV，LVEDP，左室壁运动异常，左室肥厚），则可以获得功能参数

注：根据《欧洲委员会移植器官质量和安全指南》第 7 版修改[1]。

（4）胸部 X 线和胸部 CT 扫描

胸部 X 线可作为床旁检查，其敏感性和特异性有限（在检测小 SOL 或实质结构改变方面（表 12）。标准匹配不需要肺尺寸测量。检查不应超过 4-8 小时。

当进行全身计算机断层扫描（CT）或胸部 CT 扫描或磁共振成像（MRI）时，由于其在检测微小 SOL 或实质结构微小变化灵敏度高，应尝试重新评估（表 13）。

对于既往有恶性肿瘤病史的供体，建议进行全身 CT 扫描。

表 12　胸部 X 线参数和标准数据清单

胸部 X 光	评价，信息价值
供者评估适应证	对供体胸部和（或）肺部病变进行粗略筛查（敏感性和特异性有限）
数据	检查气管中线有无移位及气管内管放置情况（隆突上方） 了解肋骨骨折、气胸、胸腔积液、胸膜增厚、肺不张、浸润、支气管增厚、占位性病变、肺气肿、肺间质疾病、异物、肺门突出、纵隔腔增大、心影增大等征象

注：根据《欧洲委员会移植器官质量和安全指南》第 7 版[1]修改。

表 13　胸部供体评估的 CT 或 MRI 检查参数和标准数据列表

胸腔 CT	评价，信息价值
心脏和血管	如果不能进行冠状动脉造影，且供体心动过速对技术上没有限制，则心脏和血管 CT 可以鉴别创伤或血肿并了解冠状动脉情况。检查冠状动脉是否有钙化，作为冠状动脉斑块的指示物
肺	检查有无小的肿瘤和异常淋巴结，排除恶性肿瘤和肺炎。对积液、肺炎、肺不张、气胸栓塞、血管改变及结构异常高度敏感。判断肺挫伤是否有恢复的可能

注：根据《欧洲委员会移植器官质量和安全指南》第 7 版[1]修改。

（5）支气管镜检查

支气管镜作为床旁检查方法可以评估支气管系统情况（表 14）和（或）气道清洁程

度。这项检查对肺部评估时应及早进行（例如，<8 小时）。许多肺脏获取团队在获取过程会重新执行支气管镜检查。

表 14 支气管镜检查参数和标准数据列表

辅助测试	指征	发现
冠状动脉造影		• 冠状动脉硬化和狭窄：管腔不规则或狭窄和狭窄的程度，具体位置和影响的血管，以及血管形状应该被描述
		• 选择性左室造影：如果没有合适的超声心动图且无论如何都要检查冠状动脉（例如左心室肥厚），则可以获得功能参数
胸部 X 射线检查	粗略筛查胸和（或）肺部病变	• 检查气管中线移位和气管插管位置
		• 了解肋骨骨折、气胸、胸腔积液、胸膜增厚、肺不张、浸润、支气管增厚、占位性病变、肺气肿、肺间质疾病、异物、肺门突出、纵隔腔增大、心影增大等征象
胸腔 CT 检查	基于临床的怀疑	• 心脏 / 血管：CT 可识别创伤或血肿，描述冠状动脉（冠状动脉钙化作为冠状斑块的指示物）
		• 肺：小肿瘤和异常淋巴结，以排除恶性肿瘤和肺炎。对积液、肺炎、肺不张、气胸栓塞、血管改变及结构异常等高度敏感
支气管镜检查	• 供者获取 • 排除支气管恶性肿瘤 • 气道清洁，以改善气体交换和肺功能	• 支气管和气管：周围管道阻塞或脓性分泌物可能提示感染（肺炎），出血或溃疡可能有多种原因；另外考虑吸烟史引起的慢性炎症，周围支气管口的分泌物表明肺周围组织感染（脓性，血液，清洁） • 检测到的任何可能的肿瘤都需要组织学检查 • 如果怀疑有感染，应将样品送微生物学检测

注：根据《欧洲委员会移植器官质量和安全指南》第 7 版修改[1]。

5.1.5 组织病理学检查

任何可疑肿块应在全部切除后进行组织病理学检查，注意避免牺牲其他适合移植的移植物（如肾脏占位性病变的 R0- 切除）。病理学家必须了解所有供者数据和肿块周围的大体情况[1]。病理学家根据转运时间和方法指定使用哪种介质来转运样本。

对于假定的脑肿瘤，成像或活检是否足以诊断尚有争议：在紧急和特殊的情况下，可以这样做。最佳做法是进行脑部解剖并进行组织病理学检查，例如，在获取手术期间或之后取出脑部。

每个国家都应该建立一个病理学家网络，提供全天候服务，对器官捐献者的活检进行评估。这是排除恶性肿瘤和评估肝脏质量所必需的。书写报告应使用标准化的措辞[1]。

5.1.6 临床数据汇总（获取前）

为描述供体和器官特异性特征，请参阅表 15 包括获取期间或以后，甚至在进行移植之后获得的所有数据。如果某个时间点数据缺失，必须清楚地作出说明。如果供体的评估没有发现某种风险因素的证据，那么这一点也应该报告。

表 15　供者和器官综合特征的数据

一般数据	
供者类型	DBD，cDCD 或 uDCD 供体
获取场所和其他一般数据（场所的联系方式，器官获取组织等）	需要协调、分配和可溯源的器官，供体到受体，移植团队在对特定受体进行风险-收益评估时遇到的问题
年龄、性别、身高、体重、其他人口学和人体测量数据	数据决定器官的分配（例如年龄匹配）。对于心脏、肺、肝和小肠移植，供体和受体之间的大小 / 重量匹配很重要
血型，* HLA 分型	有关器官分配和受者免疫相关的检查
病毒学 / 微生物学	必须了解有关病原体传播风险的所有细节，这类数据可能决定器官的分配方案。移植前必须确定抗 HIV1/2、抗 HCV、抗 HBc 和 HBsAg
不可控型 DCD 应提供的特定数据	
心脏骤停导致复苏失败，判定死亡、获取器官并妥善保存	• 了解获取前和心脏骤停前所有可用数据 • 需要特别关注的是：患者最后具有生命体征的时间，非专业人士和专业人员开始进行心肺复苏的时间，包括心肺复苏术的详细的情况、到达医院的情况、心肺复苏术结束、非接触期的开始和结束、插管、器官保护和获取等
可控型 DCD 应提供的特定数据	
从维持生命治疗开始直到确定死亡器官获取并妥善保存为止	• 提供死亡前和终止生命维持治疗之前所有可用数据。直到判定死亡并适当进行器官保存和获取期间的详细情况。某些国家，安乐死后允许捐献。安乐死也适用同样的原则 • 需要特别关注的是：停药的具体时间，死亡的类型和持续时间，末期心脏骤停，非接触期的开始和结束、插管、器官保护和获取
既往史	
糖尿病病史	• 糖尿病的类型、持续时间、种类和治疗效果 / 控制情况等可提示或除器官受损 • 通过联系全科医生获得有价值的信息，尤其是实验室检查，例如糖化血红蛋白、葡萄糖耐量、肾功能（白蛋白尿或蛋白尿）以及其他糖尿病相关医嘱 • ICU 供体的胰岛素用量并不表示已经存在糖尿病（可能是急性应激反应）
高血压病史	• 治疗的持续时间，种类和效果 / 控制情况等可以提示或排除器官受损 • 超声心动图显示左心室肥厚程度是长期随诊质量的指标
吸烟史	• 吸烟持续时间和数量可能提示心血管损害和与吸烟相关的恶性肿瘤的风险
酗酒史	• 饮酒持续时间和数量可能提示器官受损 • 长期酗酒并伴有营养不良或吸烟是相关疾病的风险因素
吸毒史（静脉吸毒、滥用毒品可导致器官受损）	• 既往及当前个人史 • 在滥用毒品的情况下，有必要进行进一步的病毒学检测，以及了解对生活方式的间接影响
入院前药物（长期使用）	• 长期药物治疗可能会导致器官损伤或器官衰竭。也需要考虑其他的治疗情况，化疗 / 放疗或免疫抑制等情况
传染病、HIV、* HCV、* HBV * 等病史	• HBV/HCV：感染的途径，药物治疗方案及抗病毒治疗效果应与病史保持一致
行为风险，商业性性工作者，性接触，监禁	• 提示器官功能可能受损或传染病风险增加 • 有必要询问冶游史，静脉注射毒品史，生活方式或监禁
输血或移植；身体打孔或文身；非医疗注射	• 如果在死亡前半年内有这类情况，血源性感染的风险可能增加 • 身体穿孔或纹身未遵循无菌原则，可能与非医疗注射具有相同的风险

恶性肿瘤病史	• 应涵盖恶性肿瘤的相关既往和现病史。应检查并记录是否有恶性肿瘤的诊疗情况
其他疾病或器官潜在功能障碍的病史	• 必须登记：疗程、治疗方法、治疗效果。共享的实验室数据也有帮助 • 先前的疾病或手术提示潜在的疾病传播风险（感染、恶性肿瘤等），并存在出现医院感染的风险（入院或疗养院）
近期预防接种史	• 将活疫苗从供体传到受者
出国/海外旅行史或住所，生活条件，社会交往，工作描述，旅行，移民，出国居住，私人爱好，宠物，与动物的接触，尤其是被宠物咬伤，家养或野生动物，鸟类等	• 对这类情况进行评估，以排除热带或地方性感染性疾病风险。可能接触到国外有关疾病的信息将指导个体化决定还要进行哪些额外的检测 • 出国旅行或居住史应包括有关生活条件、移民背景、难民身份和工作地点。这可能有助于确定与卫生标准较差或某些疾病感染率较高的地方/国家相关的风险 • 出于同样的目的，应该获得有关个人爱好的信息（例如，家庭、花园、动物、林地等）
传播朊病毒疾病的风险	• 包括对供体可传播的海绵状脑病进行诊断或疑诊，克雅氏病的家族史，以及供体本身是否人垂体来源激素，硬脑膜或角膜/巩膜移植的接受者等
统一的供者健康调查表	• 这是一个补充清单，可以帮助避免遗漏重要内容

现病史

死亡原因 死亡日期/时间	• 必须明确确切的死亡原因以便识别与脑损伤有关的其他风险 • 无其他死亡原因或症状重叠会掩盖中枢神经系统感染，并有致死性疾病传播的危险。以下情况应引起关注： • 无中风风险的脑血管意外 • 出现/入院时不明原因的发热、疾病或精神状态改变，伴或不伴有不明原因的脑脊液异常（如细胞计数升高、糖增高、蛋白降低） • 免疫抑制的宿主（例如自身免疫性疾病，肝硬化）和（或）环境暴露（例如接触动物）
入院时间，进入 ICU 时间，开始机械通时间，死亡时间	• 有助于评估患者由危重转为平稳的可能性及患者出现医院获得性感染的可能性
心脏骤停/复苏	对于每一次心脏骤停，应记录其持续时间、CPR 持续时间和所提供的治疗（如除颤和药物治疗）以及术后血流动力学等情况
低血压/休克	低血压或休克的时间应与收缩压和平均动脉压以及所用药物一起记录

需要记录的项目

心率：窦性心动过速、心律不齐	体温：体温过低
血压：休克、升压药和（或）正性肌力药	利尿（最后 1 小时-过去 24 小时-过去 72 小时）；尿崩症多尿症
中心静脉压：低 肺动脉压	体格检查和临床资料：评估潜在供体的生理维持情况，了解供体病史中未发现的问题 同时考虑获取期间和获取后的相关检查

重症监护病房期间治疗

对于任何药物，都必须进行记录：药物类型、给药途径、给药方式、适应证、不良反应	
血液动力学管理：升压药、正性肌力药、利尿剂、抗利尿剂、类固醇	出血、贫血、肝功能异常和凝血异常：血液制品和其衍生产品
感染：抗生素	其他药物

续表

通气和肺功能	
呼吸机参数设置，血气分析	· 最终为了维持通气并完成气体交换 · 对肺捐献进行血气分析的标准解释包括以下内容：①吸痰；②进行肺移植；③在 PEEP≥5cm H_2O，FIO_2＝1.0 时通气 10 分钟
胸部 X 光（胸部 CT）支气管镜，BAL	· 在怀疑肺部感染的情况下进行检查，评估肺部的急性或慢性器质性损害。将 BALL 样本进行微生物学检验
供体维护有效指标	
血流动力学记录	监测和预防低血压、高血压、心律不齐和心脏骤停等，维持血压，进行扩容治疗等，目的是保持心输出量和器官的有效灌注
电解质	监测和纠正低血钾、高血钾、低钠血症和高钠血症
体温	保持在生理范围内（>34℃）
内分泌参数	监测下丘脑-垂体-甲状腺、下丘脑-垂体轴（尿崩症）变化及糖代谢变化等导致的临床表现并维持内环境稳定
凝血问题	监测和纠正凝血异常
检查可能存在的问题	

· 任何不确定的脑炎或神经 / 意识 / 精神障碍或发热 / 皮疹 / 不适，应怀疑是否传染病，是否有任何海外旅行史
· 颅内转移性肿瘤可能与颅内出血同时发生，特别是在没有高血压或动静脉畸形的情况下。颅内肿瘤与实体器官肿瘤或血液恶性肿瘤有不同的生物学行为。如有疑问，可以进行脑活检或尸检
· 在一般捐献者评估期间，发现可能引起传染病怀疑的迹象（例如，原因不明的体重减轻，肝炎合并感染，生活方式，原因不明的精神错乱）时，请进一步调查以弄清问题
· 当所有数据收集完毕，并根据供体和器官特异性选择标准进行核对后，在获取期间或之后还需要补充哪些检查来确保安全，例如肾脏占位病变要进行组织病理学检查以排除肿瘤，部分器官（如心脏）由于缺血时间限制而不得不移植，其他器官（如肾脏）可以保存到结果出来之前。只有完成了这些评估和检查才可以进行器官获取工作。

注：根据《欧洲委员会移植器官质量和安全指南》第 7 版修改[1]。

5.1.7 器官获取过程中检查

在获得移植物之前，应检查腹腔和（如果允许的话）胸腔。是否使用移植物的最终决定，取决于器官获取外科医生的大体评估，如果有必要，还取决于器官组织活检冰冻切片检查。如果发现异常，应进行进一步检查，并通报进一步的检查结果。例如：获取前或获取过程中检查到的占位性病变，应对病变进行组织病理学检查加以证实；将来自疑似污染区域的样品送去进行微生物检查等。

5.1.8 器官获取后的检查

最好在器官获取后进行尸检，以排除未发现的疾病。然而，获得验尸许可往往很困难。因此，在器官获取阶段最好进行大体上检查（见 5.2 节）。

必须立即将获取之前、获取期间或获取之后获得的检查结果报告给相关机构。这些结果可能会改变有关供体或器官可用性的结论。这些检查可能会强烈提示严重的不良预后，

以防止对其他受者的影响。因此，移植物获取组织和移植中心，必须确保移植物的可溯源性。在结果悬而未决的情况下，可以向那些愿意承担风险的中心和受者提供移植移植团队可能会在结果出来之前或根据之后监测情况作出选择和判断。当获取的移植物还未移植时，组织病理学检查应排除任何未被发现的疾病，确认是否适合使用或用弃。

5.1.9　有助于受者分配的检查

HLA 分型、HLA 交叉配型（虚拟或基于细胞）、ABO 血型分组和人体测量或人口统计学数据，是将移植物分配给受体以及避免受体相关并发症所必需的。为避免器官获取后出现不必要的拖延，在确认死亡并征得家属捐献同意后立即开始进行此类检查。

通过分子生物学方法（PCR-SSO 或 PCR-SSP）以适当的分辨率（包括等价于 HLA-A, -B, -C, -DR, -DQ, -DP 血清抗原的 HLA-A*, -B*, -C*, -DRB1*, -DQB1*, -DQA1*, -DPA1*, -DPB1*, -DRB3*, -DRB4*, -DRB5* 等位基因）对每个供体进行 HLA 分型，使我们能够进行虚拟交叉配型和进一步的免疫相容性监测[1]。

对于所有从逝者供体身上获取的器官，最好是 ABO 相容的移植。

5.2　适当的评估

为了对供体和器官进行定性和评估，需要进行适当的检查。必须在已进行的检查和尚未进行的检查之间找到合适的平衡。过度评估是保护性医学的一个问题，浪费了资源并造成混乱或带来无法解释的结果，最终有可能造成器官丢失。而评估不足又可能导致问题被忽视，从而通过传播性疾病等危急受者健康。

5.3　文件记录、样本存档与数据保存

国家和地区法律规范了获取和移植团队对捐献和移植过程的记录要求。在欧盟国家，根据第 2010/53/EU 法令，成员国应确保所有捐献的移植物在移植前都经过适当的检查。因此，如果在对个别病例（例如危及生命的紧急情况）进行风险-效益分析后，受者获益超过不完整数据所带来的风险，器官移植可能会在缺乏相关数据的情况下继续实施。

为了便于追踪和提高质量，捐献者相关检查和捐献与移植过程有关数据应按照标准化表格记录，并在数据库保存 30 年以上的时间，保证隐私权，防止未经授权的访问。因此，器官获取组织保存的电子记录应保存同意 / 授权和死亡等证明。供体记录必须与受者分开保存并注意数据保护相关的注意事项[1]。相反，为确保移植过程器官质量、安全、生物警戒和可溯源性等，相关医疗数据应适当合并。为了便于进行生物警戒相关问题的回顾性研究，每例供体的代表性标本（如血清、血浆）应妥善保存 10 年以上[1]。

供体信息表应包含评估供体或器官情况以及进行器官分配所需的资料。它与在获取阶段完成的器官获取报告一起，伴随着移植以电子文档方式完成。协调员监督这一进程[1]。

在不同机构之间的数据交换过程中，由于文书问题、转录问题、人力资源有限等原

因，可能会出现错误。制定安全规则，强调必须由两个人在规定的时间点（如获取时团队暂停操作）口头报告和（或）进行记录，注意提醒血型或传染病筛查记录等，这些举措有助于最大限度地减少差错[1]。

6　结束语

合适的供体和捐献器官有助于提高捐献与移植的安全和预后。对供体和器官有关特征的检查和评估，目的是根据现有数据确保将器官分配给移植获益可能性最高的受者。所有医疗系统都必须以这样一种避免器官丢失的方式建立相关流程，如果器官弃用了，要重点记录弃用供体器官的时间和弃用原因，通过这些回顾性分析进而吸取经验教训，以确保今后更好地利用器官。

移植等待名单里等待者可以有针对性的"定制"供体／器官，"定制"要求可能有助于供受体风险评估，也有助于器官的更好利用。移植团队负责在特定的受者身上正确使用移植物，不负责供体和器官风险识别。供体和受体点对点评估是进行供受体风险因素评估的基础。在特定医疗环境中，遇到高并发症风险的供体器官时，需要获得受者知情同意再实施移植手术。负责供体的团队有责任提供尽可能详尽的信息，以便移植医师进行个体化的供受体风险-效益评估。等待名单上患者的健康状况每天都会发生变化。因此，器官相关风险的接受标准也各不相同，这方面主要取决于受者的实际情况，也取决于移植团队和受者是否愿意接受这种风险器官。

7　参考文献

［1］ Guide to the quality and safety of organs for transplantation, 7th edition. European Directorate for the Quality of Medicines (EDQM), Council of Europe. Strasbourg, France, 2018.

［2］ Nanni Costa A, Grossi P, Gianelli Castiglione A, et al. Quality and safety in the Italian donor evaluation process. Transplantation 2008.

［3］ Frühauf NR, Fischer-Fröhlich CL, Kutschmann M, et al. Joint impact of donor and recipient parameters on the outcome of liver transplantation in Germany. Transplantation 2011.

［4］ Lledó-Garciá E, Riera L, Passas J, et al. Spanish consensus document for acceptance and rejection of kidneys from expanded criteria donors. Clin Transplant, 2014.

［5］ Seem DL, Lee I, Umscheid CA, et al. PHS guideline for reducing transmission of human immunodeficiency virus(HIV), hepatitis B virus(HBV), and hepatitis C virus (HCV) through solid organ transplantation. Public Health Reports 2013.

［6］ White S, Rawlison W, Boan P, et al. Infectious Disease Transmission in Solid Organ Transplantation: Donor Evaluation, Recipient Risk, and Outcomes of Transmission, Transplant Direct. 2019.

［7］ CKD Work Group. Kidney disease: improving global outcomes. KDIGO 2012 Clinical practice guideline for the evaluation and management of chronic kidney disease. Kidney Inter. 2013.

[8]　Remuzzi G, Cravedi P, Perna A, et al. Long-term outcome of renal transplantation from older donors. N Engl J Med 2006.

[9]　Guide to the quality and safety of tissues and cells for human application, 3rd edition. European Directorate For the Quality of Medicines (EDQM), Council of Europe. Strasbourg, France, 2017.

For an exhaustive review of all details and references, please refer to(1)and(9), which can be downloaded for free after registration at https://register.edqm.eu/freepub (click on the section organs, tissues and cells).

第 3-Ⅱ 章　利用核酸技术筛查供者减少移植传播性疾病的风险

Jey A. Holmberg，博士，硕士（Path，CLs）
M7（ASCP）SBB
Grifols 诊断解决方案公司
战略科学创新高级主任

Xiaomei Zhu，博士
Grifols 诊断解决方案公司
高级医疗事务经理

Chong zhi Guo，博士
Grifols 诊断解决方案公司
高级医疗事务经理

索　引

第 3-Ⅱ章　利用核酸技术筛查供者减少移植传播性疾病的风险···52
1　供者筛查的风险管理···54
2　供者筛查相关风险决策···54
　2.1　风险管理的原则和流程···54
　2.2　其他供者筛选过程可汲取的经验教训···55
3　供者筛查的关注点···56
　3.1　标本···56
　　3.1.1　血清或血浆···57
　　3.1.2　逝世供者样本···57
　　3.1.3　脐带细胞···57
　　3.1.4　母乳···57
　3.2　储存条件与运输···57
　3.3　敏感性和特异性···57
　　3.3.1　敏感性-真阳性···57
　　3.3.2　特异性-真阴性···58
4　针对已知感染病原体···58
　4.1　人体免疫缺陷病毒（艾滋病病毒）···58
　4.2　丙型肝炎病毒（HCV）···58
　4.3　乙型肝炎病毒（HBV）···59
　4.4　戊型肝炎病毒···61
　4.5　西尼罗河病毒···61
5　核酸检测能力···62
　5.1　核酸-脱氧核糖核酸（DNA）和核糖核酸（RNA）的检测···62
　5.2　检测方法···62
　　5.2.1　聚合酶链反应（PCR）···62
　　5.2.2　转录介导扩增（TMA）···62
　5.3　NAT 的过程···63
　　5.3.1　RNA/DNA 提取 / 目标捕获···63
　　5.3.2　扩增···63
　　5.3.3　检测···63
　　5.3.4　结果···63
6　结束语···63
7　参考文献···64

1　供者筛查的风险管理

降低新发病原体感染风险需要社会及 OPO 团队事先进行有效的调查。了解可能对人体造成伤害、甚至死亡的所有潜在风险，对 OPO 团队的每位成员都十分重要。

OPO 内部的风险管理是建立质量体系的先决条件。该流程应该能识别、监控和管理风险，以尽可能减少或消除不利结果。基于风险管理，可以对各种质量参数进行评估，以促使质量达到可接受的结果。

降低风险需要一个明确的方案来识别、监测或减轻风险，包括各种可相互配合的减少风险的组合策略。随着技术的进步和潜在风险的变化，流程应该在不同的时间点进行改进和调整。

在供体移植物获取和管理中，移植传播感染性疾病（TTID）的风险管理的目的是尽量减少不良后果，为受者提供更高的生活质量。通常情况下，质量评价结果可能与移植术后一段时间内排斥反应有关，而不是其他不良事件，如 TTID。供器官的质量评估结果还必须考虑其他指标以及移植手术的相关风险。

2　供者筛查相关风险决策

风险管理不仅包括风险的识别，还包括避免这些风险的策略。一旦选择了风险和可接受的管理方式，就必须将其分享出去并形成共识。

2.1　风险管理的原则和流程

各种风险管理的原则和流程需要考虑以下几点：

（1）获益：受者的获益必须大于对受者的伤害；需要谨慎对待移植物供者和受者的安全性。

（2）公平：决策不应强加于人，而应及时、公平，不受偏见及文化的影响；讨论可接受的风险是必要的。

（3）透明度：在没有利益冲突的情况下，风险被充分地讨论，决策过程是可追溯的。

（4）协商：决策者必须掌握所有可用的信息和科学数据来了解当前的风险和局限性（不确定性）；这需要所有利益相关的各个方面平等投入和协商。

（5）实用性和相称性：实际应对措施必须与所有利益攸关方和可用资源及风险容忍度相协调。

（6）警觉：通过已建立的监测项目获得数据并分析数据，并籍此总结分析得出经验教训，有助于下一步的循证决策。

（7）持续改进：利益攸关方定期参与复盘和改进，包括风险降低策略、运营效率、成本控制和决策流程等。

2.2　其他供者筛选过程可汲取的经验教训

输血相关风险防范是供移植界汲取教训和避免问题的一个极好范例。输血也是移植的一种形式；每一次异体输血，不仅要移植红细胞，而且要移植全血白细胞和血浆。与移植一样，输血专家组织专业团队负责自愿招募并提供技术支持，从而降低了输血传播传染病等不良反应的风险。乙型肝炎病毒（HBV）传播是输血面临的常见问题，当各个国家逐渐实行自愿无偿的献血模式时，这个问题得到了有效的缓解。1981 年，当一种导致免疫缺陷的疾病开始被认识的时候，输血发生疾病传播的问题再次趋于严重。到 1982 年，这种疾病被正式命名为获得性免疫缺陷病（AIDS）。当时血库和输血医学的反应并不及时；输血医学界对风险管理的认识也很淡薄。直到 AIDS 被发现并认识后，输血风险评估小组才开始建立，相应的风险管理策略才开始逐渐实施。当发现 AIDS 病之后不到 1 年，科学家就发现了引起艾滋病的病毒。它最初被称为人类 T 淋巴细胞性病毒 III 型（HTLV Ⅲ）/ 淋巴疾病相关病毒，后来被国际专家重新命名为人类免疫缺陷病毒（HIV）。后来发现，这种人类病毒起源于西非的猿猴免疫缺陷病毒。到 1985 年，美国食品和药物管理局（FDA）已经批准了雅培 HTLV Ⅲ 免疫分析法用于筛查献血者。

在 AIDS 逐渐流行于献血者，并对长期输血者造成严重不良影响之后，当局才开始以预防为原则管理 AIDS 病的传播。为了有效监控下一个出现的病毒和预防已知病毒再爆发，综合可能出现的各类情况和经济影响之后，形成了一种客观的评估风险方法。血液管理联盟（ABO）已经确定了风险管理的策略（RBDM）框架（见图 1）作为管理输血相关传染病的一个有价值的工具[5, 6]。该 ABO-RBDM 描述的条件和框架结构以及工具可以在网上全球共享。使用 RBDM 发现的病例包括：疟疾供体延迟传播 8 例、巨细胞病毒（CMV）9 例和巴贝斯虫病 10 例。加拿大血液局不仅将这种方法用于巨细胞病毒和巴贝斯虫病，还用于寨卡病毒、T 淋巴细胞病毒（HTLV）测试、病原体灭活、推迟供体获取和强制暂停供体获取[10]。

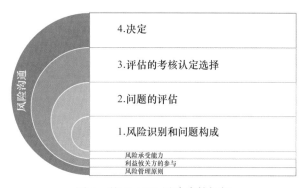

图 1　基于 ABO 风险决策框架

强烈建议移植医学制定风险管理策略，因为这是让所有利益相关者参与建立风险和识别各种预防措施的好方法。显然，对潜在的 TTID，风险管理策略可将病原体感染风险降至最低。虽然某些组织可以通过加工处理来降低风险，但生物制品和器官仍是具有风险的，特别是那些潜在的风险可能会降低移植的成功率。

移植传播的传染病可能是病毒、细菌、寄生虫、真菌和变异型克雅氏病（vCJD），即一种朊病毒疾病。随着国际旅行、移徙、难民的重新安置、城市生活对农村环境的影响以及许多促成因素改变了全球气候，国际社会的流动性越来越大，出现和重新出现传染病的风险变得越来越明显。

建议 OPO 团队与血液、血浆和细胞治疗团队合作评估风险。供体移植物需要关注的传染病是那些血源性的、无症状的、表现出趋向性的、导致受者患病的，当然还有不确定性的传染病。供体移植中发生 EID 的风险可分为不同原因：

1. 在事先谈话中询问的捐献者健康和风险问题——确定评估健康和风险的关键问题是重要的。同时这些问题需要随着时间而变化，特别是随着文化/社会的变化而变化。

2. 个人面谈——虽然对活体供体的访谈是直接的，并且可以确定一些高危行为、旅行和病史，但显然对脑死亡（DBD）和心脏或循环死亡（DCD）患者则不能完全确定。DBD 和 DCD 都依赖于授权的近亲属同意捐献，并在沟通时了解信息。从另一方获取信息而不是直接从供体获取信息总是会给 OPO 团队带来一定程度的不确定性。了解不确定性的程度以及不确定性的特点可以帮助受者和移植团队做出最好的决定。

3. 捐献选定的组织或细胞——组织趋向性是指某些细胞和组织对某些病毒和细菌的生长具有特异性。虽然一些细菌和病毒可以感染多种类型的细胞和组织，但有一些病原感染的组织可能非常特定，例如狂犬病的神经组织。因此在输血过程中，通过过滤减少白细胞的输注降低了与白细胞相关的巨细胞病毒和朊病毒的风险。

4. 实验室检测——并非所有的实验室检测都是同等价值的。虽然实验室检测可以为 OPO 团队提供有价值的信息，但选择适当的分析物进行检测和鉴定十分重要。这包括筛选试验所需的敏感性和特异性。

5. 受者——受体接受或排斥移植物的能力是决定移植结果的关键。为了控制潜在的排斥反应，大多数受者使用各种药物来控制对移植物的免疫反应。受体免疫状态的改变是 TTID 发生的促进因素。许多人认为，EID 将首先在免疫功能低下的移植受者身上被确定为 TTID 的病因。以戊型肝炎（HEV）为例，一份来自法国的报告表明，实体器官移植和输血都可能传播 HEV。欧洲疾病预防和控制中心（ECDC）定期提供有关 HEV 的最新情况，包括人口流行率[13]。

3 供者筛查的关注点

3.1 标本

送检标本可以极大地影响检测能力和实验室结果。在检测过程中，如溶血、血液游离血红蛋白、细菌污染等都会干扰检测试剂。检测前应咨询实验室以明确正确的标本保存、运输和储存条件。

3.1.1　血清或血浆

大多数试验需要通过血清或血浆检测。对于获取团队而言，重要的是要知道收集什么标本，如何运送到实验室。并不是所有的化学分析仪都可以使用血浆，是否使用抗凝血剂对检测结果影响很大。例如，用聚合酶链反应（PCR）检测核酸（NAT）时，肝素和溶血都会起到干扰作用。

3.1.2　逝世供者样本

逝世供者样本对血清学和 NAT 检测都是重要问题。用于检测的逝者供体样本可能会因小血凝块而严重溶血。

3.1.3　脐带细胞

脐带细胞检测的数据通常不足以让监管机构支持对脐带细胞的直接检测。然而，由于母亲的脐带细胞供体通常在征得同意时就可以获得，因此应从征得同意的母亲那里获得静脉血标本。

3.1.4　母乳

世界上许多地方对母乳的需求正在增长。许多血液、器官和组织库都有储存母乳的任务。可以定期对捐献母乳的妇女进行传染病检测，以减少储存的母乳引起的传染病。

3.2　储存条件与运输

及时获得检查结果对实体器官及其受体来说是很重要的。多数情况下，保存和运输条件都无法长时间维持，因此要求检查结果需要尽快获得。如果将标本送到远程实验室检查，重要的是及时与实验室沟通协调，确定标本是否需要特定的储存条件和运输要求。

3.3　敏感性和特异性

敏感性和特异性是非常重要，需要提前与实验室专业人员沟通。供体筛查是对无症状人群的医疗检查，这部分人群中个体患的概率非常低。因此，供体筛选不是用来诊断的。当可能存在病原体时，供体筛选需要及时检测出真正的阳性结果，当没有病原体存在时，需要真正地提供阴性结果。良好的敏感性和特异性是必要的、理想的指标是敏感性和特异性要大于 99.5%。

3.3.1　敏感性-真阳性

理想情况下，当个体患有疾病或病原体时，检测出来的敏感性是 100%。敏感性是检测阳性样品的特征性要求，也是阳性结果真实反映。在供体筛选过程中，敏感性越高越好是很重要的。虽然 100% 是理想指标，但不太可能现实。对供体筛查（血液、血浆、器官）而言，通常要求检测真正阳性的敏感性为 99.5%。相比之下，对临床诊断要求的试验的敏感性只需达到 95% 以上的真正阳性结果就可以接受了。

3.3.2 特异性-真阴性

理想情况下，检测的特异性应该是 100%。也就是说，个体没有患病或没有感染病原体。特异性是该方法检测阴性样本的特征，因此是真实阴性结果的反映。如果一个原本应该是阴性供体样本被检测为阳性反应，它属于假阳性结果。对供体筛选而言，特别是对供体移植物而言，错误的反应可能导致移植团队无法接受所需的器官。因此对特异性要求高非常重要，这样捐献物就不会因为假阳性检测结果而丢失。对捐献者筛查机构而言，特异性要求为 99.5% 或更高。与此形成对比的是，在检测疾病时，检测真正阴性结果的可接受特异性为 95% 即可接受。

4 针对已知感染病原体

预防已知的和特征明确的感染源进一步传播，是提高供体器官和组织移植物质量的根本。一般来说，大多数国家试图解决已知的传染病，如梅毒、艾滋病病毒（HIV）、乙型肝类病毒（HBV）和丙型肝炎病毒（HCV）。在一些地区，除了艾滋病病毒、HBV 和 HCV 外，还对选定的捐献物（如组织）开展西尼罗河病毒（WNV）和巨细胞病毒（CMV）检测。

4.1 人体免疫缺陷病毒（艾滋病病毒）

两种主要的艾滋病病毒类型是很明确的——HIV-1 和 HIV-2。HIV-1 包括 M 组（主要），N 组（非主要）、O 组（异常值）和 p 组。病毒已经突变多年，需要测试开发者监测潜在的突变排除。2 型 HIV 病毒与 1 型 HIV 病毒不同，相对较少流行。[15] 每个病毒粒子有双链，病毒粒子加倍的时间为 0.85 天。倍增的时间有助于明确生长速度和感染量。

病毒确实发生变异，研究人员和检测开发人员持续监测，以确保能够检测到变异。大多数核酸技术（NAT）包括引物和探针来检测病毒基因组的保守区域以及多个区域。2015 年，Paul-Ehrlich- 研究所授权两个地区检测 HIV-1 [16]。艾滋病病毒复制与检测见图 2。

4.2 丙型肝炎病毒（HCV）

丙型肝炎病毒是黄病毒科的一种脂质包膜单链 RNA 病毒。早期对这类输血后的肝炎病例，既不是甲型肝炎，也不是乙型肝炎，被简单地称为非 A、非乙型肝炎，直到 1989 年这类肝炎才被确定为丙型肝炎。丙型肝炎病毒在世界各地分布，通常与输血或针注射有关，埃及的流行率最高 [17, 18]。Glynn 等人估计病毒倍增的时间为 0.45 天，并确定病毒生长的加速期和高滴度期（平稳期）之间的时间约为 56 天 [19]。核酸检测（NAT）可以

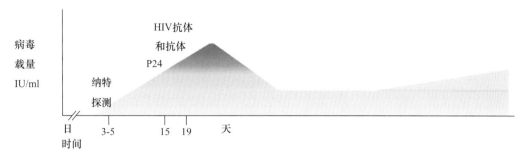

图 2　艾滋病病毒复制和检测的图示

注：每个病毒粒子有两条 RNA 链，大约每 0.85 小时复制一次。纳特 3～5 天内检测到病毒，第 15 天检测到 p24。HIV 抗原
　　根据敏感度的不同，在第 15～19 天才能检测到抗体测试平台的。

在 3～5 天内检测到病毒，而 HCV 的血清学检测主要是通过检测 HCV IgG 抗体，这可以在 56～63 天之间。使用抗体检测 HCV 核心抗原的血清学检测（不常规使用）可以在 56 天之前检测到。在所有 HCV 感染病例中，大约 15%～25% 的 HCV RNA 检测呈阴性，抗体血清学呈阳性。逆转录病毒流行病学供体研究报告认为，"病毒血症在亚洲（8.2%）和非西班牙裔黑人（14.4%）比非西班牙裔白人（20.7%）、西班牙裔（22.1%）和其他种族／民族供体（22.1%）更不可能解决（P＝0.02）。75%～85% 的病例发展成慢性肝炎，20%～50% 可能发展为肝硬化，1%～4% 的肝硬化病例发展为肝癌。

自 2011 年以来，美国食品和药物管理局（FDA）已经批准了几种治疗慢性丙型肝炎的药物，在治疗丙型肝炎方面取得了实质性进展（即清除病毒并降低肝细胞癌的相关风险和全因死亡率）[21]。这些治疗是针对目前丙型肝炎病毒感染者的。检测 HCV RNA，如果存在则表明是活动性感染。未能检测到 HCV RNA 和 HCV 抗体反应表明病例已治愈。此外，HCV 核心抗原（HCVcag）检测可与 HCV RNA NAT 检测结果一样确认处理方案[22]。

丙型肝类病毒复制和检测见图 3。

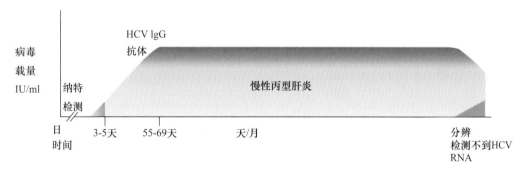

图 3　丙型肝炎病毒复制和检测

注：每个病毒粒子大约每隔 0.45 天复制一次。供体 NAT 在 3～5 天内检测病毒，血清学检测 IgG 抗
　　体在 56～65 天之间取决于检测平台的敏感性。

4.3　乙型肝炎病毒（HBV）

乙型肝炎病毒（HBV）是嗜肝病毒属的双链 DNA 病毒，属于嗜肝病毒家族的一员。

它可以通过血液、精液或通过注射或共用针头等传播，也可以垂直母婴传播。乙肝病毒感染急性期可能是一种短期疾病，但对部分患者来说，它可能是一种慢性感染，甚至可能在慢性期变得难以检测。乙肝病毒的肝脏感染可以通过有效的疫苗接种来预防。乙肝疫苗进入医疗实践后，大多数国家都建立了针对婴幼儿的疫苗接种计划。因此，30 岁以下人口都应接种乙肝疫苗。据疾病控制和预防中心估计，美国通过母婴传播感染乙肝病毒的新生儿中，约 40% 将发展成乙肝病毒携带者，大约四分之一将死于慢性肝病。建议对孕妇是否存在乙肝病毒感染进行确诊，确诊后其新生儿出生 12 小时内要用乙肝免疫球蛋白和乙肝疫苗进行治疗[23]。

在 20 世纪 70 年代之前，有偿献血很常见，筛查标准也不普及，Baruch Blumberg（1925-2011）直到 1967 年才报道了这类病毒。诺贝尔奖得主布伦伯格博士将澳大利亚抗原（AuAg）描述为这类病毒性肝炎的第一个标记物。在 20 世纪 70 年代中期，美国通过国立卫生研究院和 FDA 的努力，规定有偿献血者必须被标记为"有偿"献血者，无偿献血者则标记为"自愿"献血者。施行了这一行动之后，输血后肝炎的发生率显著下降。

最早的 AuAg 或 HBV 的血清学检测是通过扩散及其相关技术方法。目前检测乙型肝炎病毒表面抗原（HbsAg）最敏感的血清学方法是化学发光法。HbsAg 可检测时间一般在感染 32-36 天左右[26]。乙肝核心抗体（anti-HBc）通常在接触第一批抗体 IgM 和 IgG 后 12-20 周出现。实验室检测抗 HBc 通常检测到总抗体（IgM 和 IgG）[26]。具有保护性的乙型肝炎表面抗体（Anti-HBs）在接种疫苗后可提供保护，通常在 HBsAg 消失数周或数月后出现[25]。据报告，接种疫苗的个人已出现突破乙型肝炎病例[27]。

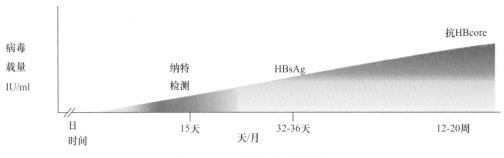

图 4　HBV 复制和检测的图示

慢性晚期感染者，肝细胞可能持久性存在 HBV DNA，但循环 DNA 和抗原未被检测到。隐匿性乙型肝炎感染（OBI）和病毒在肝细胞产生的病理生理学仍在研究之中。这就是 OBI 的特点。Gerlich 认为，如果 HBcAb 和 HBsAb 都能特异性检测到，而不考虑血浆中 HBV DNA 的阴性结果，那么就必须假定这可能是真正的隐性 HBV 感染。如果缺少 HBsAb，HBV DNA 往往更容易检测到。许多国家已经将 HBcAb 检测与 HBV NAT 一起纳入进来，以降低输血传播 OBI 的风险[28, 30, 31, 32, 33]。根据血液生物警戒报告，日本红十字会（JRCS）的血液服务已经非常成功地防止从 OBI 献血者传播输血后肝炎。日本的 HBV 流行率相对较高，HBcAb 率为 4.9%。基于此，JRCS 血液服务部门决定只接受低滴度 HBcAb 和低滴度 HBsAb 献血。HBcAb 的上限值是 S/CO 的截止数据，HBsAb 上限

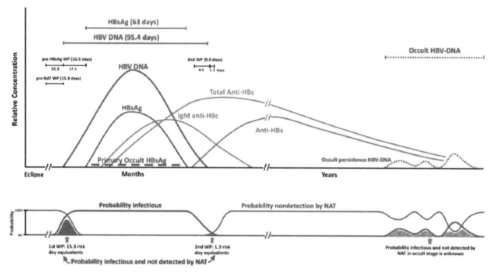

图 5 急性、慢性、消退和隐匿性 HBV 感染的血清标记

>200 IU/L 的高滴度献血者约占所有个人捐献的 1.94% 。NAT 检测阳性的献血者占总献血者人数的 1.3%[34]。JCRS 血液服务的血液警戒报告描述了他们的成功经验[35]。根据献血者筛查的经验，在器官捐献筛查中加入 HBcAb 和 HBsAb（滴度）的 NAT 检测似乎是合理的。

4.4 戊型肝炎病毒

戊型肝炎病毒（Hepatitis E virus，HEV）是一种单链阳性 RNA 病毒，可在器官和血液中传播[12, 36-38]。有四种基因型在人类中传播，其中最重要的是基因型 3 和 4[40]。欧洲最早的一项研究是在爱尔兰和英格兰进行的，这两项研究都表明了对献血者进行 HEV 筛查的重要性。日本在 21 世纪初认识到了 HEV 筛查的重要性。

4.5 西尼罗河病毒

西尼罗河病毒（West Nile Virus，WNV）是黄病毒科的一种黄病毒，主要通过蚊子传播。该病毒属于日本脑炎病原体。最早于 1937 年在乌干达西尼罗河地区一个发热的人身上发现。这种新热带区的病毒于 1999 年出现在北美国家，并在北美国家一直存在至今（CDC）。全世界几乎都有记录[44]（CDC，ECDC）。就像血液传播性疾病一样，实体器官移植也有感染西尼罗河病毒的风险。2012 年，美国制定了活体肾脏捐献者的医学评估政策。这种风险也存在于逝世后捐献者身上，并已在接受者身上记录在案。较早的病例之一记录了西尼罗河病毒的传播到四个移植受者[45, 46]。西尼罗河病毒和乌苏图病毒在欧洲的血液和器官捐献的双重传播是令人担忧的，因为两者都是新热带区病毒。

5 核酸检测能力

5.1 核酸-脱氧核糖核酸（DNA）和核糖核酸（RNA）的检测

用于筛查血源性病原体的核酸检测（NAT）技术是在 20 世纪 90 年代后期发展起来的。两种主要的分子生物学技术，聚合酶链反应（PCR）和转录介导扩增（TMA），是目前广泛使用的。两者都可以检测以 RNA 或 DNA 形式存在的病原微生物核酸。这些技术在 PCR 中使用基因工程 DNA 聚合酶，在 TMA 中使用 RNA 聚合酶，在 RNA 分析中结合逆转录酶，可以在一个小时内产生数十亿扩增分子（扩增子）。传统的血清学方法本身并不增加被分析物的拷贝数，因此，它们比 NAT 技术的威力小得多。NAT 检测的高放大效率允许在感染早期甚至在症状出现之前检测病原体。NAT 技术被广泛应用于临床诊断和血液筛查，用于检测病毒、细菌、真菌和寄生虫病原体。许多工业国家在器官移植过程中采用 NAT 进行传染病筛查。美国器官采购和移植网络（OPTN）政策要求对艾滋病病毒、HBV 和 HCV 健康风险增加的捐献者进行 HCV NAT 和 HIV NAT 检测（2.9 美国 OPTN 政策）。微阵列和下一代测序是较新的技术，已发展成为诊断分析。迄今为止，这些技术尚未用于筛查血源性病原体，但其潜力是有希望的。

5.2 检测方法

5.2.1 聚合酶链反应（PCR）

聚合酶链反应利用与特定微生物 DNA 序列互补的短 DNA 片段作为引物。首先，在较高的温度下分离双链微生物 DNA。这一步叫做变性。在较低的温度下，引物对微生物 DNA 进行退火。DNA 聚合酶利用现在的单链微生物 DNA 作为模板扩展引物。最终产物是双链 DNA 产物，称为扩增子。在 PCR 过程中使用了热循环器。热循环重复较低和较高的温度，允许酶的过程完成扩增。这些产物是数十亿个短 DNA 扩增子的拷贝。

5.2.2 转录介导扩增（TMA）

转录介导的扩增与 PCR 技术有相似之处，它也使用引物和其他构建块，包括脱氧核糖核酸三磷酸（dNTPs）和离子来合成 DNA 扩增子[48]。TMA 的独特特点是在扩增过程中使用 RNA 聚合酶而不是 DNA 聚合酶。放大发生在等温条件下，因此不需要重复的温度循环。引物包含 T7 启动子序列。双链 DNA 合成后，RNA 聚合酶识别 T7 启动子序列，启动 RNA 转录，在恒温下生成数十亿个扩增子。由于 TMA 是等温的，不需要热循环，因此不需要密封反应管，也不需要密封井来防止液体蒸发。放大步骤发生在一个不密封的管，使它更容易自动化。事实上，使用这种技术的检测从从样品提取到信号检测的整个诊断过程中受益于单管。单管工艺使仪器比使用 PCR 技术的仪器拥有更小的占地面积，具有类似的自动化和吞吐量能力。

5.3　NAT 的过程

5.3.1　RNA/DNA 提取 / 目标捕获

无论被诊断的生物是什么，NAT 方法的第一步都是核酸的提取。在这个过程中，病毒颗粒、细菌、寄生虫和人体细胞被有机或无机化学物质破坏，病原体核酸被释放出来。然后用盐或有机化学品来提纯核酸。在自动过程中，磁珠与特定生物体基因组序列互补的短 DNA 或 RNA 片段结合使用。珠子上的这些短 DNA 片段与目标病原体的 DNA 或 RNA 结合。然后，仪器用磁力将已经绑定在目标核酸上的磁珠拉到管 / 孔的一侧。净化缓冲液然后冲洗掉杂质。纯化的核酸已经为下一步准备好了。这个过程称为目标捕获。

5.3.2　扩增

扩增过程在步骤 5.2.1 和 5.2.2 中描述。目前的血液筛查方法可以同时检测多种病原体。例如，艾滋病病毒、HBV 和 HCV 可以在单一试管中以相同的过程提取和扩增。多重性的程度由引物对最大数目的限制决定，不能干扰。在 PCR 的情况下，额外的限制是在仪器中可用的荧光通道的数量。一个自动化集成的高通量多路分析检测同时多达三到四个分析物是常见的。

5.3.3　检测

检测步骤使用荧光染料（PCR）或吖啶酯（TMA）。在 PCR 中，对每个分析物使用一种独特的荧光染料。在多重 PCR 检测中，荧光通道之间的串扰会相互干扰并影响检测的特异性，因此在检测过程中需要特别考虑。双动力学过程在 TMA 中使用两种类型的吖啶酸酯，一种用于内部控制，另一种用于分析物（s）。这些吖啶酯在碱性溶液中发光。使用自动化仪器通常测量一段时间内发出的光，以区分发出的光。两种不同的吖啶酯发出闪光或辉光来区分内部控制物和分析物。

5.3.4　结果

在移植中报告临床解释的结果是至关重要的，新的自动机通常能在 3.5 小时内得到结果。在 NAT 检测中加入了阴性和阳性校准器来建立 S/CO。内部控制的有效性和分析信号在每个测试比较 S/CO。通常，大于或等于 1 的 S/CO 结果被认为是反应结果。实验室对结果的解释是反应性的或非反应性的，阳性或阴性的报告依赖于每个实验室建立的确认协议。

6　结束语

当存在任何不确定性时，基于风险的决策是至关重要的。随着全球社会的变化和环境的变化，移植领域肯定会出现和反复出现新的传染性疾病。要采取降低影响和减少风险战略以保障受者的健康。筛查潜在 TTID 应考虑方法学的利弊。例如，实验室筛查潜在的 TTID，血清学将提供捐献者对潜在的 TTID 的反应信息，而 NAT 缩短了感染检测的窗口期并提高了发现的概率。

7　参考文献

［1］ Barre-Sinoussi F, Chermann JC, Ray F, et al. Isolation of a T-lymphotropic retrovirus from a patient at risk for acquired immune deficiency syndrome (AIDS)[J]. Science, 1983(220): 868-871.

［2］ Gallo RC, Salahuddin SZ, Popovic M, et al. Frequent detection and isolation of cytopathic retroviruses(HTLV-III)from patients with AIDS and at risk for AIDS[J]. Science, 1984(224): 500-503.

［3］ Popovic M, Sarngadharan MG, Read E, et al. Detection, isolation, and continuous production of cytopathic retroviruses(HTLV-III)from patients with AIDS and pre-AIDS[J]. Science, 1984(224)497-500.

［4］ Sharp PM, Hahn BH. Origins of HIV and the AIDS pandemic. Cold Spring Harb Perspect Med, 2011: 1-22.

［5］ Custer B, Janssen MP. Alliance of Blood Operators Risk-Based Decision-Making(RBDM)Initiative. Health economics and outcomes methods in risk-based decision-making for blood safety[J]. Transfusion, 2015(55): 2039-2047.

［6］ Bennet JL, Devine D. Risk-based decision[J]. Vox Sanguinis. 2018(113): 737–749.

［7］ The Alliance of Blood Operators. Risk-Based Decision-Making. 2014[cited 2020 June 25]. Available from[EB/OL]. https://www. allianceofbloodoperators. org/abo-resources/risk-based-decision-making. aspx.

［8］ O'Brien SF, Ward S, Gallian P, et al. Malaria blood safety policy in five non-endemic countries: a retrospective comparison through the lens of the ABO risk-based decision-making framework[J]. Blood Transfus, 2019(17): 94-102.

［9］ Vaudry W, Lee BE, Rosychuk RJ. Congenital cytomegalovirus infection in Canada: Active surveillance for cases diagnosed by paediatricians[J]. Paediatr Child Health, 2014(19): e1-e5.

［10］ Ryan J. Making decisions the right way – a global endeavour – Part 2. Canadian Blood Service 2016[cited 2020 June 25]Available from[EB/OL]. https://www.blood.ca/en/research/our-research-stories/research-education-discovery/making-decisions-right-way-global-0?_ga＝2. 57287650. 974631322. 1593093668-410000912. 1593093668.

［11］ Nomaguchi M, Fujita M, Miyazaki Y, et al. Viral tropism[J]. Front Microbiol, 2012(3): 281.

［12］ Lhomme S, Bardiaux L, Abravanel F, et al. Hepatitis E Virus Infection in Solid Organ Transplant Recipients, France[J]. Emerg Infect Dis, 2017(23): 353-356.

［13］ Hepatitis E in the EU/EEA, 2005-2015 Baseline assessment of testing, diagnosis, surveillance and epidemiology[J]. Stockholm: European Centre for Disease Prevention and Control; 2017. doi: 10. 2900.

［14］ Maxim LD, Niebo R, Utell MJ. Screening tests: a review with examples[published correction appears in Inhal Toxicol[J]. Inhal Toxicol, 2014(26): 811-828.

［15］ HIV and SIV Nomenclature. HIV Sequence Database. 2017[cited 2020 June 25]. Available from[EB/OL]: https://www.hiv.lanl.gov/content/sequence/HelpDocs/subtypes-more. html.

［16］ Hourfar K, Eberle J, Müller M, et al. Human immunodeficiency virus 1 dual-target nucleic acid technology improves blood safety: 5 years of experience of the German Red Cross blood donor service Baden-Württemberg-Hessen[J]. Transfusion, 2018(58): 2886-2893.

［17］ Bruhn R, Lelie N, Busch M, et al. International NAT Study Group. Relative efficacy of nucleic acid amplification testing and serologic screening in preventing hepatitis C virus transmission risk in seven international regions[J]. Transfusion, 2015(55): 1195-1205.

［18］ El Ekiaby M, Moftah F, Goubran H, et al. Viremia levels in hepatitis C infection among Egyptian blood donors and implications for transmission risk with different screening scenarios[J]. Transfusion, 2015(55): 1186-1194.

［19］ Glynn SA, Wright DJ, Kleinman SH, et al. Dynamics of viremia in early hepatitis C virus infection[J]. Transfusion, 2005;(45): 994-1002.

［20］ Busch MP, Glynn SA, Stramer SL, et al. Correlates of hepatitis C virus(HCV)RNA negativity among HCV-seropositive blood donors[J]. Transfusion, 2006(46): 469-475.

［21］ Centers for Disease Control and Prevention (CDC). Testing for HCV infection: an update of guidance for clinicians and laboratorians[J]. MMWR Morb Mortal Wkly Rep, 2013(62): 362-365.

［22］ Freiman JM, Tran TM, Schumacher SG, et al. Hepatitis C Core Antigen Testing for Diagnosis of Hepatitis C Virus Infection: A Systematic Review and Meta-analysis[J]. Ann Intern Med, 2016(165): 345-355.

［23］ Schillie S, Vellozzi C, Reingold A, et al. Prevention of Hepatitis B Virus Infection in the United States: Recommendations of the Advisory Committee on Immunization Practices[J]. MMWR Recomm Rep, 2018(67): 1-31.

［24］ Blumberg BS. Hepatitis B - The hunt for a killer virus. Princeton University Press. 2002.

［25］ Gerlich WH. Medical virology of hepatitis B: how it began and where we are now[J]. Virol J, 2013(239): 1-25.

［26］ Vermeulen M, Dickens C, Lelie N, et al. Hepatitis B virus transmission by blood transfusion during 4 years of individual-donation nucleic acid testing in South Africa: estimated and observed window period risk[J]. Transfusion, 2012(52): 880-892.

［27］ Stramer SL, Wend U, Candotti D, et al. Nucleic acid testing to detect HBV infection in blood donors[J]. N Engl J Med, 2011(364): 236-247.

［28］ Lelie N, Bruhn R, Busch M, et al. Detection of different categories of hepatitis B virus(HBV)infection in a multi-regional study comparing the clinical sensitivity of hepatitis B surface antigen and HBV-DNA testing[J]. Transfusion, 2017(57): 24-35.

［29］ Allain JP, Mihaljevic I, Gonzalez-Fraile MI, et al. Infectivity of blood products from donors with occult hepatitis B virus infection[J]. Transfusion, 2013(53): 1405-1415.

［30］ Seed CR, Maloney R, Kiely P, et al. Infectivity of blood components from donors with occult hepatitis B infection - results from an Australian lookback programme[J]. Vox Sang, 2015(108): 113-122.

［31］ Spreafico M, Berzuini A, Foglieni B, et al. Poor efficacy of nucleic acid testing in identifying occult HBV infection and consequences for safety of blood supply in Italy[J]. J Hepatol, 2015(63): 1068-1076.

［32］ Roth WK, Busch MP, Schuller A, et al. International survey on NAT testing of blood donations: expanding implementation and yield from 1999 to 2009[J]. Vox Sang, 2012(102): 82-90.

［33］ Busch MP. Prevention of transmission of hepatitis B, hepatitis C and human immunodeficiency virus infections through blood transfusion by anti-HBc testing[J]. Vox Sang, 1998(74 Suppl 2): 147-154.

［34］ Taira R, Satake M, Momose S, et al. Residual risk of transfusion-transmitted hepatitis B virus(HBV) infection caused by blood components derived from donors with occult HBV infection in Japan[J]. Transfusion, 2013(53): 1393-1404.

［35］ Japan Red Cross Society. Novembeer 28, 2019. Available at: http://www. jrc. or. jp/mr/english/. Accessed July 12, 2020.

［36］ Rivero-Juarez A, Jarilla-Fernandez M, Frias M, et al. Hepatitis E virus in Spanish donors and the necessity for screening[J]. J Viral Hepat, 2019(26): 603-608.

［37］ Harvala H, Hewitt PE, Reynolds C, et al. Hepatitis E virus in blood donors in England, 2016 to 2017: from selective to universal screening[J]. Euro Surveill, 2019(24): 1800386.

［38］ O'Gorman J, Burke Á, O'Flaherty N. Hepatitis E virus - key points for the clinical haematologist[J]. Br J Haematol, 2018(181): 579-589.

［39］ Owada T, Kaneko M, Matsumoto C, et al. Establishment of culture systems for Genotypes 3 and 4 hepatitis E virus(HEV)obtained from human blood and application of HEV inactivation using a pathogen reduction technology system[J]. Transfusion, 2014(54): 2820-2827.

［40］ O'Riordan J, Boland F, Williams P, et al. Hepatitis E virus infection in the Irish blood donor population[J]. Transfusion, 2016(56): 2868-2876.

［41］ Hewitt PE, Ijaz S, Brailsford SR, et al. Hepatitis E virus in blood components: a prevalence and transmission study in southeast England[J]. Lancet, 2014(384): 1766-1773.

［42］ Satake M, Matsubayashi K, Hoshi Y, et al. Unique clinical courses of transfusion-transmitted hepatitis E in patients with immunosuppression[J]. Transfusion, 2017(57): 280-288.

［43］ Colpitts TM, Conway MJ, Montgomery RR, et al. West Nile Virus: biology, transmission, and human infection[J]. Clin Microbiol Rev, 2012(25): 635-648.

［44］ Iwamoto M, Jernigan DB, Guasch A, et al. Transmission of West Nile virus from an organ donor to four transplant recipients[J]. N Engl J Med, 2003(348): 2196-2203.

［45］ Fishman JA. Infection in solid-organ transplant recipients[J]. N Engl J Med, 2007(357): 2601-2614.

［46］ Zannoli S, Sambri V. West Nile Virus and Usutu Virus Co-Circulation in Europe: Epidemiology and Implications[J]. Microorganisms, 2019(7): 184.

［47］ Giachetti C, Linnen JM, Kolk DP, et al. Highly sensitive multiplex assay for detection of human immunodeficiency virus type 1 and hepatitis C virus RNA[J]. J Clin Microbiol, 2002(40): 2408-2419.

第 4 章　器官活力评估

Amado Andre's Belmonte，医学博士

西班牙马德里第 12 医院

移植协调员

索　引

第 4 章　器官活力评估 ……………………………………………………67

1　摘要 ………………………………………………………………………69

2　导言 ………………………………………………………………………69

3　肾脏活力标准 ……………………………………………………………69

　3.1　老年供体（＞60 岁）肾脏 …………………………………………70

　3.2　扩大标准（高血压和（或）糖尿病）供体肾脏 …………………71

　3.3　来自儿童供者的肾脏 ………………………………………………72

　3.4　急性肾衰竭供体的肾脏 ……………………………………………72

　3.5　心死亡供体的肾脏 …………………………………………………72

　3.6　乙型和（或）丙型肝炎病毒和 HIV 血清学阳性供体的肾脏 ……72

　3.7　肾功能正常的肾病供体肾脏 ………………………………………73

4　肝脏活力标准 ……………………………………………………………73

　4.1　老年供体肝脏 ………………………………………………………74

　4.2　肝脂肪变性 …………………………………………………………74

　4.3　心死亡供体肝脏 ……………………………………………………74

　4.4　丙型肝炎病毒血清学阳性供体的肝脏 ……………………………75

　4.5　劈离式肝脏 …………………………………………………………76

　4.6　活体供肝 ……………………………………………………………76

　4.7　特殊情况供体的肝脏 ………………………………………………76

5　心脏活力标准 ……………………………………………………………76

6　肺脏活力标准 ……………………………………………………………77

7　胰腺活力标准 ……………………………………………………………78

8　小肠标准 …………………………………………………………………78

9　参考文献 …………………………………………………………………79

1　摘要

在多年移植经验的基础上，移植小组为了解决器官严重短缺，为了满足不断增加的移植等待名单需求，已极大地放宽了实体器官捐献的禁忌证。临床实践证明，即使移植器官不符合预先确定的选择标准，但移植后器官仍能正常发挥功能。

目前认为，判定逝者供体器官无法捐献的唯一标准是：转移性恶性肿瘤和难以控制的细菌或病毒感染。近年来，实体器官存活能力的标准已变得更加灵活。这些标准基本上以器官的形态学和组织学为基础。我们现在可以说，对于肝脏、肾脏和肺脏而言，捐献已经没有了年龄限制。供肝和供肾主要禁忌证是慢性损害，例如慢性肝炎、肝硬化或严重脂肪变性，以及任何病因导致的慢性肾衰竭。

然而，为了让获取的心脏可以被移植，仍要重视有关数据，例如捐献者年龄必须在45 岁以下（有的可以放宽到 55 岁）、捐献者血管活性药物的剂量、或者是否经历过心脏骤停等情况。但是，进行超声心动图和冠脉造影可以将禁忌证相对化。对供肺而言，解剖完整性，氧合能力和气道不合并感染等是存活能力的基本标准。对于胰腺而言，与肾脏捐献接受标准相比，既往无糖尿病或酗酒，以及捐献者年龄小于 50 岁等要求是胰腺捐献的主要不同之处。肠道捐献必须来自血液动力学稳定的儿童或年轻人。

任何情况下，器官能否使用、是否符合存活能力的标准，都必须经过个体化分析，并权衡器官移植受者可能涉及的利和弊，最终作出个体化决定。

2　导言

所有移植团队操作指南中，都有供者排除标准。这些操作指南的目的，就是尽量确保待移植器官的存活能力。在多年移植经验的基础上，移植小组为了解决器官严重短缺，为了满足不断增加的移植等待名单需求，已极大地放宽了实体器官捐献的禁忌证。临床实践证明，即使移植器官不符合预先确定的选择标准，移植后器官仍可以正常发挥功能。

在这篇文章里，我们将看到移植器官的存活能力标准，以及过去三十年，为了应对日益增长的移植需求，捐献者及其器官的接受标准是如何成功地被扩大的。

3　肾脏活力标准

临床有些排除肾脏供体的绝对标准，具体详见表 1[2]，这些标准也适用于其他器官供体。对肾脏而言，肾脏供体的绝对禁忌标准是慢性肾衰竭，因为慢性肾衰竭会对肾实质造成不可逆的结构损伤，导致其功能恶化，不适合移植。但是，患有慢性肾衰竭的供体可以捐献其他器官和组织。

表 1　排除肾脏供体的绝对标准

感染 HTLV I 和（或）II 病毒 *
脓毒症或无法控制的播散性感染（细菌，病毒，真菌）
多器官衰竭
有可能转移的恶性肿瘤
克-雅二氏病，库鲁病，格-斯二氏病和致命性家族性失眠症
垂体激素治疗者 **
克鲁兹锥虫引起的急性感染（南美锥虫病）
慢性肾衰竭（结构性损伤）

注：* 如果供体来自这种病毒感染的流行地区，则必须进行相应血清学检测。
　　** 由于第五点疾病的传播风险。

表 2　扩大的肾脏供体选择标准（未达到肾脏捐献相关禁忌证）

年龄
高血压
糖尿病
急性肾功能衰竭
心死亡供体（长时间热缺血）
乙型和（或）丙型肝炎病毒感染者
肾功能正常的肾病

理想的逝者供肾是来自脑死亡后的年轻供体（小于 50 岁），肾功能正常，心血管危险因素少，获取保存后无灌注缺损。

然而，过去 25 年积累的经验已使得肾脏供体相对禁忌标准改为扩大的肾脏供体选择标准（表 2）。目前，我们可以说，肾脏供者没有年龄限制，供者肾脏主要的、几乎唯一的应用禁忌证是慢性不可逆的损害（任何原因的慢性肾衰竭）。

3.1　老年供体（＞60 岁）肾脏

肾脏捐献目前没有年龄限制。最高来自 89 岁供体的肾脏已报道被成功使用[2]。然而，众所周知的是，供体的年龄是短期、中期和长期肾移植存活的主要危险因素。考虑到高龄供肾具有较低的移植物存活率，将高龄供体的肾脏用于预期寿命较低的高龄受者是有意义的。Cekca 等人对 UNOS 登记处的分析首次支持了老年供者向老年受者分配肾脏的政策[3]。目前，将老年供体肾脏分配给老年受者（以老换老）已经获得了来自多个团队的研究结果支持[2，4]。

另一方面，我们知道来自高龄供体的肾脏存在年龄相关的肾单位丢失和疾病，如高血压和糖尿病，这些疾病经常发生在这些高龄供体中，除了脑血管损伤导致死亡病因外，还会导致肾脏的结构性损伤。血清肌酐（Crs）水平正常并不能完全排除肾功能衰竭的存在，尤其是在肌肉量低的患者。

在早期评估高龄供体的肾脏可用性时，常常要确定供体在入院时是否具有正常的 Crs，特别是根据 Cockcroft-Gault 方程：男性［140- 年龄（岁）× 体重（kg）/72×Crs mg/mL）］；女性乘以 0.85（＞60～70mL/min）计算的与体重和年龄相关的正常肌酐清除率。如果入院检查供体肾功能是正常的，我们还必须关注肾脏的大体和微观形态学改变。如果肾脏肉眼外观正常，大小适中，表面光滑，血管不存在不可修复的动脉硬化引起的狭窄，那么原则上肾脏应可用于移植。

然而，移植前必须进行肾活检，以评估硬化肾小球的数量、血管条件、肾小管和间质等情况。为此目的，大多使用 Remuzzi 等发表的组织学评分。作为移植物存活可能性标准，这个评分将肾脏分为可用或不可用，将可用的肾脏分为单侧或双侧可用的移植肾（表3）。

表3　组织学评分系统（score），用于评估高龄供肾或扩大标准供肾
（高血压或糖尿病）的生存能力[21]

分值		0	1	2	3
肾小球	正常：无肾小球硬化	肾小球硬化性<20%	肾小球硬化性 20%～50%	肾小球硬化性>50%
肾小管	正常：无肾小管萎缩	肾小管萎缩<20%	肾小管萎缩<20%～50%	肾小管萎缩>50%
导管	正常：正常壁厚	壁厚<跨径	壁厚=跨径	壁厚>跨径
间质	正常：无纤维化	纤维化表面积<总面积的20%	纤维化表面积是总面积的20%～50%	纤维化表面积>总面积的50%

显然，这个评分方法取决于进行分析的人员和活检区域。活检结果只能作为评估肾脏存活能力的额外信息。从我们的角度来看，活检绝不应成为丢弃肾脏或给受者进行双移植的决定因素。如前所述，丢弃肾脏的唯一明确原因是慢性肾衰竭，通过血清肌酐水平或 Cockcroft-Gault 方程计算的清除率来评估。

高龄供体肾脏的存活能力往往取决于找到合适的受体，即年龄足够大或患有严重合并症以致其预期寿命低于预期肾脏功能存活时间的受体。表4描述了必须考虑的供体和受体变量，以此决定高龄或扩大标准供体的肾脏应作为单移植物还是双移植物进行移植。如果移植等待者名单中，有年龄超过七八十岁的等待者，不论供体年龄和组织学如何，只要供体肾功能是正常的，移植一个肾就足够了。我们和其他团体的经验都证实这种方法[4, 6]。

3.2 扩大标准（高血压和（或）糖尿病）供体肾脏

扩大标准肾脏供体的概念，主要根据供体的年龄、高血压病史、是否死于严重卒中、或器官获取时 Crs 是否高于 1.5mg% 等因素，确定哪些肾脏有着短期、中期和长期的最大失败风险。扩大标准供体概念的建立是基于移植受者科学登记的数据研究，数据来源于美国器官获取和移植网络登记的 1995 年 3 月至 2000 年 11 月间美国数据库记录的所有首次肾移植预后情况[7]。扩大标准供体肾脏组包括所有来自 60 岁以上供体的肾脏，以及来自 50～59 岁供体肾脏，这些供体至少具有三个危险因素中的两个：高血压，严重卒中导致死亡，或肾脏获取时 Crs>1.5mg/dL。

如果分析糖尿病供者，我们可以发现，尽管糖尿病血管并发症可影响到包括肾脏在内的多个器官，但如果没有造成肾脏损害，那么就没有捐献的禁忌证[8]。

因此，对于有糖尿病和（或）高血压病史的供体，必须在移植前仔细分析肾功能，包括入院时 Crs 和（或）计算的肌酐清除率以及活检证实的肾小球硬化。如果得出肾脏质量降低的结论，那么应该考虑选择年龄较大的受者和（或）在一个受者身上进行双肾移植（表4）。

表 4　老年供体肾脏移植到老年受者

目的	移植足够多的肾脏以挽救尽可能多的受者的预期寿命
供者	年龄，Crs，计算得出的 CCr（重量），死亡原因，高血压，糖尿病，活检
受者	年龄，体重，性别，合并症
流程	两个或一个移植物

3.3　来自儿童供者的肾脏

来自儿童供者的肾脏可以成功地用于成人。使用这些肾脏的困难来自于供体和受体之间血管大小的不匹配，进而可能导致较高的手术并发症率。

3.4　急性肾衰竭供体的肾脏

由于急性肾衰竭具有可逆性，因此供者肾功能急性恶化并不是供肾的绝对禁忌证。在考虑能否捐献时，供者虽然有肾衰竭情况，如果能够证明肾衰竭是急性的，那么就可以对肾脏进行获取。据我们 59 例肾移植经验，来自肾功能急性衰竭（血清肌酐为 2～7mg%，中位水平 2.5mg%）的供体肾脏，当移植物植入受体体内后，肾功能恢复良好，显著改善了移植物长期存活时间[9]。

3.5　心死亡供体的肾脏

有几项研究介绍了使用来自可控型心死亡供体的肾脏（Maastricht III 型和 IV 型）进行移植的良好预后[10]。

不可控型心死亡供体（Maastricht I 型和 II 型），虽然热缺血损伤风险远高于可控型心死亡供体，但通过严格选择供体和供肾，移植后也获得了理想预后，肾功能和移植肾的短期和长期存活率都很好。

3.6　乙型和（或）丙型肝炎病毒和 HIV 血清学阳性供体的肾脏

评估器官供者另一个关键点是，尽可能确保感染或肿瘤不传播给受体。为了做到这一点，我们必须对供者进行一系列的血清学检测，以排除是否感染了乙型或丙型肝炎病毒以及 HIV。然而，这些病毒携带者不应被放弃作为潜在供者，因为这类供者的器官可能用于同一病毒感染的受体。

通过 HBsAg 阳性供体的肾脏移植到 HBsAg 阳性受体的策略，只要供体不具有 δ 抗原，就可以获得满意的结果[12]。这个策略可以缩短移植等待名单的等待时间。此外，目前针对 HBV 的有效抗病毒药物，可极大地降低了 HBV 感染相关的发病率和死亡率。

必须特别注意血清学检查显示 HBs Ag 阴性、HBc Ab 阳性和 HBs Ab 阴性或滴度非常低（＜100IU/L）的供者，这些供者可能存在隐匿性乙型肝炎病毒。这种情况虽然很少见，但如果受体没有高滴度的 HBsAb，就可能将乙型肝炎病毒传染给受体。

在这些情况下，强烈建议在移植前进行乙型肝炎病毒 PCR 检测，如果结果为阳性，那么这些器官应该分配给同样具有乙型肝炎病毒阳性的受体。在病毒载量为阴性的情况下，必须注意确保将这些肾脏分配给已正确接种乙型肝炎病毒疫苗的受者，或既往发生感染但目前保持高滴度 HBsAb 的受者。如果在移植前无法获得 PCR 检测结果，则可遵循"其他非肝器官"的建议规则，将这些肾脏植入 HBs Ab 滴度高于 100IU/L 的受者体内，以及那些滴度在 10～100IU/L 之间正在接受抗 HBV 药物（如恩替卡韦或拉米夫定）治疗的受者体内。如果移植后 PCR 检测发现阳性结果，则必须抗 HBV 治疗维持一年，否则立即暂停应用。

传统上，在能够快速和常规地确定 HCV 的病毒载量之前，将 HCV Ab 阳性的供者分配给 HCV Ab 阳性和 HCV-PCR 阳性受者的政策显示出很好的效果[14]。由于抗病毒药物组合已被证明可以有效地消除丙型肝炎病毒，目前已有一些 HCV-PCR 检测结果阳性供者肾脏移植给 HCV 血清阴性受体。

新近的全国共识文件[16] 提出的关于 HCV 肾脏供者的新政策指出，在知情同意情况下，HCV Ab 阳性或阴性的受者可以接受 HCV Ab 阳性和 HCV-PCR 阴性或阳性的供者肾脏。接受 HCV-PCR 阳性肾脏的受者必须自移植手术起接受一个疗程的抗病毒药物治疗，并且必须在移植后的最初几周内进行密切的 HCV-PCR 监测。

在 HIV 感染高度流行地区，已经有 HIV 阳性受者获得 HIV 阳性供体肾脏移植的长期存活经验[17]。

3.7 肾功能正常的肾病供体肾脏

已发表的个案报道中，有不少超出既定的肾脏应用标准的病变肾脏被成功使用的情况。例如，肾功能正常的成人多囊肾，含铁血黄素沉着症，肾功能正常的系膜性肾小球肾炎，甚至复发的局灶性和节段性透明变性患者的肾脏[18]。我们的研究小组曾报道过，成功将一位肾脏受者逝世后的供肾重复用于第二位受者的结果[19]。

4 肝脏活力标准

除了所有器官供者都适用捐献绝对禁忌证之外，任何病因导致的慢性器质性肝脏损害的供者肝脏都应弃用（表 5）。

表 5 肝供者的绝对排除标准

败血症或不受控制的传播感染（细菌，病毒，真菌）
多器官衰竭
具有转移能力的恶性肿瘤
Creutzfeldt-Jakob 病，Kuru，Gersmann-Straussier-Scheinker 病和致命的家族性失眠
垂体激素治疗者
慢性肝病（器质性损伤）

　　了解肝脏是否具有活力的理想指标是大体观察和显微镜检查。理想的肝脏是：肉眼观察呈粉红色（不苍白或充血），质地柔软，表面光滑，边缘锋利，显微镜下没有任何器质性损伤或脂肪变性迹象。

4.1　老年供体肝脏

　　毫无疑问，近年来变化最大的肝脏供体排除标准是年龄。肝移植团队注意到，增加供体数量最有效的方法是提高供体可接受年龄。众所周知，年龄相关的动脉粥样硬化对肝脏的影响很小，因为肝脏有门静脉和肝动脉双血流灌注系统。

　　供体高龄是一个危险因素，可以引起移植肝脏原发性功能障碍或延迟恢复。然而，高龄移植物和接受这些移植物受者的年存活率仍是可以接受的。某些情况下，通过肝活检仔细评估供体并仔细选择合适的受体，预后可以与使用年轻供体供肝的肝移植结果相近。

　　近年来，关于包括 80 岁老人在内的老年供体肝脏移植物进行肝脏移植，已经发表了多个成功的经验[21, 22]。这些老年移植物能够提供良好效果，这些成功的证据可以从作者肝脏移植小组报道的经验中看到，作者团队已成功地完成高达百岁的受者使用 80 岁老人的肝脏移植多例，这些移植的肝脏均有着良好的功能[23]。

　　无论如何，为了优化老年供体器官肝脏移植的效果，必须对其进行常规活检，了解脂肪变性的百分比，并在最短的冷缺血时间内进行移植[23, 24]。

4.2　肝脂肪变性

　　许多肝脏由于大泡性脂肪变性（肝细胞中脂肪泡取代了细胞质和细胞核）的存在，供肝常常被弃用。肝脏脂肪变性是肥胖，高龄、Ⅱ型糖尿病和长期接触有毒物质（如酒精）的结果[25]。大泡性脂肪变性严重程度可分为四级：低度（5%-15%）、轻度（16%-30%）、中度（30%-60%）和重度（＞60%）。中度和重度的大泡性脂肪变性是原发性肝移植无功能或功能延迟恢复的重要危险因素。

　　然而，轻度脂肪变性供肝可以成功移植，前提是不减体积、劈离或活体部分肝移植，或不存在冷缺血时间超过 10h、供体年龄超过 65 岁或者受体有丙肝等危险因素[26, 27]。

　　肝脏的大体观察尤其是组织学检查，在决定接受或拒绝移植时仍然至关重要。如果大体形态检查有疑问，必须进行肝组织活检，以便排除慢性肝病，通过活检也可以了解缺血性损伤伴肝细胞坏死情况，同时还可以精确了解到肝脏脂肪变性百分比。

　　微脂肪变性是指肝细胞内多个脂肪空泡的堆积。这种情况常与大泡性脂肪变性并存。如果孤立存在这类问题，也可能是移植物功能延迟恢复的危险因素。尽管对有些团队来说，孤立性微脂肪变性的存在，包括严重的微脂肪变性，不会对肝移植物存活产生负面影响[28]。

4.3　心死亡供体肝脏

　　心死亡供体肝脏近年来有所增加，尤其是盎格鲁-撒克逊国家（英国、加拿大、澳大利亚、新西兰等）和美国。在大多数情况下，心死亡肝脏供体主要是可控型供体（Maastricht Ⅲ 型），即不可逆脑损伤患者，在撤除生命支持系统后预期心脏停跳。临床上使用不可控型心死亡供体（Maastricht Ⅰ 型和 Ⅱ 型）肝脏仅限于西班牙。脑死亡供体在器官获取过程始终有持续的血液灌注，显然，这类心死亡供体器官的热缺血损伤比脑死亡供体严重。

使用可控型心死亡供体的肝脏进行肝脏移植预后通常不如脑死亡供体。由于热缺血时间较长，原发性移植肝无功能和移植肝功能延迟恢复的发生率较高，术后在重症监护室时间延长，缺血性胆病并发症发生率较高，可能导致胆管狭窄，常需要更多的医疗干预甚至再次肝移植[29]。缺血性胆管病变是心死亡供体（无论是可控型或不可控型）肝移植主要并发症之一，发生率最高可达 33%[30]。

新近，佛罗里达州梅奥诊所对可控型心死亡供体介绍了一种快速获取经验。快速剖腹行腹主动脉插管、胸主动脉夹闭。研究发现，缺血性胆病最为相关的因素是热缺血时间，主要与心脏停搏到胸主动脉插管再到夹闭胸主动脉的时间相关；而与死亡发生所需的时间（从撤除生命支持直到心脏停止）没有相关性[31]。

部分团队特别是西班牙团队，对可控型心死亡供体常规使用常温体外膜肺氧合（NECMO）进行灌注，而不是原位冷灌注或快速获取技术。这种方法确保了与脑死亡供体肝脏预后相似，胆管并发症的发生率更低[32]。

根据美国肝移植注册数据，截至 2011 年 3 月，美国脑死亡供体肝移植 85148 例，心死亡供体肝移植 2351 例（占总数的 2.7%）。通过分析预后发现，与接受脑死亡供体肝脏的受者相比，心死亡供体肝脏受者的移植物和受者存活率相对较低。

对可控型心死亡供体而言，移植肝丢失的相关供者危险因素主要取决于供体年龄是否大于 50 岁、体重是否超过 100Kg、热缺血时间是否超过 35 分钟；此外，冷缺血时间每过 1 小时，失败的风险增加 6%。对受体而言，最为有利的可控型心死亡供体肝脏使用指征是：年龄小于 50 岁、热缺血时间小于 20 分钟、冷缺血时间小于 8 小时[33]。根据西班牙团队经验，将 NECMO 用于器官保存过程，可以改善心死亡供肝移植预后，有可能使移植疗效与脑死亡供肝结果相同[32]。

西班牙团队应用不可控型心死亡供体的肝脏也取得了良好的疗效，并发症情况与可控型心死亡供肝移植类似。

为了获得可接受的预后，对这些不可控类型供者的选择必须非常严格。巴塞罗那大学临床医院，10 年时间里共有 400 名潜在供者，仅使用了 34 个肝脏（8.5%），年移植物存活率为 70%，患者存活率为 82%[34]。然而，作者团队所在的 12de Octubre 医院于 2006 年至 2016 年成功移植了 75 个这类不可控心死亡供肝，约占这类供体肝脏的 29.3%[35]，结果显示原发性无功能发生率为 8%，受者 5 年存活率为 71.5%，移植物存活率为 63.6%，胆道并发症率为 30.6%，平均供体年龄 41.7 岁。

4.4 丙型肝炎病毒血清学阳性供体的肝脏

近年来，越来越多 HCV 阳性供体但没有肝病的肝脏被用于 HCV 阳性受体。移植预后与移植 HCV 阴性供肝的 HCV 阳性受体预后没有差别。

抗病毒药物治疗 HCV 的疗效为 HCV 阴性受体使用 HCV 阳性供体肝脏（包括可检测出病毒载量）开辟了新的策略[16, 37]。

4.5 劈离式肝脏

肝脏劈离技术指将肝脏劈离成两个部分，以便进行两例肝移植。这项技术过去是利用成人肝脏进行儿童肝移植。现在发现也可以作为一种有效的方法，给两个成人进行肝移植。这种方法可使得移植物数量增加 30%。用于劈离的供肝必须是最好的肝脏。为了确保供肝质量，必须评估以下因素：供者的年龄和死亡原因，供者在 ICU 时间，血管活性药物剂量，血管和胆管的解剖情况，肝功能检查结果，脂肪变性的分级和治疗，预计冷缺血时间等。多项研究表明，劈离式肝移植的存活率是可以接受的[38]。

4.6 活体供肝

另一种增加可供移植肝脏的方法是活体捐献。与活体供者的肾脏捐献相反，肝脏捐献对于供者和受者来说具有更高的并发症发生率和死亡率[38]。对成人活体肝移植而言，受体死亡率和移植肝存活率相关危险因素主要包括：供体和受体的年龄，冷缺血时间，HCV感染，合并肝癌，血清肌酐高，ICU 和住院时间，以及移植中心实施活体移植的经验[38]。

4.7 特殊情况供体的肝脏

正如肾移植的情况一样，也有许多关于移植肝的特殊案例报道。根据这些供肝特殊性，按原则不应该认为属于可使用的供肝。例如，当受者在移植后不久因脑出血导致脑死亡，作者团队也成功地重复使用了这个供肝[39]。其他团队报道成功地移植了患有多囊性肝病、包虫病或血管瘤切除的肝脏。先将这些囊肿和畸形病变切除然后再进行肝移植。

总之，肝移植的供肝选择标准已变得更加灵活。供肝存活性评估仍主要依赖于供肝的大体情况判断和在有疑问情况下的组织学检查。组织学检查有助于我们量化脂肪变性程度（可接受的上限为 30%）和其他急性或慢性损伤。

5 心脏活力标准

适合移植的心脏必须有正常的收缩力，且没有冠脉钙化或心包积血。

心脏捐献的绝对禁忌证与肝脏和肾脏捐献的绝对禁忌证相同，但心脏捐献的其他绝对禁忌证还包括任何类型无论既往已知的还是在供者评估过程中发现的心脏病（例如瓣膜病、心肌缺血等）（表 6）。

与肝肾移植物情况相反，心脏捐献的相对禁忌证近年来并没有发生大的变化，至少西班牙变化不大。原因可能是移植等待名单的人数少、死亡率较低，这意味着等待者有可能得到更好的心脏。在西班牙，心脏供者平均年龄是40岁，但意大利、德国或美国等国家，则较多的使用60岁以上供者的心脏。

超声心动图和冠脉造影可使某些绝对排除标准相对化。超声心动图特别有用，可以评估心脏骤停或大剂量血管活性药物对心脏的最终影响。如果能够对供体采用冠脉造影检查，就能客观地排除有冠状动脉疾病的老年供者或有其他心血管危险因素的供者。

欧洲有一些地区，如欧洲国家器官转运组织服务区域，年龄大于40岁的潜在心脏供者约85%可进行冠状造影检查，以排除任何冠状动脉疾病[40]。

表6 心脏供体禁忌证

绝对禁忌证
败血症或不受控制的传播感染（细菌，病毒，真菌）
多器官衰竭
具有转移能力的恶性肿瘤
Creutzfeldt-Jakob病、Kuru、Gersmann-Straussier-Scheinker病和致命的家族性失眠
垂体激素治疗者
心脏病（瓣膜，缺血等）
相对禁忌证
女性年龄>45岁
男性年龄>40岁
心脏病危险因素（高血压，糖尿病，吸烟）
心脏骤停
多巴胺>10mcg/kg/min
供者/受者体重分别<80%或>120%
冷缺血时间>4～5小时

注：捐献者如果长期使用来源于逝者垂体提取的激素制剂会增加朊病毒的感染风险。

Potapov等发表了一项使用高龄供体心脏进行移植的经验，这项研究具有很重要的意义。该研究报道了13例心脏移植，供者年龄超过63岁（平均65±2）。移植两年存活率与年轻供体心脏移植对照组相似。虽然老年供体组冠心病发生率为39%，而对照组为4%。然而，可以用血管成形术来解决这些冠状动脉狭窄问题[41]。

与肾脏和肝脏移植物类似，心脏移植领域也发表了多篇关于心脏特殊案例报道。尽管这些心脏移植物并不严格符合通常的接受标准，但仍被临床接受并使用。苏黎世研究小组成功地重新使用了移植后不久受体发生脑死亡，然后又作为供体捐献的心脏。

6 肺脏活力标准

除了适用于一般供体捐献禁忌证绝对标准外，如果肺脏供者不符合表7所列的标准，这些供体也将不能作为肺移植使用。随着肺移植适应证的扩大，年龄越来越大的受者开始使用来自老年供体的肺脏，研究证实了这个方法的可行性，也和肾脏和肝脏移植物一样，许多情况下供者年龄已经延长到 70 或 80 岁以上[43]。

表7　肺脏供体选择标准

年龄＜55 岁	纤维支气管镜检查无脓性分泌物迹象
胸部 X 光：获取侧正常（对侧挫伤或血胸不是捐献的禁忌）	没有肿瘤或全身性疾病的既往史
PO_2＞300mmHg，FiO_2＝1，PEEP＝5cm H_2O 持续 5 分钟	无吸烟史
无需吸痰	无外伤或挫伤，无需进行肺部手术

有不同的研究介绍了各种供肺使用经验，这些供肺并非严格按照表 7 所列的标准，这些研究结果有时相互矛盾。获取时低氧分压、支气管镜检查阳性和吸烟史等是最具负面的影响因素。反而供者年龄不会有大的负面影响。

心死亡供体肺脏获取技术最近得到了发展，使用这些器官进行肺移植的短期和长期预后都是可以接受的。然而，原发性功能障碍率高意味着对这些供体的选择过程要更加严格[45]。

用于离体肺脏保存的设备（肺脏器官维护系统），可以在肺脏获取后数小时内评估肺脏的功能，然后再决定肺脏活力。已发表的使用这种系统保存经验显示了与传统保存相似的结果。这种保存方法可以识别和丢弃有功能问题的肺脏[46]。

7　胰腺活力标准

胰腺与肾脏具有相同的供者选择标准。除此之外，胰腺供者标准还必须没有个人酗酒史或者个人及家族糖尿病史。另外，胰腺供者必须有合理的正常水平的淀粉酶，年龄不超过 50 岁（表 8）。

表8　胰腺供体的选择标准

与肾脏供者的选择标准相同	血液中的淀粉酶水平接近正常水平
没有酗酒史	年龄＜50 岁
没有糖尿病的个人或家族病史	

关于胰腺的肉眼外观，必须没有严重水肿或任何出血，也没有胰周血肿或包膜撕裂。扩大胰腺供体数量的可能性，可以通过将供体年龄提高到 45 岁以上来实现，也可以使用儿童供体和心死亡供体。心死亡供体胰腺移植发表的报告很少，但个案报告结果显示，如果选择正确，还是有可能使用这类供体胰腺并获得良好的预后[47]。

8　小肠标准

肠移植已成为肠外营养患者肠功能衰竭和并发症的首选治疗方法。然而，肠移植的适应证已经扩展到非切除肠道肿瘤或严重肠系膜血栓形成。在全世界进行的 2000 多例肠移植受者中，有一半是 10 岁以下的儿童[48]。

肠道供者很少见，因为他们一定是已经死亡的儿童或年轻人。目前关于增加肠道供者的建议在国际层面上讨论了肠道移植的问题。在西班牙，由于捐献率很高，有可能满足肠道移植等待名单需求。

9 参考文献

［1］ Lopez-Navidad A, Caballero F. Extended criteria for organ acceptance. Strategies for achieving organ safety and for increasing organ pool. Clin Transplant. 2003.

［2］ Andres A, Morales JM, Herrero JC, et al. Double versus single renal allografts from aged donors. Transplantation. 2000.

［3］ Cecka JM, Terasaki PI. Optimal use for older donor kidneys: older recipients. Transplant Proc. 1995.

［4］ Peters-Sengers H, Berger SP, Heemskerk MB, et al. Stretching the Limits of Renal Transplantation in Elderly Recipients of Grafts from Elderly Deceased Donors. J Am Soc Nephrol. 2017.

［5］ Remuzzi G, Cravedi P, Perna A, et al. Long-term outcome of renal transplantation from older donors. N Engl J Med. 2006.

［6］ Andres A, Hernandez A, Herrero JC, et al. Kidney Transplant in Extremely Aged Recipients Using Extremely Aged Deceased Donors. Am J Transplant. 2008.

［7］ Port FK, Bragg-Gresham JL, Metzger RA, et al. Donor characteristics associated with reduced graft survival: an approach to expanding the pool of kidney donors. Transplantation. 2002.

［8］ Becker YT, Leverson GE, D'Alessandro AM, et al. Diabetic kidneys can safely expand the donor pool. Transplantation. 2002.

［9］ Molina M, Apaza J, Gonzalez Monte E, et al. Results of kidney transplantation from deceased donors with acute kidney injury. Transplant Proc. 2015.

［10］ Weber M, Dindo D, Demartines N, et al. Kidney transplantation from donors without a heartbeat. N Engl J Med. 2002.

［11］ Molina M, Guerrero-Ramos F, Fernandez-Ruiz M, et al. Kidney transplant from uncontrolled donation after circulatory death donors maintained by nECMO has long-term outcomes comparable to standard criteria donation after brain death. Am J Transplant. 2019.

［12］ Campistol JM, Esforzado M, Andres A, et al. Problemática y resultados del trasplante renal con donantes HBsAg o VHC positivos. Nefrologia. 1998.

［13］ Mahboobi N, Tabatabaei SV, Blum HE, Alavian SM. Renal grafts from anti-hepatitis B core-positive donors: a quantitative review of the literature. Transpl Infect Dis. 2012.

［14］ Morales JM, Campistol JM, Dominguez-Gil B, et al. Long-term experience with kidney transplantation from hepatitis C-positive donors into hepatitis C-positive recipients. Am J Transplant. 2010.

［15］ Goldberg DS, Abt PL, Blumberg EA, et al. Trial of Transplantation of HCV-Infected Kidneys into Uninfected Recipients. N Engl J Med. 2017.

［16］ Grupo de Consenso para la valoración de donantes con serología positiva para el virus de la hepatitis C. Documento de consenso para la valoración de donantes con serología positiva para el virus de la hepatitis C. 2019. http://www.ont.es/infesp/DocumentosDeConsenso/Documento%20Consenso%20

Valoraci%C3%B3n%20Donantes%20Virus%2C_ABRIL2019. pdf. Last accessed: January 2020.

［17］ Muller E, Barday Z, Mendelson M, et al. HIV positive to HIV positive kidney transplantation results at 3 to 5 years. N Engl J Med. 2015.

［18］ Gallon L, Leventhal J, Skaro A, et al. Resolution of recurrent focal segmental glomerulosclerosis after retransplantation. N Engl J Med. 2012.

［19］ Andres A, Morales JM, Lloveras J. Reuse of a transplanted kidney. N Engl J Med. 1993.

［20］ Cescon M, Grazi GL, Cucchetti A, et al. Improving the outcome of liver transplantation with very old donors with updated selection and management criteria. Liver Transpl. 2008.

［21］ Jimenez Romero C, Moreno Gonzalez E, Colina Ruiz F, et al. Use of octogenarian livers safely expands the donor pool. Transplantation. 1999.

［22］ Nardo B, Masetti M, Urbani L, et al. Liver transplantation from donors aged 80 years and over: pushing the limit. Am J Transplant. 2004.

［23］ Jimenez-Romero C, Cambra F, Caso O, et al. Octogenarian liver grafts: Is their use for transplant currently justified? World J Gastroenterol. 2017.

［24］ Sampedro B, Cabezas J, Fabrega E, et al. Liver transplantation with donors older than 75 years. Transplant Proc. 2011.

［25］ Cucchetti A, Vivarelli M, Ravaioli M, et al. Assessment of donor steatosis in liver transplantation: is it possible without liver biopsy? Clin Transplant. 2009.

［26］ de Graaf EL, Kench J, Dilworth P, et al. Grade of deceased donor liver macrovesicular steatosis impacts graft and recipient outcomes more than the Donor Risk Index. J Gastroenterol Hepatol. 2012. 27: 540-6.

［27］ Nemes B, Gaman G, Polak WG, et al. Extended criteria donors in liver transplantation Part I: reviewing the impact of determining factors. Expert Rev Gastroenterol Hepatol. 2016.

［28］ de Graaf EL, Kench J, Dilworth P, et al. Grade of deceased donor liver macrovesicular steatosis impacts graft and recipient outcomes more than the Donor Risk Index. J Gastroenterol Hepatol. 2012. 27: 422-4.

［29］ Foley DP, Fernandez LA, Leverson G, et al. Biliary complications after liver transplantation from donation after cardiac death donors: an analysis of risk factors and long-term outcomes from a single center. Ann Surg. 2011.

［30］ Abt P, Crawford M, Desai N, et al. Liver transplantation from controlled non-heart- beating donors: an increased incidence of biliary complications. Transplantation. 2003.

［31］ Taner CB, Bulatao IG, Perry DK, et al. Asystole to cross-clamp period predicts development of biliary complications in liver transplantation using donation after cardiac death donors. Transpl Int. 2012.

［32］ Hessheimer A, Coll E, Valdivieso A, et al. Superior Outcomes Using Normothermic Regional Perfusion in CDCD Liver Transplantation. Am J Transplant. 2018.

［33］ Harring TR, Nguyen NT, Cotton RT, et al. Liver transplantation with donation after cardiac death donors: a comprehensive update. J Surg Res. 2012.

［34］ Fondevila C, Hessheimer AJ, Flores E, et al. Applicability and results of Maastricht type 2 donation after cardiac death liver transplantation. Am J Transplant. 2012.

［35］ Jiménez-Romero C, Manrique A, Calvo J, et al Liver Transplantation Using Uncontrolled Donors After Circulatory Death: A 10-Year Single-Center Experience. Transplantation. 2019.

［36］ Bushyhead D, Goldberg D. Use of Hepatitis C-Positive Donor Livers in Liver Transplantation. Curr Hepatol Rep. 2017.

［37］ Chhatwal J, Samur S, Bethea ED, et al. Transplanting hepatitis C virus-positive livers into hepatitis C virus-negative patients with preemptive antiviral treatment: A modeling study. Hepatology. 2018.

［38］ Olthoff KM, Abecassis MM, Emond JC, et al. Outcomes of adult living donor liver transplantation: comparison of the Adult-to-adult Living Donor Liver Transplantation Cohort Study and the national experience. Liver Transpl. 2011.

［39］ Moreno EG, Garcia GI, Gonzalez-Pinto I, et al. Successful reuse of a liver graft. Br J Surg. 1991.

［40］ Grauhan O, Wesslau C, Hetzer R. Routine screening of donor hearts by coronary angiography is feasible. Transplant Proc. 2006.

［41］ Potapov EV, Loebe M, Hubler M, et al. Medium-term results of heart transplantation using donors over 63 years of age. Transplantation. 1999.

［42］ Pasic M, Gallino A, Carrel T, et al. Brief report: reuse of a transplanted heart. N Engl J Med. 1993.

［43］ Hecker M, Hecker A, Kramm T, et al. Use of very old donors for lung transplantation: a dual-centre retrospective analysis. Eur J Cardiothorac Surg. 2017.

［44］ Schiavon M, Falcoz PE, Santelmo N, et al. Does the use of extended criteria donors influence early and long-term results of lung transplantation? Interact Cardiovasc Thorac Surg. 2012.

［45］ Gomez-de-Antonio D, Campo-Canaveral JL, Crowley S, et al. Clinical lung transplantation from uncontrolled non-heart-beating donors revisited. J Heart Lung Transplant. 2012.

［46］ Slama A, Schillab L, Barta M, et al. Standard donor lung procurement with normothermic ex vivo lung perfusion: A prospective randomized clinical trial. J Heart Lung Transplant. 2017.

［47］ Neidlinger NA, Odorico JS, Sollinger HW, et al. Can 'extreme' pancreas donors expand the donor pool? Curr Opin Organ Transplant. 2008.

［48］ Bharadwaj S, Tandon P, Gohel TD, et al. Current status of intestinal and multivisceral transplantation. Gastroenterol Rep(Oxf). 2017.

第 5 章　组织活性评估

Jacinto Sánchez-Ibáñez

Esther Rendal Vazquez

Angeles Gómez López

Maria del Carmen Vázquez Blanco

Josefina López Gonzalez

Noema Díaz Castro

组织 - 细胞生物室

科鲁纳大学医院

科鲁纳，西班牙

索　引

第 5 章　组织活性评估 ·· 82

1　导言 ··· 85

2　眼组织 ··· 85

  2.1　选择标准 ·· 86

    2.1.1　年龄 ··· 86

    2.1.2　感染 ··· 86

    2.1.3　肿瘤 ··· 86

    2.1.4　眼病 ··· 86

    2.1.5　角膜评估 ··· 86

  2.2　保存方法 ·· 86

  2.3　适应证 ··· 87

3　肌肉骨骼组织 ·· 87

  3.1　选择标准 ·· 87

    3.1.1　年龄 ··· 87

    3.1.2　感染 ··· 87

    3.1.3　创伤 ··· 87

    3.1.4　疾病 ··· 87

    3.1.5　既往治疗 ··· 87

  3.2　保存方法 ·· 88

  3.3　适应证 ··· 88

4　心血管组织 ··· 88

  4.1　选择标准 ·· 88

    4.1.1　年龄 ··· 88

    4.1.2　感染 ··· 88

    4.1.3　创伤 ··· 88

    4.1.4　系统性疾病 ·· 89

    4.1.5　其他因素 ··· 89

  4.2　保存方法 ·· 89

  4.3　适应证 ··· 89

5　羊膜 ·· 89

  5.1　选择标准 ·· 89

    5.1.1　年龄 ··· 89

5.1.2 重大感染 ·· 89

5.2 保存方法 ·· 90

5.3 适应证 ·· 90

6 参考文献 ·· 90

1　导言

根据统计数据，能提供一个实体器官的供体同时可提供 10 多种人体组织。根据美国组织库协会最新年度报告，人体组织应用数量稳步增长，从 2007 年 2496010 份增加到 2012 年 2688699 份，再到 2015 年 3294066 份[1]。欧洲应用的组织数量从 2013 年 1300 多份增加到 2016 年 210 万份以上[3]。

组织移植物呈指数增长与以下因素有关：

首先，组织保存和储存方法改进。多数情况下，组织移植物可以保存多年，随时提供给需要的患者。

其次，供者显著增多。确保了更多的组织和细胞可供临床使用。

最后，各种组织应用的适应证增加。

为进一步了解对组织供体的评估，了解组织移植物本身及其特性，首先要对器官和组织之间的差异进行分析：

（1）当患者被列入器官移植等待名单，器官移植是唯一有效治疗方法（肾脏除外）。然而，组织移植则不同，可能有其他治疗选择，例如合成材料、假肢等。在此先不考虑人体组织与合成材料应用疗效和成本的比较。但是角膜移植则不是这种情况。角膜移植是目前唯一可用的治疗选择。因此，风险／收益分析必须始终考虑。

（2）热缺血时间。对器官而言，脑循环死亡（DBD）供者热缺血时间为零。心死亡（DCD）供者热缺血时间甚至可能 1～2 小时不等，主要取决于器官获取流程和不同国家有关规定。对组织而言，如果尸体没有被冷藏，热缺血时间最长可以 12 小时。如果尸体在最初 6 小时内被冷藏在 4℃以下，热缺血时间最长可以 24 小时。如此以来，关于组织捐献就有充分的时间进行评估或与家属沟通。

（3）冷缺血时间。对器官而言，冷缺血时间要尽可能短（肾移植最多 24 小时）。如前所述，新的保存技术允许冻干或冷冻组织保存长达 5 年，超低温保存组织可达 5 至 10 年。

考虑到所有这些因素，我们可以得出如下结论：对组织而言，组织捐献的各个阶段都有充分的时间，因此可以谨慎而不是匆忙地作出决策。此外，可以严格进行组织供体的选择，以最大限度降低组织应用过程传播疾病的风险。

组织供体选择和评估标准已在本手册第 3 章作了介绍。一般来说，这些标准适用于所有组织。本章将综述各种类型组织的特定标准。

关于组织供者选择和各组织和细胞类型等更详细的信息可以参考《人类组织和细胞应用的质量和安全指南》第四版。该指南可以从以下链接免费下载：https://register.edqm.eu/freepub。

2　眼组织

眼组织包括眼角膜、巩膜和角膜缘组织。本节涉及角膜移植物。

2.1 选择标准

2.1.1 年龄

角膜供者的年龄没有绝对标准。各组织库都有自己的标准。需要注意的是，年龄很小的儿童角膜具有很大的曲率半径，可使其难以在青少年受者身上使用。决定因素是内皮细胞的数量，因此没有年龄的上限。对于某些后板层移植物（包括单独的内皮细胞层或与后弹力层膜一起的内皮细胞层），年龄较大的供体通常是首选，因为它们的内皮细胞层更容易剥离。

2.1.2 感染

任何类型的眼部感染都属于捐献禁忌证。全身感染、菌血症或脓毒症或许是可以接受的，条件是将眼角膜保存在可对储存介质进行各种微生物检查的培养基中。

2.1.3 肿瘤

角膜的一个重要特征是它的非血管化。与其他组织捐献不同，肿瘤并不是角膜捐献的禁忌证。除非视网膜母细胞瘤、眼球前极的眼部肿瘤，以及新近发生的转移性黑色素瘤[4]和恶性血液肿瘤。但这些标准不适用于巩膜或角膜缘，因为它们是血管化组织。

2.1.4 眼病

任何眼部炎性疾病都是禁忌证。如有既往眼部病史，如既往眼部手术、损伤等，则必须仔细进行评估。拟施行的移植手术类型不同，这些既往病史有可能构成禁忌证。例如，如果只需要后板层或前板层（没有内皮细胞层的上皮层和基质），即便存在角膜层不合适问题，只要可以使用也没有问题。

2.1.5 角膜评估

角膜的评估包括裂隙灯下角膜层的大体视图和内皮细胞的细胞计数。后者使用镜面或光学显微镜进行，可获得角膜中心区的各种图像，并可进行细胞计数。通常，设定了每毫米 22 000 个细胞的最低限度，这也取决于手术的类型。使用裂隙灯，可以评估移植物的透明度，发现可能有影响的各种角膜病变，确定所谓的透明区域。

2.2 保存方法

有两种基本的保存方法：

（1）低温保存（4℃），将巩膜-角膜扣置于保存介质中，根据这种介质的不同，可保存 10～12 天。

（2）角膜培养（37℃）。在无菌环境中，角膜被浸泡在必须不断更新的培养基中，以便在处理的每个阶段进行微生物测试。最长保存时间为 4 周。

2.3 适应证

角膜移植的主要适应证是:
(1)内皮营养不良(例如 Fuchs)进而影响了内皮细胞层。
(2)术后大泡性角膜病变。
(3)导致角膜疤痕的病变或损伤,例如感染或创伤。
(4)圆锥角膜:角膜基质变。

3 肌肉骨骼组织

这类组织包括骨移植物、骨腱移植物和肌腱移植物。

3.1 选择标准

3.1.1 年龄

供体年龄标准将取决于临床指征(如填充物、支撑物等),而不考虑每个组织库确定的指征。年龄下限设在 6 至 7 岁不等。当它们被用作支撑性移植物时,年龄限制在 16 岁至 55 岁。如果采用松质骨作为填充骨移植,则没有年龄上限。对于抗张力水平非常关键的骨腱或肌腱移植物,通常设定标准年龄在 16 岁至 65 岁之间,前提是移植物的生物力学性能已做评估。

3.1.2 感染

只要存在任何类型的局部感染,必须弃用感染附近组织移植物,并对其余的组织移植物进行评估。在全身感染的情况下,建议弃用捐献的组织,除非这些组织可以进行二次灭菌过程,例如放射灭菌。

3.1.3 创伤

对于四肢开放性骨折,建议不要从四肢获取移植物,因为污染的可能性很高。

3.1.4 疾病

必须仔细评估可能影响肌肉骨骼移植物的疾病,如代谢性骨病(骨质疏松,Paget 病)、结缔组织疾病等,以确定其生存能力。

3.1.5 既往治疗

长期使用皮质类固醇可引起骨质疏松,因此必须评估可接受的剂量及其持续时间。

3.2　保存方法

保存移植物方法有三种：

（1）冷藏（4℃）保存。保存骨软骨移植物。软骨移植对特殊的关节损伤是有效的。这种方法保存时间较短，一般少于 10～14 天。

（2）冷冻（−80℃）保存。这是最常见的保存方法。允许长达 5 年保存时间。

（3）冻干保存（常温下保存，在某些情况下需要脱矿质）。允许长达 5 年的保存时间。

3.3　适应证

主要指征有：

（1）需要使用骨填充物或支撑物。如用于更换髋关节或膝关节假体，或填充骨腔或骨囊肿。

（2）韧带撕裂。包括膝部或跟腱的交叉韧带。

（3）支撑物移植。用于骨肿瘤需要大范围切除的情况。

4　心血管组织

心血管组织移植物包括心脏瓣膜（主要是肺动脉瓣和主动脉瓣）和动脉段（主动脉双侧髂动脉分叉部位，例如股动脉）。特殊情况下，没有瓣膜成分的肺动脉也可以保留，如果需要更换硬脑膜，也可以保留心包膜。本节将重点介绍心脏瓣膜和动脉血管。

4.1　选择标准

4.1.1　年龄

对瓣膜组织而言，没有低龄限制。因为，事实上儿童供者的需求非常高。年龄上限取决于瓣膜受影响程度。一般情况下，主动脉瓣供者的年龄上限为 55～60 岁；肺动脉瓣供者年龄上限为 55～60 岁。动脉血管供者年龄标准为 15～55 岁不等。

4.1.2　感染

心血管组织移植物感染，如心内膜炎和感染性动脉瘤等，是绝对禁忌证。

4.1.3　创伤

如果有严重创伤史，例如长时间心肺复苏，那么瓣膜移植物必须仔细评估潜在的损伤。

4.1.4　系统性疾病

影响弹性层的疾病（如马凡综合征和马凡样综合征）必须视为禁忌证。

4.1.5　其他因素

必须考虑其他因素，例如酗酒、严重动脉硬化等，如有这种情况，必须评估具体程度和持续时间。

4.2　保存方法

心血管组织移植物的主要保存方法是超低温冷冻保存，这种方法可以有长达 5 年的保存期。

4.3　适应证

瓣膜组织移植的主要指征是儿童心脏瓣膜先天性畸形（出生缺陷）。此外，常见的指征是所谓的 Ross 手术，其中用原始肺动脉瓣代替病变的主动脉瓣，并因此插入一个冷冻保存的肺动脉瓣来代替原始肺动脉瓣。

对动脉血管移植而言，主要适应证是人工血管感染和慢性远端缺血。

5　羊膜

羊膜是胎膜最内层且没有血管。由于羊膜是通过剖宫产获得的，因而有认为羊膜属于活体捐献，且具备了所有的活体移植物特征，例如在 180 天后重复血清学或使用基因组扩增血清学技术。羊膜含有大量具有再生性质的分子，因而赋予了它作为组织移植物的独特性质。

5.1　选择标准

5.1.1　年龄

由于羊膜是孕妇怀孕结束时剖宫产获得，年龄限制主要限于生育年龄。

5.1.2　重大感染

各种类型的生殖道感染都是禁忌证，子宫内膜炎也是如此。胎膜早破或新生儿出生缺陷也属于禁忌证。

5.2　保存方法

最常用方法有：

（1）超低温保存。使用细胞保护物质和深低温下保存，使其能长期保存。

（2）冷冻温度为－80℃。

（3）冻干，常温保存。

5.3　适应证

基本适应证决定于羊膜组织的抗炎、无粘着力、抗菌和抗纤维化属性，意味着羊膜组织可以帮助减少新血管形成和减轻伤口疼痛。

主要适应证是用于眼科领域，例如物理或化学损伤因素引起的角膜溃疡；角膜移植物的补充。

也用于烧伤创面治疗，可作为临时和永久性覆盖物；可以修复皮肤损伤和血管溃疡。

6　参考文献

［1］American Association of Tissue Banks. Annual Report. 2017. https://www.aatb.org/. Last accessed: September 2019.

［2］European Commission. Summary of the 2014 Annual Reporting of Serious Adverse Reactions and Events for Tissues and Cells.

［3］European Commission 2017. Summary of the 2016 Annual Reporting of Serious Adverse Reactions and Events for Tissues and Cells. https://ec.europa.eu/health/sites/ health/files/blood_tissues_organs/docs/2017_ sare_tc_summary_en_0. pdf. Last accessed: September 2019.

［4］Campanelli M, Misto R, Limongelli A, et al. A donor cornea with metastatic cells from a cutaneous malignant melanoma. Cornea. 2013.

第 6 章　神经学死亡诊断标准

José María Domínguez-Roldán，医学博士，博士
重症监护医学科重症监护专家
罗西奥圣母大学医院
医学和生物伦理学副教授
塞维利亚大学
西班牙塞维利亚

Juan Villar Gallardo，医学博士，理学硕士
麻醉学与重症监护专科麻醉学与重症监护医学部
罗西奥圣母大学大学医院
西班牙塞维利亚

Claudio Garcia Alfaro，医学博士
重症监护专家
罗西奥圣母大学医院重症医学科
西班牙塞维利亚

索　引

第 6 章　神经学死亡诊断标准 ··91

1　脑死亡概念 ··93

  1.1　临床关注内容和关键点 ··93

  1.2　脑死亡的不同概念 ··94

2　神经学死亡诊断标准 ··94

  2.1　脑死亡诊断临床部分 ···96

    2.1.1　昏迷 ···96

    2.1.2　瞳孔散大与光反射消失 ···96

    2.1.3　角膜反射消失 ··96

    2.1.4　面部运动缺失 ··96

    2.1.5　无自发的肌肉运动：脊髓反射 ··97

    2.1.6　眼前庭反射消失 ··97

    2.1.7　头眼反射消失 ··97

    2.1.8　咽反射消失 ···97

    2.1.9　咳嗽反射消失 ··97

    2.1.10　眼心反射消失 ··97

    2.1.11　阿托品试验 ···97

    2.1.12　无自主呼吸（呼吸暂停试验） ··98

  2.2　脑死亡诊断的辅助检查 ··98

    2.2.1　脑电图（EEG） ···99

    2.2.2　多模态诱发电位 ··99

    2.2.3　经颅多普勒超声 ···100

    2.2.4　脑动脉造影术 ··101

    2.2.5　脑同位素灌注研究 ··101

    2.2.6　计算机断层血管造影（CTA） ···102

  2.3　观察期 ···102

  2.4　存在矛盾的情况 ··102

3　参考文献 ···103

1 脑死亡概念

作为生物学概念，人的死亡不是一瞬间的，而是循序渐进的过程。在这个过程中，不同器官的功能可能逐渐被破坏、衰竭，直到体内所有细胞都不可逆地停止功能。然而，出于文化和法律的双重考虑，医生必须将死亡时间定在一个确切的时刻。

人类区别于其他生物的特性是具有自我认知层面的复杂意识。意识的解剖学基础是脑干和大脑半球。由于中枢神经系统功能的缺失不能被暂时或永久地替代，因此生与死的界定是指中枢神经系统（除脊髓外）所有内在神经功能不可逆转的缺失，又称为脑死亡。

然而，某些非特异性神经功能（神经内分泌等）仍然可以持续很短的一段时间。在大多数患者，由于神经胶质细胞的持续存在，在一定时期内可存在一定程度的代谢活动（氧消耗和葡萄糖消耗等），以及存在某些神经元群中的基础代谢活动。此外，如果脑死亡诊断和尸体剖检间隔时间在数小时内，利用当前的组织学方法很难确定有意义的弥漫性缺血性改变。

1.1 临床关注内容和关键点

纵观人类历史，死亡的定义或死亡的判定，一直是不断变化的问题。有时也是引起争议的原因。随着现代医学技术的进步，尤其是 20 世纪中叶以来，随着包括机械通气在内的先进生命支持技术的发展和普及，死亡定义不仅在医学上，甚至在社会上的关注度急剧上升。部分急性重症脑损伤患者虽然有先进的神经危重症治疗条件，但在机械通气下可能已经死亡。这些患者不仅失去意识，而且失去所有脑干反射、自主呼吸和大脑皮层电活动。1959 年，法国神经病学家 Mollaret 和 Goulon 描述和定义为处于"昏迷状态"[1]。因此，有必要界定死亡的概念和死亡诊断的方法。1968 年哈佛特别委员会基于当时可用的临床、病理和辅助检查确定了脑死亡神经医学标准[2]。然而，在过去的四十年中，这个神经医学标准经历了世界范围内各个国家数十万死亡病例的应用且并始终改变。以此为起点，出现了三种主要的脑死亡概念，其中全脑死亡概念在全球应用最广[2-5]。

事实上，尽管多年来医学文献报道了不同的观点[6, 7]。死亡的神经医学判定在绝大多数情况下确保了对患者及其亲属关于死亡的最大尊重，使他们确信不可能有复苏的机会。同时，在某些情况下，也使得器官捐献成为可能。器官捐献是造福人类的伟大行动。

在世界上绝大多数国家，神经医学的死亡判定被认为是法律上的死亡。流程上的差异和特殊的反对意见可能反映了不同的文化和宗教[8, 9]，也可能反映了医学、法律和法医传统，但不影响关键性观点：即死亡可以由神经医学标准来判定。

死亡的概念与判定死亡的标准不同。要根据不同的标准，从躯体到循环系统到神经医学标准来进行死亡的判定[10]。死亡必须是人体终止存活的一个独立的节点，这个节点具有永恒性、确定性和强制性。死亡判定标准必须高度准确，具有可重复性和敏感性，要排除假阳性可能。严谨的临床先决条件、判定方法、流程和辅助检查等（尤其对全脑死亡标准），是死亡判定的核心，可避免发生错误，又确保绝对准确性。

神经医学标准允许"脑衰竭"各种其他临床情况存在差异，例如严重的脑损伤但不能构成完全不可逆的脑衰竭，即"几乎完全"脑干损伤，仅部分保留自主呼吸延髓功能，所谓"延髓人"，或各种类似脑死亡的临床情况，如闭锁综合征、脑干脑炎、格林巴利综合征、中毒等。必须始终遵守严格的临床和法律标准，以防止由于缺乏依据和最近文献中报道的对流程的不满意而产生的质疑。这证明"方法论"的合理性，而不是一些专家所表达的概念上的关切。医学的进步并没有对死亡的真实性和不可避免性产生丝毫的影响，尽管它们使某些情况下死亡的判定变得更加复杂化，主要是指在复苏后和重症监护中。

因此，术语"脑死亡"一词应被认为是"死亡"的同义词，即由神经医学标准确定的死亡。

1.2 脑死亡的不同概念

如上所述，神经医学标准判定死亡主要有三个概念：全脑死亡、脑干死亡和大脑皮层死亡。因此，依据不同的脑死亡概念，不同国家的标准可能不同。

（1）全脑死亡。全脑死亡的概念是指大脑半球和脑干神经功能的不可逆转的丧失，也就是说，当形成意识的两个基本要素，意识（意识内容）和觉醒度（意识水平）两个组成部分都丧失时，就可以判定为死亡。全脑死亡的诊断标准包括临床检查（证明脑干功能缺失）以及辅助检查（脑电图或脑血流测试）以提供脑死亡相关现象的证据。[2, 3]

（2）脑干死亡。脑干死亡定义为意识（觉醒）能力和自主呼吸不可逆转的丧失。脑干死亡的诊断可以通过脑干相关临床活动的缺失来确定。如果可以排除任何混杂因素，不需要任何仪器检查[4]。

（3）高级脑死亡的构想或大脑皮层死亡。高级脑死亡被定义为不可逆转的意识丧失。这种死亡概念并不为大多数医学院所接受，因为意识在数量和质量上很难衡量，而且最重要的是，这样的标准很容易引起歧视，以及伦理和法律上的相对论[5]。

2 神经学死亡诊断标准

本章节目的是提供必要的知识来执行脑死亡的诊断。关于诊断需要面对的一些关键点：

（1）根据全脑死亡的概念，诊断必须基于临床检查的基础上再加一次辅助检查，以证明意识，包括意识内容和觉醒度这两个组成部分的缺失。觉醒度的解剖学基底是脑干，而意识内容的解剖学基础是大脑半球。

（2）临床检查必须在一定的情况下进行（临床先决条件），其目的是通过脑干反射的缺乏来证明脑干功能的丧失。

（3）使用不同的辅助检查。辅助检查的目的是证明脑死亡时病理生理学现象的存在（特别是脑循环停止或皮层电静默），以证明大脑半球功能的丧失。对一位患者使用多种仪器来诊断脑死亡不总是可能的或必要的。对于任何医学诊断，应根据临床医生的正确判断来选择方法进行诊断。由于其易操作性，广泛的应用和诊断的准确性，临床上脑死亡诊断最常用的检查方法是脑电图、经颅多普勒、脑血管造影和脑闪烁显像。因此，了解它们的利弊至关重要。

（4）理论上，尽管有一些方案的建议，但临床检查和辅助检查不能相互替代，因为它们在寻找中枢神经系统不同部位存在的意识。

在对临床怀疑的脑死亡进行诊断之前，必须明确两个主要问题：谁是负责进行诊断，以及何时可以启动诊断流程。

谁是负责执行诊断？

脑死亡诊断的临床部分应由患者的主治医生（如 ICU 医生）进行，其必须具有被证实过的可靠的经验和可靠的神经系统诊断水平。

为了诊断目的而进行的辅助检查（脑电图，诱发电位，动脉造影等），最好由专家（神经生理学专家，放射科医生等）进行操作和解释，这是一个特别的多学科合作，而其他有些时候则很容易由 ICU 负责该患者的医生进行。

在启动诊断流程前，患者必须满足哪些要求？

（1）已知的脑死亡病因，其中必须具有死亡原因的证据（例如计算机断层扫描）。所以要用影像学和实验室检测。

（2）必须排除任何中枢神经系统抑制药物的作用。在重症监护病房，经常使用的神经抑制药物如苯二氮卓类，巴比妥类或异丙酚。高剂量使用这些药物的患者可能出现某些脑干反射消失，能够模拟脑干功能的丧失（硫喷妥钠的血清浓度高于 $40\sim70mg/L$ 可导致某些脑干反射的缺失）。

在患者受到这些药物影响时，可以采取不同的方法：等待四个药物半衰期，使用拮抗剂，或测量血清药物浓度以检查血清药物浓度处于治疗浓度。基于以上所述，必须了解最常用药物的药代动力学和药效学。也有其他药物必须排除，例如神经肌肉阻滞剂。还必须确保没有严重的内分泌紊乱或饮酒。

（3）必须避免全身动脉性低血压。同样，必须纠正中度至重度的体温过低，必须治疗严重的代谢紊乱（在高钠血症的情况下，将钠浓度降低到 165meq/L 以下是很重要的）。其目的是将不同水平维持在正常范围内。

（4）必须识别和排除任何可能妨碍全面检查的创伤性或预先存在的缺陷。必须注意可能妨碍呼吸暂停试验的高位颈髓病变[2, 3, 11]（表1）。

表1 诊断脑死亡的临床先决条件

1. 先决条件	已知病因的昏迷
2. 必要的先决条件	平均动脉压正常，氧合正常
	无严重低体温（体温>35℃）
	无神经抑制剂作用
	神经肌肉阻滞剂无效
	抗胆碱药物无效
	无内分泌严重紊乱

2.1　脑死亡诊断临床部分

根据神经医学标准判定的死亡，必须符合已普遍认可的医学标准：根据哈佛标准制定的核心神经症状进行全面、精准临床检查[2]。在临床诊断为脑死亡后，迄今还没有报告过有恢复的。临床检查应在确保满足所有临床先决条件后，进行双侧的检查，包括所有的脑干反射。脑干功能的丧失可以通过脑干反射消失来证明。产生的刺激必须伴随完全缺失的反应，以确定反射的缺失；由脑干刺激引起的任何，即使是最小的神经运动或自主反应都排除脑死亡的诊断。

临床检查流程如下[11]（表 2）：

表 2　脑死亡诊断临床检查规程

（1）已知不可逆性脑损伤所致昏迷。	（7）眼前庭反射消失。
（2）瞳孔固定，中等大小至散大，对光反射消失。	（8）咽反射消失。
（3）角膜反射消失。	（9）咳嗽反射消失。
（4）面部运动缺失。	（10）眼心反射消失。
（5）缺乏自发的肌肉运动，可能存在脊髓反射。	（11）阿托品试验：阿托品输注无反应。
（6）头眼反射消失。	（12）呼吸激发试验：自主呼吸消失。

2.1.1　昏迷

无反应迹象的昏迷患者（见下文）。

2.1.2　瞳孔散大与光反射消失

瞳孔通常固定、散大，从最大直径到中等大小。脑死亡后瞳孔可呈圆形或不规则形状。疼痛刺激或运动不能引起瞳孔直径变化。脑死亡时，被强光照射时，两个瞳孔的大小没有变化。当光线直接照射瞳孔（直接对光反射）或照射对侧瞳孔（间接对光反射），瞳孔不会出现收缩反射。眼睛的直接损伤、高剂量肾上腺素和阿托品等可能会影响瞳孔散大。

2.1.3　角膜反射消失

脑死亡状态，角膜受到刺激（通常使用棉签进行刺激，同时注意保护中央角膜免受损伤），无运动（无眨眼，无回避）或自主神经（无流泪，无变红）反应。

2.1.4　面部运动缺失

（1）无论自发还是刺激后，眼球运动消失。但要排除面部外伤、颅神经周围神经病变以及神经肌肉阻滞剂等因素。

（2）无自主眨眼，眼睑松弛，没有任何运动。眼睛可能处于半闭合状态。

（3）面部无自发或激发的运动（足够大的疼痛刺激双侧三叉神经区域和躯体区域）：

① 无自发运动。

② 疼痛刺激三叉神经区（Ⅴ颅神经），血压或心率无变化。

③ 疼痛刺激颈部、胸部、四肢或腹部，面部无任何反应，可能有血压或心率的变化。

2.1.5　无自发的肌肉运动：脊髓反射

面部刺激绝对不能产生运动反应。躯体运动反应（颈部、胸部、腹部和四肢肌肉群）可通过刺激躯体区域诱发。因此，检测到由快速曲颈或躯体刺激引起的躯体运动反应（有时极其复杂）并不少见。呼吸性酸中毒和缺氧也可能引起典型的 Lazarus 征等突发性肌肉运动。

四肢抬离床面、单腿抽搐、三关节屈曲、肌腱反射、腹壁反射、趾屈起伏等可见于青壮年；大量出汗、脸红、心动过速和血压突然升高可能会出现，尤其是在器官修复的手术刺激时。

这种躯体反应和内脏反应构成了脊髓活动（即脊髓反射）。脊髓反射的存在并不能否定脑死亡诊断，但需要足够的知识和专业知识来区分这种反应和可能存在的残余脑活动。

2.1.6　眼前庭反射消失

将头部抬高 30°，将 50mL 冷水（约 4℃）注入外耳道（预先清除耳垢并检查鼓膜完整性）。同时撑开眼睑，注水后 1～2 分钟内观察眼球无震颤。间隔 5 分钟进行对侧试验。如有岩骨基底部骨折可取消相应侧的试验。

2.1.7　头眼反射消失

撑开双侧眼睑，将头从一侧快速转向对侧，短暂地保持末端位置。与正常反应相反的是，脑死亡患者的眼睛跟着头部运动。这项检查对创伤患者可能有风险，检查前要排除不稳定或可能存在的颈椎骨折。

2.1.8　咽反射消失

用刀片或抽吸装置刺激舌根和咽后壁时没有任何反应。

2.1.9　咳嗽反射消失

用导管反复插入气管并达到到隆突水平时，没有出现咳嗽反应。咳嗽反射通常是最后消失的脑干反射。

2.1.10　眼心反射消失

眼球受压后正常反应是心率减慢 10% 以上，血压下降 35% 以上。但脑死亡患者，对眼球施加压力后不会产生心率变缓。

2.1.11　阿托品试验

脑死亡患者对大剂量（0.04mg/kg）静脉注射阿托品缺乏心率反应（心动过速）。阿托品旨在刺激脑干底部第 X 对颅神经（迷走神经）核。有可能出现基线 10% 或以下的增加（可能的直接心脏效应）。该项试验应在临床检查之后进行，且要安排在瞳孔对光反射检查后进行。阿托品应采用单独的静脉注射，不要与其他可能引起心动过速的药物（如多巴胺、多巴酚丁胺等）混用。

2.1.12　无自主呼吸（呼吸暂停试验）

自主呼吸激发试验目的是证实位于延髓和脑桥的呼吸中枢功能消失。正常情况下，先后用 $PaCO_2$、PaO_2、pH 刺激呼吸中枢。

触发呼吸中枢的最低水平是 $PaCO_2 > 60mmHg$，或在 CO_2 储留的慢性阻塞性呼吸疾病的患者，$PaCO_2$ 超过原有基础水平的 20mmHg。（正常 $PaCO_2$ 35～45mmHg；COPD 患者常出现代偿性呼吸性酸中毒，$PaCO_2 > 45mmHg$）。因此该测试包括确保 $PaCO_2 \geqslant 60mmHg$（或 > 基础值 20mmHg 以上），检查没有自主呼吸运动，从而证明呼吸中枢功能缺失。

执行此反射的步骤如下：

（1）临床检查开始时（在开始执行对光反射之前）用 100% 的 FiO_2 给患者充氧。

（2）抽取基础 $PaCO_2$ 的血样。

（3）呼吸暂停期间，将患者气管插管与呼吸机接头断开连接，以 6L/min 的 O_2 流量通过气管导管供氧。对于呼吸不稳定且无法长时间呼吸机断开的患者，可以采用另一种方法：即将患者的呼吸机维持在 PEEP 但没有支持压力和由压力触发（而不是由流量触发以防止呼吸机的自动循环）的自发通气模式中。老式呼吸机，吸气支可断开使用呼气支上的 PEEP 安全阀，将其连接到 T 型管，氧浓度为 6L/min。患者断开呼吸机所需时间取决于基础 $PaCO_2$，因为已知每分钟呼吸暂停 $PaCO_2$ 可增加 3mmHg，所以可以计算呼吸暂停时间以获得 60mmHg 的 $PaCO_2$，例如，如果基础 $PaCO_2$ 为 45mmHg 且每分钟呼吸暂停使得 $PaCO_2$ 增加 3mmHg，则需要等待 5 分钟才能获得 $PaCO_2$ 60mmHg）[12-15]。

（4）一旦达到试验时间点，则抽取第二份血样以检查 $PaCO_2$ 值。同时观察试验期间，达到 $PaCO_2$ 目标值时没有呼吸运动。

（5）重新启动机械通气。

2.2　脑死亡诊断的辅助检查

任何单独辅助检查都不能证明中枢神经系统所有神经功能的完全缺失。然而，不同的辅助检查可以显示脑死亡的两种现象，即脑电活动消失和脑循环停止（表 3）。

因此，通过这些辅助检查的任何一项，都可能证明大脑和脑干功能不可逆丧失；但这并不能等同于确定脑死亡的诊断，脑死亡诊断还需要加上临床检查。

表 3　脑死亡相关的颅内表现

1. 脑循环中止	3. 脑耗氧量逐渐消失
2. 无脑生物电活动	4. 其他

一方面，为了证实脑循环的停止，也就是说大脑没有血流，可以进行不同的辅助检查：包括经颅多普勒超声检查、计算机断层血管造影、脑血管造影和脑闪烁造影等。这些检查的禁忌证是：可能导致持续性脑血流的情况，包括开放性颅骨骨折、脑室引流、开颅手术等。

另一方面，可通过脑电图证实大脑皮层活动丧失（表4）

表4 诊断脑死亡的辅助检查

1. 脑电图	4. 脑显像
2. 经卢多普勒超声	5. 其他
3. 脑血管造影	

2.2.1 脑电图（EEG）

脑电图 30 分钟以上的记录，放大特性为 $2\mu f/mm$，频带介于 0.3 和 30Hz，电极间隔至少 10cm，放置在额、颞、枕和顶叶区域，并对患者进行疼痛刺激，记录现有的脑电活动[16]。脑电活动消失的定义为没有 >2uV 的大脑电活动，这种情形被认为是脑电静默（图1）、零记录或其他同义词，如平坦脑电图[17]。

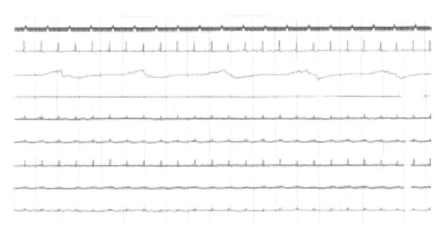

图1 脑电静默

脑死亡患者脑电图可能由于心脏活动而记录到电活动。在这种情况下，可以在 EEG 中看到与心电图 QRS 波同步出现的尖峰。脑电图平缓不能被认为是脑死亡的同义词，而必须始终伴随着一个完整的临床检查来确认脑死亡。

2.2.2 多模态诱发电位

光、声和电刺激多模态诱发反应，在不同水平上检查视觉、听觉和体感通路，获得通路代偿或其功能延伸至周围神经系统的信息。

诱发电位的一个假设优势是，诱发反应对中枢神经系统降压药物，如巴比妥类药物等具有抗药性。诱发反应的持续性也已被证实，尽管在低温诱导时，潜伏期发生改变。

听觉刺激：听觉脑干反应（ABR）

当听觉通路受到刺激（通过在耳旁产生 1000～2000 分贝的声音）时，产生的电信号沿着听觉通路从第 8 组颅神经传播到听性大脑皮层，在最初 10ms 内记录诱发电活动。在正常情况下，获得七个对应于不同神经结构的波，其中前两个（Ⅰ波和Ⅱ波）起源于颅外段（其颅外走形的第 8 组颅神经），其余神经属于颅内部分（从Ⅲ至Ⅶ）。因此，颅外部分的电活动（Ⅰ波和Ⅱ波）可以在脑死亡中持久存在，而颅内部分则消失。

电刺激：短潜伏期体感诱发电位（SLSEP）

典型的刺激是通过在正中神经施加频率为 5Hz 的电脉冲，从而在颅内和颅外部分产生不同的波形。P9 和 P11 是在脑干下方产生的最后一个波，而 P13～14 是在脑干内部产生的，因此在脑死亡中，理论上不应该存在超过 P9～P11 的波，若 P13～14 存在，则推断脑干仍保持其功能。有报告假阳性结果，即有患者被界定为脑死亡，但存在 P14，这导致其他专家指出，SLSEP 的脑死亡确认必须通过正中神经刺激双侧 N20-P22 反应缺失来进行。基于上述，诱发电位在脑死亡诊断中的准确性仍有待商榷。

2.2.3 经颅多普勒超声

经颅多普勒超声技术于 1982 年首次被用于评估脑血液循环的血流动力学状态[20]。自那时以来，它已广泛应用于各种与常规神经监测相关的不同的颅内病变，也用于脑死亡诊断中的脑循环停止的诊断，大量证据证明其作为辅助检查在脑死亡诊断中的应用[21]。

经颅超声可以通过测量构成 Willis 环结构的血管的速度来估计动脉血流。从方程 Q＝vA（其中 Q＝流量；V＝速度；a＝面积）导出，可以根据其速度估计血流（作为比例）[22]。

为了对构成 Willis 环的血管进行超声检查，需要使用 2MHz 的双向探头发射脉冲信号。超声必须通过"超声窗"（超声束衰减较小的颅骨区域）进行，并且为了确定脑循环停止的诊断，必须分别对前循环（双侧大脑中动脉通过相应的颞窗，刚好在颧弓上方）及后循环（穿过枕骨大孔窗的基底动脉）进行检测。

脉冲多普勒的基线频谱模式的基本参数是：收缩期峰值速度（对应于收缩期期间记录的最大流速），舒张期速度（刚好在收缩期加速开始之前，即舒张末期记录的速度）和平均速度（这是从另外两个得出的）脑循环停止有三种可识别的超声模式，它们都是同一过程的连续阶段：

收缩期-舒张期分离模式（第一阶段）：顺行性收缩波与舒张中期短时间顺行性血流波相关联（图 2）

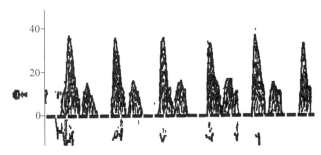

图 2　收缩 - 舒张分离

回响性血流模式或舒张期波倒置（第二阶段）：超声记录中可见一个正的收缩期峰值，随后是一个持续时间可变的逆行舒张期波（在全舒张早期，在后期，一个孤立的逆行血流中舒张期尖峰）（图3）

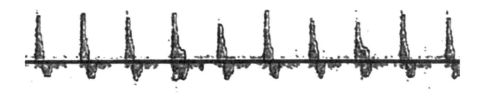

图3 振荡波

孤立收缩期棘波模式（第三阶段）：与收缩期开始相吻合的低速度，短持续时间的顺行（正）血流波，不显示任何其他记录（图4）[24]。

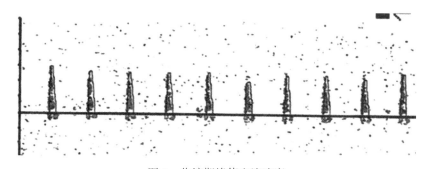

图4 收缩期峰值血流速度

2.2.4 脑动脉造影术

脑动脉造影仍然是检测脑循环停止的影像学方法的"金标准"。

要确定 Willis 环血流缺乏，必须有下列条件：

（1）造影剂应在主动脉弓高压下注入，并同时到达前后循环。

（2）在颈动脉或椎动脉颅内段检测不到颅内充盈。

（3）颈动脉外循环应通畅。

（4）上矢状窦充盈不全或明显延迟。

此外，数字减影静脉血管造影被成功地用于验证脑循环停止（图5）。它基于与传统动脉造影相同的原理，具有微创性和易重复性[26]。

2.2.5 脑同位素灌注研究

核医学在脑死亡的诊断方面也有有趣的可能性，特别是自从亲脂性放射性物质的发展以来。这些示踪剂能够穿过完整的血脑屏障，并在第一步提供高提取率和延长脑组织摄取。Tc99mHMPAO 是脑死亡诊断中应用较

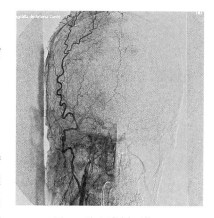

图5 脑血液循环停止

多的放射性物质。同样，核医学学会脑成像委员会推荐使用 Tc99mHMPAO 与其他试剂相比，因为 C99mHMPAO 不具有以前使用的非扩散示踪剂的缺点（取决于正确的团注，具有较差的空间分辨率和后颅窝评估能力）。

平面显像，无论是单独还是与 SPECT 结合，仍然是脑死亡诊断最常用的闪烁显像技术。Tc99mHMPAO 血管显像分为两个阶段：第一阶段，评价脑血流量；第二阶段，注射后 5~10 分钟，在前、右、左侧位获得静态图像，评价脑实质俘获。如上所述，当使用脑特异性试剂如 99mTc-HMPAO 时，SPEC 除了流动图像和平面图像之外，还可以获得 T 图像。这样可以更好地显示后颅窝和脑干结构的灌注情况。然而，SPECT 采集对于使用生命支持设备的不稳定患者来说通常是不可行的。

用 Tc99mHMPAO 进行闪烁显像容易进行，敏感性和特异性高，不受患者临床情况或中枢神经系统降压药物给药的干扰。

2.2.6　计算机断层血管造影（CTA）

1998 年，Dupas B. 等人描述了双期螺旋 CT 可用于显示脑内血液缺失，因此用于诊断脑死亡[29]。颈动脉、椎动脉、基底动脉和颅内静脉在两个灌注阶段，为此目的定义了 7 分。2009 年，同一作者提出了一个基于 4 个新点的新评分：注射造影剂 60 秒后，对下列未浑浊血管各记 1 分；大脑中动脉的双侧皮质段以及双侧颅内静脉，得出结论；与先前的评分相比，这些血管的不浑浊是以更高的准确性确认脑死亡诊断的有效和可靠方法[30]，同样，报道假阳性[31]和假阴性[32]的其他文章显示没有证据强烈建议常规使用 CTA。尽管存在争议，CTA 辅助脑死亡诊断的应用在最近几年呈现出稳步增长的趋势[33, 34]。

2.3　观察期

第一个脑死亡的标准（哈佛医学院的标准），要求必须在确诊脑死亡前临床和仪器的征象必须保持至少 24 小时。随着医学知识的发展，脑死亡的概念众所周知。然而，规范诊断的规程和法规提供了一系列不同的标准，有时需要不同持续时间的观察期。

今天我们可以肯定，在一位病因不明的昏迷患者中，一旦其他临床先决条件被满足，如果临床检查显示脑干反射缺失，脑电图成直线，和（或）证实脑循环停止，那么就可以作出脑死亡的诊断[11]。

2.4　存在矛盾的情况

儿童和婴儿脑死亡诊断：

在这些情况下，由于中枢神经系统可能不成熟（因此可能存在脑干反射缺失，主要是在新生儿患者），因此需要在观察一段时间后重新进行神经系统检查[35]：

新生儿足月（妊娠 37 周）至 30 天，必须在 24 小时之后再进行第二次检查；31 天至 18 岁：观察周期是 12 小时。

在难以确定是否存在不可逆脑损伤时，如缺血缺氧性脑病，特别建议延长临床观察期。通过脑灌注技术来验证脑循环是否停止，可以缩短观察周期。

使用大剂量巴比妥药物患者的脑死亡诊断：

大剂量巴比妥药物会干扰疑似脑死亡患者的临床和脑电图检查。对于这些病例如何做出诊断尚无一致意见。一部分作者建议血浆中巴比妥类药物水平降至治疗水平时进行，另一部分作者建议等到药物水平降至零后再进行诊断。使用诸如检查脑血流的技术可以帮助确认诊断，因为它们对巴比妥类药物不敏感。

3　参考文献

［1］ Mollaret P, Goulon M, [The "coma depassé" (preliminary memoir)]. Neurological review. 1959.

［2］ A definition of irreversible coma. Report of The Ad Hoc committee of The Harvard medical School to examine the definition of brain death. JAMA 205: 337-340; 1968.

［3］ Bernat JL, Culver CM, Gert B. On the definition and criterion of death. Annals of internal medicine. 1981.

［4］ Pallis C. Diagnosis of brain death. British medical journal. 1980.

［5］ Machado C. Consciousness as a definition of death: its appeal and complexity. Clin Electroencephalogr. 1999.

［6］ Wahlster S, Wijdicks EF, Patel PV, et al. Brain death declaration: Practices and perceptions worldwide. Neurology. 2015.

［7］ Bernat JL. Contemporary controversies in the definition of death. Prog Brain Res. 2009.

［8］ Segal E. Religious objections to brain death. J Crit Care. 2014.

［9］ Berner D, Gaeta S. Religion based non-acceptance of brain death, an end-of-life ethical dilemma[abstract]. Crit Care Med. 2012.

［10］ Gardiner D, Shemie S, Manara A, et al. International perspective on the diagnosis of death. Br J Anesth. 2012.

［11］ Wijdicks EF, Varelas PN, Gronseth GS, et al. Evidence-based guideline update: determining brain death in adults: report of the Quality Standards Subcommittee of the American Academy of Neurology. Neurology. 2010.

［12］ Solek-Pastuszka J, Sawicki M, Iwa-czuk W, et al. Ventilator-Delivered Continuous Positive Airway Pressure for Apnea Test in the Diagnosis of Brain Death in Patient with Extremely Poor Baseline Lung Function-Case Report. Transplant Proc. 2016.

［13］ Sołek-Pastuszka J, Saucha W, Iwa-czuk W, et al. Evolution of apnoea test in brain death diagnostics. Anaesthesiol Intensive Ther. 2015.

［14］ Dominguez-Roldan JM, Barrera-Chacon JM, Murillo-Cabezas F, et al. Clinical factors influencing the increment of blood carbon dioxide during the apnea test for the diagnosis of brain death. Transplantation proceedings. 1999.

［15］ Pitts LH, Caronna J. Apnea testing in diagnosis of brain death. Journal of neurosurgery. 1982.

［16］ Szurhaj W, Lamblin MD, Kaminska A, et al. EEG guidelines in the diagnosis of brain death. Neurophysiol Clin. 2015.

［17］ SteckerMM, SabauD, SullivanLR, et al. AmericanClinicalNeurophysiologySociety Guideline 6: Minimum Technical Standards for EEG Recording in Suspected Cerebral Death. Neurodiagn J. 2016.

［18］ Epstein CM, et al. American Clinical Neurophysiology Society. Recomended Standards for Visual Evoked Potentials. Journal of Clinical Neurophysiology. 2006.

［19］ Wagner W. Scalp. earlobe and nasopharyngeal recordings of the median nerve somatosensory evoked P14 potential in coma and brain death. Detailed latency and amplitude analysis in 181 patients. Brain. 1996.

［20］ Aaslid R, Markwalder TM, Nornes H. Non-invasive transcranial Doppler ultrasound recording of flow velocity in basal cerebral arteries. J Neurosurg 1982.

［21］ Ducrocq X. Consensus opinion on diagnosis of cerebral circulatory arrest using Doppler-sonography: Task Force Group on cerebral death of the Neurosonology Research Group of the World Federation of Neurology. J Neurol Sci. 1998.

［22］ Babikian V, Wechsler L. Transcranial Doppler Ultrasonography. 2nd edition. 1999.

［23］ Lau VI, Arntfield RT. Point-of-care transcranial Doppler by intensivists. Crit Ultrasound J. 2017.

［24］ Dominguez-Roldan JM, Murillo-Cabezas F, Munoz-Sanchez A, et al. Changes in the Doppler waveform of intracranial arteries in patients with brain-death status. Transplant Proc. 1995.

［25］ Spinello IM. Brain Death Determination. J Intensive Care Med. 2015.

［26］ Kramer AH. Ancillary testing in brain death. Semin Neurol. 2015.

［27］ Donohoe KJ, Agrawal G, Frey KA, et al. SNM practice guideline for brain death scintigraphy 2. 0. J Nucl Med Technol. 2012.

［28］ Rizvi T, Batchala P, Mukherjee S. Brain Death: Diagnosis and Imaging Techniques. Semin Ultrasound CT MR. 2018.

［29］ Dupas B, Gayet-Delacroix M, Villers D, et al. Diagnosis of brain death using two-phase spiral CT. AJNR Am J Neuroradiol. 1998.

［30］ Frampas E, Videcoq M, de Kerviler E, etal. CT angio graphy for brain death diagnosis. AJNR Am J Neuroradiol. 2009.

［31］ Greer DM, Strozyk D, Schwamm LH. False positive CT angiography in brain death. Neurocrit Care. 2009.

［32］ GarrettMP, WilliamsonRW, BohlMA, etal. Computedtomographyangiographyas a confirmatory test for the diagnosis of brain death. J Neurosurg. 2018.

［33］ ShemieSD, Lee D, Sharpe M, etal. Canadian Critical Care Society. Brainbloodflow in the neurological determination of death: Canadian expert report. Can J Neurol Sci. 2008.

CHAPTER 6. DIAGNOSIS OF DEATH BY NEUROLOGICAL CRITERIA

［34］ Welschehold S, Boor S, Reuland K, et al. Technical aids in the diagnosis of brain death: a comparison of SEP, AEP, EEG, TCD and CT angiography. Dtsch Arztebl Int. 2012.

［35］ Nakagawa T, Ashwal S, Mathur M, et al. Clinical Report - Guidelines for the Dtermination of Brain Death in Infants and Children: An update of the 1987 Task Force Recommendations. Pediatrics 2011.

第7章 供体管理

Eduardo Miñambres García，医学博士
协调员和 ICU 专家
巴尔代西拉侯爵大学医院
坎塔布里亚大学，副教授
桑坦德，西班牙

Borja Suberviola Cañas，医学博士
协调员和 ICU 专家
巴尔代西拉侯爵大学医院
桑坦德，西班牙

Maria Ángeles Ballesteros Sanz，医学博士
协调员和 ICU 专家
巴尔代西拉侯爵大学医院
桑坦德，西班牙

索　引

第7章　供体管理 ···105

1　导言 ···107

2　脑死亡的病理生理学 ··107

3　基本和高级监测目标 ··107

4　低血压供体 ···108

   4.1　初始治疗 ··109

   4.2　使用血管活性药 ···109

   4.3　顽固性低血压 ··110

5　心律失常及其他血流动力学改变 ···110

6　尿崩症 ···110

7　代谢变化 ··111

8　体温过低 ··111

9　凝血病 ···112

10　激素治疗 ···112

11　营养治疗 ···112

12　感染控制和抗生素 ··113

13　肺脏供体的特点 ···113

   13.1　肺脏供体液体治疗和血流动力学管理 ··113

   13.2　肺脏供体的通气策略 ···114

   13.3　肺脏供体的其他措施 ···115

   13.4　肺脏供体气道管理 ··115

   13.5　其他药学方法 ··116

   13.6　肺脏捐献相关的具体情况 ···116

14　心脏供体的特点 ···117

   14.1　心功能评价 ···117

   14.2　冠心病筛查 ···117

15　多器官供体治疗时机 ···118

16　参考文献 ···118

1　导言

多器官捐献者的治疗过程，对某个器官功能有帮助的治疗方法可能会影响另一个器官功能，因此需要寻找治疗方案的平衡点。然而，ICU 对捐献者器官支持是有利的[1]。多器官捐献者属于"危重患者"，抢救的目的已从挽救生命改为维护逝者的器官功能，以挽救其他患者生命。为了使得可利用的移植物数量最大化，最有效的方法是要确保负责维护捐献者的医师是 ICU 专家，这些专家具有较好的呼吸和循环生理学知识，在呼吸机使用和重症监护方面有着丰富经验[2]。应用重症监护原则处理捐献者，已证明是获得更多数量和更高质量移植物的最有效方法。供体由具有重症监护经验的工作人员提供护理，每供体获得的移植物数量会增加[2]。然而，如果捐献者维护由非 ICU 专家负责，往往会出现技术错误和并发症，进而严重影响移植手术成功率。对于脑死亡后更容易恶化的胸腔器官供体来说，医务人员维护供体的经验更为重要。对这个领域持续培训以及对捐献者更具专业化水准的维护，可以更好地提高捐献者器官获取率。这种策略是最佳的成本-效益方式。

2　脑死亡的病理生理学

脑死亡相关的血液动力学改变，其病理生理学基础源于脑部缺血和首尾轴坏死，随之失去了大脑对人体的控制，引发神经内分泌改变和炎症风暴，进而导致机体内环境紊乱。这一切意味着脑死亡患者体内系统改变，特别是血液动力学的改变，相比较危重患者更具某些特定的特征。因此有必要了解脑死亡后发生的这些病理生理变化，以便正确管理这些潜在的器官捐献者，否则器官低灌注可能导致捐献失败，或增加原发性移植物功能障碍的发生率。

3　基本和高级监测目标

脑死亡患者需要严格的监测，具体监测项目与脑死亡诊断前相同或类似。血流动力学监测可以指导液体治疗，血管活性药物和正性肌力药物的应用，并有助于帮助治疗决策，以防脑死亡后器官功能恶化[3, 4]。同样，实现最佳血流动力学目标，可以显著增加适合移植的移植物数量[5-7]。

最基本的监测主要是连续记录生命体征，包括心电图、血压、氧饱和度、心率、中心静脉压、每小时尿量和每小时体温等。然而，对于血流动力学不稳定或血管加压药物剂量较大的供体，或潜在的心脏和（或）肺脏供体，强烈推荐使用先进的心脏监测系统来监测，该系统将提供相关信息，帮助优化供者所需正性肌力药物确切剂量，可以防止因低灌注而使得拟捐献的器官功能恶化[3, 4, 8]。

使用 Swan-Ganz 导管理论上是非常有效的，但几乎从未用于器官捐献。当前有些简单的有创技术可以对危重患者进行监测，例如 PICCO® 和 Vogileo® 系统，这些技术可以提供潜在捐献者血液动力学数据，能够最大限度地减少正性肌力药物的使用，并实时评估每项治疗对患者循环状况的影响[4]。这类侵入性监测的信息，包括了心输出量、心脏前负荷、是否有全身血管收缩或血管扩张、间接测量肺水肿等，这些数据使得诊疗决策更容易做出。同样的，这些技术使得脑死亡后任何血流动力学不稳定情形都能迅速被发现和治疗。

脑疝发生后，交感神经动静脉张力丧失，出现低血压，需要使用液体治疗。更重要的是，管理供体的专家能否及时发现这些问题，并即时开始扩容治疗[5, 6, 9]。稳定血液动力学是供体维护要优先考虑的问题。循环系统不稳定是 DBD 供体器官丢失的主要原因（表1）。

表1　多器官供体管理目标

通气目标	潮气量 6～8ml/kg，PEEP 8～10cm H_2O，吸入氧气的比例尽可能减少 PaO_2>100mmHg 以及 $PaCO_2$ 35～45mmHg；吸气平台压<35cm H_2O，pH 在 7.35～7.45 之间	
血流动力学指标	平均动脉压>70mmHg 心率 60～100 次 / 分 尿量 1～2ml/kg/h 体温>35℃ 中心静脉压<8cm H_2O	如使用肺动脉导管：肺动脉毛细血管楔压 8～12mmHg 心脏指数 2.4L/min/m²。 全身血管阻力 1800～2400 单位 如使用动脉脉搏曲线 PICCO®：EVLW<10ml/kg 心脏指数 3～4L/min/m² 全身血管阻力 1800～2400 单位
代谢指标	电解质正常（钠、钾、镁） 葡萄糖正常水平 血红蛋白>9gr	

供者血流动力学目标[3, 4]：

（1）收缩压>100mmHg。

（2）平均动脉压>70mmHg。

（3）心率 60～80 次 / 分。

（4）血气监测：pH 值：7.35～7.45；PaO_2>100mmHg，$PaCO_2$：35～45mmHg。

（5）电解质和葡萄糖浓度（钠，钾，镁……）。

（6）血红蛋白>8g/L。

（7）尿量 1～2ml/kg/h。

（8）体温>35℃。

（9）中心静脉压（CVP）10～12cmH_2O（在肺供血的情况下，CVP6～8cmH_2O）。

（10）当使用 Swan-Ganz 导管监测时，推荐肺楔压（PWP）在 10～12cmH_2O 之间。

（11）当使用 PICCO® 监测时，应使系统血管阻力指数 x 在正常范围内（1800～2400 单位），血管外肺水指数<10ml/kg，每搏输出量变化（SVV）不大于 15。

4　低血压供体

低血压在潜在器官供体中很常见，继发性低灌注会导致可移植器官功能严重恶化。通常用于监测供体血容量的参数是中心静脉压（CVP）。然而，研究表明，CVP 对持续低血压供体而言，是一个没有意义且不合适的血流动力学监测参数。对于使用正性肌力药物治疗的持续低血压供体必须持续进行有创心脏监测，例如使用 Swan-Ganz 导管、PICCO®、Vigieo® 或其他类似方法（图 1）。

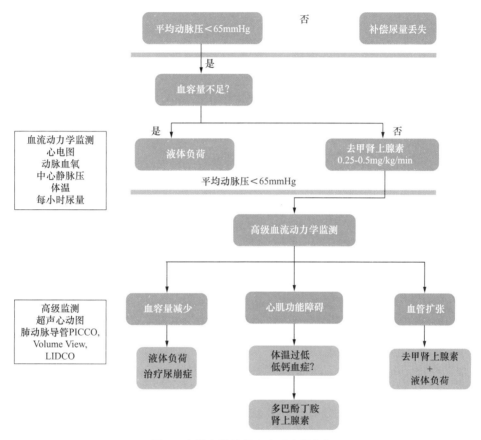

图 1　多器官供体的血流动力学指标

4.1　初始治疗

首选等渗晶体溶液补充容量，通常用 0.9% 生理盐水将 CVP 提升至 10cm H_2O[4, 7]。习惯上也使用乳酸林格氏液，研究并不能证明生理盐水优于林格氏液[10]。胶体快速输注可用以解决严重低血压问题；然而，使用胶体可能带来凝血紊乱、急性肾功能衰竭和肝脏网状内皮系统的改变等问题，因此不推荐使用胶体。经过上述治疗，血压仍保持在 100mmHg 以下，应考虑使用血管活性药物。

4.2　使用血管活性药

首先选择的药物是低剂量的去甲肾上腺素。剂量高于 0.2ug/kg/min 可导致潜在的心肌功能障碍。如果怀疑低血压是心肌功能障碍（创伤、左室功能障碍）所致，则应使用多巴酚丁胺。使用多巴酚丁胺时要考虑到潜在的外周血管扩张作用。

4.3 顽固性低血压

对顽固性低血压必须检查酸碱平衡情况。代谢性酸中毒可能会影响血管活性药物发挥作用，因此需要先纠正代谢性酸中毒。如果常规使用正性肌力药物治疗后，顽固性低血压仍持续存在，则每 4 小时静脉给予特利加压素（给药剂量如下，50～70 公斤体重者 0.5mg，70～90 公斤体重者 1mg，90 公斤体重者 1.5～2mg）。如果供体出现顽固性低血压，也可选择使用加压素（1 单位的静脉注射，然后 0.5～4 单位 / 小时持续灌注）[4, 5]。

对持续低血压患者，先进的心脏监测是必不可少的，因为心脏监测可以帮助确定血流动力学曲线和低血压原因，例如低血容量、血管麻痹或心源性休克等。同样，液体和药物使用必须基于从心脏监测获得的参数，就像对危重患者一样[3, 4]。

当药物治疗出现耐药、持续低血压或血管活性药剂量增加等情况，激素治疗（皮质激素和（或）甲状腺激素）可用作抢救治疗（见激素治疗一节）。

5 心律失常及其他血流动力学改变

脑死亡过程中的儿茶酚胺风暴可引发房室性心律失常和不同程度的房室传导阻滞。使用半衰期短的肾上腺素拮抗剂如艾司洛尔，单独或与其他血管扩张剂如乌拉地尔、硝普钠或尼卡地平合用，可有效地控制早期由自主神经放电引起的心动过速和动脉高压，药物使用情况要根据血压和心率（HR）调整。

心动过缓是由于脑干神经核破坏导致缺乏交感神经刺激所致。这类心动过缓对阿托品治疗没有反应，可以使用多巴胺（剂量＜10mcg/kg/min），或使用作用于心脏 β - 肾上腺素受体的拟交感神经药物（异丙肾上腺素或肾上腺素）。如有必要，可安装临时起搏器以控制血流动力学。其他类型的心律失常，包括室上性和室性心律失常，一旦纠正了可能的影响因素，例如体温过低、电解质紊乱、低氧血症等，可使用胺碘酮或利多卡因等抗心律失常药物进行控制。

QT 间期延长有可能发生触发室性心动过速。在这些情况下，除了给予硫酸镁外，可能需要置入临时起搏器以维持心率不低于 100 次每分钟。

6 尿崩症

近 70% 的脑死亡供体由于抗利尿激素（ADH）缺乏，脑垂体停止产生抗利尿激素，而出现尿崩症（DI）。及时注意到这一点至关重要，可以避免低血容量和严重的水电解质紊乱。

尿崩症特征是多尿（＞2cc/kg/h），渗透压显著降低（＜1.005），并伴有高钠血症。如果治疗不当，将导致供体严重脱水，同时电解质发生严重紊乱（特别是高钠血症）。

鉴别诊断必须排除多尿可能是脑死亡前渗透压因素或持续血糖水平升高引起的。一旦通过血液生化和尿液渗透压检测确定为 DI，应给予抗利尿激素（静脉注射 0.5～4μg），并对患者进行重新评估。根据患者的反应重复剂量。同样，应给予补液以补充丢失的液体。在严重高钠血症的情况下，通过鼻胃管补充 2.5% 葡萄糖或温水（50～100mL/h）。

7 代谢变化

最常见的代谢变化是影响钠和钾电解质异常。高钠血症是供者最常见的电解质异常，也是尿崩症的结果，当电解质没有补充或补充不足时，尿崩症会导致肾脏大量失水。

最好的治疗方法是用 0.45% 的低渗盐水和（或）5% 的葡萄糖和胰岛素补充缺失的水分。同样，如果供体消化道可以耐受，也可以通过鼻胃管给予温水。要求每 3～4 小时对电解质进行监测，以调整正在给予的液体配方。

低钾血症在器官捐献者中也很常见，原因与脑死亡前阶段性利尿治疗有关。治疗上，在控制速度的情况下，补充含有氯化钾的葡萄糖溶液。具体剂量取决于低钾的程度。这种方案通常有效。高血糖也是常见的问题，原因很多，包括胃肠外补充葡萄糖，胰腺分泌的胰岛素水平减低，胰岛素外周抵抗和正性肌力药物的使用等。根据 ICU 相应的方案，治疗方法多用输液泵持续注射胰岛素。

8 体温过低

脑死亡后果之一是供体下丘脑体温调节中枢破坏，从而导致热稳态丧失。体温过低是潜在供体的常见问题。体温过低的定义是深部体温低于 35℃，引起众所周知的病理生理变化，体温降低越严重，这种变化就会越加剧。

与体温过低有关的主要并发症有：

（1）血流动力学改变，心输出量减少，低血压。

（2）出现心律失常，临床表现很宽泛，从窦性心动过缓、心房颤动和房室传导阻滞延迟，到心室颤动和心搏停止（＜28℃）。在 ECG 上，能够看到 Osborn 波或 J 波（＜31℃）的出现，以及 ST 段的改变和延长的 QT。

（3）胰岛素释放减少引起的内分泌变化，如高血糖和酮症。

（4）以弥散性血管内凝血（DIC）和血小板减少为形式的凝血障碍。

（5）酶活性降低，肝和肾活性降低，大多数药物的代谢和清除减少。

（6）电解质失衡与 Na^+/K^+ 泵酶活性降低有关。

实践中，建议采取必要的保温措施，例如使用保温毯、提高环境温度、给予温热液体、调节呼吸机加湿器温度等，保持供体深部体温＞35℃。

Niemann 等人在《新英格兰医学杂志》上发表了一项随机研究[11]，引起了人们对器官捐献者是否需要降低体温的质疑。然而，这项研究的方法学设计是不充分的，因为没有比较同类组，只评估了移植肾的疗效。研究结果也没有被复制，因此根据目前的证据，体温过低疗法不推荐用于器官捐献者的治疗。

9　凝血病

器官捐献者可能因血流动力学不稳定而改变了血流的正常分布，使供氧（DO_2）和耗氧（VO_2）之间关系发生局部变化，即使有足够的供氧也可能导致器官低灌注或缺血。

弥散性血管内凝血在器官供体中并不少见，尤其是出现体温过低的情况时。

建议维持血红蛋白水平≥7g/dL，血小板计数＞50 000/mm，凝血酶原活动度＞40%。如果有必要可进行输血治疗。

10　激素治疗

由于相关研究结果相互矛盾，因此激素治疗是否有益的问题，一直是脑死亡供体治疗中最具争议的问题。尽管有几项回顾性研究显示激素治疗对增加可移植器官具有积极的作用，但还缺乏随机研究证实[4, 5]。

顽固性低血压或大剂量使用血管活性药的供体，通常的治疗方案是使用糖皮质激素来最大限度地减少正性肌力药物剂量。甲基强的松龙（15mg/kg）可增加内源性肾上腺素的产生。当脑死亡引起血流分布性休克症状时，可立即给予甲基强的松龙（15mg/kg）。甲基强的松龙对肺脏和肝脏功能也有积极作用。或者也可以使用氢化可的松（100mg 静脉推注，然后连续给药 200mg/d）[3-5, 11-14]。

常规使用三碘甲状腺原氨酸（T3）或甲状腺素（T4）的获益甚至比糖皮质激素更有争议，根据现有的证据不推荐使用。然而，可以作为抢救疗法，用于不稳定的潜在供体。供体对输液和血管活性药物均没有反应情况下，为了恢复血管张力，可与血管活性药物和甲基强的松龙联合使用[4, 5, 12-14]。使用剂量应为静脉推注 4μgT3，然后持续灌注 2～3μg/h，或静脉推注 20μgT4，然后持续灌注 10μg/h。

11　营养治疗

营养治疗能否获益没有明确的证据。如果供体消化道可以耐受，持续肠内营养似乎是合理的，既保证了营养物质的提供和肝糖原储备的补充，又对防止细菌易位也是有效的方法。然而，伴随脑死亡而来的迷走神经张力、胃肠动力和肠道吸收能力的丧失可使正常的肠内营养难以为继。应用肠外营养作为脑死亡供体的治疗并不合理。

12　感染控制和抗生素

对于没有感染的器官捐献者，不建议预防性使用抗生素。但是，如果器官捐献者在脑死亡判定之前一直使用抗生素，抗感染治疗应持续到器官获取手术。抗生素的治疗取决于患者个体情况、既往病史、机械通气时间和既往抗生素使用情况等。

同样，在获取器官之前，留取器官捐献者的呼吸道分泌物、血液和尿液样本进行培养至关重要。

13　肺脏供体的特点

肺脏是脑死亡后迅速恶化的器官。潜在的多器官供体是否可以捐献肺脏，关键在于供体临床管理的决策。因为临床管理改变了液体治疗方法，也改变了机械通气目的[3, 4, 8, 16]。

肺脏供体绝对禁忌证是慢性肺部疾病、严重感染，或难治性双侧放射学改变。患者不应仅因血气分析结果而排除供肺的可能性，至少要进行 2 小时的充分治疗之后再评估。

如果明确仅单侧肺脏有影响的患者，即使 $PaO_2/FiO_2 < 300mmHg$，也应在器官获取时评估供肺的价值。通过健康侧肺脏的肺静脉进行血气分析，确认是否大于 300mmHg。

13.1　肺脏供体液体治疗和血流动力学管理

对潜在肺脏供体，尤其是涉及需要肺脏治疗的复杂病例，要利用最先进的心脏监测技术进行监测。各相关医院都要利用心脏监测系统进行监测。像 PICCO® 这样的微创系统可以提供具体的监测数据，以帮助做出是否获取肺脏移植物相关决策。

循环系统的改变不仅会影响肺脏供体，还会导致供体其他器官的丢失。第 3 节概述了供肺的血流动力学指标，此外：

（1）PICCO® 监测情况下，血管外肺水指数（EVLW）<10ml/kg，每搏量变化（SVV）不大于 15[3, 4, 8]。

如果只有中心静脉压（CVP）可用，则必须<8cmH$_2$O。

（2）如果气体测定法是理想的，其目的必须是达到中性平衡。负平衡应该只针对如果有必要改善 PaO_2/FiO_2。在 $PaO_2/FiO_2 < 300mmHg$ 且 EVLW 值>10ml/kg 的供体中，使用呋塞米（静脉注射 20mg）以减轻肺水肿[3, 5]。这些治疗要在移植协调员监督下进行。

从既往经验来看，积极的容积复苏可以改善肾移植结果，而限制性复苏策略则认为有利于肺移植。然而，Min Dedicuambres 等人通过 400 多例肾脏移植研究发现，限制性的水平衡，控制 CVP<6cmH$_2$O，确保拟捐献的器官充分灌注，减少血液超负荷和神经源性肺水肿等，可以增加适合移植的肺脏移植物。同时，并不会出现影响肾脏供体、肾脏移植物存活或移植物功能延迟恢复等情况[16]。

　　总而言之，所有潜在肺脏供者都要接受经肺温度稀释装置的监测。血流动力学不稳定患者，应在血流动力学监测指导下使用正性肌力药物或血管活性药，以达到稳定各种血流动力学参数的目的。

13.2　肺脏供体的通气策略

　　脑死亡之后，由于心肌抑制或复苏过程输入大量液体，可能会引起神经源性肺水肿，进而导致肺功能障碍。此外，由于没有自主呼吸，没有咳嗽，很容易发生肺不张，以及二次气体交换的改变。应用肺保护性通气策略可以治疗脑死亡供体发生的肺不张，并优化潜在可移植的肺脏条件[3, 8, 17, 18]。

　　呼吸机措施：

　　（1）CPAP 呼吸暂停试验（见附录 I）。如果有呼吸机可以使用这种方法进行呼吸暂停试验，则不用通过断开呼吸管道的方式进行这个试验[3, 5, 16]。

　　（2）潮气量：6～8ml/kg 重量。

　　（3）PEEP 8～10cmH$_2$O，肺脏评估时必须减少到 5cm H$_2$O。

　　（4）最大肺泡压限值<30～35cm H$_2$O，最大限度减少肺损伤。

　　（5）至少每 2 小时做一次肺复张动作，并不断执行吸痰或支气管镜检查。

　　肺复张操作：

　　推荐用于成人呼吸窘迫综合征（ARDS）患者的复张操作，不适用于供体肺脏，因为供体肺脏理论上是健康的，没有受到损伤。

　　文献介绍通过复张操作维持肺捐献的方法多种多样，没有统一的方法[3, 8, 17, 18]。最常用的方法是：

　　（1）将复张手法与压力水平和持续时间相结合。以 PEEP18～20cm H$_2$O 开始，持续 1分钟，然后每分钟减少 2cm H$_2$O，直到达到初始水平；然后将潮气量增加 50%，连续呼吸10 次。

　　（2）潮气量加倍，连续呼吸 10 次。

　　（3）将吸入压力保持在 25cm H$_2$O 两小时，并保持呼气终末正压（PEEP）在15cmH$_2$O。

　　（4）持续吹气：维持连续正压 30～40cmH$_2$O 作用 30～40s。

　　应用 CPAP 进行呼吸暂停试验：

　　尽管 CPAP（持续气道正压通气系统）的定义适用于患者能够进行自主呼吸的情况，但由于文献中缺乏类似且更准确的术语，因此该术语也被用于脑死亡呼吸暂停试验。

　　传统的呼吸暂停试验，包括断开机械通气系统并通过气管内导管施加 6～12lpm 的给氧流量，可因肺萎陷引起肺不张，因而不推荐使用。

　　目前建议使用 CPAP 进行呼吸暂停试验，而不是简单地断开气道[3, 4, 8, 18]。这种方法避免了减压和功能残余容量降低。

　　呼吸暂停试验对潜在供体和器官都具损伤性，因此必须在安全的条件下进行。

　　（1）用 FiO$_2$ 1 预先给氧 10～15 分钟。这个过程必须在 PaCO$_2$45～50mmHg 时开始，

以减少完成试验所需时间。

（2）进行动脉血气分析，分析 PaO_2、$PaCO_2$ 和 pH 值。呼吸暂停每分钟 $PaCO_2$ 升高 2～3mmHg。如果达到 $PaCO_2$ 水平＞60mmHg，或患者基线 $PaCO_2$ 升高＞20mmHg，则该试验被认为是阳性。建议在 PaO_2 水平至少为 45mmHg 的情况下开始这项测试，这样，这项诊断测试所需的时间更短，使得肺部损伤的风险降至最低。

（3）在试验期间必须对患者进行严格监测，检测呼吸运动（胸腔和（或）腹部运动）是否消失，并确保血液动力学稳定和氧合，以确保完成试验。如果进行试验时观察到显著低血压（平均动脉压＜60mmHg）或血氧饱和度＜90mmHg，则要中止试验，说明潜在供体对呼吸暂停试验不耐受。过程中要使用现行法规认可的设备进行诊断。

（4）CPAP 呼吸暂停试验可通过两种不同的方法进行：

① 用呼吸机。选择 CPAP 模式，压力支持为 0cm H_2O，PEEP 为 10cm H_2O。呼吸机的安全装置在检测到持续呼吸暂停时，必须取消启动通气。建议使用压力触发器。此选项并非在所有呼吸机上都可使用，因为如果我们使用流量触发器（高灵敏度），最好将其保持在 3 到 5lpm 之间，以避免自动触发或假阴性引起的呼吸周期改变。

② 另一种应用 CPAP 的方法是使用具有高流量涡轮或发电机的无创呼吸机，在呼吸暂停试验期间维持持续的氧气流动，防止早期血氧饱和度降低。

③ 可以使用带有 15lpm 氧气的 T 型管并在呼气管道放置一个 PEEP 弹簧阻力阀来进行。建议至少达到 10cm H_2O。

（5）完成试验后，患者将重新连接到具有先前参数的机械通气系统；几分钟后，将进行各种复张操作，并遵守供体管理协议。

13.3 肺脏供体的其他措施

（1）保持 30～45° 的半坐位。

（2）FiO_2 尽可能低，以维持 PaO_2＞100mmHg 或血氧饱和度＞95%。$PaCO_2$ 水平在 35～45mmHg 之间，以避免呼吸性碱中毒引起的全身血管收缩。

（3）从脑死亡诊断时到患者被移到手术室，往往会经历几次体位变化（半卧位，每 2 小时一次）。如果气体测量值处于其极限值，则必须每小时改变一次。不要让他们保持仰卧位，多采用侧卧位。

（4）对每个供者都要进行复张操作，包括 PaO_2/FiO_2＞300mmHg 的供者，目的是防止其远端肺泡塌陷。

13.4 肺脏供体气道管理

如果在胸部 X 光片上观察到肺不张，必须尽快处理，立即使用复张操作和支气管镜检查。然而，多数情况下，小范围基底肺不张并不能在胸部 X 光片上显示出来；为此，要对所有潜在肺脏供体进行预防性复张操作。必要时应进行支气管镜吸痰，但要避免反复抽吸，以免引起肺泡脱垂。

可在不将患者与呼吸机断开的情况下插入吸引导管，从而使得远端肺泡塌陷可能性降至最低。这样，通过连接气管导管和呼吸机导管接口的柔性帽，吸痰管可以穿过到气管远端，一旦插入且不能再深入，就以短时间、间歇性的暴发轻轻地进行吸吮。另一种方法是使用闭合回路以避免气道压力下降，从而导致肺泡塌陷。吸痰过程中，要送样进行革兰染色和细菌培养。

肺泡复张操作一般在吸出分泌物后进行。

13.5　其他药学方法

所有潜在肺脏供体应单次注射甲基强的松龙（15mg/kg 静脉注射）以改善肺功能[3-5, 8, 17, 18]。甲基强的松龙在诊断脑死亡后立即注射（见激素治疗部分）。

如果出现血流动力学不稳定，超声心动图显示心室功能<40%，或使用大剂量血管活性药等情况，可给予甲状腺激素以避免肺水肿（见激素治疗一节）。

13.6　肺脏捐献相关的具体情况

（1）若由于单侧肺疾病而导致血气分析结果不佳，如果 PaO_2/FiO_2 水平<300mmHg，肺脏应不考虑丢弃。因为这个数字仅适用于评估双肺功能[3, 5]。

如果一侧肺是健康的，而另一侧肺是受损的（挫伤，抽吸等），则应考虑"健康"肺和"不健康"肺形成气体混合，PaO_2/FiO_2 水平可能显著低于 300mmHg。遇到这种情况，应在手术室获取健康肺时，对其肺静脉进行血气分析，以便获得单肺移植物。

（2）如果一侧肺有明显问题，潜在供体应始终保持侧卧位，健康侧肺处于高位。还应进行复张操作。

（3）将肺供体移至手术室时，应使用具有 PEEP 模式并保持相同参数的便携式呼吸机。

（4）在手术室，器官获取期间必须维持相同类型的通气。

肺供体的治疗总结见表 2[3, 4, 8]。

表 2　肺供体的治疗总结

预检验	① 应用 CPAP 进行呼吸暂停试验＋后段肺泡复张（导管断开时不能进行呼吸暂停试验） ② 尽快进行支气管纤维镜检查清理
药物治疗	① 脑死亡诊断后激素治疗（甲泼尼松龙 15mg/kg 静脉推注） ② 如果血流动力学不稳定，心脏射血分数<40% 或高剂量的血管加压素（任何时间使用）给与甲状腺素治疗（T4：20μg 静脉推注，之后 10g/h）
气道和机械通气	① 30° 卧床，采用侧卧位（半坐位） ② PEEP 机械通气：H_2O 8～10cm，潮气量 6～8ml/Kg。平台压极限 35mmHg ③ 如有需要进行吸痰。不要断开气管插管 ④ 每小时进行肺复张操作，同时吸痰后或支气管镜检查后也进行复张 ⑤ 每 1～2 小时改变体位（根据气血分析状态） ⑥ 每 2 小时检查动脉气血分析测量值（100% 和 PEEP 5）
液体治疗	① 必要时限制使用液体和利尿剂（仅当 PaO_2/FiO_2<300mmHg）PICCO 目标：血管外肺外水指数<10ml/kg，每搏量变化（SVV）15 左右。始终保持足够的肾功能。如果只有 CVP 可用，目标值为<8cm H_2O

14 心脏供体的特点

心脏对血流动力学不稳定非常敏感；高血压危象伴随着儿茶酚胺瞬间释放，可导致心肌微梗死，损伤原本健康的心脏。而低血压则可发展为低灌注引起的心室功能障碍甚至器质性病变。为此，与肺脏供体类似，强烈建议进行心输出量有创监测，提供关于潜在供体血流动力学实时数据，并通过精确的容量和正性肌力药物剂量来确保心输出量的严格管理，同时可以及早发现和治疗血流动力学不稳定期，最大限度地减少心肌损伤（见第 3 节）。

14.1 心功能评价

超声心动图检测到的左心室功能障碍是心脏移植失败的常见原因，尽管在大多病例中，这种功能障碍是脑死亡病理生理变化产生的可逆效应。这些由"心肌顿抑"引起的中度心室功能障碍，且心肌无节段运动异常的移植心脏，如果给予供者最佳的治疗，可以恢复其功能。

优化治疗包括通过稳定血流动力学和循环参数（心脏指数、心脏前负荷、心脏后负荷等）的绝对正常生理状态为心肌顿抑创造理想恢复条件。对仅有轻／中度功能障碍而无节段异常的病例，应在最佳治疗 2～4 小时后重复超声心动图检查，以作出心脏是否适合获取和移植的最终决定[19]。从供者治疗开始就应牢记这一目标，这一目标只能通过对心输出量的有创监测来实现，就像对危重患者一样[8, 12]。

尽管如前所述，激素的使用备受争议，但激素治疗（糖皮质激素和甲状腺激素）是潜在心脏供体常用的治疗方法（见第 10 节）。

14.2 冠心病筛查

利用有些问题的心脏移植物进行移植的策略，提出了对潜在供体进行冠脉造影的普遍要求。虽然从心脏移植受者角度来看，这是合理的，但不建议常规开展这项检查，因为这项检查可行性很低。甚至有可能影响整个捐献过程。冠脉造影属于有创检查，可以评估供者冠状动脉的情况。如果考虑到 40 岁以上供体中约 50% 存在动脉粥样硬化，那么凡 45 岁以上且存在 CVRF 的供体，通过冠脉造影进行评估很有必要。

相比较血管造影，利用增强螺旋 CT 进行心脏评估，对排除冠状动脉粥样硬化也是很有价值。费用不高且对供者风险小。增强螺旋 CT 对心脏供体评估作用究竟如何尚不清楚，但由于该方法对诊断冠心患群的作用已获认可，因而这种方法对供体的评估可能有意义。

15　多器官供体治疗时机

既往观点认为，供体判定脑死亡之后，应尽快进行器官获取，以避免因心脏骤停而失去捐献机会。然而，部分学者认为，延长脑死亡诊断成立到器官获取间隔时间至少 24 小时以上，恢复心肌抑顿，并做好肺部维护，进而增加胸腔器官获取成功率[20]。然而，间隔时间能否帮助心脏和（或）呼吸功能恢复尚未被研究证实。相反重要的是供体在早期阶段的充分治疗。遗憾的是，部分国家供体的治疗由医院外勤小组负责。家属同意捐献后他们才能开始治疗。由此可见，意味着直到脑死亡诊断后数小时，才开始对供体进行专业治疗。

因此，有意识地将器官获取工作推迟似乎不太合理，有可能会造成运筹决策和家庭问题。如果在早期阶段，即在怀疑脑死亡时，或最迟在临床诊断脑死亡后立即就开始对供体进行适当的治疗，就不需要多少时间来"恢复"受损的器官。事实上，及早对供体进行充分维护和治疗，直接关系着每个供体获取器官数量的增加[6, 7]。

围绕供体维护经验对相关团队进行培训，能够使得供体的维护和治疗及时展开。因此也就不需要将供体维护治疗推迟 24 小时，从而节省费用并避免运筹决策和家庭问题。

16　参考文献

［1］ Miñambres E, Perez-Villares JM, Terceros-Almanza L, et al. An intensive lung donor treatment protocol does not have negative influence on other grafts: a multicenter study. Eur J Cardiothorac Surg. 2016.

［2］ Singbartl K, Murugan R, Kaynar AM, et al. Intensivist-led management of brain- dead donors is associated with an increase in organ recovery for transplantation. Am J Transplant. 2011.

［3］ Miñambres E, Coll E, Duerto J, et al. Effect of an intensive lung donor-management protocol on lung transplantation outcomes. J Heart Lung Transplant. 2014.

［4］ Management of the potential donor after brain death. Guide to the quality and safety of organs for transplantation, 6th edition. European Directorate for the Quality of Medicines (EDQM), Council of Europe. Strasbourg, France, 2018. p, 95-107.

［5］ Kotloff RM, Blosser S, Fulda GJ, et al. Management of the Potential Organ Donor in the ICU: Society of Critical Care Medicine/American College of Chest Physicians/ Association of Organ Procurement Organizations Consensus Statement. Crit Care Med. 2015.

［6］ Malinoski DJ, Patel MS, Daly MC, et al. The impact of meeting donor management goals on the number of organs transplanted per donor: results from the United Network for Organ Sharing Region 5 prospective donor management goals study. Crit Care Med. 2012.

［7］ Patel MS, Zatarain J, De La Cruz S, et al. The impact of meeting donor management goals on the number of organs transplanted per expanded criteria donor: a prospective study from the UNOS Region 5 Donor Management Goals Workgroup. JAMA Surg. 2014.

［8］ Miñambres E, Perez-Villares JM, Chico-Fernandez M, et al. Lung donor treatment protocol in brain dead-donors: A multicenter study. J Heart Lung Transplant. 2015.

［9］ McKeown DW, Bonser RS, Kellum JA. Management of the heartbeating brain-dead organ donor. Br J Anaesth. 2012.

［10］ Al-Khafaji A, Elder M, Lebovitz DJ, et al. Protocolized fluid therapy in brain-dead donors: the multicenter randomized MOnIToR trial. Intensive Care Med. 2015.

［11］ Niemann CU, Feiner J, Swain S, etal. Therapeutic Hypothermiain Deceased Organ Donors and Kidney-Graft Function. N Engl J Med. 2015.

［12］ Venkateswaran RV, Steeds RP, Quinn DW, et al. The haemodynamic effects of adjunctive hormone therapy in potential heart donors: a prospective randomized double-blind factorially designed controlled trial. Eur Heart J. 2009.

［13］ Novitzky D, Mi Z, Sun Q, et al. Thyroid hormone therapy in the management of 63, 593 brain-dead organ donors: a retrospective analysis. Transplantation. 2014.

［14］ Wood KE, Becker BN, Mc Cartney JG, etal. Careofthepotentialorgandonor. NEngl J Med. 2004.

［15］ Pinsard M, Ragot S, Mertes PM, et al. Interest of low-dose hydrocortisone therapy during brain-dead organ donor resuscitation: the CORTICOME study. Crit Care. 2014.

［16］ Miñambres E, Rodrigo E, Ballesteros MA, et al. Impact of restrictive fluid balance focused to increase lung procurement on renal function after kidney transplantation. Nephrol Dial Transplant. 2010.

［17］ Angel LF, Levine DJ, Restrepo MI, et al. Impact of a lung transplantation donor- management protocol on lung donation and recipient outcomes. Am J Respir Crit Care Med. 2006.

［18］ Mascia L, Pasero D, Slutsky AS, et al. Effect of a lung protective strategy for organ donors on eligibility and availability of lungs for transplantation: a randomized controlled trial. JAMA. 2010.

［19］ Dominguez-Gil B, Miñambres E, Matesanz R. Contenporary organizational aspects of heart transplantation: the procurement perspective. Rev Esp Cardiol 2015.

［20］ Christmas AB, Bogart TA, Etson KE, et al. The reward is worth the wait: a prospective analysis of 100 consecutive organ donors. Am Surg. 2012.

第 8 章　器官捐献的家属沟通：告知突发悲痛事件与器官捐献家属沟通的实践

Tina Coco，AO，RN
州主管　昆士兰生命捐献
澳大利亚布里斯班
亚历山德拉公主医院

Teresa Pont 医学博士
主任
移植规划和评估部
西班牙巴塞罗那
瓦尔德希伯伦大学医院

Nu'ria Masnou，医学博士
移植协调员
德赫罗纳大学医院
西班牙赫罗纳

索　引

第 8 章　器官捐献的家属沟通：告知突发悲痛事件与器官捐献家属沟通的实践 ⋯⋯⋯⋯⋯120

1　导言 ⋯⋯⋯⋯⋯⋯⋯⋯⋯⋯⋯⋯⋯⋯⋯⋯⋯⋯⋯⋯⋯⋯⋯⋯⋯⋯⋯⋯⋯⋯⋯⋯⋯⋯⋯⋯122

2　突发悲痛消息 ⋯⋯⋯⋯⋯⋯⋯⋯⋯⋯⋯⋯⋯⋯⋯⋯⋯⋯⋯⋯⋯⋯⋯⋯⋯⋯⋯⋯⋯⋯⋯⋯123

　2.1　突发悲痛消息如何影响医务人员 ⋯⋯⋯⋯⋯⋯⋯⋯⋯⋯⋯⋯⋯⋯⋯⋯⋯⋯⋯⋯123

　2.2　传达悲痛消息的沟通技巧与支持 ⋯⋯⋯⋯⋯⋯⋯⋯⋯⋯⋯⋯⋯⋯⋯⋯⋯⋯⋯124

　　2.2.1　主动倾听 ⋯⋯⋯⋯⋯⋯⋯⋯⋯⋯⋯⋯⋯⋯⋯⋯⋯⋯⋯⋯⋯⋯⋯⋯⋯⋯⋯124

　　2.2.2　情绪反应 ⋯⋯⋯⋯⋯⋯⋯⋯⋯⋯⋯⋯⋯⋯⋯⋯⋯⋯⋯⋯⋯⋯⋯⋯⋯⋯⋯125

　　2.2.3　非言语交流 ⋯⋯⋯⋯⋯⋯⋯⋯⋯⋯⋯⋯⋯⋯⋯⋯⋯⋯⋯⋯⋯⋯⋯⋯⋯⋯125

　　2.2.4　语言 ⋯⋯⋯⋯⋯⋯⋯⋯⋯⋯⋯⋯⋯⋯⋯⋯⋯⋯⋯⋯⋯⋯⋯⋯⋯⋯⋯⋯⋯126

　2.3　告知突发悲痛消息需要考虑的基本因素 ⋯⋯⋯⋯⋯⋯⋯⋯⋯⋯⋯⋯⋯⋯⋯⋯126

3　逝者家属面谈时请求捐献 ⋯⋯⋯⋯⋯⋯⋯⋯⋯⋯⋯⋯⋯⋯⋯⋯⋯⋯⋯⋯⋯⋯⋯⋯⋯127

　3.1　为与逝者家属谈话做准备 ⋯⋯⋯⋯⋯⋯⋯⋯⋯⋯⋯⋯⋯⋯⋯⋯⋯⋯⋯⋯⋯⋯127

　3.2　适当的迎接技巧 ⋯⋯⋯⋯⋯⋯⋯⋯⋯⋯⋯⋯⋯⋯⋯⋯⋯⋯⋯⋯⋯⋯⋯⋯⋯⋯128

　3.3　请求捐献的理由 ⋯⋯⋯⋯⋯⋯⋯⋯⋯⋯⋯⋯⋯⋯⋯⋯⋯⋯⋯⋯⋯⋯⋯⋯⋯⋯129

　3.4　谈话架构和计划 ⋯⋯⋯⋯⋯⋯⋯⋯⋯⋯⋯⋯⋯⋯⋯⋯⋯⋯⋯⋯⋯⋯⋯⋯⋯⋯129

4　理解家庭成员拒绝捐献 ⋯⋯⋯⋯⋯⋯⋯⋯⋯⋯⋯⋯⋯⋯⋯⋯⋯⋯⋯⋯⋯⋯⋯⋯⋯⋯130

　4.1　减少亲属拒绝的策略 ⋯⋯⋯⋯⋯⋯⋯⋯⋯⋯⋯⋯⋯⋯⋯⋯⋯⋯⋯⋯⋯⋯⋯⋯131

5　面谈结束 ⋯⋯⋯⋯⋯⋯⋯⋯⋯⋯⋯⋯⋯⋯⋯⋯⋯⋯⋯⋯⋯⋯⋯⋯⋯⋯⋯⋯⋯⋯⋯⋯132

6　社会病史：生物风险评估 ⋯⋯⋯⋯⋯⋯⋯⋯⋯⋯⋯⋯⋯⋯⋯⋯⋯⋯⋯⋯⋯⋯⋯⋯⋯133

7　参考文献 ⋯⋯⋯⋯⋯⋯⋯⋯⋯⋯⋯⋯⋯⋯⋯⋯⋯⋯⋯⋯⋯⋯⋯⋯⋯⋯⋯⋯⋯⋯⋯⋯134

1　导言

告知悲痛消息、提出器官和组织捐献请求是医务人员和移植协调员非常重要的工作。这项工作需要沟通技巧，也要有敏感性和有效沟通的能力[1, 2]。恰如其分地开展与家属沟通，对悲伤家属的健康和福祉都至关重要，要学会以证据为基础的、科学系统的沟通流程[3]。告知家属悲痛消息，提出捐献请求和通过与家属沟通发现潜在生物学风险等，需要多学科团队一起准备、计划、沟通和协作。

对器官和组织捐献的请求应作为临终关怀正常而必要的组成部分。在重症监护室通过感同身受和关心关怀方式向逝者家属提供这种临终关怀。

本章节主要内容：指导如何与失去亲人的家属进行沟通并提供有益的帮助；如何适当地传递悲痛消息，策划家属沟通过程提出捐献请求；如何通过医疗和社会调查问卷甄别相关生物学风险因素。

表1列出了捐献相关从入院到出院的简要事件，介绍了脑死亡捐献（DBD）、可控型心死亡捐献（c-DCD）和不可控型心死亡捐献（u-DCD）等路径。

表 1　捐献相关工作的先后顺序

脑死亡器官捐献	循环死亡器官捐献（DCD）	
（脑死亡）重症监护室	可控型循环死亡捐献（c-DCD）重症监护可控	不可控型循环死亡捐献（u-DCD）急诊室不可控
被诊断为灾难性脑损伤的患者。怀疑脑死亡	患者采用任何治疗均无效。决定取消生命维持治疗（WLST）	患者在医院内外心脏骤停
诊断为脑死亡	住院期间可能会发生心脏骤停。根据循环标准做出死亡诊断	在高级生命支持实践失败后，根据循环标准进行死亡诊断
由治疗医生与家属讨论，通知患者死亡	由医生与家属讨论生命维持治疗没有意义及临终护理	由治疗医生与家属讨论，通知患者死亡
家属明白他们的亲人已经去世。建议让家属暂时休息一下再回来讨论下一步该怎么办。留出他们在床边陪伴亲人的时间	家属理解和接受无意义的维持。建议让家属暂时休息一下再回来讨论下一步该怎么办。留出他们在床边陪伴亲人的时间	家属明白他们的亲人已经去世。建议让家属暂时休息一下再回来讨论下一步该怎么办。留出他们在床边陪伴亲人的时间
将告知死亡和讨论捐献的时间分开	将讨论无意义维持和讨论捐献的时间分开	将告知死亡和讨论捐献的时间分开
家属再次聚集在一起与移植协调员讨论捐献的可能性	家属再次聚集在一起与移植协调员讨论逝者捐献器官的可能性	家属再次聚集在一起与移植协调员讨论捐献器官的可能性
家属同意，提供有关捐献可能性和获取过程的信息	向家属告知取消生命维持治疗WLST后死亡的过程、死亡诊断和时间规划。家属同意，提供有关捐献可能性和获取的信息	家属同意，提供有关捐献可能性和获取过程的信息。告知相关保存操作（插管和体外循环）在访谈时就已经开始了

脑死亡器官捐献	循环死亡器官捐献（DCD）	
家属同意经临床和法律标准判定的脑死亡后捐献 （如不同意）- 继续临终护理	家属同意循环衰竭后捐献 （如不同意）- 继续临终护理	家属同意循环衰竭后捐献 （如果没有同意）- 撤回保存操作或未启动，开始葬礼过程
（同意）家属支持，休息片刻后进行生物风险评估	（同意）家属支持，休息片刻后进行生物风险评估	（同意）家属支持，休息片刻后进行生物风险评估

2　突发悲痛消息

悲痛消息对不同的人有着不同的意义。尽管对悲痛消息有着多种定义，但共同之处都包括了这样的含义，即"影响和改变个人对其未来的看法"。悲痛消息会导致情绪和（或）行为混乱，这种混乱会持续一段时间[4]。

人们对悲痛消息的反应取决于几个因素，即个人性格、生活经历、价值观、信仰、家庭支持以及社会和文化等。因此，这是受社会文化因素影响的个体现象。同时，也要考虑社会日益增长的多元文化。多元文化增加了悲痛反应的复杂性。

因此，必须熟悉各种文化中最具代表性的因素，以避免产生怀疑、误解和混乱情绪，从而影响有效的沟通。

2.1　突发悲痛消息如何影响医务人员

将患者死讯告知家属可能会带来极大的压力。这样的消息可能会给讯息传递者带来心理压力，也可能会经历紧张的情绪，产生焦虑、对负面反应的恐惧。因此，医生在和逝者家庭沟通前，对自己进行评估也至关重要的，分析自身情绪状态以及这可能对临床实践产生的影响。

Buckman[5-6]描述了医务人员所经历的最常见的恐惧：

（1）担心带来痛苦。不幸的是，没有止痛药可以缓解悲痛消息带来的痛苦。采取回避的态度或试图淡化事件的严重性，可能会带来更多的困惑和痛苦。

（2）担心逝者家属情绪反应。每个人都以自己的方式经历痛苦。在这个关键时刻，尊重多元化差异和尊重隐私至关重要。

（3）担心表达自己的情绪。医生往往认为，这个时刻表现出任何情绪波动都是不专业的表现。医生与患者家属的关系是建立在换位思考基础上的，换位思考是设身处地为他人着想而又不失自身身份的能力。因此，医生难以承认和表达自己的感受可能会成为沟通的障碍。

（4）担心法律后果。部分医疗事故诉讼是由于人们对治愈的期望值过高而引起的。认为任何治疗失败都是医疗事故。虽然出现错误是人之常情，但大多数情况下医学实践是安全有效的。

医生有义务进行恰当的诊疗，但永远不能保证有好的结果。

2.2　传达悲痛消息的沟通技巧与支持

正能量的沟通方式可以帮助逝者家属和医务人员处理所遇到的困难[7，8]。有效的沟通方法包括以下几个方面：如主动倾听，语言和非语言沟通，及时感受到情绪变化并作出反应的能力等。

2.2.1　主动倾听

主动倾听就是尝试"听出心声"。在此期间，倾听者要认真聆听倾诉者的叙述并给予理解。主动倾听目的是增进相互理解[9]。

对具有一定难度的沟通，临床专家建议：告诉逝者有关信息之前，应先询问他们已经知道了什么，或者他们对当前情况的看法是什么？可取做法是观察逝者不同家庭成员对这一消息的反应，评估成员们对患者死亡的理解和接受种种迹象，例如成员们是否使用过去时态，或询问葬礼的流程。这些是通过我们建立主动倾听来实现的。

当察觉到逝者家属还无法理解、无法接受死亡或感到一切徒劳时，我们必须从头开始，反复解释，只有需要就不断重复。尊重各家庭需要花费的时间。在整个过程中，主动倾听有助于我们感受并顾及到逝者的需要。

倾听技巧：

（1）反应时间：必须让每个家庭成员都有各自接受和做出明确决定的时间。时间可长可短，具体要根据文化背景和痛苦程度等因素而定。对某些文化背景而言，接受和（或）做出决定可能需要很长时间。

片刻的沉默，全神贯注，保持宽阔而平静的身体姿势，流露出"我们在这里倾听"的眼神交流。如果打断家属的沉默，可能干扰他们对所沟通内容的理解和接受。

（2）引导：鼓励家属谈论他们的问题。表现出极大的兴趣，尝试从中找出更多的信息。

（3）非语言交流：点头表示同意，眼神交流，手势表示承诺和对进一步讨论感兴趣。

（4）声音提示：用来鼓励家属们继续，采用"嗯""是的……""啊""我明白了"等表达方式。

（5）言语交流：重复家属们说过的话，请他们继续说下去。

（6）同理心：掌握情绪激动的时刻，知道什么时候该离开家属，什么时候该照顾他们。

（7）理解情感：知道哪些情感可通过家属到场确认处理。

（8）近亲属："我很难过，因为昨天我看到他病重了，他们不让我和他呆在一起"。医生："我很抱歉发生在你身上……这很痛苦…… 你们应该多点时间在一起……"

（9）同感他们的感慨："当然很难……"

（10）提供帮助。"我可以帮你打电话给亲近的人吗？ 这一刻我能帮什么忙吗……？"

（11）总结：尝试总结家庭成员提供的信息，"我理解你的困惑，理解你担心8岁儿子的反应。"孩子拒绝说话，并不断地询问他父亲的情况，"我理解得正确吗？"

总结的好处是，你表现出了兴趣，证明你已经很好地理解了他人所说的内容。

（12）切换或中断交流的技巧：偶尔打断一下，给家庭不同成员表达自己的机会，这一点很重要。在这种情况下，你要知道如何打断倾诉者，而不让他感到被拒绝，或者感到倾听者对所说内容毫无兴趣。以下技巧常常会用到：

（13）打断交流的有效方法：

（14）道歉（语调稍高，面部表情与口头言语一致：“我不想打断你，但在我看来，你和你妻子的意见是一样的。”

（15）对困惑的某个方面内容表示感兴趣：“我非常有兴趣知道。”

（16）要求进一步解释或对某件事进行询问：“请您告诉我您得到了什么消息，好吗？在这个时刻，你最关心的是什么？”

（17）如果有必要，可以重复同样的过程，导入细微的变化。

2.2.2 情绪反应

Gutierrez KM[17]认为，进入重症监护室往往使得患者家属感觉处境危机。家属最初会感到震惊和困惑，难以理解发生了什么。因此，对逝者家属进行支持与鼓励应该是重要目的，应由负责向家属进行沟通的重症监护团队成员负责执行。

突发悲痛消息是医务人员在临床实践过程面对的最困难情况之一。家属能释放出他们的情绪是非常重要的，我们通过接受他们的情绪并为其分类（恐惧、焦虑、困惑等）来帮助他们，帮助减轻情绪发生强度（愤怒、暴怒、狂怒等情况），让家属知道他们得到了我们的理解和支持。

要鼓励我们自己表达感情，例如：“我理解你在生气……”“我看得出你很难过，请花点时间……”或者例如：亲属说：“我不敢相信……”回答可以是：“我知道这很难让人接受……”这种沟通技巧以情感为中心，有助于清晰主动地表达情感，对逝者的悲伤可以起到鼓励和支持作用。

总之，情绪反应可以通过这些方面来管理：

（1）主动倾听，不要打断，沉默同情。

（2）接受亲属释放情绪的方式，不回应或试图安抚他们。

（3）传递理解，提供帮助，避免试图弱化事件的重要性。

（4）避免陈词滥调或仓促回答，避免“说教”。

（5）理清忧虑和恐惧，提供支持和鼓励：“当前最困扰你的是什么？”

（6）聚焦眼前情况：短期目标。

（7）提供需要的帮助。

（8）释义：包括重复我们从家属那里获得的信息，但要用不相同的言语表达方式。这些沟通技巧目的是向家属表明我们已经理解了，我们正在倾听他们所说的内容。要保证沟通谈话的连续性。

2.2.3 非言语交流

（1）沉默：停顿4~5秒表示尊重，表达对家属所说的话和他们的情绪的兴趣和关注。我们在沉默中陪伴着他们，让他们意识到我们的存在，意识到我们对他们想说的话感同身受。沉默并不是沟通的失败。享受片刻的沉默，静静地坐着，让家属对刚才给出的悲痛消息作出反应。

（2）眼神交流：眼神交流使传递消息的人与接收消息的人相互接触。记住要让所有的家庭成员都参与进来，注意不要偏袒那些看起来认同我们意见的家属。眼神既是一种交流方式，也是一种感情的表达。如果使用不当，它可能被误认为漠不关心。值得注意的是，有些文化背景并不喜欢直接的眼神交流。

（3）物理位置：我们必须选择靠近且无障碍的位置。让自己位于靠近家属的地方，采取一种亲近的姿势，表明对他们想说的话感兴趣和注意，主动倾听、身体接触和眼神接触。相反，障碍物的存在、突然的手势、不耐烦的迹象（看表看钟）和退缩的姿势等，都会使得与家属沟通困难甚至出现错误。

（4）身体接触：言语交流的同时，可以用身体接触进行抚慰，表现出温暖和柔情。身体语言很少对人产生漠不关心感觉。但如果使用不当，也可能误解为暗示威胁或被视为咄咄逼人。在考虑身体接触来安慰家属时，我们还必须注意到文化/宗教的差异。

（5）留心、倾听和使用手势：我们可以通过点头、扬眉、做些手势等方式，向家属表示我们正在倾听，表达我们的理解和关注。简而言之，主动倾听。

（6）温暖而低沉的语调表示尊重和同情。

不恰当地使用非言语交流会导致倾诉者产生冷漠的印象。

2.2.4 语言

传递悲痛的消息并不容易。使用引导性短语表达同情，让家属为即将听到的内容做好准备，可能对适当的沟通很有用，例如：

（1）"对不起，恐怕我没有好消息"。

（2）使用"死"或"死亡"这个词。使用这些词要舒服，避免使用委婉语和技术语言。

（3）使用简洁明了的语言，适应逝者家属的文化层次、年龄、社会类别等。如果介绍医疗技术，要即时简单明了地解释清楚。

2.3 告知突发悲痛消息需要考虑的基本因素

沟通时要记住以下基本点：（表2）

表2 告知突发悲痛消息要考虑的基本要素

根据家属的理解程度调整信息	衡量家属的理解程度；纠正误解；使用通俗易懂的语言，方便家属理解；举简单的例子并处理好家属曾表达过的某些期望，例如：家属："我会把他原样带回家。"医生："我知道这对你来说很困难，但这是不可能的。沉默…"他已经死亡"
检查家属的理解能力	根据当地的文化或宗教来描述死亡，我们应该检查家属的理解能力。确保家属理解所提供的信息："在这些痛苦的时刻，你们已经被告知了很多事情。你能告诉我到目前为止你所了解的情况吗？我把一切都解释清楚了吗？"
尊重任何一种信仰	寻求任何能够安慰悲痛家属的人员给予支持。社工、教牧或宗教人员

续表

简洁	不要忘记，悲痛中的亲属只会记住我们告知他们的一小部分信息。 避免详细的解释，不相关的重复，信息过量，例如，当死亡或即将死亡还没有被理解或接受的时候去解释葬礼计划和需要的文件
使用教育材料	如果有必要，可以考虑使用视觉辅助工具、图画或图像来帮助描述脑死亡的概念 教育材料应包含与死亡有关的最重要的信息，例如，展示脑电图或脑部扫描，说明丧亲之痛的小册子，儿童故事等
让家属参与这个过程	邀请家属分享意见，帮助他人更好地理解和接受事实
开放式提问	鼓励和你说话的人让对话继续下去，想一些可以回答的问题，比如"什么……怎么……在哪里……什么时候……"而不是只能用"是"或"不是"来回答的问题
评估拟定计划	当你相信家属已经明白他们的亲人已经死亡（如脑死亡），或同意并理解生命维持疗法的无效和撤除（如心脏死亡），总结讨论的要点和家庭计划。确保家属知道接下来的步骤，也就是说，你将在短时间内与他们再次见面，讨论生命结束的决定

如果悲痛消息传递得恰当，可以帮助家属们更好地理解和接受，并帮助适应这种情况。

3 逝者家属面谈时请求捐献

逝者家属面谈是寻求同意捐献，并非仅仅是询问这个问题。实际上这是一个动态过程，要依赖许多因素，包括观察家属行为和反应，并与多学科团队合作。

向家属们传递悲痛消息的技巧是面谈请求捐献必不可少的基础，这些技巧包括主动倾听、非言语沟通和语言的使用等。

器官捐献请求不应在通知脑死亡的同时提出，也不应在讨论停用维持生命支持疗法（WLST）时提出。因为亲人去世了，家属往往需要时间来释放他们的情绪，也需要能够解答他们关于亲人死亡的所有问题。

谈话时，话题转入器官捐献的时机对结果至关重要。已有的研究表明，当通知家属脑死亡和家属接受脑死亡的时机，与请求器官捐献的时机分开或"脱钩"，器官捐献同意率就会提高[11, 22]。

因此，自己有必要为谈话提前做准备，适当制订迎接家属的技巧，列出支持器官捐献请求的理由，以及制订出谈话框架和实施计划，做好与家庭成员谈话的准备。

3.1 为与逝者家属谈话做准备

与家属谈话是临终关怀团队和移植协调员共同计划的工作。会面谈话之前，移植协调员需要处理以下几个步骤：

（1）与家属见面之前，先要整理一下自己的想法，思考一下如何传递有关捐献的信息。这样做有助于讨论捐献主题时给予家属安慰和信心。

（2）通过查阅医疗记录，熟悉患者病史、个人史、既往治疗、以及外科手术或医疗干预等情况，所有细节有助于更好地了解情况。从主治医师处确认：

入住 ICU 的原因及监护过程先后发生的情况。

死亡是如何被诊断的，家属对死亡消息理解和反应情况；或者对心死亡捐献时要求撤除生命维持治疗的理解和反应。

（3）查阅器官捐献登记册，找到患者本人反对或同意捐献的书面意见。如适用于所在地区。

（4）与责任护士和（或）社会工作者会面，以确定家属状况以及家庭成员之间可能存在的问题。

（5）查明可能存在的文化、宗教或语言障碍。了解你本人可以为家属提供哪些支持服务，例如：宗教支持、翻译和社会工作服务等。

（6）确定一个合适的、私密的谈话地点，让家属感到舒适，并确保不会有任何干扰。

（7）预留足够的谈话时间。准备好足够时间和谈话环境至关重要。

（8）预计可能的情绪反应，确保电话、水、纸巾、调解员或翻译员、社会工作者、以及精神支持等可随时用到。

建议移植协调员要得到护士、主治医生或其他工作人员的支持，以团队形式进行面谈。

3.2 适当的迎接技巧

适当的迎接技巧将吸引家属的注意。可以采用一些好办法。迎接应包括以下特点：

（1）温馨、礼貌的问候。为他们的不幸表示哀悼。

（2）身体接触。这有很强的情感影响，应该相应的使用。例如，双手握手（但要注意文化差异）。

（3）眼神接触表现关注（但要注意文化差异）。

（4）微笑。温柔的微笑可以是关心的表现。不同研究表明，即使是勉强的微笑，也被认为是要拜托他人的努力。

（5）用患者的名字来称呼他/她，可以拉近个人关系。

（6）邀请亲属们参加谈话，让他们感觉舒适。这是有礼貌的举措。

（7）要考虑亲属的需要和后勤保障，例如有人可能会感到非常悲痛，或有的会期待其他家属的到来等。

（8）讲明你自己的角色。向亲属们明确说明，你的职责是帮助他们了解迄今为止已经掌握的信息，提供支持、鼓励和有关内容，以帮助他们做出进一步决定。脑死亡患者得到了很多专业人员的照顾：ICU 医生，神经内科医生，神经外科医生，护士，值班医生，登记员等，这样的情况下亲属接触医务人员通常会产生焦虑感。因此，在介绍你自己的时候不要添加额外关于移植的头衔，例如："我是某某医生，在这个困难的时刻，我来这里向你们提供帮助，给您所爱的人临终护理相关信息……"

（9）记住家属们在进入房间时候所谈论的内容，比如：他们已经等待了多长时间或者是否还有亲戚没到。必要时为让他们久等道歉。

（10）邀请亲属谈谈他们对患者病情或死因的疑虑"你好，你了解我的同事某某医生提供的信息了吗？"

3.3　请求捐献的理由

在这种情形下，我们必须清楚的知道我们用什么理由来要求捐献。它们是：

（1）团结性。隐喻社会是个整体，对特定群体或个人而言，可能因帮助而得到捐献。

① 社会：我们大家都身在其中，生命中某个时刻，或许我们需要接受移植。我们大家任何一位或任何我们所爱的人都有可能需要移植。我们想不想获得捐献？

② 群体：隐喻指等待移植的特定社会群体为自己或亲人（父母，配偶或子女）。

③ 个人：如果亲属认识移植等待名单上的或正在透析的人，请他们考虑这些人的需求。

（2）有用性。死亡常被描述为生命的逝去，但身后捐献可能会对他人有所帮助。捐献被视为延续他人生命的形式，但要注意避免被理解为逝者生命在他人身上继续存在。

（3）赞美，慷慨，互惠。这些都是正能量言语，可以提升逝者的形象。尤其适用于对于那些在生活中感受了他人帮助的人，相信逝者在死后可以通过捐献继续帮助其他家庭。

3.4　谈话架构和计划

谈话应安排在家属和移植协调员都能自然地进行（表 3）。见面后短时间内，和家属建立融洽和信任的关系非常重要。

请求过程按顺序包括以下需要考虑的因素：

（1）确定家属对脑死亡或对有计划撤除生命维持治疗情况的理解。

（2）解释你本人的角色是提供信息和关爱支持。

（3）提供捐献机会并进行正面宣传，器官和组织捐献如何帮助他人。

（4）避免认为使用器官是以命名排序。要做好解释，例如两个人如何才能从肾移植治疗获益，从而不再需要透析。

（5）考虑逝者生前的遗愿。

（6）用简洁和易懂的语言提供信息。

（7）为家属提出问题和作出反应留出时间。

（8）注意家属的肢体语言。

（9）强调任何时候都关心关注他们。

（10）根据家属需求提供有关捐献过程细节信息。

（11）给出这个过程的时间框架，这样，他们可以和自己的亲属们一起进行计划安排。

（12）进一步询问家属关于逝者医疗、个人和家族问题。

（13）支持这个家庭和他们所做的决定。

医护服务质量以及你本人与家属们的沟通情况，可以影响他们的决策，影响他们记住如何经历捐献。对失去亲人的家庭来说，往往不是你说什么，而是你是怎么说的，这才是对他们最大的影响。

表 3　申请捐献家庭面谈核对表

自我准备	会引发什么情绪，会产生什么后果 核对患者的社会关系和诊疗史以及住院期间进行的所有检查 确保负责 ICU 的护士或医生会介绍你给家属和（或）加入你的面谈
面谈准备	找一个合适的面谈房间 使你和家属都感到舒适 恰当的介绍——姓名，角色，对逝者表示哀悼
家属准备	评估亲属们的语言和他们理解所讲内容的能力 建议你的角色是提供支持，提供更多信息以及接下来会发生什么
提供信息	捐献应该被积极地认为是家属和逝者在他们死后帮助他人的机会 根据理解程度使用词汇。不要使用专业术语 提供简明的信息。确保他们理解所传递的每一条信息 确认死者的意愿
提供支持	识别家属的情绪。谨慎使用同理心"我想象……" 给他们时间来表达他们的情感，让他们觉得你理解他们 在他们所有的问题都得到回答之前，不要试图提出其他的讨论话题
建立策略	为他们提供行动计划 主动与没有参加面谈的亲属交谈 与家属商量你需要询问一些有关他们亲属的社会关系和病史以及病因的问题
面谈结束准备	用通俗易懂的语言总结面谈 提供你的联系方式 将计划传达给其他相关医务人员

4　理解家庭成员拒绝捐献

我们必须摒弃建议捐献会增加家属失去亲人的痛苦的想法。事实可能恰恰相反。这是一个很难回答的问题。但在关爱支持氛围中，同意捐献可能会帮助这些家庭专注于积极向上的事情。研究表明，许多捐献者家庭事后认为，这次捐献给他们的不幸赋予意义，90%的人们认为还会再次这样做[20]。

移植协调员的作用不是介入家庭的悲痛，而是提供关爱支持和信息。协调员们有处理困难的经验，他们的作用就是当家属得知亲人去世那一刻起，给予家属们无条件的支持和帮助。亲属的拒绝是器官和组织移植物丢失的最常见原因。近年来，西班牙观察到亲属们拒绝的次数显著减少。国家移植组织（ONT）的数据显示，2012 年亲属们拒绝的比率为15.6%，2016 年继续保持在 15%。即便如此，仍有很多患者在移植等待名单上。

增加可供移植器官数量，部分取决于减少亲属拒绝数量的能力。对面谈人员进行策略培训，争取改变亲属拒绝捐献的态度，并帮助亲属尽可能顺利度过悲痛过程，帮助人们接受捐献观念。

原因：

鉴于这个问题的严重性，为此进行了大量研究，试图找出导致拒绝的共性因素及其背后的原因（表 4）[13，14]。

另一方面，研究并没有发现逝者性别、死亡原因、移植等待名单或移植受者常识或参加面谈人数等是影响因素。不过，还是建议面谈应在少数直系亲属或近亲属中进行，最好只与近亲属面谈。

同样重要的是，与家属进行讨论时，促使人们说"同意"最常见的原因是有机会通过悲剧产生正能量；他们愿意帮助他人，希望他人过上更好的生活[16]。

表 4　拒绝的理由
关注持续存在的悲痛
假定逝者健在时拒绝
近亲的拒绝
不知道死者的想法
对脑死亡缺乏了解
对毁容和身体完整破坏的担忧
医疗系统的问题
社会环境的问题
宗教的反对
带患者回家的愿望
断然拒绝

4.1　减少亲属拒绝的策略

面谈过程中，亲属们可能会给出很多反对捐献的理由。我们必须随时理解这些理由。亲属，甚至可能捐献器官的人可以拒绝捐献器官，这一点我们必须接受。某些场合，拒绝可能会导致不理解、误解或害怕做出决定。越是这样，我们更应该给亲属们提供详细的信息。MA Frutos 等人[12]给出了常见理由和应对策略：

（1）对诊疗不满：

当拒绝源于家属对医护人员或医疗护理不满时，我们建议，首先要接受家属的投诉，避免试图为投诉的事情辩解。更重要的是区分捐献和对治疗的认知，区别我们工作和投诉来源。建议承认医疗系统可能出现的失误，避免试图辩解。不要为我们不了解的行为或医务人员辩护。

最后，我们必须让亲属明白，如果他们希望提出法律投诉，器官捐献并不会妨碍他们提出的任何索赔或日后诉讼。

（2）假定逝者健在时拒绝：

我们要接受逝者拒绝捐献的权利，同时也要确信，当时这个信念是合理的和可靠的。应询问这一决定是在什么情况下做出的，例如，在看了一则令人震惊的有关器官贩卖新闻之后做出的等。要搞清楚逝者生前的真实表达是什么。

（3）家属无故拒绝：

家庭成员无故拒绝的确是很难面对的情况，但也要设法找出其中支持捐献的成员。以积极的方式鼓励这些成员，不断重复或强化他们的积极态度。对于反对捐献的成员，应该解决他们的担忧，鼓励他们纳入谈话的自然氛围。我们也可以利用团结理念。

（4）不知道逝者对捐献的看法：

有时没有明确表示拒绝，但亲属们不知道潜在器官捐献者的意愿；过去家庭从来没有讨论过这个问题。也许在这种情况下最好的策略是暗示家属，逝者从未表达过他/她对器官捐献的拒绝。作为家属，他们会知道这是否是逝者想做的事，即希望逝后通过捐献来帮助他人。此外，可以使用团结、勇气或互惠理念。

（5）不了解脑死亡：

正如之前讨论过的，提出捐献请求之前亲属已经知晓了发生脑死亡，这是基础。建议使用叙述、总结等技巧或比喻来解释脑死亡概念，并解释昏迷状态与脑死亡的区别。在讨论捐献之前，要给家属预留一些时间，让他们理解这些问题。

（6）对身体完整性和毁容的恐惧：

害怕逝者身体受损或毁容是常见的拒绝缘由，这种情形完全可以改变。花费些时间详细对家属们解释获取的过程和后续遗体重建手术。强调将以尊重和关爱的方式对待逝者遗体，并保证很快就会归还遗体。

（7）推迟葬礼安排：

捐献可能会耽误葬礼安排这种拒绝理由并不少见。应该尽可能帮助解决这类问题，主动提出协助处理葬礼和由官方出面安排，并提醒他们有关过程的保密性。

（8）宗教的反对：

基于宗教原因的拒绝捐献通常是误解，因为事实上，大多数宗教都接受捐献。无论家属的宗教信仰是什么，应提供机会咨询宗教牧师。

（9）断然拒绝：

这些都是难以逆转的复杂的拒绝。他们通常是来自社会经济水平较高的家庭，以克制和礼貌的方式表达拒绝。要尝试和他们沟通，提及社会争论和团结，询问他们是否认识移植等待名单上的患者，提出慷慨和互惠的建议。提供机会让家属提问。

我们自始至终不作评判，体谅并保持关心支持家属的关系，一如既往地尊重他们的最终决定。

5 面谈结束

无论亲属对捐献做出何种决定，在良好的氛围下结束面谈至关重要。

许多情况下，家属在压力和身心疲惫状况下无法做出决定。重要的是尊重他们的决定，感谢他们考虑捐献，给他们思考的空间和时间。在满足他们的要求后，安排一个时间再去看望他们。

以下是结束面谈的几个技巧：

（1）引导家属形成结论。通过增加任何需要提及的重要方面来宣布最终目的。

（2）总结访谈内容，向家属澄清自己所表达的内容可以被他们准确的理解。最大限度的让家庭成员记住面谈的主要内容。如果得到了同意，建议询问家属一些有关逝者个人、家族和既往病史等问题，并协商好时间完成这项事情。

（3）回顾谈话的目的。确保家人同意捐献计划和时间安排。

（4）如有任何疑问或问题，请让家属知道与谁联系及如何联系。这样可以减少不确定性，增强信任。至关重要的是，在复杂的悲痛风险情况下，医务人员一个重要作用是预防可能发生的并发症。提供关爱支持并留下你的联系方式以便家属必要之需。

（5）陪着家属们走出面谈室，再次与他们握手，感谢他们与你在一起的时间，并再次对他们的不幸表示慰问。

6　社会病史：生物风险评估

与亲属面谈除了请求器官和组织捐献外，也是获取有用信息的途径，以便提前发现生物学危险因素，这些因素可能与感染有关，可能危及移植受者的生命。

目前，《器官和组织捐献指南》中关于血清学筛查的法定建议，要求排除已知传染性疾病，提高捐献质量。用于检测感染标志物的各种技术具有较高的敏感性、特异性和阳性及阴性预测值。

从亲属访谈中发现的生物危险因素

家属同意捐献后，移植协调员必须及时地告知家属，需要询问一些与已故亲属相关的既往史、个人史和家族史等问题。移植协调员应向家属解释，这可能需要 30 分钟左右。某些情况下，根据家属的虚弱状态，可能需要在填写相关信息之前让他们休息一下并满足个人需要。

识别供体来源感染的风险是移植协调员的重要工作。虽然不可能完全消除实体器官移植传播疾病风险，但是有多种方法可以降低这种风险[18]。

这些措施包括：

（1）通过捐献者病史和个人史进行风险分层。

（2）对供体和供体器官进行仔细检查评估。

（3）供者感染的实验室筛查。

对家属进行适当的临床和流行病学史调查，是排除可能处于窗口期（艾滋病病毒，HBV，HCV）传染病毒携带者的重要步骤，也是排除任何可通过朊病毒传播的疾病（克-雅氏病）的重要步骤。

国际生物风险评估标准：

关于捐献者病史和行为等风险评估要素，国际标准建议请家属协助以确定器官和组织捐献的适宜性[18-21]。

这些要素包括：

（1）病史。

（2）既往病毒感染史、疫苗接种、职业暴露。

（3）旅行史。

（4）输血或血液制品。

（5）与 HIV，HBV 或 HCV 感染者或其他传染性疾病接触者。

（6）文身、耳洞或者身体穿孔。

（7）使用非法药物。

（8）性行为。

（9）监禁。

（10）接触蝙蝠、流浪狗或啮齿动物（包括宠物）。

面谈前：

（1）尝试从各种途径获得尽可能多的信息。

（2）仔细查阅医院病历。

（3）查阅之前的实验室检查。

（4）如有可能，联系全科医生或诊所。

（5）与 ICU 医疗和护理团队＋/－与家庭有关的社会工作者进行交谈。

面谈期间：

（6）选择最了解捐献者生活方式、最亲近捐献者的人，尽量从这个人那里获得信息。

（7）解释你需要这些信息的原因。这是安全和质量的问题。说明这是一个常规程序。

（8）从不那么尴尬或者比较舒服的问题开始。

（9）继续完成流程，让他们自己阅读更敏感的问题。

不要忘了你正在进入逝者非常私人的领域；你在和那些非常接近捐献者的人交谈，而他们正处于悲痛的过程中。

（10）反应要敏捷，如果你觉得他们很不舒服，就推迟面谈；不要着急。

（11）为他们提供信息，以防出现意想不到的结果。

（12）感谢他们的合作。

尽管目前医疗水平在抗生素预防和抗病毒治疗等方面取得了进展，但是减少供体来源的感染、降低移植受者风险是十分重要的步骤。

7　参考文献

［1］ Shafer TJ. Improving relatives consent to organ donation. 2009.

［2］ Siminoff LA, Marshall HM, Dumenci L, et al. Communicating effectively about donation：an educational intervention to increase consent to donation. Prog Transplant. 2009.

［3］ Smith RC, Marshall-Dorsey AA, Osborn GG, et al. Evidence-based guidelines for teaching patient-centered interviewing. Patient Educ Couns. 2000.

［4］ Wolfelt A, Maloney R. Caring for Donor Families, before, during and after. Companion Press 2010.

［5］ Buckman R. Practical Plans for Difficult Conversations in Medicine. The John Hopkins University Press 2010.

［6］ Buckman R, Baile W. Truth telling：yes, but how? J Clin Oncol. 2007.

［7］ Baile WF, Buckman R, Lenzi R, et al. SPIKES-A six-step protocol for delivering bad news：application to the patient with cancer. Oncologist. 2000.

［8］ Mc Donagh JR, Elliott TB, Engelberg RA, et al. Family satisfaction with family conferences about end-of-life care in the intensive care unit：increased proportion of family speech is associated with increased satisfaction. Crit Care Med. 2004.

［9］ Lilly CM, Daly BJ. The healing power of listening in the ICU. N Engl J Med. 2007.

［10］ Meyer EC. On speaking less and listening more during end-of-life family conferences. Crit Care Med. 2004.

［11］ SimpkinAL, RobertsonLC, BarberVS, etal. Modifiablefactorsinfluencingrelatives' decision to offer organ donation：systematic review. BMJ. 2009.

［12］ FrutosMA, BlancaM, RuizP. Entrevistasconfamiliasdedonantesdeórganostras la experiencia de la donación. Rev Esp Trasp. 2002.

［13］ Rosel J, Frutos MA, Blanca MJ, et al. Discriminant variables between organ donors and nondonors：a post hoc investigation. J Transpl Coord. 1999.

［14］ Frutos MA, Ruiz P, Requena MV, etal. Family refusalin organ donation：analysis of three patterns. Transplant Proc. 2002.

［15］ Clinical Guidelines for Organ Transplantation from Deceased Donors. Version 1. 1. The Transplantation Society of Australia and New Zealand. 2017.

［16］ Proof Research Pty Ltd for the Australian Organ and Tissue Authority. . National Study of Family Experiences of Organ and Tissue Donation. Wave 1-2010 and 2011.

［17］ Gutierrez KM. Experiences and needs of families regarding prognostic communication in an intensive care unit：supporting families at the end of life.

［18］ World Health Organization, First global consultation on regulatory requirements for human cells and tissues for transplantation-Ottawa, Geneva, Switzerland：WHO Press 2004.

［19］ WorldHealthOrganization. Second global consultationon regulatory requirements for human cells and tissues for transplantation：towards global harmonization through graduated standards-Geneva[J]. WHO Report 2006.

［20］ Fishman JA, Greenwald MA, Grossi PA. Transmission of infection with human allografts：essential considerations in donor screening. Clin Infect Dis. 2012.

［21］ Ison MG, Grossi P. Practice ASTIDCo. Donor-derived infections in solid organ transplantation. Am J Transplant. 2013.

［22］ Rodrigue JR, Cornell DL, Howard RJ. Organdonationdecision：comparisonofdonor and nondonor families. Am J Transplant. 2006.

第 9 章　器官获取组织

David C Bartlett
临时负责人，顾问医生
肝胆外科和多器官获取外科
伯明翰大学医院肝移植外科
NHS 信托基金会
英国伯明翰

Amanda Carvalheiro
高级研究员
肝胆胰外科和移植外科
英国伯明翰大学医院肝移植外科
NHS 信托基金会
英国伯明翰

Darius F Mirza
顾问医生
肝脏胰外科、移植外科和肝移植科
伯明翰大学医院
QE 医院和伯明翰儿童医院
NHS 信托基金
伯明翰大学
英国伯明翰

索　引

第9章　器官获取组织 ·· 136

1　导言 ·· 138

2　多器官捐献 ·· 138

  2.1　脑死亡捐献 ··· 138

  2.2　心死亡捐献 ··· 139

3　器官获取组织 ··· 140

  3.1　全国性组织 ··· 140

  3.2　移植协调员 ··· 140

  3.3　器官获取团队 ··· 140

4　器官获取技术 ··· 141

  4.1　暴露和探查 ··· 141

  4.2　温相解剖 ··· 142

  4.3　插管 ··· 143

  4.4　阻断和灌注 ··· 143

  4.5　冷相解剖 ··· 144

  4.6　DCD 获取 ··· 145

5　器官包装和转运 ··· 145

6　参考文献 ··· 145

1　导言

多器官获取是一项高难度复杂手术，需要专业技能和专门培训。它是整个移植过程的关键部分。良好的获取操作对移植成功至关重要。虽然围绕着供体器官质量，重点要关注获取最理想的移植器官和器官移植受者安全，但整个过程中也必须充分考虑对供体和供体家属的尊重。

成功地获取最佳质量的移植器官取决于多种因素，包括细致的供体管理、良好的手术技术、最佳的器官储存保存技术和最少的缺血时间等，因而整个过程要有组织的去实施。

2　多器官捐献

器官捐献大致可分为活体或尸体捐献，后者又分为脑死亡捐献（DBD，之前被称为"心脏跳动"捐献）和循环死亡捐献，也称为心死亡捐献（DCD，之前被称为"无心跳"捐献）。活体捐献不在本文讨论范围内，不再深入探讨。

2.1　脑死亡捐献

脑死亡概念起源于 20 世纪 50 年代，很大程度上源于法国神经学家的观察，他们发现不可逆性脑损伤患者在呼吸机维持下，表现为之前从未描述过的状态，这种状态超出了昏迷程度，他们称之为"超越昏迷"[1]。第一个脑死亡定义由哈佛大学医学院于 1968 年发表的论文提出，标准包括昏迷、无自主运动、无自主呼吸、脑干反射消失与等电位心电图等[2]。

英国于 1979 年由皇家医学院及其学院会议认可了脑死亡等同于死亡[3]。

美国于 1981 年制定的《统一死亡判定法》（UDDA）认为神经学死亡判定标准和心血管学死亡判定标准具有等同性。从此之后，脑死亡在国际上得到了广泛的接受。大多数发达国家都有了关于脑死亡的法律规定和制度流程，尽管在世界各地实践中存在很大的差异。也许不足为奇的是，高收入国家和有移植网络组织的国家比没有这种网络的国家和较低收入国家更愿意制定脑死亡规定[4]。脑死亡意味着整个大脑功能不可逆停止，这是美国和大多数欧洲国家根据神经学标准判定死亡的基础。美国判定脑死亡的标准是基于美国神经病学学会指导意见[5]。英国脑死亡判定必须是脑干死亡。这种死亡判定不要求停止所有的大脑活动。全脑死亡和脑干死亡临床判定是相同的，但确认试验结果有所不同。采用脑干死亡标准的国家，尽管患者仍存有皮质电活动或颅内血流，还是被判定为死亡。不需要进行各种辅助检查，如脑血管造影、脑电图或经颅多普勒超声等，而这些辅助检查则在美国和其他国家需要采用。

全脑或脑干死亡可以用多种方式来描述，对于亲属以及不熟悉这类患者的医务人员来说，这些概念理解起来可能比较困难。这类患者通常看起来与那些使用镇静剂、插管进行呼吸机通气的患者没有区别。但重要的是，所有相关人员都要明白，这类患者在法律上已经死亡。皇家医学院工作组文件里有一个关于死亡的定义很实用，它将死亡定义为"不可逆的意识丧失和不可逆的呼吸停止"[6]。全脑或脑干死亡患者显然符合这些标准，尽管身体的某些部分可能继续表现出生物学功能。文件详细描述了诊断脑干死亡所需的必要条件，本质目的是为了排除昏迷和呼吸暂停的可逆原因。

脑死亡之后会发生一些生理变化，如果不加以治疗，最终会导致心脏死亡。因此，重要的是对脑干死亡供体进行必要的管理，以防止捐献器官受损或丢失。供体管理要持续到器官获取时刻。早期可能出现高血流动力状态，不受控制的交感神经刺激和儿茶酚胺释放导致高血压、心动过速和心输出量增加。这一阶段可能不存在或非常短暂，但如果时间较长可导致心肌缺血损伤。这种情况可能与心脏移植受者预后不良有关。随着脑干死亡进一步发展，交感神经活性消失，心血管功能衰竭，出现低血压和心排血量减少。如果处理不当将导致心脏骤停。进一步考虑包括采用适当潮气量和压力进行呼吸机通气支持，以避免气压损伤可移植肺脏。

2.2　心死亡捐献

心死亡捐献与活体捐献，在移植发展的早期阶段提供了可移植肾脏的主要来源。随着脑死亡概念被广泛地接受，DBD 捐献在很大程度上取代了 DCD 捐献。

然而，近年来随着供体器官持续短缺，DCD 器官移植疗效的改善和良好的预后，人们重新对 DCD 捐献产生了兴趣[7]。

1995 年在马斯特里赫特举行了第一次 DCD 国际研讨会，确定了四类 DCD 捐献者（表 1）[7]。此后几次修订增加了其他类型，但 DCD 仍旧主要分为两种类型，即可控型和不可控型。可控型 DCD 发生于危重患者计划撤除生命支持治疗后。因为对这类患者的进一步治疗是徒劳无益的。不可控型 DCD 发生意外心脏骤停之后，这类患者无法复苏或不应复苏治疗。这两类患者往往有灾难性的脑损伤，不一定符合脑死亡标准。部分具有其他医学条件的患者也可能符合这类供体要求。DCD 的应用因国而异。有些国家（如英国和荷兰），可控型 DCD 占了相当多的供体比例，而有的国家如德国，则根本不使用。有些国家（例如法国和西班牙）最初仅使用不可控型 DCD[8, 9]，但近来成功地施行可控型 DCD 捐献。

表 1　DCD 供体 Maastricht 分类

Ⅰ类	送达医院已死亡	不可控型
Ⅱ类	送达医院复苏不成功	不可控型
Ⅲ类	等待心脏停跳	可控型
Ⅳ类	脑干死亡患者发生心脏骤停	不可控型

DCD 供体器官比 DBD 经历更长时间的热缺血，增加了移植物失败、早期移植物功能延迟恢复和后期并发症（如缺血性胆管狭窄）等风险。较为实用的评估指标是功能性热缺

血时间，该时间从动脉血氧饱和度降至 70% 以下或收缩压降至 50mmHg 以下开始并持续到冷灌注。功能性热缺血时间延长将导致器官被拒绝移植。然而，这个定义有些武断。热缺血虽然始于撤除生命支持治疗后的心肺衰竭，但它是一个逐渐发展的过程，有时候很难定义。因此，假定从撤除生命支持到心脏停搏的时间较长，即使功能性热缺血尚未开始，器官可能也不被接受进行移植。这些器官也不能很好地耐受较长的冷缺血，受体的选择以及新的保存技术使用是 DCD 器官获得良好结果的关键。

3　器官获取组织

3.1　全国性组织

大多数器官移植普遍开展的国家，都有全国性的组织来监督和管理全国器官移植和器官捐献服务。美国由器官共享联合网络（UNOS）执行。英国则由 NHS 血液和移植部门（NHSBT）执行。其他欧洲国家也有类似的组织，如西班牙的国家移植组织（ONT）。这些组织的职权范围因国家而异，可能包括管理移植等待名单、匹配器官捐献者、制定器官分配政策、开展患者和公众教育、展开审计和研究等。

3.2　移植协调员

器官获取和移植过程复杂，需要精心组织。移植协调员负责供体和受者所在中心的协调，管理获取过程的后勤工作，确保工作人员在需要时随时调用，确保器官安全地运送到受者所在的移植中心。

部分国家如英国，有几种类型移植协调员。器官受者协调员安排受者入院，进行任何必要的检查，安排移植手术、麻醉和手术室等团队讨论。保持与获取小组沟通，以便一旦获得器官相关信息，可以及时传递给移植手术团队。这样就可以根据器官抵达的时间和适合移植的时机，为移植受者准备好手术。

负责协调获取过程的人员（器官捐献专科护士或英国的 SNOD，以前也称为捐献者协调员）负责与捐献者家属联系，并负责获得捐献同意，解释获取过程，获取前监督对捐献者的管理等。他们负责确保移植中心能获得有关捐献者的信息，并负责协调获取行动，确保配备必要工作人员的手术室，并调动合适的获取小组。在获取过程中，他们将监督对可控型 DCD 捐献者生命支持治疗的撤除，安排捐献者转移到手术室，在捐献流程过程中与移植中心保持沟通，监督器官的包装和及时转运。最后，他们将确定最近的办事处以落实捐献者家庭的要求。

3.3　器官获取团队

器官获取过程需要各类医务人员的合作，包括供体医院专业人员，如麻醉师和手术室人员，以及前往供体所在地"获取团队"成员，其中可能有外科医生、复原医师、获取技术人员或灌注师。通常有独立的胸腔器官（心和肺）和腹部器官（肝、胰和肾）获取团队。此外，可能还有后续团队协助进行不常开展的或更为专业的获取，如多脏器、小肠和软组织获取手术。

至关重要的是，不同获取团队必须有效地合作，以确保在最佳状态下获取所有器官。特别是腹部和胸腔获取团队应协商好如何执行各自的流程。通常两个团队可以一起手术，实际上这也是更好的方式。因为任何一个团队的行动都可能导致供体变得不稳定，需要快速插管和灌注。这就需要进行细致的规划，确保供体的体位合适，手术台有足够的空间供两组外科医师、助理外科医师和消毒医师使用。两个团队要和手术室工作人员讨论设备要求，以便有足够的抽吸器和两个独立加热装置。

获取团队应与麻醉师商定和讨论，供体预防性使用抗生素和肝素化的时机，以及正性肌力药物和肌松剂的应用。关于插管、夹闭以及静脉排血等方式和位置，团队之间要达成一致。上钳夹闭的时机很关键，通常由心脏移植中心决定，因为心脏冷缺血时间最短。某些情况下，规划特别复杂的心脏移植时，可能会有相当长的延迟。受者移植团队可能希望在对供体上钳夹闭之前，受者已在手术台上开始胸骨切开手术。

4　器官获取技术

器官获取技术取决于外科医师的偏好和经验，也取决于获取团队、要获取的器官以及捐献类型等。然而，总的原则和总体目标是在无损伤和快速有效冷灌注的情况下获取器官，最大限度地减少冷缺血。本节将介绍 DBD 供体获取心脏、肺脏、肝脏、胰腺和肾脏等通用技术。

4.1　暴露和探查

全中线开胸和剖腹手术完全暴露胸腔和腹腔。切开腹膜时应注意避免损伤器官。尤其是腹部组在开胸时，应确保和胸腔组共同保护好肝脏左叶不受损伤。胸骨和腹部牵开器应放置到位。进入胸膜腔和心包腔，探查肺脏和心脏。腹部很容易探查肝脏，无需进一步解剖。通过胃结肠韧带进入小网膜囊显露胰腺，通过松解左右结肠并打开 Gerota's 筋膜可探查部分肾脏。然而，完整的评估只有在获取和分离肾周脂肪后才有可能。右半结肠的松解继续进行，内脏完全向内侧旋转（Cattel-Braasch Maneuver），该操作可暴露下腔静脉（IVC）和腹主动脉，显露出肾血管和肠系膜上动脉（SMA）。在松解肠道时应注意解剖正确的平面，以避免损伤输尿管。在这一阶段以及随后的解剖过程中，应注意任何可能影响器官质量的可疑病变或其他异常（如严重动脉粥样硬化）的存在，如果发现异常，必要时应进行活检。如果有腹膜炎，应送样本进行培养。将值得关注的重大异常发现转告给相关的移植外科医师。

4.2　温相解剖

初步探查之后，继续进行解剖，以便松解器官，分离要和各器官一并获取的血管，并为插管准备好血管。胸腔要最小程度进行解剖，仔细检查肺脏和心脏，并取样进行肺静脉血气分析。

腹部则需要更多的解剖。具体可分为插管和灌注前的"温期"解剖和灌注后的"冷期"解剖。各阶段分别做多少解剖，取决于外科医师的偏好和经验。对于情况稳定的供体，专家倾向于在灌注前进行广泛的温期解剖，灌注后稍微进行解剖就迅速获取器官并放置在碎冰上。然而，获取目标是安全地取出未受损的器官。因此，当获取医师缺乏经验、遇到特别困难的病例或供体情况不稳定时，可以稍事解剖以满足插管要求，随后进行器官获取，获取后在移植中心工作台上再进行充分的解剖。尤其是遇到肝动脉要完全解剖出来，或肝动脉与周围大量软组织一起获取回来等情形。如果出现副右肝动脉或变异的右肝动脉等不确定性，而胰腺不需要获取，可以将包括腹腔动脉和肠系膜上动脉（SMA）在内的一段腹主动脉等大块组织一并获取，随后再识别和解剖动脉。同样，如果发现或怀疑有副肝动脉或变异的肝左动脉，则可取回所有从肝胃韧带和沿胃小弯延伸的组织。

已经进行了全内脏内侧旋转，腹主动脉的前壁从其进入髂总动脉的分叉处暴露到SMA起源处。左肾静脉在SMA下方穿过腹主动脉。仔细解剖SMA起始部分约几公分范围，当它与胰腺一起获取时，可以很容易地识别它，也可以帮助识别起源于SMA的变异右肝动脉。在髂总动脉或腹主动脉髂动脉分叉部近端预置结扎线，具体位置取决于外科医师对经髂总动脉或腹主动脉插管的喜好。然后将下腔静脉暴露在髂静脉汇合处上方，准备作为流出道，并在此水平预置结扎线。这样可以在流出之前结扎近端下腔静脉，从而最大限度地减少术野中的血液。然后继续向头侧解剖，确定肾静脉起源以及肝下腔静脉，后者将在以后被分离。

解剖肝十二指肠韧带。在十二指肠上方约1cm处识别胆管并分离。应注意尽量减少管道结构的纵向解剖，否则可能导致血管离断组织缺血。切开胆囊并冲洗（用大量生理盐水）以清除胆汁。胆管也要进行类似的灌洗。胆管后方邻近门静脉组织应仔细解剖，以免损伤副右肝动脉或变异右肝动脉。如果存在副右肝动脉或变异右肝动脉，可沿着动脉解剖至SMA，注意避免损伤胰腺。某些情况下，动脉可能穿过胰腺，因此不可能不损伤获取的胰腺，除非肝脏移植外科医师同意将非常小的动脉牺牲掉，或者同意动脉可以在胰腺上方离断重建。然后将肝总动脉向下解剖至腹腔干。对胃十二指肠动脉（GDA）、脾动脉（SA）和胃左动脉（LGA）进行识别和解剖，以便冷灌注后将它们游离。应注意鉴别从LGA发出的副肝动脉或变异的肝左动脉，如果有应予以保留。然后解剖腹腔动脉上方的腹主动脉，绕带将腹主动脉夹闭，并用吊带或胶带控制以便上钳夹闭。温期解剖过程，肝脏也可能被游离，游离范围取决于外科医师偏好和经验，有的外科医师完全游离，而有的则将肝脏和附着的大块膈肌一并获取。最低限度，应充分游离以允许显露其他相关组织，例如离断左三角韧带有助于显露腹主动脉。避免肝包膜或实质撕裂。常见的肝包膜撕裂部位是肝右叶下缘后腹膜莫里森氏凹陷反折处。

4.3　插管

　　温相解剖完成，胸腹部获取团队准备就绪，才可以进行插管。如不能控制好血管引起大量出血，可能会导致供体情况不稳定。此阶段应给予静脉肝素化，并等待至少 5 分钟，然后再进行上钳夹闭。

　　胸部插管位置在近端升主动脉和肺动脉。腹主动脉插管可通过右髂总动脉或直接通过腹主动脉本身放置。如果通过右髂总动脉入路，首先要结扎左髂总动脉。然后结扎远端右髂总动脉，再切开近端血管壁。灌注套管插入并用结扎固定。如果通过腹主动脉直接插管，首先要结扎插管部位远端腹主动脉，或分别结扎左右髂总动脉，然后再切开血管壁进行插管，并结扎固定。遇到解剖困难情况时，如动脉粥样硬化，可以使用 Babcock 钳来帮助固定套管。进行腹主动脉插管，要注意确保插管放置到血管真腔。因为供体合并严重血管疾病时，容易在动脉内膜下解剖。此外，套管尖端应位于 SMA 和肾动脉开口下方，以便这些血管的灌注不受影响。

　　用于门脉灌注的插管可以通过多种方式实现。如果胰腺不需要获取，如果 IMV 足够粗大，可以通过 IMV 插管。一般通过 SMV 插管。最简单的暴露 SMV 方法是上提横结肠、向下牵拉小肠，然后切开横结肠系膜和小肠肠系膜之间"反折"处的腹膜，解剖出 SMV。血管的定位可以借助 SMA 触摸，在其右侧解剖。无论采用哪种方法，都将静脉远心端结扎，套管插入 SMV 并用绕线结扎固定。注意确保套管头端位于 SMV 或门静脉主干，而不能推送到右或左支门静脉内。如果要获取胰腺，则应直接经门静脉进行门脉灌注。在这种情况下，套管插入即刻上钳夹闭。准备这个过程时，应仔细解剖门静脉直至完全游离并绕带。上钳夹闭后，在胰腺上方约 1cm 处静脉切开，插入套管并收紧结扎固定。然后，静脉应在套管下方完全离断，以确保胰腺有充分的流出道。

4.4　阻断和灌注

　　一旦插管完成，应进行最后的检查，以确保两个团队都做好了上钳夹闭阻断的充分准备。灌注液应准备好并连接好，冰块随时可放入腹腔。两个团队都有足够的吸引器确保术野干净。胸腹部获取团队都同意操作的顺序，包括夹钳和流出道的位置。

　　技术上通常是胸科团队结扎上腔静脉，夹住膈肌上方的下腔静脉，在此上方开放心脏流出道。升主动脉被夹闭，左心房也开放流出道。腹主动脉可在膈下夹闭。下腔静脉结扎在髂总静脉汇合处远端，并在此上方开放流出道。立即开始主动脉灌注。如果已经插管，则及早通过 IMV 或 SMV 实现门静脉灌注，或如上文所述直接门静脉插管进行灌注。然后将冰块放置腹腔内肝脏周围、胰腺上方小网膜囊内和双肾上方。这个阶段应仔细检查，以确保灌注插管保持在适当的位置，并且灌注液畅通无阻。

4.5　冷相解剖

心脏停搏液给药和肺冲洗完成后，迅速获取心脏，然后获取肺脏。腹腔器官灌注通常需要更长的时间，最好在进一步解剖肝脏之前，允许胸腔团队有空间完成心脏和肺脏的获取。在此期间，可以切取淋巴结进行组织分型。然后，可以将左肾静脉分开，取下 IVC 的小袖带，并将肝下 IVC 分离至右肾静脉上方。注意避免损伤位于后方的右肾动脉。

一旦灌注完成，注意力就转向肝脏获取。如果进行了完整的温相解剖，肝脏获取就相对简单。游离 GDA 和 SA 起始部和远端约 0.5cm，远端进行标记以方便胰腺移植外科医师识别。如果还没有进行灌注，则在胰腺上方离断门静脉。LGA 离断方式类似，除非有副肝动脉／变异肝左动脉，在这种情况下，LGA 应保持连续性，并在保留异常血管情况下完整获取。最后，腹腔动脉取腹主动脉环补片。应注意 SMA 和肾动脉开口可能意外地靠近腹腔动脉开口，要避免损伤。如果存在副右肝动脉／变异肝右动脉，应完整获取带主动脉补片的一小段 SMA。SMA 离断处距离变异右动脉的起点应有足够的长度以方便结扎，远端用缝线标记以帮助识别。在分离 SMA 与主动脉之前，腹主动脉应在中线前方至 SMA 起点处打开。这使得肾动脉在直视下避免损伤。完成肝脏获取最简单方法是将左手中指伸入膈肌上方的下腔静脉内，让肝脏贴近左手并被抬起来。然后在下腔静脉周围分割膈肌，并通过离断右肾上腺和下腔静脉后面的软组织完成器官获取。肝脏立即放在碎冰上。

获取肝脏后开始获取出胰腺。先离断胃结肠韧带，然后再离断胃短血管。十二指肠在幽门远端用切割闭合器离断。靠近肠壁离断横结肠系膜，离断脾结肠韧带。然后用切割闭合器离断空肠和肠系膜，离断部位为屈氏韧带远侧段空肠。握住脾脏将胰腺从腹膜后提起，然后从左至右解剖胰腺和脾脏后方附着组织。注意避免损伤胰腺包膜、脾血管以及左肾，尤其是体型瘦弱的供体很容易损伤这些部位。最后，连带小块腹主动脉片将 SMA 离断，将胰腺放在冰上。

最后获取肾脏。连带下腔静脉壁片将左肾静脉离断。然后解剖腹主动脉。在正中线前方切开腹主动脉。注意主肾动脉和副肾动脉的位置。沿中线将主动脉后壁切开，并将两条髂总动脉离断。这样就形成了两个长动脉壁片和主肾动脉和副肾动脉。然后，在主肾动脉的上方离断动脉壁片。将动脉壁片提起并沿着后方组织解剖。记住要沿着脊柱向下方解剖，以避免损伤后方的肾动脉。然后从腹膜后松解出肾脏。一旦肾脏和主动脉壁片游离，就可以将肾脏从腹膜后提起，输尿管也就很容易辨认出来。沿着输尿管两侧向后方进行解剖，输尿管周围留下部分软组织，直到骨盆处，在这里输尿管尽可能低地离断。注意避免输尿管与髂血管交叉处的损伤。输尿管离断后和肾脏一并放在碎冰里。

最后，获取髂总动、静脉，放在肝脏和胰腺一起备血管重建使用。切取淋巴结和脾脏。不打算移植的器官和组织都应放回体腔。注意吸净腹腔和胸腔残留血液或液体。仔细关闭胸腹腔，以便尽可能提供最好的遗体外观。

4.6　DCD 获取

DCD 获取的目的与 DBD 获取的目的相同，最终必须执行相同的解剖过程。主要区别在于必须尽快进行冷灌注，最大限度减少热缺血损伤。因此，早期解剖目的是快速进行主动脉插管、建立静脉流出道和开始主动脉灌注。在这种模式下，胸腔最容易上钳夹闭。然后建立门静脉灌注，并且用碎冰冷却腹腔。之后的方法与 DBD 获取基本相同。然而，由于腹腔有碎冰和液体存在，灌注后组织颜色变化以及没有脉冲存在，解剖和识别重要结构更加困难。腹部特别容易损伤副肝动脉或变异肝动脉，应格外小心避免。DCD 器官获取方式可根据外科医师经验而定，最好将更多的解剖留到移植中心工作台上进行。

重要的是进行 DBD 获取的外科医师要熟悉 DCD 获取技术，因为 DBD 供体可能随时变得不稳定。在这种情况下，快速转换 DCD 获取技术可以挽救这种情况，允许在最小热缺血情况下成功地获取器官。

5　器官包装和转运

从捐献者身上获取器官后，必须尽快将其包装并运送到目的地。在包装之前，根据当地政策，器官可以在工作台上进一步灌注。静态冷藏目前仍然是大多数机构的标准。静态冷藏通过冷却与特殊保存溶液结合来减少细胞新陈代谢和氧气的需求，从而影响细胞分子变化。目前，威斯康星大学溶液（UW）被广泛应用于腹腔脏器的静态冷藏保存。UW 的主要作用是预防水肿（棉籽糖、乳糖醛酸盐），补充 ATP 前体（腺苷酸），以及抵抗活性氧（别嘌呤醇，还原型谷胱甘肽）[10]。

将器官放入无菌袋并浸泡在冷保存液中。放置的冰块不应与器官直接接触，否则可能导致器官冰冻。无菌袋妥善封闭并放置在另一个无菌袋中，然后一起放置在一个袋子中。每个袋子里都装有冷冻液。最后，妥善封闭袋子放置到保温容器，袋子周围以冰块包围。与器官一起运送的血管和其他组织也放置在冰盒内无菌容器中。注意确认所需要的文件也和器官一起放好。然后将箱子关闭并密封，并清楚地贴上其内容物和目的地的标签。

6　参考文献

［1］ Mollaret P, Goulon M. [The depassed coma (preliminary memoir)]. Rev Neurol(Paris). 1959.

［2］ A definition of irreversible coma. Report of the Ad Hoc Committee of the Harvard Medical School to Examine the Definition of Brain Death. JAMA. 1968.

［3］ The Conference of Medical Royal Colleges and their faculties in the UK. Diagnosis of death. Lancet. 1979.

［4］ Wahlster S, Wijdicks EF, Patel PV, et al. Brain death declaration: Practices and perceptions worldwide. Neurology. 2015.

［5］ Wijdicks EF, Varelas PN, Gronseth GS, et al. Evidence-based guideline update: determining brain death in adults: report of the Quality Standards Subcommittee of the American Academy of Neurology. Neurology. 2010.

［6］ Academy of Medical Royal Colleges. A Code of Practice for the Diagnosis and Confirmation of Death 2010. http://www.aomrc.org.uk/wp-content/uploads/2016/04/ Code_Practice_Confirmation_Diagnosis_Death_1008-4. pdf. Last accessed: September 2019.

［7］ Kootstra G, Daemen JH, Oomen AP. Categories of non-heart-beating donors. Transplant Proc. 1995.

［8］ Wind J, Faut M, van Smaalen TC, et al. Variability in protocols on donation after circulatory death in Europe. Crit Care. 2013.

［9］ Manara AR, Murphy PG, O'Callaghan G. Donation after circulatory death. Br J Anaesth. 2012.

［10］ Guibert EE, Petrenko AY, Balaban CL, et al. Organ Preservation: Current Concepts and New Strategies for the Next Decade. Transfus Med Hemother. 2011.

第 10-I 章　保存技术

器官保存

David Paredes 医学博士
欧洲认证移植协调员 UEMS 顾问
捐献与移植协调科
巴塞罗那大学医院
巴塞罗那大学医学院外科副教授
西班牙巴塞罗那

索　引

第 10-Ⅰ 章　保存技术 ··147
器官保存

1　导言 ··149

2　缺血再灌注损伤（IRI）的病理生理 ·····························149

3　器官保存原理 ··150

4　减少 IRI 的机制 ··151

　4.1　低温 ···151

　4.2　保存液 ···151

　4.3　低温或常温机械灌注（PM） ·····································154

5　结束语 ···155

6　参考文献 ···155

1　导言

器官移植是治疗终末期器官衰竭患者的有效方法。然而，尸体器官供给量与移植等待者人数之间的巨大差距，导致了受者在等候名单上时间延长，迁移性和死亡率增加。这种不平衡导致人们逐渐接受来自高龄捐献者的器官，而高龄捐献者的肿瘤、肥胖、吸烟和酗酒风险更高，且合并心血管危险因素（CRF），如高血压、动脉粥样硬化和（或）糖尿病，移植物长期存活的机会低于最理想的供体。

根据宣布死亡的机制不同，供体可以定义为脑死亡（DBD）供体和心死亡（DCD）供体，后者包括可控型供体和不可控型供体。DCD 在世界范围内的应用越来越频繁，尤其是可控型 DCD。DCD 供体热缺血损伤引起移植物功能障碍风险很高，主要与撤除生命支持治疗（WLST）后死亡机制有关。考虑供体的年龄、既往病史和 CRF 等特征，理想的尸体供体是年龄小于 40 岁、死于颅脑外伤、无慢性肾功能衰竭等的脑死亡供体。随着时间推移，标准和扩大的标准捐献者的概念是相对的，标准器官意味着器官平均质量符合当前可用于移植器官的范围。而扩大标准移植物意味着器官低于平均质量，这些器官来源于具有已知无法达到最佳移植预后的供体特征。普遍的共识是将标准分为两个风险类别[1]：移植物功能障碍[2]和癌症及传染性疾病的传播。

移植物功能障碍是死亡供体缺血-再灌注损伤（IRI）等综合因素叠加的结果。首先可能是急诊室（ER）或重症监护室（ICU）供体维持期间发生过的心、肺骤停和血流动力学不稳定；或者死亡机制以及与 DCD 流程相关的供体保护期间额外缺血损伤等。其次，在器官获取和移植前体外器官保存过程又增加了更多的缺血性损伤。最后，移植开放血流器官再灌注后，在受体体内接受含氧血液又导致额外的损伤[9, 10]。

理想供体的缺乏意味着外科医生正在移植以前被认为不可接受的器官。多种危险因素的同时存在，例如老年供体（＞60 岁）、肥胖伴脂肪变性，CRF 和严重动脉粥样硬化等，进一步加剧了移植物 IRI 程度，尤其是某些对缺血极为敏感的器官，显著降低了移植成功的机会。接受这些供体器官的移植结果不像标准供体器官那样理想，但与移植等待名单的潜在死亡率相比，它们仍被认为是可接受的。

建议避免使用"边缘供体或边缘供体"一词，因为它暗示这些器官的功能是处于边缘或边界的。最好称之为扩大标准供体，或移植物活力下降的高风险供体。经过全面评估后，这些供体认为适合移植，对特定受者是可行的。在此背景下，改进器官保存技术是满足这些临床需求的关键步骤。

2　缺血再灌注损伤（IRI）的病理生理

IRI 是影响移植物预后重要的非免疫抗原性独立因素。除了非特异性作用外，它还可以增加移植物的免疫原性和宿主的同种反应性。IRI 发生在移植过程的早期，启动了一系列分子和细胞反应，包括促炎介质的释放和各类细胞的趋化和浸润。随之而来的短期和长期改变，可影响器官的结构和功能，进而危及移植物的存活。

根据形态学研究，IRI 尤其在冷保存期间会损伤移植物细胞。目前的假说是，内皮细胞损伤以及白细胞和血小板的积聚，导致微循环障碍和移植物功能衰竭。微循环障碍是IRI 组织损伤的第一步。缺血性微循环功能障碍导致血管内灌注失败（即无血流），这是由于内皮细胞肿胀、血管内血液浓度、血管活性介质内皮素和一氧化氮之间的不平衡造成的。

器官捐献和移植过程的器官损伤可分为两个阶段。第一阶段是缺血性损伤，包括热缺血、冷缺血或两种情形都有。热缺血（WI）损伤始于 WLST。可控型 DCD，血流显著减少（功能性 WI），随后循环停止；不可控型 DCD，即院外或院内心脏骤停复苏不成功，可导致严重的 WI 损伤。建议对 DCD 供体采用常温下局部灌注（NRP）技术，恢复腹腔器官的氧合血液灌注，进而恢复器官能量和新陈代谢，如 DCD 章节所述。冷缺血（Cold ischemia，CI）始于器官获取期间。如果是 DBD，在使用主动脉钳夹闭血管，通过放置在胸主动脉和肺动脉以及腹主动脉和门静脉等血管里的插管开始腹部器官冷灌注。如果是 DCD，继 NRP 之后 CI 时间始于通过灌注系统插管进行的冷灌注，或主动脉插管冷灌注快速器官获取时。冷保存或低温机械保存情况下，CI 时间持续到器官移植后血流恢复。

然而，当采用常温机械灌注对离体器官进行保存时，可以体外恢复器官内血液循环，所有类型供体的 CI 都可以缩短。第二阶段称为再灌注，包括受体移植器官血流恢复启动氧化和炎症过程。

3 器官保存原理

器官保存的主要目标是保持移植物从供体到受体过程中的功能、生化和形态学的完整性。自从 1960 年肾移植发展以来，器官在获取和移植之间的妥善保存一直被认为是重要的。获取后缺血使得氧供应和营养物质的减少引起细胞级联损伤，导致器官发生不可逆损伤。

器官保存主要有两种策略：

（1）静态冷保存（SCP）：用（5℃～8℃）冷保存液（PS）灌注和洗涤供体器官血管系统，直到静脉流出物变得清澈，然后将器官浸入无菌容器冷保存液中，并保存在冷藏箱的冰块上，确保 2℃～8℃保存温度。实体器官的保存一直以来是基于低温过程抑制细胞新陈代谢的机制。低温保存通过冷保存液代替血液来实现。器官保存液组成成分是优化器官对低温耐受性的关键因素。保存液的目的是减少器官在获取后因缺血缺氧和营养缺乏导致的细胞损伤。

（2）机械灌注（PM）：机械灌注的概念始于 1930 年，当时 Carrel 和 Lindberg 在小型泵的帮助下保存了一个离体肾脏[29]。随后通过使用其他液体而不是血液，包括微滤血浆和新的溶液，如 Euro-Collins 和威斯康星大学（UW）溶液，以及设计了新的机器改进了这一概念，这些机器现在是便携式的，而不是使用以前难以移动的大型泵。在获取过程中，器官血管系统是用 PS 冷灌注，直到获得清澈的静脉流出物，然后 PM 允许 PS 通过动脉插管持续灌注器官，或使用固定动脉斗牛犬夹将主动脉补片固定器官动脉，持续2℃～8℃恒定温度灌注器官。

以肾脏为例，PM 使用改良的 UW 溶液灌注，这是一种低钾高钠的细胞外型溶液，含有甘露醇作为非渗透物，葡萄糖、核糖、腺嘌呤、葡萄糖酸盐和磷酸盐作为代谢物。两套系统都使用无菌盒，放置来自同一供体的一个或两个肾脏。PM 提供持续灌注确保器官更好地灌洗出细胞碎屑、红细胞、白细胞和死亡过程相关代谢和炎症因子产物。此外，通过提供营养，有助于维持肾脏的新陈代谢，尽管由于体温过低和缺氧而降低了新陈代谢。

4 减少 IRI 的机制

4.1 低温

低温降低了细胞内酶分解器官活力所必需基本成分的速率。低温并不能阻止新陈代谢，而是减缓新陈代谢，延缓细胞死亡。在正常体温的动物体内，体温每降低 10℃，大多数酶的活性就会降低 1.5～2 倍（范特霍夫定律）。因此，当温度从 37℃下降到 4℃时，酶的活性会降低 12～13 倍。温度降低到 0℃，即冻结状态，由于冰晶形成反而严重伤害细胞。部分器官可以耐受 30 至 60 分钟的热缺血损伤，而不会完全丧失其功能。把器官从37℃冷却到 4℃，可以延长保存时间 12～13 小时。Calne 等人证明，使用冷血储存肾脏，器官能保持其功能 12 小时。同时，Collins 证明了用适当的灌洗溶液替换血液，可使得肾脏保存时间增加约 3 倍（长达 30 小时）。

器官血管内灌洗是通过灌注低静水压的液体来实现的，将血液固体成分、同种凝集素和凝血因子从血管树灌洗出来。不充分的灌洗会遗留微循环中的红细胞微聚体，将会影响血液再灌注，导致器官功能障碍。为了获得器官最佳保护效果，所有肾单元（血管、细胞外、肾小管）必须完全灌洗到液体平衡。通常，这种平衡需要 10～12 分钟的灌注，建议使用 10 倍于器官重量 / 体积的保存液量。

4.2 保存液

各种低温保存溶液前面已做介绍，由 Belzer 和 Southard 开发的威斯康星大学（UW）溶液。UW 溶液保存可以减少冷保存期间的移植物损伤。UW 溶液极大地改善了器官保存质量，已被广泛认可为 PS 的"黄金标准"并用于世界各地。

器官保存液保护组织的原理：

（1）最低限度减少低温诱导的细胞水肿

冷缺血抑制 Na/K-ATP 酶泵活性，降低细胞膜电位。氯和钠通过密度梯度进入细胞，细胞因液体积聚而水肿。因此，大多数保存液组成成分中，电解质组成是很重要的。通常配方类似细胞内液，具有低钠浓度和高钾浓度，从而防止钠被动地流入细胞内。然而，新的保存溶液如 HTK 和 Celsior 等组成成分则具低钾；它们类似细胞外液，提供了良好的临床效果。

细胞水肿可以通过添加这些电解质来减轻，也通过细胞不可渗透的物质（imperiment）减轻。因此，保存液的关键成分是合理浓度的有效不渗透物质。最常用的防渗剂是那些单质糖，如葡萄糖、蔗糖和甘露醇等。乳糖酸盐和棉子糖（一种三糖）是最近使用较多的成分。

低温保存的其他问题是细胞内钙的积累。在正常体温条件下，心肌细胞对钙的管理是能量依赖性过程，其中钙通过 ATP 酶的作用从细胞质中获得。随着 ATP 酶的失活，加上低温保存期间钠氢离子活化作用，可能导致细胞内钙超载。这些失调紊乱，特别是心脏保存方面，使得纠正再灌注后细胞功能更为困难。

保存液的渗透压应尽可能接近血浆的渗透压，约为 310mOS/kg。然而，部分溶液具有较高的渗透压（400mOS/kg），当它们将水脱出细胞时，具有良好的治疗效果。因此，具有渗透活性的不同组分必须以适当的量进行平衡，以达到这种渗透压浓度。

（2）预防细胞内酸中毒

组织酸中毒可损伤细胞，诱发溶酶体不稳定性，激活溶酶体酶，改变线粒体性质。这些变化刺激细胞因子的产生，吸引巨噬细胞，从而引发炎症反应。因此，保存液应包括缓冲物质以使 pH 值尽可能接近生理水平。最常用的缓冲液是碳酸氢盐、柠檬酸盐、磷酸盐、乳糖酸盐和组氨酸。

（3）防止再灌注质空间扩张

如果使用低张晶体溶液进行供体灌注和器官保存，可能导致血管内水渗漏到组织间隙。液体的这种扩散可导致间质扩张或水肿，而间质扩张或水肿可使得毛细血管网收缩并影响保存液的均匀分布。人体血浆过去曾被用作保存溶液，但感染的传播使得在初始溶液的配方中必须避免使用胶体渗透物质，如白蛋白。

Belzer 溶液含有羟乙基淀粉，这是一种惰性且安全的淀粉，由于分子量大而保留在血管里，可以有效维持渗透作用。因此，理论上讲，溶液是均匀分布的，以便更好地灌注器官，并使溶液的基本成分在所有分隔室中自由交换。

IGL-1 是一种新型器官保存液，其中 K^+、Na^+ 浓度倒置、聚乙二醇（PEG-35）代替原 UW 液的羟乙基淀粉。肾脏、肠管、肝脏和胰腺的冷保存可用 IGL-1 溶液。这些胶体溶液已证明优于晶体溶液，但是胶体渗透物质增加了保存液的成本。

（4）防止氧自由基损伤

冷缺血再灌注时产生大量氧自由基。如超氧阴离子、过氧化氢、次氯酸、羟自由基和过氧亚硝酸根等。这些分子产生所有细胞结构，特别是脂质膜的非特异性氧化，从而导致细胞功能的损伤和丧失。这些氧自由基的主要来源是多形核膜中的胞内催化酶、黄嘌呤氧化酶和 NADPH 依赖性氧化酶。多项实验文献均支持氧自由基在再灌注损伤中的介导作用。

部分作者认为，由于内源性黄嘌呤氧化酶的活性相对较低，与代谢超氧化物阴离子的活性较高的超氧化物歧化酶相比，黄嘌呤氧化酶在人体肝脏和肾脏保存中发挥的作用较小。其他作者认为，在缺血-再灌注期间，氧自由基的产生超过了生理清除剂的清除能力，或者是因为抗氧化沉积物已经耗尽。相反，肺脏和肠管的保存，氧自由基特别活跃。外源性清除物质的加入可以潜在地减缓氧自由基导致的损伤。

单一理想的 PS 并不存在。过去 20 年，我们对器官保存基本原理研究取得了重大理论和实践突破，包括 PS 中新组分和添加剂使用（表 1）以及体外器官机械保存装置的最新进展。

表 1 几种保存液的组成

	HTK CUSTODIOL	EURO COLLINS	BELZER UW	CELSIOR	IGL-1	ST THOMAS	PERFADEX
溶液类型	EX	IC	IC	EX	EX	EX	EX
黏度	低	低	高	低	低	低	低
pH	7.2	7.1	7.4	7.3	7.4		
渗透压 OSMOLALITY	310	375	320	320		318	302
电解质 mmol/L							
钠	15	10	25	100	125	117	138
钾	9	115	125	15	25	16	6
镁	4		5	13	5	16	0.8
氯	50	15		41.5			142
钙	0.015			0.25		1	0.3
缓冲液 mmol/L							
碳酸氢盐		10				25	
磷酸盐		43				1	0.8
二磷酸盐		15	25		25		
硫酸盐		5		5	1	0.8	
组氨酸 / 组氨酸盐酸	180/18			30			
防渗剂 mmol/L							
葡萄糖		195					5
甘露醇	30			60			
棉子糖			30		30		
乳糖醛酸			100	80	100		
代谢前体 mmol/L							
腺苷酸			5		5		
酮戊二酸	1						
谷氨酸				20			
色氨酸	2						
抗氧化剂 mmol/L							
谷胱甘肽			3	3	3		
别嘌呤醇			1		1		
胶体 g/l							
羟乙基淀粉			50				
右旋糖酐 40							50

续表

	HTK CUSTODIOL	EURO COLLINS	BELZER UW	CELSIOR	IGL-1	ST THOMAS	PERFADEX
聚乙二醇					1		
其他药物							
地塞米松			8				
胰岛素			100U/L				
普鲁卡因							

注：缩写：EX：细胞外，IC：细胞内。IGL-1：乔治·洛佩斯研究所保存液-1；UW：威斯康星大学保存液；PEG：聚乙二醇。

4.3　低温或常温机械灌注（PM）

PM 概念基于这样的设想，即器官保存可以在保持器官新陈代谢的更好条件下进行，包括提供均匀的氧气和营养底物来保证器官新陈代谢、清除代谢的最终产物和确保更好的器官灌洗。尽管这种新陈代谢较低。此外，PM 保留了血流动力学刺激和肾脏血管系统的张力，模拟肾脏暴露在连续或脉动正常生理情况，灌注压约 30～40mmHg，＜60mmHg，使肾脏血管系统在保存期间对动态压力保持一定的自我调节和血流动力学反应，而不会引起细胞水肿和血管损伤。机械灌注一个有争议问题是所使用液体流动的类型，是连续的还是脉动的。部分研究发现了血管保护基因的表达，尤其是脉动型液体流动方式。Kruppel-like factor 2 基因通过抑制促炎症反应和激活免疫系统而与血管内保护相关。

过去 30 年里，一直存在着关于保存方式（CSP 和 PM）孰优孰劣的争论。20 世纪 70 年代，大多数肾脏采用 PM 保存，因为这种方法被认为有可能提供更好的移植功能，特别是对有较长缺血时间情形。然而到 20 世纪 80 年代，情况发生了逆转，特别是美国，大多数移植物都用 CSP 保存。具体原因可能与以下因素有关：即 PM 技术上的困难，因为需要技术人员负责使用和监控；设备故障的风险，尤其是早期阶段存在的风险；设备的便携性不理想等。相比较而言，CSP 简单且成本低，因而应用愈加广泛。近年来，随着捐献者的变化，更多扩大标准捐献者的应用，使得人们对 PM 重新产生了兴趣。最近发表的研究表明，PM 相比较 CSP 具有优势，尤其是那些对 IRI 敏感性较高的器官，例如来自扩大标准供者，特别是 DCD 供者的肾脏和肝脏。

2009 年发表的一项国际多中心前瞻性随机研究，利用大量病例比较 PM 和 CSP 的效果。336 名捐献者随机分为 PM 组和 CSP 组，PM 组的移植物功能延迟恢复（DGF）显著降低，DGF 持续时间也明显减少，术后肌酐水平更低。此外，利用通过机械保存的肾脏进行移植的受者中，1 年移植物存活率更高。关于扩大标准肾脏，Stratta 通过这项研究和其他研究的进一步分析，观察发现对这组高危供体器官，PM 显著降低了 DGF 并提高了移植物存活。Moers 团队最近发表了一封致编辑的信，认为 2009 年发表为期 3 年的多中心随访研究后，可以得出结论：对 ECD 供体，利用 PM 保存的肾脏移植物存活率显著高于 CSP。Sung 等于 2008 年发表的研究显示了美国不同器官获取组织在接受或拒绝来自 ECD 肾脏的差异，比较了 RB 标准和 PM 的价值，结论是：当需要做出决定是否要拒绝肾脏时，两者结合是最好的方式，而不仅是各自的试验结果。这一概念最近被我们团队证实，我们联合应用了肾活检（RB）和肾脏 PM 保存和评估。PM 肾脏保存时，灌注压力要逐渐地增加至 30～40mmHg，肾脏至少灌注 6 小时以上，PM 肾脏可接受的标准数值是肾动脉阻力（RR）小于或等于 0.4mmHg/ml/min，肾灌注流量（RF）大于 0.5ml/g（肾脏重量），或 RF＞70ml/min。作者所在的中心，利用 PM 作为肾脏活力评估工具后，移植肾脏的数量增加了 14.8%,，其中部分肾脏 RB 评分值为 4，甚至在某些情况下为 5。相反，8.8% 的肾脏因高 RR 而弃用，否则仅基于 RB 评分可能会被接受。两组比较时，第一组即刻功能恢复的更好。因此建议使用 PM 来协助决策肾脏能否利用，而不仅仅是 RB 评分。PM 可以给予接受或拒绝器官移植决策更大的信心。

最近，PM 的新进展是使用常温动脉灌注全血或含氧载体以减少 IRI。这种方法可以更好地评估器官的活性，以及在某些情况下对器官进行修复和"复苏"。这些内容将在本章节陆续介绍。

5　结束语

缺血再灌注损伤在器官捐献和移植过程中是不可避免的。由于 IRI 对移植物短期和长期功能的严重影响，减少 IRI 是重要的治疗策略。这一点对越来越多地使用扩大标准供体和 DCD 供体器官更具意义。然而，介导器官 IRI 的病理生理机制是复杂的，涉及众多生物系统的相互作用。优化 DBD 管理方式；低温局部灌注技术在 DCD 器官保护的应用；根据供体类型、风险因素、特点选用合适的保存液；在可能的情况下移植前使用离体机械保存、评估或尽可能地改善器官的活力等应该是使用扩大标准供体和 DCD 供体器官最优先处置策略。

最终分析器官能否接受需要多学科不断的讨论。捐献和移植过程涉及所有专家都会参与讨论，包括 ICU、外科医师、临床医师、病理学家，移植获取协调员、免疫学家和灌注技师等。还需要调整评估方案，以便在移植前确定移植物的存活能力。使用决策算法来最大限度地利用器官，而不对患者或器官存活产生负面影响。

6　参考文献

［1］Lledo-Garcia E, Riera L, Passas J, et al. Spanish consensus document for acceptance and rejection of kidneys from expanded criteria donors. Clin Transplant. 2014.

［2］Burra P, Zanetto A, Russo FP, et al. Organ Preservation in Liver Transplantation. Semin Liver Dis. 2018.

［3］Rao PS, Ojo A. The alphabet soup of kidney transplantation: SCD, DCD, ECD-- fundamentals for the practicing nephrologist. Clin J Am Soc Nephrol. 2009.

［4］Sung RS, Abt PL, Desai DM, et al. The Right Organ for the Right Recipient: the Ninth Annual American Society of Transplant Surgeons' State-of-the-Art Winter Symposium. Clin Transplant. 2011.

［5］Rao PS, Schaubel DE, Guidinger MK, et al. A comprehensive risk quantification score for deceased donor kidneys: the kidney donor risk index. Transplantation. 2009.

[6]　Pascual J, Zamora J, Pirsch JD. A systematic review of kidney transplantation from expanded criteria donors. Am J Kidney Dis. 2008.

[7]　Zaouali MA, Ben Abdennebi H, Padrissa-Altes S, et al. Pharmacological strategies against cold ischemia reperfusion injury. Expert Opin Pharmacother. 2010.

[8]　Bond M, Pitt M, Akoh J, et al. The effectiveness and cost-effectiveness of methods of storing donated kidneys from deceased donors: a systematic review and economic model. Health Technol Assess. 2009.

[9]　Moers C, Smits JM, Maathuis MH, et al. Machine perfusion or cold storage in deceased-donor kidney transplantation. N Engl J Med. 2009.

[10]　Treckmann J, Moers C, Smits JM, et al. Machine perfusion versus cold storage for preservation of kidneys from expanded criteria donors after brain death. Transpl Int. 2011.

[11]　Sung RS, Christensen LL, Leichtman AB, etal. Determinants of discardof expanded criteria donor kidneys: impact of biopsy and machine perfusion. Am J Transplant. 2008.

[12]　Van Smaalen TC, Hoogland ER, van Heurn LW. Machine perfusion viability testing. Curr Opin Organ Transplant. 2013.

[13]　Paredes-Zapata D, Ruiz-Arranz A, Rodriguez-Villar C, et al. Does the Pulsatile Preservation Machine Have Any Impact in the Discard Rate of Kidneys From Older Donors After Brain Death? Transplant Proc. 2015.

[14]　Feng S, Lai JC. Expanded criteria donors. Clin Liver Dis. 2014.

[15]　Bejaoui M, Pantazi E, Folch-Puy E, et al. Emerging concep tsin liver graft preservation. World J Gastroenterol. 2015.

[16]　Latchana N, Peck JR, Whitson BA, et al. Preservation solutions used during abdominal transplantation: Current status and outcomes. World J Transplant. 2015.

[17]　Latchana N, Peck JR, Whitson B, et al. Preservation solutions for cardiac and pulmonary donor grafts: a review of the current literature. J Thorac Dis. 2014.

第 10-Ⅱ章 保存技术

体外机械灌注保存

Amelia J.Hessheimer，医学博士
肝胆外科及肝移植科
巴塞罗那临床医院
西班牙巴塞罗那

Gabriel Ca'rdenas，医学博士
临床医院综合及消化外科
西班牙巴塞罗那

索　引

第 10-Ⅱ章　保存技术 ···157
体外机械灌注保存

1　导言 ···159

2　机械灌注原理 ···159

3　机械灌注液 ···160

4　特定器官机械灌注 ···160

　4.1　肾脏 ··160

　4.2　肝脏 ··161

　4.3　胰腺 ··162

　4.4　胸腔器官 ···162

5　结束语 ···162

6　参考文献 ···162

1　导言

静态冷藏（SCS）一直是实体器官移植物保存的"金标准"；在有限时间内使用前提下，简单、经济、安全。随着器官移植在终末期器官疾病治疗方面取得的巨大成就，也随着次优器官占比越来越多，推动了移植专家用机械灌注来将机器灌注作为器官维持的替代形式。

机械灌注是指在器官移植物体外阶段采取动态保存方式，这种保存方式可以持续提供氧和（或）其他代谢底物，可以清除代谢产物。相比较 SCS，这种保存形式可以提供以下优势：

（1）避免器官功能变差，减缓器官活力的丧失。

（2）延长体外保存时间。

（3）允许移植前对器官功能和生存能力进行评估。

（4）允许有机会给予特定的治疗。

2　机械灌注原理

机械灌注可在以下温度范围内进行：低温（0℃～12℃，HMP）、中温（13℃～24℃，MTMP）、亚常温（25℃～34℃，SNMP）和常温（35℃～38℃，NMP）。随着机器灌注温度的升高，器官代谢需求也随之增加。

机械灌注装置至少包括一个泵，该泵将灌注液输送到血管，流出液通过管道返回泵。虽然低温不需要对灌注液进行主动氧合，但所有其他方式通常需要一个膜式氧合器（类似肺脏，可以用来主动地对灌注液脱氧而不是氧合）。亚生理温度下膜的变化降低了膜流动性，降低了施加压力时切应力损伤的阈值，亚生理温度下也需要亚生理灌注压力。

移植物灌注可以是连续的，也可以是脉冲式的。脉冲式的动脉灌注更具有生理学意义，而门静脉持续低压灌注在肝脏具有生理学意义。肝脏可以由两个单独的泵来提供肝动脉和门静脉的灌注，或者由一个泵利用"Y"型连接器在两个血管之间进行分别灌注。然而，动脉单独用一个泵的优点是能够向动脉进行高压脉动灌注，而不会对肝窦造成压力诱导损伤风险。

机械灌装置除了插管进行灌注液灌入外，还需要插管保证灌注液的流出。虽然灌注液与外部环境隔离，但这样的封闭式回路被认为可能更加无菌。但插管流出有导致阻力和淤血的危险。当 NMP 或 SNMP 封闭式灌注回收所有流出物时，难以进行快速冷保存以避免在技术故障的情况下移植物丢失。

3 机械灌注液

威斯康星大学机械灌注液（UW-MPS）是一种基于羟乙基淀粉（HES）纯化的五聚糖馏分合成液。常用于肾脏和肝脏的 HMP。然而，基于 HES 的溶液的潜在缺点是低温下黏度高。作为替代，已经开发出含有聚乙二醇的溶液，提供与 HES 相似的胶体渗透压压力但降低了黏度。IGL-1，Polysol 和 LS-ATM 等是少有的类似溶液。

当机器灌注在常温、亚常温、甚至中温下进行时，特定的灌注液需要氧气载体。最常见的是使用红细胞，也有基于血红蛋白的无细胞溶液也被用于临床前和废弃器官（非移植）试验。血红蛋白的氧输送和解离特性已被广泛研究：

表 1   血红蛋白的氧输送与解离特性

血红蛋白的氧输送与解离特性
氧输送（DO_2）＝流量 ×CaO_2
CaO_2＝（BO_2×［Hb］×SaO_2）+（PaO_2×0.003mL O_2/100mL 血液/mmHg）
吸氧（VO_2）＝流量 ×（CaO_2-CVO_2）
CvO_2＝（BO_2×［Hb］×SvO_2）+（PvO_2×0.003mLO_2/100mL 血液/mmHg）
"BO_2"：血红蛋白氧结合能力（在生理温度下为 1.39g/mL）；"［Hb］"：有效血红蛋白浓度；"SaO_2"：动脉血氧饱和度；"PaO_2"：动脉氧分压；"SvO_2"：静脉血氧饱和度；"PVO_2"：静脉氧分压。

有效血红蛋白浓度、动脉血氧饱和度和血流量都是机械灌注期间维持足够氧输送的基础。同样重要的是，膜式氧合器能够保持足够的流量，同时允许进行足够的气体交换。

为了避免机械灌注过程氧债导致的进行性器官损伤，氧输送需要超过临界阈值，超过该阈值，氧抽取不依赖于输送（图 1）。除上述措施外，SvO_2 和乳酸水平的连续监测可用于很好地用于确认输送到移植物的氧气装置。

4 特定器官机械灌注

4.1 肾脏

低温机器灌注肾脏，通常在不进行主动氧合情况下进行，长期以来一直是实体器官移植中最常用的机器灌注。文献报道的优点包括维持主要代谢途径；减少厌氧代谢物的积累、氧化应激损伤和细胞凋亡；与 SCS 相比，能荷有所提高。尽管个别随机临床试验的结果不一致，但临床 Meta 分析已经确定，肾 HMP 降低了所有类型移植物的移植功能延迟恢复（DGF）的发生率。个别研究也认为有较低的丢弃率和动脉阻力指数。迄今为止，还没有发表关于氧合肾 HMP 的临床报告。这项研究还在持续进行中。

常温机械灌注研究为在体外重建肾脏创造了生理提供了，该方法尽可能避免缺血和

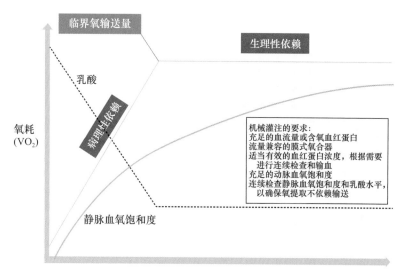

图 1 氧输送（DO_2）

注：氧提取：VO_2；作为氧输送的函数：DO_2。氧气输送需要超过临界阈值（"临界 DO"），以避免"病理性依赖性"进行性氧债，从而导致机器操作过程器官损伤灌注。在机械灌注过程中，充分有效且饱和的氧合血红蛋白是实现"生理性依赖性"的基础。

修改自：Assuncao MS，et al. 如何选择治疗目标以改善感染性休克的组织灌注。Einstein（Sao Paolo），2015，13（3）：441-447.

低温的问题。实验研究表明，肾 NMP 可能有助于恢复既往缺血性损伤，例如心死亡捐献导致的损伤，甚至可能有助于启动修复过程。目前有限的临床证据表明，在离体肾保存过程中应用 NMP 有助于降低 DGF 的发生率，并为移植前评估肾功能和移植物存活能力提供了机会。

4.2 肝脏

低温机械灌注肝脏是为了恢复 ATP 水平和改善线粒体状态，能够更好地应对移植物再灌注时的氧化应激损伤。实验研究表明，与 SCS 相比，HMP 有助于改善肝细胞的保存，提高移植物的存活率，但仍需注意避免压力引起的肝窦切应力损伤。低水平临床试验表明，HMP 可用于保存肝移植物，包括来自扩大标准供体（ECD）或 DCD 供体肝移植物，且获得可接受的结果，但是仍然缺乏随机临床研究来证明肝移植物 HMP 比 SCS 更好。

常温机械灌注肝脏目的是在离体环境中为肝脏重建正常的体内生理环境。虽然理论上是理想的，但对体外器官的生理支持，特别是长时间的支持可能较困难。然而，在实验性肝移植研究中，肝 NMP 已被证明可以显著改善边缘供肝的生存能力和预后，包括那些获取前有较长热缺血时间的移植物。新近发表的一项国际随机临床研究，比较了 NMP（n＝121）和 SCS（n＝101）肝移植结果。实验的所有灌注肝脏都于肝移植前获得接受。研究主要终点是检测移植物再灌注后血清 AST 峰值的差异，NMP 肝脏 AST 峰值低于 SCS 肝脏 AST 峰值 500IU/L。未检测到任何其他主要终点（移植物丢失，受者存活和（或）胆道并发症）的差异，表明 NMP 除了改善肝移植术后近期缺血再灌注损伤外，是否还有其他有趣研究但有待进一步探索。

4.3 胰腺

胰腺 HMP 和 NMP 已经在动物实验和废弃人胰腺实验中进行了研究。虽然似乎比 SCS 提供了与其他器官类似的改善（例如，清除代谢废弃产物，改善血管阻力指数和能量负荷），但主动灌注胰腺的困难是要避免出现移植物水肿，这是低温和常温灌注导致的问题。此外，还有一种可能性，即体外机械灌注可用于改进胰岛细胞分离技术，这是一项有趣的研究但仍有待进一步探索。

4.4 胸腔器官

心脏是 SCS 过程中特别容易受损伤的器官，心脏机械灌注技术已被研究用于延长标准同种异体心脏移植物的离体保存时间，同时也可以评估移植物的功能和生存能力。虽然已有几项有限的器官生存能力已经被证明使用机械灌注相对于 SCS 有改善，但心脏 HMP 或 NMP 是否能真正提高移植物利用率和预后仍不清楚。

与心脏不同，标准质量肺脏可以较好地耐受 8～10 小时 SCS。肺脏机械灌注主要用于在接受移植之前评估非标准质量器官，特别是那些来自不可控型和可控型 DCD 供体的器官。临床实验的初步证据表明，NMP 应用于离体肺脏保存，可能有助于改善移植后早期的结果，如早期移植物无功能、术后机械通气时间和住院时间。

5 结束语

人们对离体机械灌注保存的兴趣空前高涨，许多器官的初步结果是有希望的。现在发现我们需要更多设计良好的前瞻性随机对照试验来评估临床相关终点（如移植物和（或）患者存活率），或需要通过研究证明原本弃用的器官经过一段时间生存活力检测还可成功移植。同时，仍有大量的基础研究需要进行，包括对于与移植物损伤相关的基因转录和转化的改变，以及器官获取相关影响的通路等。

6 参考文献

［1］ Ardehali A, Esmailian F, Deng M, et al. Ex-vivo perfusion of donor hearts for human heart transplantation (PROCEED II): a prospective, open-label, multicentre, randomised non-inferiority trial. Lancet 2015.

［2］ Hameed AM, Pleass HC, Wong G, et al. Maximizing kidneys for transplantation using machine perfusion: from the past to the future: A comprehensive systematic review and meta-analysis. Medicine (Baltimore) 2016.

［3］ Karangwa SA, Dutkowski P, Fontes P, et al. Machine Perfusion of Donor Livers for Transplantation: A

Proposal for Standardized Nomenclature and Reporting Guidelines. Am J Transplant 2016.

［4］ Valenza F, Citerio G, Palleschi A, et al. Successful Transplantation of Lungs From an Uncontrolled Donor After Circulatory Death Preserved In Situ by Alveolar Recruitment Maneuvers and Assessed by Ex Vivo Lung Perfusion. Am J Transplant 2016.

［5］ Nasralla D, Coussios CC, Mergental H, et al. A randomized trial of normothermic preservation in liver transplantation. Nature 2018.

第 11 章　器官分配准则

Chloë Ballesté Delpierre，医学博士
理学硕士，TPM
DTI 基金会国际合作与发展主任
巴塞罗那大学副教授
西班牙巴塞罗那

索　引

第 11 章　器官分配准则 ···164

1　导言 ··166

2　器官分配流程、术语和概念 ··166

3　器官分配规则和原则的国际准则 ··168

4　器官分享和分配的伦理原则和总体准则 ···169

5　器官分配模式 ··172

　　5.1　基于患者的分配模式 ···172

　　5.2　基于移植中心的分配模式 ···173

6　器官分配准则 ··174

　　6.1　肾脏 ···174

　　6.2　肝脏 ···175

　　6.3　胰腺 ···176

　　6.4　小肠 ···176

　　6.5　心脏 ···176

　　6.6　肺脏 ···177

7　转运 ··177

8　结束语 ··178

9　参考文献 ···179

1 导言

　　器官移植不仅仅是医学问题，对社会也有着巨大影响。没有民众的信任，器官捐献就无法正常和成功地开展。确保器官分配公平透明的机制、规则和流程等对器官移植项目的成功发展至关重要[1, 7, 8]。

　　器官短缺是国际问题，尽管国际医学界为克服这一状况做出了多种努力，但器官供应仍然不足。器官移植的现实情况是，器官移植等待者显著多于可供移植的器官，这使得捐献器官的最佳利用成为了优先选项[9]。尽管登记机构保持移植率稳定，但移植等待名单上的人数仍逐年增加。这种情况在绝大多数的国际移植注册中心均有存在。

　　因此，分配和共享规则应该是公开、透明和公平的，所有移植团队都应该参与协商、达成共识并定期更新。决定这些器官将分配给谁是至关重要的问题，必须得到国家甚至跨国移植项目团队的同意，同时要保证伦理原则、医学标准和有效参数的正确设定。受者需求不同，各特定器官的获益也不尽相同。

　　器官分配政策应考虑公平、公正、有效性、实用性、移植预后以及与器官获取和保存相关技术限制等因素。

　　不同国家的器官分配政策也不尽相同[2-8]。首先要明确这项工作的权威机构和法律框架，权威机构具体管理获取器官和其他被认为属于人类起源医疗产品（MPOH）等工作。尽管有各种各样的机构负责管理 MPOH，但为了维护公众信任，防止虐待和亵渎遗体，国际社会针对基本流程和监督程序也达成了共识。

　　毫无疑问，信息技术使得器官分配更加高效和透明，尤其在排序评分软件程序、院际网络和移植等待名单管理等方面。应用这种数字化管理和分配规则增加了社会信任感，这一点对捐献和移植工作至关重要。

2 器官分配流程、术语和概念

　　器官分配是器官获取过程最后一个阶段，其中各步骤、概念和术语要清晰透明。

　　首先，获取器官的分配可在不同层面进行组织：例如受者间、移植中心间、地区或国家之间。这种分层方法与三个经常被混淆的术语相关联：

　　（1）器官分配是指一级分配，即移植受者的选择，决定哪位受者在哪个移植中心进行器官移植。

　　（2）器官共享是指器官的地理分布，需要建立有关互惠的规则。

　　（3）器官配送是总称，隐含着运输的概念；在器官捐献过程中，这个概念比组织捐献使用得少，因为在概念上配送常常与组织库或中心联系在一起，组织库或中心接受移植物/组织，然后将它们运送到不同的医院。这种情况常用于组织库的组织，但很少用于器官。然而机械灌注肾脏例外，这种肾脏有时集中在器官获取组织（OPO），然后再运往移植中心。

还有一个与器官分配相关的概念是器官交换组织（OEO），也叫器官共享办公室。该组织的责任、影响范围和组织形式因国而异。不论国情差异如何，都建议由一个独立于OPO和移植中心之外的机构来确保正确使用分配政策。各国这方面的流程步骤和组织形式差别很大（图1）。

设立这些机构的是为了使得国内不同移植中心之间实现器官共享，同时考虑到分配原则，尽量减少捐献中心和移植中心之间的联系，避免任何形式的器官交易[11-14]。

OEO还减轻了移植获取管理组织（TPM）向不同移植中心提供器官和组织转运的责任。OEO获得供体的通知后，与TPM合作决定哪些器官可供移植[14]。

这个过程中要考虑的因素列于图2。

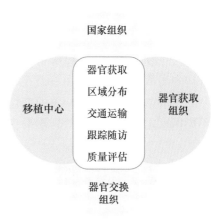

图1　参与器官获取的组织和活动

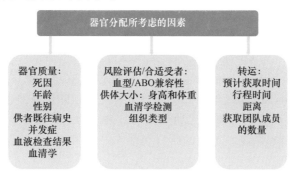

图2　器官分配时需要考虑的因素

针对具体器官，要分析具体的参数，必要时还要进行功能检测。

一旦确定了器官可用于移植，分配过程就要遵循既定的标准，这些标准必须是透明且可被预测的。分配制度的关键是要以大众认为公平的方式分配给受者。如果大众发现这一过程不正常，或者器官会流向出价高的受者，那么利他主义的器官捐献很可能会大受影响。

OEO提供集中服务便利了沟通，并最大限度地提高了流程效率。通常该机构与医务人员和国家权威机构一起推动器官分配和移植适应证等标准的更新，起到保障、合作和改进的桥梁作用[11-14]。

这个过程的基本要素是移植登记等待名单。登记名单广为人知，被命名为移植等待名单。移植等候名单可以由移植中心或器官共享组织负责，具体根据各个国家的分配模式而定。等待名单的管理可以采用计算机或人工方式，但无论如何，都必须由国家权威机构进行监督，规则应当透明，并进行定期审查。

移植等待名单包含两个主要内容：

（1）受者列入可选名单或紧急/优先名单。必须记录其临床和生物学特征（即年龄、性别、体重、病理、并发症、等待时间、血型、组织类型、对同种异体抗原致敏率等），以及器官的细节（即大小、功能、肉眼外观等）和接受某些供体器官类型（即 DCD、劈离式、多米诺，病毒感染供体等）意愿。

（2）受者被移出移植等待名单。例如等待者已接受了移植或病情已有所改善；又例如等待者名单变化（移植中心模式），或者病情恶化或死亡等情况。

所有移植等待名单相关的变化都应报告给国家以确保流程上的透明度。如果同一区域不同国家之间存在器官共享政策，超紧急病例则可在超出国家这一级层面进行报告。

3　器官分配规则和原则的国际准则

器官分配规则由国家相关领域权威机构负责确定和管理。然而，世界卫生组织（世卫组织）等国际组织和欧洲权威机构相关准则对于确保统一的规则至关重要。

美国有两项规范器官和组织捐献的立法，即《统一解剖赠与法案》（UAGA）和《国家器官移植法》（NOTA）[6]。《统一解剖赠与法案》颁布之前，器官捐献由各州处理，全国各地的制度差别很大。这项重要的法律迅速被所有 50 个州通过。NOTA 成立了器官获取和移植网络（OPTN）、器官移植特别工作组和移植受者科学登记系统（SRTR）。NOTA将人体器官买卖定为非法。OPTN 负责维护全国器官移植等待名单，并监督器官分配过程。SRTR 提供关于实体器官移植的报告和数据，以便提高效率，确保过程尽可能公平。此外，2010 年美国司法部长协会（NAAG）通过了"支持尊重和维护选择成为器官、眼睛和组织捐献者决定的决议"。这一决定之所以重要，是因为它不仅承认器官和组织捐献是个人的权利，而且还强调参与这一过程的所有利益攸关方都有义务"遵守法律，尊重和执行捐献者的决定"[6]。

世卫组织和欧洲卫生权威机构（包括欧洲委员会和欧盟委员会）就器官捐献和移植问题发布了一系列建议和决议，包括移植等待名单登记和器官分配。这些建议和决议虽然没有约束力，但对欧洲国家在这一领域拟订的条例和立法产生了巨大影响。

2010 年 5 月，欧洲议会通过了关于人体移植器官质量和安全标准的欧洲议会第2010/45/EU 号指令。该指令涵盖了从捐献到移植这一过程的所有阶段，并规定了成员国之间的合作。要求必须落实到每个会员国的国家法律。

此外，2010 年 5 月，世卫组织通过了 WHA 63.22 号决议，这是《人类细胞，组织和器官移植指导原则》的新版本，纳入了关于器官分配的规定。指导原则 9 规定，"器官，细胞和组织的分配应以临床标准和伦理规范为指导，而不是以经济和其他考虑为指导。由委员会确定的分配规则应公平，公正和透明"。

欧洲委员会于 1987 年开始在这一领域开展工作，发表了下列声明：

2002 年 1 月 24 日在斯特拉斯堡通过《关于保护人权和生物医学的奥维耶多公约附加议定书》，适用了《奥维耶多公约》的原则，第二章总则第 3 条关于器官分配的原则："器官和组织只能分配给官方等待名单上的患者。分配过程要符合医疗标准并遵从透明、客观和公正原则。在此框架内指定负责分配决策的人员或机构"。

（1）2006 年，欧洲委员会的部长委员会发布了一项关于国家移植组织（ONT）的背景、职能和责任的建议（Rec［2006］15）。

（2）建议 ONT 的基本职能包括：

① "管理一个每周 7 天，每天 24 小时运作的中心办公室，所有捐献者都必须在该办公室登记，并管理国家或国际器官分配"。

② "确保按照国家制定和透明的分配规则，将所有捐献的器官分配给最合适的接受者，以尽可能确保所有患者公平地获得移植"。

（3）政府 1999 年成立了一个工作小组，负责编写捐献服务质量和安全标准指南。2018 年，欧洲药品质量管理局（EDQM）出版了《用于人体移植的器官质量和安全指南》的最新版本。该指南在实践层面上为专业人员提供了帮助，提高器官移植的成功率和安全性。《器官指南》含括了最新信息，为专业人员提供该领域的最新进展，确保拟用于移植的人体器官的安全和质量，同时提供了相关技术指导。介绍了两个主要目标：

① 向所有参与人体器官捐献和移植的专业人员提供健全的信息，优化这些复杂流程的质量并将风险降至最低。

② 对于人体器官的捐献和移植，必须考虑伦理原则和准则。报告酌情提及这些要求，并提供如何实施这些要求的技术实例，除了这些要求之外，还介绍了广为接受的成熟经验。

西班牙国家器官移植组织（ONT）和国家捐献和移植系统基本框架是：

③ 关于器官获取和移植的第 30/1979 号法律（10 月 27 日）。

④ 第 1723/2012 号皇家法令（12 月 28 日），该法令规范了用于移植的人体器官的获取、临床应用和区域协调活动，并规定了质量和安全要求。

⑤ 第 1301/2006 号敕令（11 月 10 日）规定了人体组织和细胞的捐献、获取、评估、处理、保存、储存和分配的质量和安全标准，并批准了用于人体的协调和操作规则。

据 ONT 组织架构，协调机构的两个主要职责是为捐献和移植提供支持并直接负责器官分配及有关工作；只能通过已建立的协议来完成的任务。该机构还负责总体流程在法律和道德上可容许性，确保分配流程的公正，公平和透明。在其地理范围内或与其他国家或国际器官移植协调组织的器官和组织共享，同样，也必须由有关机构制定相关政策并监督执行。

此外，ONT 还建议，无论其具体形式和组织如何，卫生行政部门都有责任确保为器官捐献和分配提供充分和必要的支持。有责任保障整个系统的公平，透明和安全。

4　器官分享和分配的伦理原则和总体准则

由于公众在这一流程中发挥着重要作用，因此必须通过合乎道德、透明和安全的分配制度来确保大众对这项工作的信心。

为了个人利益而使用属于社会的宝贵而稀少的资源，必须受到社会公认的标准约束，这些标准还应确保接受者获得最大利益[12-15]。

分配标准必须平衡医疗效用和器官移植候选者的公平机会。

要建立有效的器官分配制度，有几个问题必须解决：

（1）器官质量的确定。

（2）潜在器官受者总体风险介绍。

（3）候选受体和器官在同一地点的逻辑限制。

（4）确保最佳的医疗预后。

（5）移植中心和患者之间的伦理和公平分配规则。

因此，分配规则应依赖于（图3）。

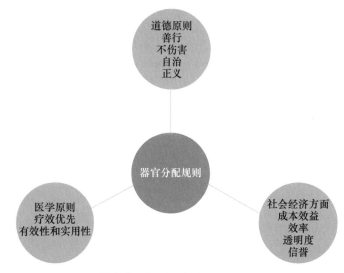

图3　器官分配规则应考虑的三个基本方面

（1）医学标准：移植预后是优先考虑的因素。受者获益必须是显著的而可持续；移植必须是一种有效和有用的方法。这些标准必须对所有移植中心一样，并定期重新评估。每个器官都有特定的标准，这些标准可因国家不同而不同，或依据各国家可利用器官的数量而定。

（2）社会经济：将器官分配给特定受者时，必须评估和考虑该流程的成本效益。器官非常宝贵，手术费用很昂贵，因此必须根据可能获得的预后来选择受益人。

（3）伦理原则：生物医学中所有的基本伦理原则都适用于器官分配领域：善行（行善），无恶意（避免伤害），尊重自主和公正（公平）。

这三个方面要以下几个关键要求为基础，确保医疗领域和社会的效率、公平和信誉。

客观性：分配不受主观因素的影响，不受任何特殊利益或影响。同时，获取和分配机构与移植中心都是独立的。

可靠性：通过供体信息和等待列表信息生成匹配列表，所有收集、生成和处理的信息都必须清晰、受到保护和统一可靠。

透明度和问责制：分配过程中每一步都要有可以解释和证明的文件记录。分配标准是事先确定的，必要时可以定期修订。国家/区域权威机构授权负责确定和采用这些标准的人选或机构。此外，任命的机构要对决定负责。

分配标准的有效性：确定的标准必须符合伦理原则，医学上根据相关专业标准考虑，要尽可能以患者为导向。

根据这些要求，有不同的分配原则：

优先主义：优先考虑最紧急的患者、儿童和年轻人。目标是拯救处于高风险的生命。这些绝对优先病例通常在国家一级层面登记，并且规定必须每天更新状态。不同器官都有各自的具体标准[2-7, 16-25]。

平等待人：器官要提供给等待名单上最长等待时间的患者。其目的是赋予等待时间价值，以确保患者之间的平等。

功利主义：选择预期寿命最长的受者或具有最佳移植物存活预后的受者。目标是使流程的总获益最大化。

地理标准：使得可能受益的器官受者冷缺血时间最短。其目标是优先考虑器官质量和移植预后。

获得公平和实用标准的关键是等待名单的具体情况，受者和移植物预后以及器官捐献率，根据分析的结果形成不同的原则。

受者将按照特定的标准与获取的器官进行配对。

（1）根据以下条件选择受者：

■　一般标准：

□　血型相容性：ABO 血型与 Rhesus Rh（D）组。

□　免疫学。

•　HLA：应使用分子生物学技术，允许所有 HLA 位点低或高分辨分型，为交叉配型提供适当的信息。

•　供体特异性抗体

□　病毒学。

□　恶性肿瘤：不建议常规筛查肿瘤标志物。通过供体病史和既往检查的肿瘤标志物证实为恶性肿瘤。当前的更新可能有助于评估疾病状态。

■　特殊性

□　年龄：根据器官特异性选择标准应评估年龄因素及其相关合并病：

•　儿童。

•　>65 岁（以老为老）。

□　大小：

•　BMI（身体质量指数）。

•　TCL（总肺活量）。

□　性别。

（2）根据受者的配置文件筛选受者：

像 HLA 分型、ABO 血型、人体测量或人口统计学等数据并不能归纳出捐献者特征或器官本身质量。这些数据是为了将特定的移植物分配给最大移植获益的受者，排除严重的可避免的并发症（例如肾移植抗体介导的排斥反应）。这些数据是作为供体和器官特征的一部分采集，目的是为了受者获益。

（3）根据受者紧急程度和等待时间对其进行排序：

- ■ 一般情况：
- □ 等候时间。
- □ 大小。
- ■ 预后：
- □ HLA 匹配。
- □ 供体特异性抗体。
- ■ 紧急 / 优先患者：
- □ 儿童。
- □ 急性器官衰竭。
- □ 高免疫接受者可优先考虑。

5　器官分配模式

器官分配系统要兼顾一般和特定的原则既复杂又困难[2-7]。影响器官分配制度的因素很多，如地区流行病学、捐献率、器官分配以及器官捐献组织等。这种影响意味着在全球范围内分配模型的多样性，但可以介绍两种主要趋势（表 1）。

表 1　分配模型之间的主要差异

器官分配模型	
基于患者模式	基于移植中心模式
集中等待者名单	当地等待者名单
受者分配	两步分配（第一移植中心，第二受者）
集中的风险-效益分析	基于中心的风险-效益分析
移植活动取决于患者的数量	移植活动取决于当地捐献活动
器官产生和移植中心活动没有利益冲突	由于已知供体和受体而产生的潜在利益冲突
频繁的器官装运	器官装运少

5.1　基于患者的分配模式

这种模式也被称为"一步分配"或"面向患者的模式"，其基础是将器官直接集中分配给所在区域的受者，这些受者已录入国家或国际等待名单。具体由器官共享组织执行。

这种模式必须确保器官供体和受者之间的可靠匹配，并且必须定期审查分配标准和受者的医疗状况。为此，移植中心必须与器官共享组织密切合作。

该模式的主要特点是：

（1）每个移植物都按照固定的、统一的标准分配给特定的受体。分配主要有两种方法，可以组合使用：

① 算法过程，其中按照约定的顺序［即第 1- 人类白细胞抗原（HLA）匹配，第 2- 免

疫率，第 3- 等待时间等］逐个应用分配标准。

② 计算机评分程序，每个分配标准都被赋予特定的分数，当患者录入系统时，即得到相应的分数。该方法可以通过虚拟仿真进行调整和测试。

例如，使用积分系统的计算机肾脏分配程序将主要包括三个标准：

（2）供受者之间的 HLA 配型。

（3）受者等待时间，从登记和（或）透析开始计算。

（4）受体抗 -HLA 免疫率，通过使用淋巴细胞毒性试验检测群体反应性抗体（PRA）活性，或根据患者免疫原性特征计算免疫学指数，评定移植机会困难程度（即错配概率）来确定：ABO 血型频率；HLA A，B，DR，DQ 组织型频率；特异性 HLA 抗体数量。

分配系统中还经常引入其他标准，如供者和受者的年龄匹配，获取地点与移植中心的地理距离等。

（5）供者和受者之间个体风险-收益评估需要遵守严格的规则。所有移植中心必须遵循同样的标准，并纳入国际数据交换方案。必须定期更新患者评分或等待名单上的位置。这就需要器官共享组织和移植中心之间进行有效和密切的沟通。

（6）无论当地的捐献活动如何，移植物的产生可使该地区或国家所列的所有患者受益。这种模式给了所有公民同样的机会，但在一定程度上这种模式无法鼓励医院贡献更多的器官，因为医院的捐献工作量并不能直接使患者受益：移植中心的移植工作量与医院捐献活动无关。

（7）移植数量取决于医院在等待名单上所列患者的数量。

（8）移植中心的器官产生和移植活动之间没有利益冲突。

（9）在这种模式下，器官运送非常频繁，因为在大多数情况下，选定的受者并不是来自获取器官的中心。可能导致移植物成本增加和冷缺血时间延长。

5.2　基于移植中心的分配模式

这种模型也叫"两步分配"或"团队导向模型"，这种模式有两个基本步骤：

（1）将移植物分配到一个登记了一组受者的移植中心。这种分配可以由供体医院直接进行，也可以由器官共享组织进行，通常交替进行。

（2）一旦器官被分配到一个中心，专家小组就会将移植物分配给当地等候名单上的等待者。器官分配标准必须明确，国家或区域移植组织 / 器官共享组织定期更新等待名单，以确保过程的透明度。

在这种情况下，移植物与受者匹配更为直接，由负责受者的专家作出决定，但可能会产生利益冲突。主要特点是：

移植物根据内部规则分配给当地的受者，这些规则应该明确并与其他移植中心达成一致。

（1）供体和受体之间的个体风险-收益分析比较简单，因为数据在当地可以获得。治疗小组决定移植物的分配。患者名单必须在当地更新，对等待名单更新不影响其他中心等待名单。

（2）当地捐献工作量与移植数量相关，可以刺激相关中心努力争取更高的捐献率，并有助于 TPM 活动。捐献的直接效果是移植数量增加，这增加了团队的动力。

（3）由于供者和受者都是已知的，因此存在潜在的利益冲突。

（4）只有在当地没有受者或强制共享时，才需要转送器官。

不同的体系有着不同的分配模式；同一个国家，这一制度可能因所分配的器官、捐献者类型和（或）所在区域而有所不同。国际上使用的大多数分配系统都是混合型的，结合了各个模型的特点，以期获得最好的结果，争取做到公平[2-7]。

6 器官分配准则

器官分配主要目的是提高移植后的生存预后，增加生物学上条件差的等待者获得器官的机会，并最大限度地利用捐献器官。大多数政策都考虑到公平来赋予分值，以找到可能的最佳受者。

目前器官分配都考虑了供者和等待者的特点。通常情况下，一系列因素共同作用决定了谁接受哪种器官。

肾脏，肝脏，胰腺，小肠，心脏和肺脏的主要分配标准说明如下。

6.1 肾脏

年龄匹配：

（1）受者年龄：由于肾移植对年轻患者的获益比透析高，在大多数国家和（或）区域分配方案中，儿童（根据国家年龄<16 岁或<18 岁）优先获得肾脏。因此，优先考虑儿童或年轻的移植等待者既符合伦理原则也符合功利原则。

（2）供体-受者年龄匹配：当移植医生必须接受一枚供肾时，年龄匹配通常被认为是主要的分配标准。它还可以包括在基于患者的分配系统中的分配评分函数中。这通常是儿科优先考虑肾脏的条件。

供受者 HLA 配型：

HLA 配型已被证明对移植预后有显著影响。尽管 HLA 配型的重要性随着新的免疫抑制的出现而有待讨论，但对移植预后多变量分析仍然表明 HLA 配型有着显著影响。广泛考虑的抗原有 I 类（A 和 B）和 II 类（DR，DQ）。计算 HLA 配型的方法有两种：HLA 配型数和 HLA 错配数。完全匹配或零错配患者通常在全国范围内优先分配[18]。

（1）基于患者的分配评分函数，DR 比 A 和 B 匹配可以得到更多的积分。

（2）基于中心的分配系统，优化年龄和 HLA 匹配的可能性非常有限。只有大规模器官共享和多变量评分，基于患者的分配系统，才能够优化年龄和 HLA 配型，而不会对冷缺血时间产生不利影响，因为供者和受者医院之间的距离可以包括在分配标准中。

供受者 CMV 配型：

巨细胞病毒可能是肾移植受者患病率和死亡率的重要潜在因素。为了避免通过移植传播，当供者和受者血浆中均检测不到 IgG 抗 CMV 抗体时，可给予特别优先考虑。

透析持续时间和等待时间：

出于社会公平原则和道德考量，将等待时间作为分配稀少资源的主要标准。等待时间通常使用等待名单上的时间来计算。透析持续时间在部分分配方案中也被考虑在内。

地方 / 区域优先权：

地理标准和当地优先权可优先考虑捐献者所在医院区域内的受者。

6.2　肝脏

当将捐献的肝脏分配给移植等待者时，需要在医疗紧迫性和效率之间做出平衡：患者不做肝脏移植的生存时间 VS. 接受肝脏移植的生存时间。最近，基于生存利益系统通过肝移植获得最大限度延长的生存时间已经作为了评估内容[19, 20]。

目前肝脏分配主要采用四种分配标准：

肝病类型：

基础肝病类型在肝移植中非常重要。急性危及生命的肝衰竭患者，如暴发性肝炎、急性威尔逊病、布-加综合征、早期移植物无功和肝衰竭（创伤、肝切除），需要尽早移植，因为不进行移植的情况下预期寿命很短（大约几天）。这类患者受益于国家或超越国家层面的优先分配政策。慢性肝病则根据肝硬化、恶性肿瘤等导致的慢性终末期肝功能衰竭，还是需要肝移植的非肝硬化性肝病等不同情况采取不同的分配方式。

肝病严重程度：

MELD 和 PELD 评分（小儿终末期肝病）是目前用于肝硬化非急症患者分配评分的数字量表，以便优化"及时"移植。它们也可用于地区层面，优先考虑 MELD/PELD 评分最高的患者，但当地方等待名单太少时，在肝脏应用优化的影响有限。在某些方案中，人工 MELD 评分也应用于非肝硬化患者。

MELD 和 PELD 评分包括客观、可验证的医疗数据：

（1）MELD：超过 12 岁的肝脏受者的 INR、肌酐、胆红素；

PELD：年龄＜12 岁的受者的 INR、白蛋白、胆红素、列入移植等待名单时生长异常情况和年龄。

（2）等待时间：

与 MELD 不同，肝脏恶性肿瘤患者可以随着时间的推移获得更高的分值，直到达到最高分。这样可在肿瘤转移而不能再接受移植之前，提供了及早获得移植的机会。等待名单上的时间连同疾病特异性严重度标准（淀粉样神经病，Rendu-Osler 病）可用于其他非肝硬化、非恶性肝病。

受者年龄：

大多分配方案一般采用儿童优先，既出于伦理考虑，也出于形态匹配考量。肝脏劈离目前被地方 / 地区中心（进行劈离的中心）作为优先使用，并与儿童优先相结合。

形态学供受体匹配：

这一标准常用作接受 / 拒绝标准，而不是用于分配目的。为了避免在"以小换大"的情况下出现肝功能障碍，移植团队不会接受小体积肝脏。

6.3 胰腺

在 1 型糖尿病患者中，胰腺经常与肾脏一起移植，因为糖尿病会导致肾功能衰竭。少数糖尿病患者仅接受胰腺移植。胰岛细胞也可以有选择的移植到患者身上，胰岛细胞先从供体胰腺上获取出来，通常移植到患者的肝脏里。缺血时间短是保证从胰腺中大量提取胰岛细胞最重要因素之一。与肾脏相似，供体的胰腺和胰岛的分配也受 HLA 供体-受体配型系统约束。

6.4 小肠

肠（小肠）移植是一种公认的治疗方法，有选择性地用于部分患者身上，例如静脉通路缺乏、危及生命肠源性脓毒症、晚期肝病和严重液体 / 电解质紊乱伴肠功能衰竭等患者。受者可能只需要肠移植，也可能需要多脏器（肝，肠，胰腺，带或不带胃）移植，或小肠联合肾脏或胰腺移植。如果供体和受体大小或获取的移植物组成部分之间存在不匹配，有可能降低移植的可能性。

小肠分配方案包括：
① 血型相容性。
② 体重与年龄匹配。
③ 地理参数。
④ 联合（多次移植）移植规则。
⑤ 等候时间。
⑥ 紧迫性。

6.5 心脏

急性心衰的严重程度：
（1）完全 VAD 支持（心室辅助装置）。
（2）ECMO（体外膜氧合），或部分 VAD 支持。
（3）由于机械功能障碍或血栓栓塞导致中 / 长期 VAD 功能障碍的患者。
（4）因导管相关血流感染，消化道出血或严重右心室衰竭导致中 / 长期 VAD 功能障碍患者。
（5）对于儿童接受者，有下列任何一种情况的患者：
① 需要循环辅助的患者（包括 ECMO）。
② 需要静脉肌力药物支持的心源性休克，有或无机械通气。
③ 严重的 Fontan 术后蛋白质丢失性肠病，定义为蛋白质丢失持续（血中白蛋白 3mg/dL），尽管在静脉白蛋白或肠外营养的形式进行替代治疗。这些患者也可能被纳入急

诊 1 级以达到成年。

④ 基线时心导管测量肺血管阻力（PVR）率为 $6UW/m^2$ 的限制性心肌病。

6.6　肺脏

胸腔器官移植要根据 ABO 血型和大小进行匹配。基于生存获益和等待名单生存概率的心脏分配评分目前被广泛应用与肺脏移植。

7　转运

对于能够确保移植成功的独立于医院的组织，并没有单一的标准，但根据所提到的要求，可以介绍不同的分配原则。这些标准由国家在当地的主管部门确定和管理。然而，世界卫生组织（世卫组织）和欧洲权威机构等国际组织的规定对于确保如上述的统一做法至关重要。如上所述。根据这些主要原则，必须考虑四项标准（见第 4 章）：

① 优先主义。

② 平等待人。

③ 功利主义。

④ 地理标准。

本章提到地理标准，即在国内或国际运输 MPHO 的转运。据欧洲国家器官储运组织的观点，一般情况下，供体协调员和移植中心的责任是保持冷缺血时间尽可能短，以防止对获取的器官造成损害。

冷缺血时间是指器官没有接受血液供应的时间。不同器官之间的差异很大，从供体获取器官到受体再灌注期间，器官的质量会受到许多因素的影响。然而，一般来说，器官移植越早，移植物存活机会就越大。

以下是公认的冷缺血时间列表：

肾脏：12～24h

肝脏：8h

心脏：5h

肺：6h

胰腺：6h

器官大多通过陆路运送，也可以空运到接收医院。对于医院之间的运送，运送箱应符合当地、国家和国际法规。为了在有限的时间内运送获取的器官，需要参与移植过程的各方密切合作。运送方式和路线应适当记录，以便捐献者协调员在任何时候都能追踪到器官。应核实接收设施在运送器官运输过程中保持所显示的储存温度和适当的条件。

此外，根据时间和地点的不同，对距离和交通可能是一项挑战。

由于这些主要原则的执行情况因区域而异，因此这些原则以《卡塔尔纳移植组织》的公布内容为基础。

为了将决策因素考虑在内，1994 年实施了共享办公室（即 OCATT/UCIO），作为捐献者医院和移植中心之间的衔接运作。

OCATT 的职能是规划、安排和协调用于治疗目的的器官和组织的获取、保存、分配、移植和共享有关的活动。

该办公室全年 365 天，每天 24 小时待命，负责器官共享等待名单管理，器官共享协调和后勤支持等工作。当与 OCATT 联系时，TPM 已经启动了供体评估流程，包括收集有关潜在供体的家庭和医疗信息。

考虑到上述准则，OCATT 团队负责以下几点：

（1）就近分配（照顾伦理原则）。

（2）冷缺血时间最短。

（3）邻近意味着使用的资源较少。

（4）轮流分配器官。

这些地理标准每年更新一次。

一旦所有的器官都被 OCATT/UCIO 接受，他们就开始寻找运输物流。选择运输工具的标准是：快速、廉价、可靠。他们与 AENA（美国国家机场公司）和一些航空公司达成协议，在其定期航班上转运肾脏。其他器官都通过私人飞机转运。

8　结束语

制订器官共享和分配规则对于调节供需不平衡是必要的。此外，分配系统必须建立并通过组织实施，遵守伦理道德标准的同时获得最大的效益。分配规则应由国家移植权威机构和（或）国际 OEO 与移植专业人员共同制定。

必须公布这些规则，以确保所有相关领域的医护专业人员和受者都充分了解这些准则。这种透明度可提高这一进程的效率，并提高公众信任度。此外，持续的评估和修订是该过程中的重要环节，这不仅是为了维护系统的合法性，也是为了确保更多的器官可用于移植。为了器官和组织受者的利益，要最大程度遵循道德和医学上最先进和最有效的规则。事实上，为了发现需要移除的受体和效率低下问题，任何已执行的系统都应接受定期审查，不断评估和改进。

同时，国际社会制定的国际规定、出版物和标准的使用和实用性，以及对安全和公平原则的教育和宣传等，对于现阶段支持器官捐献进程在现的发展至关重要。

目前正在评估更复杂的分配制度[26, 27]，包括概念化标准，如捐献者概况索引和受者移植后的预计存活年限等。无论如何，分配必须遵循两个主要的伦理原则，即医疗效用原则（通过确保供体和受者之间的最佳匹配来提高移植物存活率）和公正原则（确保所有登记的患者获得类似的移植机会）。随着社会变化（人口老龄化，新的健康问题和状况），分配系统需要应对这些不断增加的挑战，以确保最优性能和预后，造福于患者和受者。

9 参考文献

[1] Organización Nacional de Trasplantes (ONT). Criterios de Distribución. http://www. ont. es/infesp/Paginas/ Criteriosde Distribucion. aspx. Last accessed: December 2019.

[2] Warwick RM, Chapman J, Pruett TL, et al. Globally consistent coding systems for medical products of human origin. Bull World Health Organ. 2013.

[3] Agence de la biomédecine. https://www.agence-biomedecine.fr/IMG/pdf/v25guide-regles-de-repartition. pdf. Last accessed: December 2019.

[4] NHS Blood and Transplant. https://www.organdonation.nhs.uk/ukt/about_transplants/organ_allocation/. Last accessed: December 2019.

[5] Organ Procurement and Transplantation Network. https://optn.transplant.hrsa.gov/governance/policies/. Last accessed: December 2018.

[6] Association of Organ Procurement Organizations. http://www.aopo.org/advocacy/legislative/. Last accessed: December 2019.

[7] Eurotransplant. http://www. eurotransplant. org/cms/. Last accessed: December 2019.

[8] World Health Organization (WHO). http://www. who. int/bulletin/volumes/ 90/11/12- 031112/en/. Last accessed: December 2019.

[9] Global Observatory on Donation and Transplantation (GODT). http://www.transplant-observatory.org/ download/newsletter-2017/. Last accessed: December 2019.

[10] Rudge C, Matesanz R, Delmonico FL, et al. International practices of organdonation. Br J Anaesth. 2012.

[11] Hoffmaster B, Hooker C. Tragic choices and moral compromise: the ethics of allocating kidneys for transplantation. Milbank Q. 2013.

[12] Persad G, Wertheimer A, Emanuel EJ. Principles for allocation of scarce medical interventions. Lancet. 2009.

[13] Howard DH. Hope versus efficiency in organ allocation. Transplantation. 2001.

[14] Burdick JF, Diethelm A, Thompson JS, et al. Organ sharing-present realities and future possibilities. Transplantation.

[15] Matesanz F. El Modelo español de Coordinacióny Trasplantes. Editorial Grupo Aula Médica SL Madrid. 2008.

[16] The Eurotransplant Senior Dr-compatible Program. AgeandHLA-Drmatchingfor the Elderly. Eurotransplant Newsletter. 2012.

[17] Remuzzi G, Cravedi P, Perna A, et al. Long-term outcome of renal transplantation from older donors. N Engl J Med. 2006.

[18] Claas FH, Rahmel A. Doxiadis. II. Enhanced kidney allocation to highly sensitized patients by the acceptable mismatch program. Transplantation. 2009.

[19] Smith JM, Biggins SW, Haselby DG, et al. Kidney, pancreas and liver allocation and distribution in the United States. Am J Transplant. 2012.

[20] Bobbert M, Ganten TM. Liver allocation: urgency of need or prospect of success? Ethical considerations. Clin Transplant. 2013.

[21] Wiesner RH, McDiarmid SV, Kamath PS, et al. MELD and PELD: Application of survival models to liver

allocation. Liver Transpl. 2001.

[22] Freeman RB. Overview of the MELD/PELD system of liver allocation indications for liver transplantation in the MELD era: evidence-based patient selection. Liver Transpl. 2004.

[23] Garrity ER, Moore J, Mulligan MS, et al. Heart and lung transplantation in the United States, 1996-2005. Am J Transplant. 2007.

[24] Egan TM, Murray S, Bustami RT, et al. Development of the new lung allocation system in the United States. Am J Transplant. 2006.

[25] Sommer W, Kuhn C, Tudorache I, et al. Extended criteria donor lungs and clinical outcome: results of an alternative allocation algorithm. J Heart Lung Transplant. 2013.

[26] Thompson D, Waisanen L, Wolfe R, et al. Simulating the allocation of organs for transplantation. Health Care Manag Sci. 2004.

[27] Jacquelinet C, Audry B, Golbreich C, et al. Changing kidney allocation policy in France: the value of simulation. AMIA Annu Symp Proc. 2006.

第 12-Ⅰ 章　组织库：组织库的组织结构概述

Edison Duque Caballero 医学博士
移植协调员，科学主任

Banco de Humanos 基金会 / 组织库
哥伦比亚麦德林

Jaime Duque Rami'rez，医学博士
移植协调员，行动主任

Banco de Humanos 基金会 /T 组织库
哥伦比亚麦德林

索　引

第 12-Ⅰ章　组织库：组织库的组织结构概述 ···181
1 导言···183
2 一般要点···183
3 专业术语表···184
4 组织构架···186
  4.1 法律框架··186
  4.2 质量管理体系（QMS）··188
  4.3 设施···189
  4.4 人力资源···190
5 结束语···191
6 参考文献···191

1　导言

医用组织库涉及的组织架构多种多样，它们一般是由法律、道德、技术和社会等方面构成。这一领域还涵盖重要的文化、宗教、政治、法律和伦理等要素。围绕器官捐献和移植的教育也非常重要，此外，患者的需要和医务人员的需求也很重要。医务人员是将组织转化为移植物的最终使用者。组织库的专业人员可以说是组织库这部机器上的齿轮。

"多年来，组织的有益作用导致了它们的使用增加，无论自体移植物还是同种异体移植物，均可用于各种各样的临床治疗，如烧伤、创伤性骨缺损、肿瘤切除等。尽管如此，面临的主要挑战始终是能否获取足够数量的组织，以满足患者和医生的需求。这迫使着临床发展出能够长期保存组织的技术。组织库最初建于 20 世纪初。低温下储存处理过的组织是目前保存的最佳技术"[1, 2]。重要的是不要忘记，组织库作为组织机构是一个复杂的系统，需要专业技术知识和训练有素的工作人员来确保其正常运行[1]，任何对标准操作手册的偏离都可能导致捐献组织的流失和组织移植受体并发症的发生，如细菌或病毒感染，甚至癌症传播。这就是为什么始终要坚持一套监管和技术框架，坚持操作标准，以确保整个过程和受者的安全。

本章节旨在对组织库功能组成的基本内容，即组织库的基础结构、工作人员、质量控制和法律框架等作简要概述，这些都是组织库所需要的。这些问题需要一个单独的章节，甚至是一整本书来专门讨论，然而，这里的目的是鼓励和提高移植协调员对这项工作重要性和意义的认识。

2　一般要点

组织库的定义为收集和储存组织或细胞用于医学研究或用于人类治疗的机构。这项工作使用活体或尸体供体，具体过程包括评估供体的适宜性、组织的获取、处理、储存、标记和最后分配等[3, 4]。

在欧洲，生物库和组织库这两个术语可以互换使用。

生物库是储存用于研究目的的生物样品的机构，通常用于有组织地收集人类生物材料（血液、组织、细胞、体液、DNA、RNA 等）。

在美国，"生物资源中心"一词比"生物库"更受欢迎。生物资源中心是收集、编目和储存生物材料样本的机构，如人类、动物或植物的尿液、血液、组织、细胞、DNA、RNA 和蛋白质等以供研究之用。

欧洲组织和细胞法令（2004/23/EC）出台后，"组织制备机构"一词在欧洲被广泛使用，该法令将组织制备机构定义为组织库，或医院内为治疗目的的处理、保存、储存或分配人体组织和细胞的单位。

"自从 1668 年首次使用狗骨进行植骨修复一名士兵的颅骨缺损（j. Van Meekeren），在过去的 60 年里，储存并使用细胞和组织库的数量显著增加。"此后 Eduard Zirm 于 1905 年成功地进行了角膜移植，法国发展了血管吻合技术（a.Carrel 和 Ch.Guthrie），以及根据 W.Macewen 博士的报告，他们进行了异体骨移植，以移除一个 12 岁儿童感染的肱骨。1949 年美国海军在马里兰州的贝塞斯达首次创建了组织库（美国海军组织库），现今使用的许多技术和标准就诞生于此，比如捐献者选择标准、文件管理和临床组织评估标准的明确，也包括组织冷冻保存技术、冷冻干燥技术和辐射灭菌技术等。催生了像美国组织库协会（AATB）这样的组织机构（1952）[5, 6]。虽然最初重点主要集中在肌肉骨骼（MSK）组织库上，但后来开发了硬脑膜、皮肤和心血管组织等组织库。同时，除了角膜之外，还开发了其他成分组织库。值得注意的是，最显著的变化发生在 20 世纪 80 年代和 90 年代之间，期间出现了以下显著的进展[6]：

（1）组织在手术应用中的增加，导致组织库数量增加。

（2）出于安全考虑，对组织供体的筛选和检验检测应遵循与献血者相同的模式，包括对供体的选择。同样，在捐献后几个月对活体供体进行重复检测（再检测）可以在免疫窗口期查明感染情况。

（3）专业 MSK 组织库的进展，这些组织通过机器加工，在外科手术中既适用又有用。组织库与有关机构保持联系，以确保这些组织的加工。

（4）开发适用于组织生长因子的载体，如骨形态发生蛋白（BMP），使脱钙骨基质的新应用得以扩展和使用。

（5）组织库机构内的职能分离，形成围绕组织捐献与移植的分支服务机构，包括获取、加工和分配等分支机构。

（6）皮肤复合物的开发，例如使用生物可降解材料脱细胞的同种异体皮肤移植物，以及在体外增加自体皮肤生长能力，改变了皮肤移植物的作用。

3　专业术语表

专业术语[3, 7]：

事故：在评估供体、血清学筛查、获取、加工、储存、标记、分配或制备组织等过程中，发生的可能影响组织性能、生物相容性或传播性病原体感染等事件，或发生影响追踪供体组织的事件，但这些事件与偏离标准操作程序（SOP）、标准或适用的法律和条例等无关。

不良事件：由于组织移植引起受者不希望发生的问题或并发症，或者事件在逻辑上可以与移植联系起来。

同种异体移植：同一物种的不同基因的两个个体之间组织或细胞移植。同义词：同种移植。

自体组织：从同一个人身上取出并用在同一个人身上的组织。

菌血症：血液中存在活菌。

　　组织库：供应人类应用或其他目的（研究和培训）的组织和细胞的加工、保存、储存和分配的机构。

　　批次：指在单个工序或一系列工序中加工的已确定数量的原材料、包装材料或加工产品，可以认为是同质的。

　　生物库：为研究目的而储存的生物材料及其相关数据和信息的集合。也被称为生物材料库。

　　生物负载：组织、细胞或培养基上存在的活微生物的总数，或微生物总数，通常在进行净化或灭菌之前测量。

　　骨组织：坚硬，矿化的结缔组织，构成骨骼的大部分，主要由钙盐构成。构成骨骼的骨组织有两种：皮质骨，是长骨中围绕髓腔的致密物质；松质骨，也称为海绵骨或小梁骨，通常见于长骨末端、关节附近和椎体内部。松质骨高度血管化，常含有骨髓。

　　尸体供体：根据医学标准宣布死亡，并从其身上获取细胞、组织或器官以供临床使用的人。

　　净化：去除或中和污染物的过程。

　　偏离：不遵守指令或既定的协议或标准。

　　消毒：减少活微生物数量，但不能杀灭微生物，如孢子和病毒。

　　分配：运输和送达指定用于人体的组织。

　　供体：为人类或其他目的（包括研究）提供组织或细胞的活体或尸体个体。

　　供体评估：确定个人（活体或尸体）是否适合作为组织或细胞供体的流程。

　　设施：实体建筑物或建筑物的一部分。

　　冷冻：零度以下温度储存组织，不使用冷冻保护剂。

　　冷冻干燥：冻干法。

　　生产质量管理规范：用于医药产品安全生产的国际欧洲标准。虽然组织加工通常不受医疗生产立法的管制，但 GMP 的许多原则可以有效地应用于人体应用的组织和细胞。

　　移植物：人体的一部分，被移植到同一体内或另一人体内，以替代受损部分或弥补缺陷。

　　人体应用：组织或细胞在人体受者中的使用。

　　事件：不良反应或不良事件的总称。

　　标记：包括为识别包装材料而采取的步骤，并将相关信息附在容器或包装上。

　　冻干法：在真空中通过水升华来控制冷冻和脱水的过程。冰直接变成水蒸气。残余水分<5%。也称为冷冻干燥。

　　材料集中：在同一容器内，将多次采集的来自同一供体的、或两个或多个供体的组织或细胞进行物理接触或混合。

　　流程：指对所执行的所有任务、操作和流程的描述，先决条件是确保组织的质量和安全，从组织获取开始，贯穿组织的加工、检测和储存，一直到临床应用于患者的全过程。

　　获取：供组织库或人体使用的组织和细胞制备过程。包括供体的鉴定、评估、知情同意、供体管理以及组织、细胞和器官的获取。

受者：已接受并植入了人体组织、细胞或生殖细胞的人。

标准操作程序：描述特定过程和步骤的书面说明，包括所使用的材料、方法和预期结果。

灭菌：任何消除或灭活含有核酸的感染性病原体的方法，可以通过加热、化学物质、辐射、高压和过滤等适当组合来实现。

存储：将产品保持在可控的条件下，直到分配。

组织：完成特定功能的细胞集合体。

环境温度：周围环境的温度。在温控设施中，环境温度相当于室温，为舒适起见通常为17℃~23℃。

组织库或组织机构：在医院或其他组织中对供人类使用的人体组织进行加工、保存、储存或分配活动的机构或单位。

4 组织构架

组织库要发挥作用，必须结合一系列的资源，如物力、人力、法律、技术和财政资源等，具体可分为四个基本方面内容：法律框架，质量管理，设施和人力资源。

4.1 法律框架

每个国家都有自己的法律体制，管理与组织获取有关的一切事务。目前欧洲和美国在这些工作上较为先进，但现在亚洲、拉丁美洲和澳大利亚所做的工作也在快速进步。

在组织获取与应用领域，欧洲委员会、世界卫生组织、欧盟和美国食物及药品管理局有各种建议和条例（表1）。

表1 组织库相关的建议和条例

机构	标准	主要内容
欧洲委员会	《欧洲委员会关于保护人权和基本自由的公约》（欧洲条约丛书，第5号），1954年颁布	欧洲保护人权和人类自由的国际条约
	《欧洲组织分型交换协定》（欧洲条约系列，第84号）。1974年颁布	为组织分型供应方面的互助发展奠定基础，并建立一套双方同意的规则
	《奥维耶多公约》-关于应用生物学和医学保护人权尊严的公约（欧洲条约系列，第164号）。1997年颁布	第一个具有国际约束力的法案，旨在通过一系列反对滥用生物和医学应用的原则来维护人的尊严、基本权利和自由。最重要的是，它包括同意原则、不因遗传特征而歧视、保护私人生活和获取信息的途径。它禁止从身体或身体部位获得任何经济利益
	《打击贩运人口活动》（欧洲条约系列，第197号）。2005年颁布	旨在解决以摘除器官为目的的人口贩运问题

续表

机构	标准	主要内容
欧洲委员会	欧洲理事会联合国关于贩卖器官、组织和细胞以及为摘除器官而贩卖人口的联合法案。2009 年颁布	旨在打击为移植目的器官、组织和细胞的贩运行为。这项联合法案明确了专门处理人口贩运的法律文书
	《禁止贩运人体器官公约》（欧洲条约系列第 216 号）。2014 年颁布	这里涉及的主要问题是"非法摘取器官"，包括活体捐献者在未经知情同意的情况下摘取器官；未经本地法律授权，从逝世的捐献者身上摘取器官；以及活体捐献者因经济利益而摘取器官
世界卫生组织	器官移植指导原则。1991 年颁布	展示了世界各地的相关专业守则、惯例和立法情况
	世界卫生大会决议 63.22	更新了世卫组织人体细胞、组织和器官移植指导原则呼吁世卫组织会员国执行这些指导原则，促进自愿无偿捐献，反对器官买卖，并促进透明和公平分配。敦促各成员通过收集有关数据，包括不良事件和反应，加强监督，实施全球标准化规范。最后，世卫组织准则旨在为治疗目的的获取和移植细胞、组织和器官提供参考框架
	关于器官贩运和器官移植旅游的伊斯坦布尔宣言。2008 年颁布	由国际移植学会（TTS）和国际肾脏学会（ISN）倡议。强调必须禁止贩卖器官和移植旅游，因为它们违反平等、公平和尊重人的尊严等原则。移植旅游不同于为移植而旅行。后者指的是器官、捐献者、接受者或移植专业人员的跨境流动。移植旅游：①它涉及器官贩卖的商业化和（或）移植，②如果器官、专业人员和移植中心等资源致力于为外国患者提供移植，而损害了该国为本国人民提供移植服务的能力
世界卫生组织	项目公告	由世卫组织领导的监督行动，促进和分享有关不良事件的信息，以提高安全性和有效性。近年来，世界卫生组织一直在推广"人类源性医疗产品"（MPHO）一词。包括用于治疗目的的血液、器官、组织、骨髓、脐带血、生殖细胞和乳汁等。它还以其特殊性质和方式促进了 MPHO 的管理。从捐献开始监测这些信息直到提供给受者为止，表明如果不遵守伦理标准，MPHO 有共同的风险，也有接触传播性疾病的风险
欧盟	欧洲议会和理事会第 204/23/EC 号指示。2004 年颁布	适用于供人类使用的人体组织和细胞的捐献、获取、筛选、保存、储存和分配。本标准对欧盟成员国具有约束力。对组织机构获取、授权和检查等进行监督，以确保可溯源性、监督和维护可供公众查阅的数据注册登记。确立了关于供体选择和评价以及组织和细胞的质量和安全的规则
	委员会指令 2006/17/EC	确定人体组织和细胞制备过程的每一阶段的技术要求，特别是供体的要求：选择标准、实验室检测、获取流程、组织移植物接收和分配的要求
	委员会指令 2006/86/EC	包括对可溯源性、严重不良事件和反应通报的要求，以及对人类细胞和组织的获取、加工、保存、储存和分配的某些要求
美国食品和药品管理局	21CFR 1271 下对人体细胞、组织、细胞和组织移植物管理规定	这些 HCT/Ps 由生物制剂评价和研究中心（CBER）管理。这些组织包括：骨、脱矿骨、韧带、肌腱、筋膜、软骨、眼组织、皮肤、心包、血管组织、羊膜、硬脑膜、精液、卵母细胞和胚胎
美国食品和药品管理局	人体细胞和组织移植物供体标准	确定供体标准、供体筛查及相关传染病检测框架和指南。还规定了必须确定和登记执行细胞或组织供体标准的负责人[11]

欧洲委员会（CE）、世界卫生组织（WHO）、欧盟（EU）、美国食品和药品管理局（FDA）、人体细胞、组织、细胞和组织产品（HCT/Ps）

除上述标准外，欧洲联盟委员会还支持欧盟成员国尽量执行欧盟关于组织和细胞的法令，这些法令为《共同体公共卫生领域行动方案》框架下各种项目提供资金[4]。

（1）EQSTB（欧洲组织库质量系统），其主要工作是确定组织库的关键要素，开发支持组织共享登记系统，提供在线和面对面的培训方案，满足组织领域对资源的需求，开发内部审计模式。

（2）EUSTITE（欧洲组织机构检查标准和培训）：由欧盟主管权威机构制订的关于检查和监督组织库和所用移植组织的培训课程和指南。

（3）EuroGTP（欧洲组织规范）：制定组织实践指南，以及组织库工作人员关于组织获取、处理和保存主题的培训指南，以确保所有组织机构具有最高水平的组织质量和安全性。他们与欧洲组织库协会（EATB）之间进行密切合作，更新和维护 GTP 及其自己的标准。

4.2　质量管理体系（QMS）

质量管理体系（QMS）是为确保组织质量良好并安全有效地移植到受体体内而实施的一整套措施。组织库主管部门必须对组织的质量、安全和生存能力负责，以确保它们适合于治疗用途，并且不会对患者的健康构成风险。

质量管理是一个涉及组织库多个领域的问题，包括了供体识别、组织处理和储存以及最终分配等各环节的质量管理。为了做到这一点，必须在四个关键点上做到合规：

（1）法律框架，该框架提供了组织捐献、组织获取、实验室检测、加工、储存和组织分配的总体原则。此外还包括组织和细胞的进出口活动[4]。

（2）质量管理体系，确保组织和细胞必须符合技术和法律要求的管理标准。

（3）每种组织具体技术要求，保证了质量、安全和有效。

（4）有关部门的必要授权，特别是对具体活动的授权。

以下列出了相关标准和法律清单，这些标准和法律对发展强大、有效的质量管理标准提供了：

■ 国际标准化组织（ISO）。隶属于 ISO9000 质量管理体系。在组织和细胞质控管理中特别有用[4]。

■ 欧洲组织库组织规范。由欧盟资助的 EuroGTP 项目制定，目的是在欧洲范围内建立统一的标准，并提高组织库和相关机构工作人员的专业知识和能力水平[4]。

■ 欧盟生产质量管理规范（GMP）指南，提供了药品制备的具体指南，部分内容也与组织和细胞的获取、加工、储存和分配有关。

■ 第 2004/23/EC 号法令确立了人体组织和细胞捐献、获取、检测、处理、保存和分配的质量和安全标准，其相关技术要求提供了组织库质量管理体系中应包括的关键要素。从法律角度来看，这些要求对欧盟成员国具有约束力。

■ FACT-JACIE《细胞治疗产品收集、处理和管理国际标准》。由细胞治疗认证基金会、联合国际细胞治疗学会和欧洲血液与骨髓移植学会认证委员会制定。质量保证包括执行一系统标准，以保证组织的获取、加工、保存、储存和分配符合既定的质量和安全要求。整个过程必须进行全面记录，并对其有效性进行监测。所有过程都必须由称职的工作人员管理，还必须有足够的空间、设备和设施。

总而言之，必须建立和维护质量管理体系，以确保组织库的所有操作符合 SOPM、标准和适用的法律法规。此外，还必须进行年度内部审计，以确保以合规的方式开展上述所有工作[8]。

4.3　设施

组织库必须有适合开展工作的场所。

■　获取环境："所有组织必须在清洁、无菌的地方，根据标准进行获取手术准备，包括器械和手术无菌包。在获取之前，必须对该区域按预先确定的标准进行评估，以确定其适宜性，同时控制交叉污染"[8]。

■　获取区必须检查以下事项

进入获取区域的通道。

照明。

水源和排水。

良好的基础设施条件。

通风。

区域和表面清洁。

■　工作人员通道。

■　没有害虫。

■　不应同时进行其他手术活动。

■　处理生物废物的能力。

在开始组织获取之前，必须将污染风险降至最低，包括用合适的消毒溶液清洁所有物体表面。任何可重复使用的物品必须清洗和消毒[4]。

根据要获取组织的类型，选择在不同的场合进行获取，包括医院手术室、组织库、停尸房、殡仪馆、甚至捐献者家中等。这些领域可以作如下分类[4]。

□　手术室或类似场所。

□　专门用于此目的的获取区，可例行监控，例如组织库获取室。

□　专用清洁区。

□　获取区局部清洁的非专用区域。

■　组织制备环境（设施）

□　组织制备设施必须专用于此项工作。它们必须经过设计、批准和监测，以确保空气质量适合组织获取工作。

□　洁净室和周边环境，为了达到要求的空气质量，必须遵守相关国际标准，如欧盟人用和兽用药品生产质量管理规范指南，称为 GMP 和 / 或 ISO 14644-1[4]。

□　组织制备必须在清洁区域进行。在洁净区空气中活动和非活动颗粒的浓度必须控制到特定水平。每一个单独的组织制备活动都需要一定程度的清洁环境和操作条件，以最大限度地减少微生物颗粒或污染的风险。

□ 所有组织制备区域都有一些共同的特征，一般包括[4, 9]：

- 由无孔表面制成的，易于清洁的天花板，墙壁和地板
- 与加工区相邻的更衣和洗手设施
- 更衣、卫生、清洁等流程
- 环境条件的控制和监测（微粒和微生物污染）
- 时刻管控物资和人员的流动。
- "关键工作区域是在经过消毒或灭菌过程后对组织进行处理的区域，或组织已被无菌获取而在稍后阶段不会被消毒或灭菌的区域。关键工作区域的空气质量必须达到 A 级，并且必须达到 B 级背景（表2）。这需要高效微粒空气过滤器和周围区域的正压空气供应"[9]。
- 温度和相对湿度取决于洁净室换气次数，在场人数和设备热负荷等因素。对于温度和相对湿度，普遍接受的参数分别为 18±3℃和 30%-65%（ISO 14644-4）[4]。

表2 组织加工流程空气分级系统。修改自组织库工作守则，卫生署 2001.（8）

欧盟 GMP 级别	每立方米容许的最大颗粒数目等于或超过指定的颗粒大小			
	休息区		工作区	
	0.5μm	5μm	0.5μm	5μm
A	3,500	0	3.500	0
B	3,500	0	350,000	2,000
C	350,000	2,000	3,500,000	20,000
D	3,500,000	20,000	Unknown	Unknown

■ 材料和设备[4]

□ 组织库必须拥有开展其所有活动所需的设备和器材。必须确保它们工作正常并符合相关要求。

□ 获取过程中使用的材料（耗材和试剂）、设备（手术器械，容器，包装）必须按照标准和规范处理，并尊重国家和国际法规。

□ 所有仪器和设备必须质量好，经过验证或认证的专门为手术使用，并且必须处于良好的状态。

□ 在适当的情况下，必须对装置进行至少一次目视检查和重新校准。

□ 在可能的情况下，建议使用一次性器材进行获取。如果必须使用可重复使用的器材，则必须记录清洗、消毒、包装和灭菌过程。还必须建立对关键器材和设备进行追溯的信息系统。

4.4 人力资源

每个组织库必须为各项工作配备合适的工作人员。尤其是组织库人员的培训和参与程度，这意味着必须有足够数量的合格工作人员来执行每一项任务[9]。

至少必须有：

■ 负责组织库的医务主任，代表组织库与各国相关卫生机构沟通交流。他们必须有有效的行医执照。必须经过充分培训，并在确立捐献者的适宜性方面具有经验，特别是在传染病方面。他们的责任应包括：

    □ 确定捐献者的适宜性

    □ 制定与不良事件防范有关的政策和流程

    □ 在美国，他们负责将传染病检测的阳性结果通知有关各方。

■ 移植协调员。部分国家要求组织库要有这类工作人员，不论是内部雇用还是合同雇用，以便执行协调员的任务。

■ 技术人员。这是一批受过相关教育和培训富有经验的专业人员和（或）技术人员，按照组织库规定的程序执行分配给他们的任务。每个员工的培训必须记录在员工档案中。

■ 某些地方还有质量总监、科学总监和执行总监。这些人力资源要符合地方和国家的规定和标准，每家组织库将自行斟酌设立其中的一个或多个职位。

■ 最后，关于与职业医学有关工作，"必须编写卫生方案并将其记录在案。它们必须包括与健康、卫生习惯和工作人员服装有关的程序。所有员工都必须遵守和理解这些程序，特别是在处理区域和受控环境中执行任务的员工。

进入处理区的每个人都必须使用适当的防护装备。所有工作人员都必须使用洗手设施。

处理区内必须禁止下列活动：饮食、吸烟、嚼口香糖或其他物质，以及储存食品、饮料、香烟或个人药物"[9]。

5　结束语

组织库必须具备四个组成部分：合适的设施，质量管理和控制体系，法律框架和标准，以及人力资源。

设施必须为组织库专门设计。特别要注意清洁和消毒流程，质量控制相关要求和规定，以及所有改进和防护等相关措施。

质量管理体系必须是稳定，适应组织库不断变化的要求，为创新和验证做好准备。必须符合内部审核和政府检查，或符合相关质量认证机构的要求。

必须遵守现行的法律法规和标准。避免和防止任何偏离道德、法律或标准的行为，这是所有组织库的制度要求，否则会增加不良事件风险，影响受者安全。

最后，工作人员的培训和参与至关重要，以满足组织库质量政策和组织库 SOMS 提出的能力需求。

6　参考文献

[1] 　Narayan RP. Development of tissue bank. Indian J Plast Surg. 2012.

［2］ Amercian Association of Tissue Banks (AATB). Standards For Tissue Banking. Definitions of terms. Bethesda, Maryland. 2016. p. 137.

［3］ Guide to the quality and safety of tissues and cells for human application, 3rd edition. European Directorate for the Quality of Medicines(EDQM), Council of Europe. Strasbourg, France, 2017. p. 462.

［4］ Guide to the quality and safety of tissues and cells for human application, 3rd edition. European Directorate for the Quality of Medicines(EDQM), Council of Europe. Strasbourg, France, 2017. p. 704.

［5］ Woll J. Tissue Banking Overview. Clin lab Med. 2005.

［6］ Guide to the quality and safety of tissues and cells for human application, 3rd edition. European Directorate for the Quality of Medicines(EDQM), Council of Europe. Strasbourg, France, 2017. p. 462.

［7］ Amercian Association of Tissue Banks(AATB). Standards For Tissue Banking. Bethesda, Maryland. 2016.

［8］ A code of practice for tissue banks. The Department of Health. 2001.

［9］ FDA Regulation of Human Cells, Tissues, and Cellular and Tissue-based Products(HCT/Ps)Product list. The Food and Drug Administration. 2019. https://www.fda.gov/vaccines-blood-biologics/tissue-tissue-products/fda-regulation-human-cells-tissues- and-cellular-and-tissue-based-products-hctps-product-list. Last accessed: November 2019.

［10］ Eligibility determination for donors of human cells, tissues, andcellularandTissue- Based Products (HCT/Ps). Center for Biologics Evaluation and Research. 2007.

第12-Ⅱ章　组织库：肌肉骨骼组织库

Artur Kaminski，医学博士
移植与中央组织库系主任
华沙医科大学
国家组织和细胞银行中心主任
波兰华沙

索　引

第 12-Ⅱ章　组织库：肌肉骨骼组织库··················193
1　肌肉骨骼组织的获取··················195
2　肌肉骨骼组织的加工··················196
 2.1　清洁和切割··················196
 2.2　洗涤脱脂程序··················197
  2.2.1　脱脂程序··················197
  2.2.2　洗涤程序··················197
 2.3　冷冻干燥··················197
 2.4　脱矿质··················197
 2.5　微生物取样··················197
 2.6　灭菌或消毒··················197
  2.6.1　灭菌··················198
  2.6.2　去污··················198
3　肌肉骨骼组织的包装和标记··················199
4　肌肉骨骼组织的储存··················199
5　临床应用··················199
6　参考文献··················199

1 肌肉骨骼组织的获取

供体：

肌肉骨骼组织供体大部分是尸体供体。肌肉骨骼组织也可以从活体供体中取出，例如股骨头或膝关节软骨活检，用于体外软骨细胞培养。

获取前流程：

只有在供者同意或授权后，才能进行获取。必须对供体进行识别和筛选排除标准，包括病史、个人史、临床状况、身体评估、传染病检测和尸检（如果进行）等。

死亡时间：

从尸体供体获取肌肉骨骼组织应在逝后 24 小时内尽快进行，如果尸体在逝后 12 小时内冷却，则不得迟于逝后 48 小时内获取。

获取人员：

肌肉骨骼组织的获取必须由具有适当资格且经过培训富有经验的人员进行，人员数量要足够（至少两名）。

获取顺序：

皮肤是第一个要获取的组织，其次是角膜，供体采用俯卧位以避免眼部出血。建议最后获取心血管和肌肉骨骼组织。

对于器官和组织供体，器官获取结束时要缝合所有外科切口，以确保胸腹部组织无菌。

设施：

获取必须在适当的环境内进行，以尽量减少获取组织的微生物污染。出于隐私和污染控制原因，这一区域必须限制进入，特别是在获取期间。

活体组织和细胞捐献必须在确保其健康，安全和隐私的条件下进行。

设备和材料：

获取期间使用的材料和设备必须按照捐献组织和细胞预定用途的标准、规格、国家和国际条例、标准和准则进行管理。只应使用无菌手术器械和无菌一次性使用材料。在可能的情况下，建议采购一次性器材。在使用可重复使用的器材时，必须实施经过认证的清洗，消毒和灭菌过程。

获取时穿着的服装必须适合获取类型的要求，并确保流程中的无菌性。通常包括无菌手术衣、无菌手套、眼镜、面罩或防护面罩。

用于复原尸体供体的材料应能充分、完整和有效地复原遗体。

包装材料，容器和标记：

组织获取后，必须立即单独包装，尽量减少环境污染的风险，并贴上标签以避免混淆。包装和标签必须可耐受储存条件，以避免标识遭到破坏，从而确保组织的可溯原性。获取的组织必须在适当温度的容器中运输，以保存其结构和生物学特性。对于无活性的移植物，2℃～8℃和冷冻都可作为运输条件。对于有活性的移植物，只接受 2℃～8℃的温度。

文件编制：

必须以电子或书面形式记录所有上述活动。文件应随获取的组织一起提供。

获取技术：

应使用合适的消毒剂清洁供体皮肤，并在获取区域形成局部无菌区。下肢皮肤切口，从髂前上棘开始延伸至大转子，沿大腿外侧向膝前延伸至髌腱，经胫骨前嵴直至踝关节。获取从周围长骨开始，以避免来自肠道的潜在污染。将肌肉向外侧和内侧提起。在接近胫骨处切开骨间膜。分离近端和远端胫腓骨关节。切除胫骨和腓骨。切开阔筋膜，解剖周围的肌肉，在膝水平离断股骨。在下一阶段，松解臀部外展肌，提起大腿肌肉。然后内旋股骨，靠近髋臼切开髋关节囊。切除股骨。要恢复髂嵴，切口必须从髂前上棘向后延伸。切除软组织，离断骶髂关节和耻骨联合，切除髂骨嵴或半骨盆。上肢皮肤切口，从喙突开始，沿胸三角沟延伸，然后沿臂前外侧延伸至肘，再沿前臂桡侧向远端延伸。在肌肉肌腱交界处横切肩袖，留下肌腱部分附着于肱骨近端。在手臂的肘关节水平离断肱骨，切除肱骨。

为了获得肋骨，切口必须直接在肋骨上从肋缘延伸到后脊椎附着处。解剖椎间肌，在肋椎关节和胸骨处进行离断。阔筋膜在取出股骨前切除。跟腱可以在获取胫骨和腓骨的过程中与跟骨的固定骨块一起获取。采用膝关节和股四头肌前切口切除髌骨肌腱及远端胫骨结节块和近端髌骨块。必须清除关节线上下约 12cm 处的软组织。股骨和胫腓骨必须截骨。髌骨肌腱可以在获取下肢长骨的过程中获取。半月板通常附着在胫骨上，可以在取下供体的胫骨后获取。

为了复原供体的遗体，可以使用木棍或与供体骨骼大小相近的塑料骨骼。裂开的肌肉应该用外科缝线重新缝合，然后再缝合皮下组织和皮肤。必须恢复遗体的自然解剖轮廓。

2 肌肉骨骼组织的加工

2.1 清洁和切割

最常见的松质骨和皮质-松质骨、皮质骨、骨软骨、韧带和肌腱等同种异体移植物来自于尸体供体。活体和自体的同种异体骨处理方式相同。过程中，骨组织应在 2℃～8℃ 或 −40℃～−80℃ 短期保存。

松质骨和皮质-松质骨移植物制备取自于股骨远端和胫骨近端骨骺，肱骨近端和远端骨骺，以及椎体和髂嵴。采用机械方式清理掉残余的软组织，然后使用不同种类的锯（如带状锯、振荡锯）沿着骨干和骨骺（干骺）之间的边界进行切割，以便实现移植物的最终形状。

皮质骨移植物的制备多取自于取股骨、胫骨、腓骨、肱骨、桡骨和尺骨等骨干。机械方式清除骨组织上剩余的软组织。移植物的形状可以用不同种类的锯子切割来实现。

骨软骨移植物的制备多取自股骨远、胫骨、肱骨、桡骨和尺骨等远端或近端。骨组织应采用机械方式清理掉剩余的软组织。最终移植物的形状可以使用不同种类的锯来实现。跟腱和髌骨肌腱以及韧带都应该进行机械清洗。

2.2 洗涤脱脂程序

洗涤和脱脂程序用于去除松质和皮质骨组织中的细胞。在机械清洗过程中，整个骨髓将被去除。可以应用两种不同的方法：氯仿／甲醇（或乙醇）溶液（体积比 2 ∶ 1）或温水或盐水溶液。在这一程序的两个步骤之间，应更换漂洗溶液。应根据结构完整性对骨骼大体外观进行可视化质量控制。

2.2.1 脱脂程序

氯仿／甲醇或氯仿／乙醇混合物或单独使用酒精应覆盖待脱脂的骨骼。该程序应使用摇床进行大约 2 小时。然后，将骨在甲醇（或乙醇）中冲洗四次，以有效去除氯仿。最后要用水或盐水冲洗。

2.2.2 洗涤程序

细胞的去除可以通过使用射流或带有水或盐水溶液的摇床来实现，二者选其一。可使用 37℃的温水。

2.3 冷冻干燥

水分是通过冷冻和防止结冰的过程从骨头中提取出来的。其目的是允许在室温下进行储存。冻干结束时的水分含量应＜5%。

2.4 脱矿质

通过冷冻机磨碎的骨（标准化直径：80～300μm，300～425μm，425～600μm，600～1000μm）随后在酸溶液（例如 0.5 或 0.6M HCl）中脱矿 90 分钟。然后再将骨头脱脂，最后冻干或冷冻。应计算钙含量（通常＜10%）（例如骨基质干重的钙的百分比）。

2.5 微生物取样

在最终包装处理过的组织之前，至少应获取一个微生物样本。

2.6 灭菌或消毒

灭菌程序应确保灭菌后样品中不存在任何活菌。无菌保证水平指经有效的灭菌过程后在单个产品单元上存活的预期概率。SAL10-6用于直接接触人体组织的产品，即产品中存在的1种微生物的存活概率为百万分之一。

2.6.1 灭菌

辐射灭菌：

伽马射线或加速电子束均可用于灭菌过程。必须对该技术（辐照剂量，辐照温度）进行验证，同时考虑到初始污染（生物污染）和影响辐射灭菌效果的其他因素（如氧气的存在，辐照移植物的物理状态）。因此不能推荐特定剂量。用于灭菌的剂量范围从17到35kGy，并在计算初始污染量后确定。必须始终记录辐照过程，包括提供辐照的中心的名称和数据以及每批的剂量。

环氧乙烷灭菌：

移植物应暴露在制造商建议的环氧乙烷量中。整个过程符合满足温度、湿度和气体浓度的要求。用环氧乙烷处理后，应进行通风处理，消除残留的环氧乙烷及其副产物（如乙基氯醇和乙二醇）。对于每一批环氧乙烷，应使用化学指示剂。对每批组织进行灭菌，必须对每批的代表性样品进行测试，以检测化学残留物的毒性及分解产物的存在情况。用环氧乙烷处理过的组织必须至少在−40℃下冷冻，或冻干并保存在室温下。

超临界 CO_2：

超临界 CO_2 灭菌是基于二氧化碳在超过其临界点（T＝31.3℃，P＝73.8）的温度和压力的影响下向超临界状态（所谓物质的"第四"状态）转变的现象。在这种状态下，二氧化碳是一种兼具气态和液态性质的超临界流体：其黏度接近气体黏度，允许快速扩散，而密度接近液体密度，提供高溶解力。这种方法的优点，除了效率高之外，还有二氧化碳无毒性和不可燃性，容易从组织中去除其残留物以及成本低。使用超临界 CO_2 也不会引起蛋白质的降解。可在移植物被适当包装后进行（没有二次污染的风险），不破坏组织结构和脱除具有细胞毒性的脂类物质及其氧化产物。

2.6.2 去污

化学去污：

有许多化学品对特定病原体具有净化功能或灭活作用（例如过氧乙酸，碘伏，乙醇）。必须验证这些制剂对某些类型组织的有效性。重要的是在移植物的相关文件中注明所使用的化学物质。

还必须提及这些化学产品的性质，以及可能存在这些产品或分解产物的痕迹。

抗生素去污：

为了去除肌肉骨骼组织的污染，可以使用抗生素。应验证和记录每种抗生素混合试剂的有效性。使用抗生素去污染程序可能是软骨细胞培养中唯一的微生物灭活方法。

加工设备要求：

必须清洁、无菌，如进行非无菌加工，必须保证设施专用于该加工流程，并且必须进行设计，合格和监控，以确保空气质量适合正在进行的过程。

3　肌肉骨骼组织的包装和标记

肌肉骨骼组织的包装方式应尽量减少污染的风险。建议肌肉骨骼组织至少用密封包装或无菌单和无菌容器进行双包装。每个制备的组织应单独包装，并立即贴上标签。标签应包含描述捐献，组织及其有效期的独特代码。

4　肌肉骨骼组织的储存

肌肉骨骼组织应根据目前公认的最佳实践做法，并酌情以现有的最佳科学证据为基础进行储存。所有与组织和细胞储存相关的程序必须记录在 SOP 中。目前用于组织和细胞存储的方法包括：

（1）对无活力的移植物在环境温度下储存（冷冻干燥产品）。

（2）有活性的移植物低温储存（冷藏）在 2℃～8℃之间。

（3）无活性移植物储存温度（冷冻）−40℃或更低。

5　临床应用

同种异体无活性的植入骨可发挥生物假体的作用，逐渐被受体骨组织吸收和替代。移植的主要适应证是骨不连、先天性畸形、良性肿瘤、翻修髋关节置换手术、骨折和退行性改变等。

异体软骨移植用于耳廓或鼻中隔的重建。软骨-由骨骺软骨和骨碎片制成的骨移植物可以用来治疗关节退变。同种异体韧带移植一般用于膝关节，髋关节和肩关节的二次重建。越来越多的异体韧带移植被用于初级重建。

6　参考文献

［1］　Mitton D, Rappeneau J, Bardonnet R. Effect of a supercritical CO_2 based treatment on mechanical properties of human cancellous bone. European Journal of Orthopaedic Surgery & Traumatology. 2005.

第 12–Ⅲ章　组织库：心血管组织库

Ramadan Jashari，医学博士，FETCS

人体材料（HBM）经理

部门负责人

欧洲同种异体移植库（EHB），Sain Jean 诊所

比利时布鲁塞尔

索　引

第 12-Ⅲ章　组织库：心血管组织库⋯⋯⋯⋯⋯⋯⋯⋯⋯⋯⋯⋯⋯⋯⋯⋯⋯⋯⋯⋯⋯⋯⋯⋯200

1　导言⋯⋯⋯⋯⋯⋯⋯⋯⋯⋯⋯⋯⋯⋯⋯⋯⋯⋯⋯⋯⋯⋯⋯⋯⋯⋯⋯⋯⋯⋯⋯⋯⋯⋯⋯202

2　心血管组织机构在组织库的地位⋯⋯⋯⋯⋯⋯⋯⋯⋯⋯⋯⋯⋯⋯⋯⋯⋯⋯⋯⋯⋯⋯⋯⋯202

　　2.1　心血管组织机构（TE）的结构⋯⋯⋯⋯⋯⋯⋯⋯⋯⋯⋯⋯⋯⋯⋯⋯⋯⋯⋯⋯⋯⋯⋯202

3　心脏瓣膜和同种异体血管的质控标准⋯⋯⋯⋯⋯⋯⋯⋯⋯⋯⋯⋯⋯⋯⋯⋯⋯⋯⋯⋯⋯⋯203

　　3.1　同种异体心脏瓣膜移植临床应用的主要适应证⋯⋯⋯⋯⋯⋯⋯⋯⋯⋯⋯⋯⋯⋯⋯203

　　3.2　人体心血管组织移植物的长期预后⋯⋯⋯⋯⋯⋯⋯⋯⋯⋯⋯⋯⋯⋯⋯⋯⋯⋯⋯⋯205

　　3.3　无细胞同种异体心脏瓣膜移植的临床应用⋯⋯⋯⋯⋯⋯⋯⋯⋯⋯⋯⋯⋯⋯⋯⋯⋯205

4　结束语⋯⋯⋯⋯⋯⋯⋯⋯⋯⋯⋯⋯⋯⋯⋯⋯⋯⋯⋯⋯⋯⋯⋯⋯⋯⋯⋯⋯⋯⋯⋯⋯⋯⋯206

5　参考文献⋯⋯⋯⋯⋯⋯⋯⋯⋯⋯⋯⋯⋯⋯⋯⋯⋯⋯⋯⋯⋯⋯⋯⋯⋯⋯⋯⋯⋯⋯⋯⋯⋯206

1 导言

Gordon Murray 于 1956 年在一个实验模型中介绍了尸体瓣膜（同种异体移植物）作为主动脉瓣替代物的使用，显示了其植入胸降主动脉（异位植入）的可行性及其长期预后。1962 年 Carlos Duran 和 Alfred Gunning 介绍了在冠状动脉口下方的主动脉位置的同种异体小牛主动脉同种瓣植入术。随后 Donald Ross（伦敦）和 Bryan Barratt-Boyes（奥克兰）尝试用尸体供体获取的同种异体主动脉瓣移植物替换患者病变的主动脉瓣。1967 年 Donald Ross 第一个使用自体肺动脉瓣（自体移植物）作为病变主动脉瓣的替代物，同时利用同种异体肺动脉（同种移植物）重建患者右心室流出道（RVOT）（"Ross 手术"）。

同种异体瓣膜的保存方法的演变是从环氧乙烷冷冻干燥（1967 年前）开始，到冷冻和辐照处理（1968—1971 年），及抗生素灭菌的新鲜瓣膜（1974 年），发展到从 1974 年开始新鲜和冷冻保存瓣膜的使用。1975 年，澳大利亚布里斯班的 Mark O'Brian 建立了一种标准化的瓣膜冷冻保存技术，包括在短期（最多 48 小时）抗生素去污后进行受控速率冷冻。过去的 40 年在世界范围内，心血管组织机构每年成功地储存和分配了数以千计有质量控制的冷冻保存人类心脏瓣膜和血管，用于符合临床适应证和紧急状态患者的治疗。

2 心血管组织机构在组织库的地位

心血管组织机构积极参与供体的检测、选择和获取。心血管组织的选择标准对某些方面有特异性（如供体年龄、心脏停止后缺血时间、类固醇药物的使用等）。责任人承担异体移植物从供体到受者的全部责任。欧洲法令、AATB 标准、Euro-GTP 准则、欧洲委员会发布的《人体应用组织和细胞质量和安全指南》以及国家主管部门的对人体组织的质量的具体要求，作为心血管组织临床应用的主要指南。

2.1 心血管组织机构（TE）的结构

为了保证同种异体移植物的质量和安全，组织机构必须有适当的场所和设备（接收和临时储存获取材料，洁净室设施和组织处理技术设备，冷冻剂区以及组织冷冻保存、储存和运输的设备，以及行政场所）。必须有足够的医疗和技术人员，他们必须受到适当的教育和持续的培训。质量管理体系（QMS）必须按照 GMP（药品生产质量管理规范）和 GTP（组织质量管理规范）的指导方针进行组织，并有一名受过培训的负责人负责当前法规的实施，负责建立心血管组织机构的人员是分配供临床应用的同种异体移植物的最终责任人。负责人必须具备医学背景，对心脏和血管的形态学和病理学有足够的了解。此外，与临床医生（移植外科医生和负责患者随访的医生）的适当沟通和对于移植物的长期监测都非常重要。数据收集和对这些数据的关键分析是评估同种异体移植物的功能和使用年限的必要条件。

3　心脏瓣膜和同种异体血管的质控标准

心脏瓣膜和同种异体血管移植物必须符合临床应用的标准。这些标准是：①瓣叶和血管壁的形态正常，没有任何先天性畸形和动脉硬化疾病；②尺寸必须符合外科医生对特定外科手术的需求（瓣膜大小，主动脉或肺动脉管道的长度，动脉/静脉的大小和长度等）；③功能得以保留，能替代病变组织的功能（心脏瓣膜的关闭功能，通过瓣膜/动脉的适当和充足的血流）；④镜下结构完整，以避免临床应用后过早衰败，并发挥预期的功能。瓣膜/血管基质的保持对于功能和长期耐用性是必需的。虽然长期以来认为细胞成分的保存是其保证质量的一个重要因素，但在过去的十年中，对无细胞同种异体移植物的应用研究表明，在去除同种异体瓣膜/血管移植物中免疫成分的情况下，对某些亚组患者（新生儿和儿童）是有利的。移植物的健康基质将作为受体细胞重新植入融合的基质，整合到受体的体内。最终，它将表现为"自体"组织；⑤血清学安全（如适用的质量标准中所规定的，没有任何病毒污染）。因此，必须在器官/组织获取之前或过程中收集适当的血液样本。这些检测必须在经授权的实验室进行，并进行正确解释。必须调查和排除感染某些地方病和（或）病毒的风险（朊病毒疾病，尼罗河病毒，Q热，登革热，寨卡病毒等）；⑥没有任何细菌或真菌污染：在最后包装和保存之前，必须在不同的处理步骤中检测组织是否存在细菌或真菌污染。此外，如果存在细菌或真菌繁殖，需要进行细菌鉴定，这是组织库日常工作去污流程的依据。"最终产品"必须没有任何污染菌株；⑦无任何恶性疾病：必须对组织块进行组织学检查，以排除任何可能从供者传染给受者的恶性和传染性疾病的存在。过去曾有一些恶性疾病通过组织（骨、心包）传播的报告；⑧按照预先指定和验证的程序（低温保存曲线）进行适当的低温保存。

组织库管理员应在同种异体移植物植入患者体内之前，将其所有相关信息发送给移植外科医生。此外，在使用前，移植外科医生必须获得有关同种异体移植物临床应用准备的所有必要信息（解冻，冷冻保护剂DMSO的稀释，修整，三尖瓣的二瓣化等）。一些同种异体心血管移植物见图1。

3.1　同种异体心脏瓣膜移植临床应用的主要适应证

同种异体心血管移植物是病变瓣膜和血管树的重要替代物。通常，组织机构对某些特殊的同种异体移植物（小尺寸或长动脉管道）的储备可能不足。因为人体组织移植物与患者的自身瓣膜具有相同的形态，完美的血流动力学性能，不需要任何补充医疗处置，以及同种瓣膜的耐用性，特别对一些特定患者类别。人体组织移植被认为是对某类患者最为有利。

在某些患者中，自体肺动脉瓣可作为是病变主动脉瓣的替代选择。而右室流出道（RVOT）的重建则应用肺动脉同种异体移植物来完成（"Ross手术"）。这种手术被推荐为

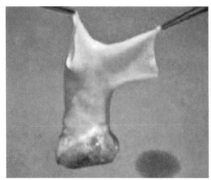
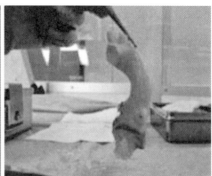

带肺气管和支气管的肺动脉瓣　　　　　带整个升主动脉和部分主动脉弓主动脉瓣

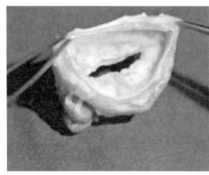
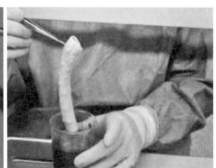

二尖瓣悬吊装置　　　　　　　　经抗生素混合物处理后的胸降主动脉

图 1　部分心血管移植物（肺动脉、主动脉瓣，二尖瓣和胸降主动脉）

为年轻活力患者的最佳解决方案，因为手术后不需要使用任何附加抗凝治疗。此外，自体组织用于主动脉瓣膜置换术，可为此类特殊的患者余生提供持久的解决方案。在所有RVOT 重建的手术，约 45% 的同种瓣膜分配用于这种复杂手术。

肺动脉同种异体移植物（同种移植物）用于治疗先天性肺动脉瓣发育异常（常作为法洛四联症的一部分，是最常见的心脏瓣膜病，约占所有心脏畸形的 8%），但也用于治疗孤立性肺动脉瓣畸形（狭窄，闭锁，关闭不全）。在布鲁塞尔的欧洲同种移植物组织库开展了 26 年的心血管同种移植物组织库业务中，约 72% 的同种瓣膜被移植用于 RVOT，其中55% 用于矫正法洛四联症（Jashari 等，2010 年）。

为了治疗大动脉转位，基于其特点，最好的可用装置是有合适直径和管道长度的人体瓣膜。

使用人体瓣膜治疗细菌性心内膜炎是同种瓣膜移植的一个重要适应证。细菌性瓣膜心内膜炎是由毒性极强的细菌引起的，导致瓣膜破坏和严重的瓣环脓肿。发生心内膜炎的一个特别重要的危险群体是患有免疫系统疾病的患者群（癌症患者，某些病毒性疾病如艾滋病等）。

目前，为了治疗 TAVI（经导管主动脉瓣植入术）或经皮肺动脉瓣导致的心内膜炎，也建议用同种瓣膜来替代感染的瓣膜。

年轻患者（儿童，育龄妇女，运动员）主动脉瓣关闭不全或狭窄可采用同种瓣膜移植治疗，无需抗凝药物，以避免在该患者亚群运动期间发生出血的风险。在广泛切除肿瘤（包括肿瘤浸润的血管树）后，越来越多的腹部移植外科医生和腹部肿瘤外科医生要求进行同种异体血管移植（主要是动脉移植物，也有一些静脉移植物）来重建血管树。目前在欧洲，临床应用最常用的血管组织是股动脉，其次是胸主动脉和髂动脉。在欧洲，同种异体静脉移植物的使用比较少见，因为同种异体静脉移植物在临床应用后有加速衰败的情况。

3.2　人体心血管组织移植物的长期预后

尽管人类瓣膜和动脉的临床应用尚未 100% 达到预期，但它们目前仍是病变瓣膜 / 血管的最佳替代品。有文献显示了使用同种异体瓣膜和血管后的长期预后。图 2 显示了长期预后的总结（Meyns 等，2005 年；Solari 等，2016 年）。

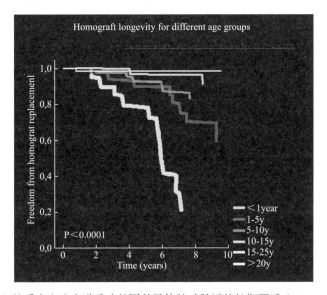

图 2　不同年龄组接受右室流出道重建的同种异体肺动脉瓣的长期预后（Meyns 等人，2005 年）

3.3　无细胞同种异体心脏瓣膜移植的临床应用

新生儿和幼儿先天性畸形瓣膜的替换仍然是一个有争议的话题，因为同种异体移植物的衰败比成人患者要早得多（Meyns 等人，2005，图 3）。如前所述，免疫反应是其中一个可能的原因，因为它引起显著的炎症反应，加速移植物的衰败。

同种异体瓣膜移植物的去细胞化已经证明在所产生的瓣膜支架中免疫反应降低。实验和临床研究表明，与传统的同种异体移植物相比，脱细胞异体移植物在新生儿和幼儿体内的瓣膜早期衰败率降低，耐用性延长，无钙化。欧洲委员会支持的两项临床研究（肺动脉移植物的"ESPOIR"和主动脉瓣的"ARISE"），目前正在评估中，将提供关于这个问题的更多信息。

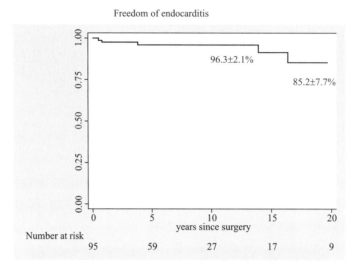

图3　用同种异体移植物治疗主动脉瓣心内膜炎，心内膜炎长期无复发（Solari 等人，2016 年）

4　结束语

到目前为止，尚未找到理想的病变心脏瓣膜和同种异体血管移植物的替代物。使用人体组织被认为是最好的解决方案，因为与人工材料相比，中期效果更好。有些组织库已经开始处理、储存和分配质量控制的同种异体冻存移植物以供临床应用。文献显示，在儿童和一些年轻患者中，这些组织在长期随访中提示过早衰败。

在过去的十年中，研究人员和外科团队建议使用无细胞心脏瓣膜代替标准的冷冻保存的同种异体移植物，在短期到中期的随访中显示钙化和过早衰败等问题明显减少。为儿童提供这种移植物，使他们不太可能对供体抗原敏感，减少了出现钙化、狭窄和再次更换瓣膜的情况，有助于改善患儿预后，对于脱细胞异体移植物及其受体来说，最好的结果是移植物将与患儿一起生长。对于成年人来说，一个耐用的、有功能的和可再生的移植物可以让他们使用一辈子。这意味着对于两个患者群体来说，承受多次手术对患者和家庭的情感和经济消耗可能会显著减少。

心血管组织机构的作用是至关重要的，因为他们可以为这种新的手术提供同种异体移植物，或者在同种异体移植物治疗中开发和验证他们自己的技术。

5　参考文献

［1］ Solari S, Mastrobuoni S, De Kerchove L, et al. Over 20 years experience with aortic homograft in aortic valve replacement during acute infective endocarditis. Eur J Cardiothorac Surg. 2016.

［2］ Meyns B, Jashari R, Gewillig M, et al. Factors influencing the survival of cryopreserved homografts. The second homograft performs as well as the first. Eur J Cardiothorac Surg. 2005.

［3］ Jashari R, Goffin Y, Van Hoeck B, et al. Belgian and European experience with the European Homograft Bank (EHB) cryopreserved allograft valves. Assessment of a 20 year activity. Acta Chir Belg. 2010.

［4］ Guide to the quality and safety of tissues and cells for human application, 3rd edition. European Directorate for the Quality of Medicines(EDQM), Council of Europe. Strasbourg, France, 2017.

［5］ Hopkins RA. Cardiac Reconstructions with Allograft Tissues: Springer; 2005.

第 12-Ⅳ章　组织库：眼组织库

David Korroch
首席执行官
东弗吉尼亚 LIONS 医学眼库与研究中心
美国弗吉尼亚州诺福克

Ricardo P.Casaroli-Marano，医学博士
眼科教授
医学院外科系主任
高级顾问
巴塞罗那医院研究员
巴塞罗那大学
西班牙巴塞罗那

索　引

第 12-Ⅳ章　组织库：眼组织库 ···208

　1　导言 ···210

　2　供者的选择 ···210

　3　组织获取 ···211

　4　组织处理 ···211

　5　组织评价 ···212

　6　角膜保存 ···212

　7　其他眼组织：巩膜 ···213

　8　参考文献 ···213

1　导言

　　眼组织库的作用和功能是获取、评估、储存和分配合适的捐献角膜和其他眼组织，以供眼科医生进行手术。角膜移植是最常见的组织移植手术之一。角膜移植（穿透性和板层性）的主要适应证可能不同。

2　供者的选择

　　潜在角膜供体的筛选通过对以下信息进行总体评估：
　　① 医疗和个人史。
　　② 供者年龄。
　　③ 死亡时间。
　　④ 血清学检查。
　　⑤ 对供体和眼睛进行原位检查。
　　病史和个人史：
　　病史和个人史包括死亡原因、时间和情况、过去和最近的病史以及增加传染疾病风险的行为等。美国眼库协会（EBAA）和欧洲眼库协会（EEBA）已经建立了通用的排除标准和建议，并会定期审查和改善这些标准，以确保眼组织的质量，保障患者的安全。值得注意的是，在恶性肿瘤中，只有白血病、淋巴瘤、骨髓瘤、视网膜母细胞瘤和眼前段肿瘤被全球认为是角膜移植的绝对禁忌证。
　　供者年龄：
　　眼库和外科医生对角膜供者的年龄标准各不相同。婴儿角膜的直径在 2 岁后停止生长，但在出生后的第二个 6 个月内，角膜的曲率可能达到成人的尺寸。年龄大于 65 岁的角膜移植术后内皮细胞丢失率较高。
　　死亡时间：
　　心脏骤停后应在 24 小时内尽快获取眼组织，但有些国家的标准允许在心脏骤停后 48 小时内获取眼组织。具体视环境温度而定，房水循环停滞角膜内皮呈进行性细胞溶解和细胞死亡。此外，死后时间的延长诱发眼脱水和眼低血压，从而产生组织炎性水肿引起的进一步细胞死亡。因此，建议死后尽快行眼球摘除术或角膜原位切除术。
　　血清学检查：
　　移植前，必须对所有供体组织进行 HIV-1 和 2 抗体、HBV 表面抗原、HBV 核心抗体和 HCV 抗体的血液检测（根据当地法规，还可能需要进行其他检测）。供体死后血液可直接从心脏或大血管穿刺（最好是大动脉，如锁骨下动脉或股动脉）获得。停搏后获取血液的时间必须尽可能短，并且必须考虑到血液稀释，防止血细胞溶解和假阴性结果。

供体及眼部原位检查：

除了常规的身体检查外，还必须检查眼眶周围和眼窝组织以及眼前段，了解先天性或后天性角膜组织异常、混浊或眼内手术等迹象。当进行眼球摘除时，眼前段的原位检查就不那么重要了，因为裂隙灯检查可以在实验室进行。然而，在原位角膜巩膜缘切除之前，必须对供眼进行彻底的瞳孔灯检查。

3 组织获取

程序包括：

（1）建立一个无菌区。

（2）用适当的无菌溶液冲洗眼睛。

（3）微生物学拭子擦拭角膜缘褶皱。

（4）眼球摘除（全眼）后，应将眼球放置在潮湿室内的固定位置；角膜巩膜（原位切除）应浸泡适当的角膜储存液中。

（5）复原眼球（假体），如有必要，关闭眼睑（缝合或胶水粘连）。

组织应尽快运至组织库。整只眼睛应在冷藏温度下保存最长 48 小时，然后再继续加工；角膜巩膜的保存应符合眼库规程，低温保存（2℃～8℃）或器官培养条件（31℃～37℃）。

摘除方法：

眼眶区域用温和的肥皂和水或盐水浸过的纱布手工清洗。用无菌水彻底冲洗眼睛。眼眶区域用异丙醇擦拭干净。眼眶区域通常用 0.5% 聚乙烯吡咯烷酮（PVPI）水溶液拭子预处理，用眼睑镜将眼睑撑开，然后进行眼球摘除，并按照眼库协议将眼睛保存在潮湿的容器内。

角膜巩膜扣制备（眼库中）

这种方法的目的是在眼库环境以最小的创伤和内皮细胞损失摘除包括 3～4mm 巩膜边缘（角巩膜扣）的角膜。巩膜切除术从用纱布包裹后眼球开始。然后，眼球被手持或放置在工作表面上，止血器固定纱布闭合处。然后根据眼库协议切除并保存角膜巩膜扣。

角巩膜扣式法（原位切除）：

去污和制备的程序与摘除方法相似。然后切除角膜巩膜扣，并按照眼库协议保存在适当的角膜存储溶液中。

4 组织处理

欧盟指南建议，在制备过程中环境暴露而后续无微生物灭活步骤的组织必须在空气质量相当于 A 级（超净工作台）的环境中处理，背景环境最低为 C 级或 D 级。

5　组织评价

　　一般情况下，采用裂隙灯生物显微镜与镜面显微镜或光学显微镜相结合来检查供体角膜。如果全眼切除，裂隙灯可以很容易地对上皮，间质，内皮和眼前节进行仔细的检查。裂隙灯对原位切除角膜的检查需要通过观察室或在镜子的帮助下进行。镜面显微镜在角膜光学透明时可以在体内和体外评估内皮镶嵌的变化。

　　由于保存时间较短，在 4℃保存前对具有明确特征的角膜进行一次检查。在保存之前和至少 7 天之后检查器官培养基中的角膜。光学显微镜（直立或倒置）可在 50 倍、100 倍和 200 倍放大镜下扫描角膜表面的上皮、内皮和角膜基质。

　　内皮细胞密度：

　　借助于安装在显微镜一侧目镜的校准网格（10×10），内皮细胞的数量估计为 100 倍。数据表示为五个不同计数的平均值（变异系数 5%～12%），每个计数在角膜中心区的不同区域进行。内皮计数也可以使用镜面显微镜直接自动进行。

　　内皮细胞活力：

　　在 PBS 中使用 0.25% 台盼蓝，通过台盼蓝排除试验检测失活细胞或角膜的改变。角膜内皮中台盼蓝阳性细胞的存在主要与死后时间延长或组织操作过程中的损伤有关。

　　内皮营养不良和变性：

　　营养不良是一种遗传性疾病，其临床和病理表现出现在单一角膜层。最常见的角膜内皮营养不良是 Fuchs 营养不良，通常在眼库中观察到其潜伏期，亚临床期（又称为角膜滴状变性）。退化一词已被应用于各种继发性角膜退化，由炎症，创伤，代谢或老化过程引起。裂隙灯检查可以更好地记录营养不良和变性。

6　角膜保存

　　角膜保存的主要目的是从角膜切除到移植期间维持内皮细胞的活力。保存角膜的方法主要有两种，均使用来自细胞培养基的液体：低温和器官培养储存（器官培养培养基，储存条件 31℃～37℃）。

　　低温（冷藏介质，2℃～8℃）。

　　代谢活动减少会减少代谢废物，减缓细胞死亡。这是低温贮藏（5～7 天）的首要策略。

　　最常用的低温角膜存储介质含有右旋糖酐和（或）硫酸软骨素作为去胀剂（如 Eusol®，Optisol® 或 Life4℃®）。储存液中还含有抗生素（庆大霉素单独或与链霉素联合使用），这些抗生素与低温一起防止或限制细菌生长。与保存在器官培养基中的角膜相比，保存在低温条件下的角膜的保存期限较短，当使用这种方法时，需要快速的眼库处理、评估、供体资格确定、分配和转运。

　　器官培养（器官型存储介质，31℃～37℃）

器官培养物的保存由两个阶段组成：在不添加脱水剂的培养基中的保存期和在添加右旋糖酐的相同培养基中较短的去肿胀和运输期。器官培养基含有青霉素，链霉素和制霉菌素（或两性霉素 B），以抑制污染微生物的生长。可获得 35 天的储存期，而内皮细胞没有显著损失。器官培养提供更长的保存时间，能更好地控制角膜内皮的质量和术前无菌状态。

7　其他眼组织：巩膜

人类巩膜被用于多种移植手术，最常见的是包裹眼眶植入物，重建眼睑，覆盖青光眼手术中使用的管道，修复巩膜变薄，矫正眼睑退缩和瘢痕引起的内翻。供体的选择标准与提供角膜供体的选择标准相同。细胞活力不那么重要，供体死亡后的冷缺血时间可以延长。

8　参考文献

［1］ European Eye Bank Association. (www. eeba. eu). Minimal Medical Standards (2019). https://www.eeba. eu/article/Minimum%2BMedical%2BStandards%2B%2528Revision %2B4% 2529/365. Last accessed: June 2019.

［2］ Eye Bank Association of America. (www. eeba. eu)Minimal Medical Standards (2016). https://restoresight. org/wp-content/uploads/2016/10/Med-Standards-October-2016. pdf. Last accessed: June 2019.

［3］ Guide to the quality and safety of tissues and cells for human application, 3rd edition. European Directorate for the Quality of Medicines (EDQM), Council of Europe. Strasbourg, France, 2017. Suggested reading include various chapters, specifically Chapter 16 – Ocular Tissue. https://www.tripnet.nl/wp-content/uploads/2017/09/ EDQM-TC-3rd-edition-1. pdf. Last accessed: June 2019.

［4］ The Global Alliance of Eye Bank Associations. Standards and publications. http://www.gaeba.org/publications/. Last accessed: June 2019.

第 12-V 章　组织库

皮肤组织库

Edison Duque Caballero 医学博士
移植协调员，科学主任
Banco de Humanos 基金会 / 组织库
哥伦比亚麦德林

索　引

第 12-V章　组织库：皮肤组织库···214

　1　导言···216

　2　供皮评估···217

　3　供体排除标准···217

　4　手术获取皮肤···217

　5　临时储存和运输到组织库···218

　6　皮肤处理···218

　　6.1　处理方法···219

　　6.2　具有细胞活力的同种异体移植物···219

　　6.3　无细胞活力的同种异体移植物···219

　7　无细胞活力移植物的灭菌···220

　8　其他技术···220

　9　结束语···220

　10　参考文献···221

1　导言

皮肤是人体中最大的器官。一个体重70kg的人，皮肤的重量可超过5kg，覆盖的表面积约为$2m^2$。人的皮肤是由一层表皮细胞和内层的结缔组织-真皮组成的，其被真皮-表皮基膜隔开。在真皮之间有一层皮下脂肪，它与身体的其他部分被横纹肌区隔开[1]。

总结来说，皮肤分为三层：

（1）表皮，形成与外界的屏障，是免疫系统预防疾病的所在。

（2）真皮，提供皮肤的主要结构物质（胶原蛋白）。形成皮肤血管和神经系统的界面。

（3）皮下组织，真皮层以下的区域，富含胶原蛋白，以皮下脂肪组织为特征，具有平衡能量以及免疫监视的功能。

"皮肤的主要功能是提供一个抵御外界环境的机械屏障。角质层及角质细胞限制皮肤水分的流失，它还具有免疫系统功能，通过角质形成细胞衍生的内源性抗生素防御细菌、病毒和真菌"。

它的其他功能包括利用表面和深层血管的扩张和收缩机制调节体温。此外，它的汗腺能在适度运动中产生多达一升的汗液[2]。

皮下脂肪作为创伤的缓冲，提供绝缘和热量储备，起着重要的作用。在不肥胖的人中，大约80%的身体脂肪存在于皮下组织中。它还具有内分泌功能，释放瘦素激素，在下丘脑行使其功能，调节饥饿代谢和能量代谢[2]。

皮肤有附着于其上的部分，如指甲，为四肢远端区域提供保护，如脚趾甲和手指甲，这些对抓握物体很重要。头发具有社会心理学功能。最后，皮肤对代谢产物如维生素D具有合成功能。

人类有两种皮肤：无毛皮肤和有毛皮肤。手掌和脚底的皮肤光滑无毛，表面有条纹，有凸起的凹槽，形成皮纹（指纹）。

皮肤库工作的主要目的是提供治疗烧伤患者所需的同种异体移植物，恢复皮肤的形态，功能和敏感性。

去除坏死或老化的皮肤可以挽救生命，改善形态，优化功能。一旦一个恶化的组织被移除，伤口必须使用自体皮肤闭合，或者使用来自供体的临时或永久的皮肤替代物。用这种方法封闭伤口可以减少感染，限制液体的蒸发，控制热量的散失，控制疼痛，促进愈合。

还有其他用途，如引起皮肤剥脱的治疗条件，如Steven-Johnson综合征，中毒性表皮坏死松解症和葡萄球菌烫伤皮肤综合征[3]。在这些情况下，同种异体皮肤移植促进再上皮化和肉芽组织（创面的小血管）的形成，缩短伤口愈合时间，控制疼痛并保护重要结构，如肌腱，骨骼，软骨和神经[4]。

2 供皮评估

除了常规的体格检查外，获取前还必须对皮肤供体进行仔细的评估。必须注意以下症状：机械损伤，皮炎征象，开放性伤口，多发性痣（100个以上）或发育不良痣，局部感染和体外寄生虫。

检查的重点是具有传播疾病高风险的行为迹象，例如可能表明使用非法药物的针迹和某些类型的纹身。新近的纹身是皮肤捐献的禁忌证。

3 供体排除标准

除了所有组织供体的一般禁忌证外，还有一些是皮肤供体特有的禁忌证，目的是防止疾病的传播，并保证同种异体移植物对未来的受者能够正常发挥作用。见表1。

表1 皮肤供体特有禁忌证

绝对禁忌证	相对禁忌证
自身免疫性皮肤病	广泛的撕裂或疤痕
影响真皮的疾病（真皮黏液病、肾病性纤维化真皮病、卟啉症）	影响范围广泛的皮肤病：湿疹，结节，牛皮癣
全身性结缔组织疾病	皮肤溃疡，压疮，褥疮，脓皮病或真菌病
机械或微生物对皮肤的损伤	非常明显或影响患者的美观皮肤疾病或广泛损害，如纹身
获取手术区有烧伤	糖尿病伴溃疡等皮肤并发症
毒剂引起的皮肤毒性	年龄：15岁以下。由每个组织库机构的医务主任决定
皮肤肿瘤：黑色素瘤（见注释）	
潜在捐献区域的皮肤感染	

注释：对于痣，患黑色素瘤的有效预测因子包括：有超过100个常见痣或超过2个非典型痣的人患黑色素瘤的风险要高15到20倍[4]。一级亲属患有黑色素瘤的人患黑色素瘤的风险更高。5-10%的黑素瘤患者有家族病史。如果有潜在的黑色素瘤病变和家族病史，则必须怀疑该疾病[4]。

4 手术获取皮肤

（1）手术时间：如果尸体在死后6小时内被冷藏，则可在死后24小时内获取皮肤[5]。如果尸体在死后未被冷藏，则应在死后12小时内开始获取皮肤。

（2）核实供体的有效证明信息，如知情同意书，死亡时间，冷藏，以及医疗史，个人史和性生活史。

（3）工作人员：负责皮肤获取的医务人员必须接受消毒技术和外科技术方面的严格培训。在皮肤获取时发现任何疑问，均必须检查供者的临床病史，考虑这是否构成禁忌证[6]。

（4）设备和用品：检查手术器械的灭菌日期以及灭菌方法。并将灭菌批次标签必须交付并添加到供体的记录中，作为追溯过程的一部分。

（5）在皮肤获取前对遗体进行冷藏可减少皮肤污染、使皮下细胞组织结构硬化，有利于皮肤获取。

（6）若供体同意，皮肤也可以从腹部成形或乳房成形手术的活体供者那里获得。在这些情况下，手术区准备脱毛和消毒，组织处理以获得全部厚度（1-3毫米）的移植物；这些移植物可以用手动皮肤刀或手术刀获得[4]。

（7）手术过程：清洗获取区域及周围皮肤、去除体毛。消毒皮肤以减少皮肤上的原生菌群，如碘伏或葡萄糖酸洗必泰，接触时间通常3-10分钟。然后用酒精或类似的洗涤方法去除这些物质，以避免影响微生物培养的结果，并确保皮肤细胞没有毒性残留物[5, 6]。

常见的皮肤获取区域：通常是腿部和背部，但也可以从任何符合规格和技术限制要求的区域获取。皮肤获取后必须特别注意任何可能的体液渗漏，这就是为什么必须向殡仪馆提供塑料套装以防止这种渗漏的原因。

获取区域铺巾，以防止细菌污染。用电源或电池驱动的皮刀切割皮片。同种异体皮片的厚度通常为200-800微米，尽可能均匀地切割。获取的皮片必须放置在单独的容器中，减少交叉污染的风险。皮肤运输的容器和溶液必须经过消毒和认证，预先贴上标签以防止与其他组织混淆，确保皮片的可追溯性[4]。

（9）关于皮刀，需要注意的是必须经常检查，以确保设置参数一致性。随着身体表面的变化，刀片的设置可能需要调整。每次拔出时必须更换刀片，戴上保护装置防止钝化。

（10）遗体修复：这是一个美学问题，也是对供者及其家庭的尊重问题。从颈部、脸部或身体暴露部位取皮是不可接受的，因为这些在葬礼上可能是可见的。一旦皮肤被获取，供者必须用密封剂（如聚合物）适当包扎，以防止液体从捐献区域渗出。

5 临时储存和运输到组织库

皮肤获取后必须立即存放在已预先贴上标签的无菌容器中，并以适当方式运输。容器必须密封并在2℃～8℃之间冷藏运输，以便处理皮肤。抗生素溶液可能被添加到容器中，但在这种温度下，即使是最新的广谱抗生素也可能无法净化皮肤；只应使用在此温度（4℃）下有效的抗生素。

如果皮肤放置在甘油中，则不需要冷藏运输，皮肤可以在50%甘油溶液中在室温下储存和运输。

一旦皮肤被送到组织库，就必须在收到后24至72小时内进行处理。处理前，必须将其存放在2℃～8℃的冰箱中，置于有抗生素的接近生理状态的环境中。

6 皮肤处理

每个组织库根据其验证和标准操作程序（SOPs）采用特定的制备方法。

6.1 处理方法

为了便于长时间储存和减少细菌污染，获取的皮肤需要经过处理。处理方法取决于皮肤是否会保留其活力。对于存活的皮肤移植物，不能使用灭菌操作，但可以使用抗生素和抗真菌剂作为消毒剂[5]。

皮肤可以按照各种方案进行处理，如低温保存，甘油，冻干，然后可能进行伽马辐射。接受低温保存的移植物必须在收到后立即处理，以保持其细胞活力和结构完整性[4]。也可处理为去表皮皮肤和脱细胞真皮。

移植物的宽度通常取决于皮肤刀，可以从8～10cm不等。长度因供体的大小而异。组织可以制成条状或网状，以增加其表面积。使用直尺和卡尺测量最终的移植物，然后将其放入无菌袋中，并相应地贴上标签。

6.2 具有细胞活力的同种异体移植物

超低温保存：

这是长期保存的最佳方法。它有助于在超低温下冷却组织，同时保护细胞的活力。每个细胞都有一个最适温度，超出这个温度，细胞的存活率就会下降。当冷却速度超过此最佳温度时，就会出现冰晶并导致细胞死亡[5]。最常用的冷冻保护剂是甘油和二甲基亚砜（DMSO）。在这些冷冻保护剂的存在下冷却速率必须约为−1℃/min，冷冻保存后，皮肤可在液氮或氮蒸气中保存数年。在高于−60℃～−80℃的温度下储存只能储存几个月；保存更长时间必须在低于−130℃的液氮蒸汽中保存。

6.3 无细胞活力的同种异体移植物

处理方法的原理是防止在有水的情况下皮肤组织可能发生的退化变化。可以破环基质成分的反应包括微生物生长，引起感染和基质破坏；由皮肤或细菌释放的酶引起的酶降解；氧化反应，如脂质过氧化和水解反应。所有这些反应都依赖于水的存在，这就是为什么水的去除，稳定和消除是这些保存方法的基础。这可以通过三种方式来实现[5]：

（1）深度冷冻。在冰点时，晶体形成，那些已经存在的晶体尺寸增大。这些晶体都是纯水结晶，溶液变得更加浓缩，这意味着留给细菌生长和退化反应的游离水很少。经证明，−80℃的温度足以用于这种类型的储存。

（2）冷冻干燥。冷冻水的升华有助于保护分子，否则这些分子会受到高浓度盐和高温的影响，例如蛋白质的变性。必须持续干燥，直到剩余的残留水百分比低于5%。第一个使用这种方法的组织库是50年代的美国海军组织库。

（3）高浓度溶质（甘油）的使用。几个世纪以来，人们一直使用高浓度的盐或糖来长期保存食物。开发这种技术的是欧洲组织库。将皮肤依次置于50%，70%和85%的甘油溶液中。这个浓度足以使退行性反应最小化[5]。临床使用前将甘油从皮肤中去除是非常重要的。这可以通过反复洗涤至少 1 小时来实现。高剂量甘油对肌肉有毒性作用，可引起肌坏死，其降解产物可导致肾功能衰竭甚至死亡。甘油的半数致死量为 0.00442ml/g。

7　无细胞活力移植物的灭菌

不可能对细胞活力的移植物使用灭菌，因为这些方法使人体细胞失活的数量等于或大于细菌细胞。

皮肤可以使用伽马射线或电子束消毒。研究表明，与冷冻保存的皮肤相比，在辐射防护溶液中对深度冷冻的皮肤施加 25kGy 的辐射将使组织消毒，而不会造成物理或组织学损伤。

8　其他技术

（1）去表皮化皮肤和脱细胞真皮：这是一种降低皮肤移植物抗原性的方法。取自死亡供体的厚皮，经过无菌处理以去除表皮和真皮上存活的细胞，这些细胞可加速组织的反应，导致移植物失功。化学方法使用氯化钠，磷酸盐缓冲盐水和中性蛋白酶。物理方法是加热，机械方法是用皮套。完整获得真皮基质，然后可以在甘油中冷冻保存或冻干。

（2）皮肤组织脱细胞：这是一种利用新生物技术资源的最新方法。化学方法，如高渗溶液，离子和非离子洗涤剂。物理技术是以温度为基础的循环冻结和解冻，而其他技术则使用流体静压，超声波或电离辐射。所有这些的目的是获得一种脱细胞真皮基质，其特征在于胶原结构保持完整，使自体细胞能够在受体体内重新聚集。

去除成纤维细胞和内皮细胞可以确保移植物不会被排斥。

因此，它们作为一种无细胞支架，使受损皮肤在受体体内再生。其临床适应证为[4]：

（1）在皮肤科，整形外科和血管外科治疗各种病因的烧伤和慢性溃疡。乳腺癌患者乳房切除术后的重建。

（2）骨科，修复肩袖和缝合手术伤口。

（3）颌面外科和牙科，用于鼻窦提升和种植牙中的牙龈重建。

（4）普外科治疗切口疝。

9　结束语

对于烧伤等死亡率和发病率极高的急性病患者和各种病因致皮肤溃疡的慢性病患者而言，皮肤库仍然是重要资源。供体选择标准以及储存和保存技术的发展，使得在确保同种异体移植物质量和安全的条件下，在灾难情况下向患者和医生提供这种资源成为可能。

10 参考文献

［1］ McGrath J, Uitto J. Structure and funcion of the skin. Rook´s textbook of dermatology, 9th edition. Wiley Blackwell. 2016.

［2］ Garza L. Developmental biology of the skin. Fitzpatricks dermatology, 9th edition. McGraw Hil. 2019.

［3］ Dziewulski P, Wolf. S. The use of allograft skin in burn surgery. In: S. WRaB, editor. Tissue and cell clinical use. West Sussex: Wiley-Blackwell. 2012.

［4］ Guide to the quality and safety of tissues and cells for human application, 3rd edition. European Directorate for the Quality of Medicines (EDQM), Council of Europe. Strasbourg, France, 2017. p. 462.

［5］ Kearney JN. Guidelines on processing and clinical use of skin allografts. Clin Dermatol. 2005.

［6］ Hellen H. Banking of skin. Essentials of tissue banking. Edinburgh: Springer. Edinburgh. 2010.

第 12-Ⅵ章　组织库

新兴疗法

Jose'M.Moraleda Jime'nez 医学博士、教授

血液和细胞治疗科主任

穆尔西亚卫生研究所（IMIB）

穆尔西亚大学医院

穆尔西亚西班牙

索　引

第 12-Ⅵ章　组织库：新兴疗法 ··222

1　导言 ··224

2　获取和处理概述 ··224

3　适应证 ··225

   3.1　有待解决的问题和未来 ··226

4　参考文献 ··226

1　导言

新兴的治疗医学产品是指用于预防和治疗人类疾病或通过免疫，代谢或药理作用恢复，纠正或改变生理功能的生物医学产品；或者用于再生，修复或替换人体组织[1]。新兴治疗医学产品（ATMP）是聚焦于治疗领域的新方法，是替代传统药物治疗的一种基于化学分子或生物或生物技术来源的产品，如单克隆抗体或重组蛋白。ATMP 按其作用机制分为 4 类：

（1）基因治疗药物是指含有重组 RNA 或由重组 RNA 组成的药物用于人类以调节、修复、替换、添加或清除遗传序列。它们的治疗、预防或诊断作用与它所包含的重组 RNA 序列或该序列基因表达的产物直接相关。预防传染病的疫苗除外。

（2）体细胞治疗药物是指含有或由经过大量处理的细胞或组织组成的药物，或其在受体中的基本功能与在供体中的基本功能不同，或通过其免疫学，代谢或药理学功能用于治疗，预防或诊断疾病的药物。

（3）组织工程产品是指含有或由用于再生，修复或替代人体组织的工程细胞或组织产品。

（4）新兴治疗组合产品，当一个或多个医疗器械和细胞或组织被合并为产品的组成部分。

ATMP 是基于细胞或基因（它们是"活的"医药产品），这意味着它们的制造是复杂的，多样化的，取决于最初的材料。然而，ATMP 必须满足与任何常规化学或生物医药产品相同的每批质量控制要求。此外，它们的上市需要获得集中的 EMA 批准。

法律框架。在欧洲，ATMP 受欧盟委员会（EC）若干准则的监管，特别是 EC n° 1394/2007[1] 和 n° 2009/120/EC[2]。ATMP 药物的分类对应于高级疗法委员会（CAT），该委员会是一个多学科专家委员会，负责批准该分类，并起草关于 ATMP 的质量、安全和有效性的报告。这些报告被提交给 EMA 用于人类使用的医疗产品委员会以获得授权和最终上市[1]。

尽管如此，在患者使用 ATMP 之前，它必须获得各国卫生委员会的许可，卫生委员会还负责协商价格和报销。

ATMP 的开发过程必须遵循不同阶段的严格立法，包括药品生产管理规范（GMP）、药物临床试验质量管理规范（GCP）、药物非临床研究质量管理规范（GLP），同样也包括授权后监督。EMA 有一个关于这些方面的信息门户（https://www.EMA.europa.eu/en/human-regulation/research-development/advanced-therapies-research-development）。

2　获取和处理概述

ATMP 是多样化的，对每个 ATMPs 进行详细分析超出了本修订版的范围。体细胞治疗中最常用的细胞是骨髓和脂肪组织间充质基质干细胞，同样单个核细胞包括单核细胞，T 淋巴细胞和骨髓或血液阳性 CD34 干细胞。除了常用的病毒遗传转移载体之外，CD34

阳性造血干细胞的使用在基因治疗中也是非常常见的（表 1）。组织工程产品种类繁多，许多是由间充质基质干细胞种植在不同来源的基质中构成的，其中最常用的基质是纤维蛋白凝胶和各种生物技术材料。

表 1 基因治疗中最常用病毒载体的特性

病毒载体	免疫原性	基因组整合	转基因表达	ATMP 药物
腺病毒（AdV）	高	否	短时间	Cerepro
相关腺病毒（AAV）	低	否	可能长时间	Glybera
单纯疱疹病毒（HSV）	高	否	可能长时间	Imlygic
逆转录酶病毒	低	是	长时间	Strinvelis, Kymriah

最初的材料通常是患者自己的细胞（自体），但发展的趋势是越来越多地使用来自健康供体的同种异体细胞。

对于用于治疗的间充质细胞的处理包括细胞培养和扩增。

细胞操作必须在最大限度的质量和安全保证下进行，细胞生产车间需要卫生主管部门根据 EMA 颁布的药品生产管理规范（GMP）和药物非临床研究质量管理规范（GLP）认证。最终产品必须符合每个国家所要求的质量要求，并在上市前遵守严格的质量控制。这些过程必须经过认证，必须对最终目的地、产品可追溯性和临床结果进行登记。

3 适应证

直到 2015 年，欧洲共有 939 项 ATMP 临床试验注册，最近 5 年有 572 项（占总数的 59%）[3]。其中 53.6% 为体细胞治疗研究，22.8% 为组织工程研究，22.4% 为基因治疗研究。

临床试验最多的疾病是：癌症（24.8%），心血管疾病（19.4%），肌肉骨骼疾病（10.5%），自身免疫性和炎症性疾病（11.5%）和神经系统疾病（9.1%）。目前市场上只有 8 个 ATMPs。（表 2）。

表 2 已上市的新兴治疗药物产品（ATMP）

ATMP	名称 / 批准时间	适应证
基因治疗	Kymriah / 2018 医保价格谈判	青少年患者 B 细胞急性淋巴细胞白血病二次复发或再复发 成年患者大 B 细胞淋巴瘤复发或顽固性患者经过 2 次或更多次系统治疗无效
基因治疗	Yescarta / 2018 医保价格谈判	成年大 B 细胞淋巴瘤复发或顽固性患者经过 2 次或更多次系统治疗无效
体细胞治疗	Alofisel、2018	二线治疗复杂的成人非活动性 / 轻度克罗恩病并发肛周瘘
组织工程	Spherox /2017	成人患者有症状的膝关节软骨缺损的修复
体细胞治疗	Zalmoxis / 2016	成人单倍同种造血干细胞移植的辅助治疗
基因治疗	Strimvelis / 2016	不相合干细胞移植的 ADA-SCID 患者的治疗
基因治疗	Imlygic / 2015	不可切除的转移性黑色素瘤
组织工程	Holoclar / 2015	成人患者因角膜烧伤引起中度-重度的角膜缘干细胞缺乏

值得强调的是，Kymriah（tisagenlecleucel）和 Yescarta（axicabtagene ciloleucel）在 2018 年获得批准，这意味着一场治疗革命，也带来了对现有治疗有耐药性的白血病和淋巴瘤患者治愈的希望。这两种产品都是基于自体 T 细胞的体外遗传修饰，因此它们表达特异性嵌合抗原受体（CAR-T 细胞），如抗 CD19。在晚期的患者中，其临床疗效非常显著，应答率超过 80%，一年生存率超过 50%。CAR-T 细胞目前正用于治疗多发性骨髓瘤和几种类型的肿瘤。此外，该技术还可用于设计针对其他疾病（如自身免疫，炎症，感染，变性，缺乏愈合和纤维化）的治疗靶点的细胞疗法，从而为 ATMP 开辟了一个充满希望的未来。

3.1 有待解决的问题和未来

ATMP 的发展仍然面临许多挑战，其中突出的是：ATMP 制造标准化和自动化的困难，监管的复杂性，概念证明和作用机制的解释困难；此外，开发 ATMP 临床试验的费用很高，而且最终用于卫生系统的 ATMP 产品通常很昂贵。这些情况可能会减慢他们的临床发展。因此，在欧洲注册的 939 个试验中，64.3% 为 Ⅰ / Ⅱ 期研究，27% 为 Ⅱ 期研究，仅 6.9% 为 Ⅲ 期研究。而且 47.2% 的研究患者少于 25 例[3]。2017 年 12 月，欧盟委员会和 EMA 制订了一项行动计划，通过针对 ATMPs 和 PRIME 计划的具体指南促进这些疗法的发展：（https://www.EMA.europa.eu/documents/other/european-commission-dg-health-food-safety-european-medicines-agency-action-plan-advanced-therapy_en.pdf）。

4 参考文献

［1］ Regulation (EC) No 1394/2007 of the European Parliament and the Council of 13th November 2007 on advanced therapy medicinal products and amending Directive 2001/83/EC and Regulation (EC) No 726/2004. J Eur Union. 2007. https://eur-lex. europa. eu/LexUriServ/LexUriServ. do?uri=OJ: L: 2007: 324: 0121: 0137: en: PDF. Last accessed: June 2019.

［2］ Commission Directive 2009/120/EC 14th September 2009. Amending directive 2001/83/EC. J Eur Union. 2009. https://ec. europa. eu/health/sites/health/files/files/eudralex/vol-1/dir_2009_120/ dir_2009_120_en. pdf. Last accessed: June 2019.

［3］ Hanna E, Rémuzat C, Auquier P, et al. Advanced therapy medicinal products: current and future perspectives. J Mark Access Health Policy. 2016.

第 13-Ⅰ 章 循环死亡供体

基本概念和流程总述

Ángel Ruiz Arranz，医学博士。

移植协调员

巴塞罗那医院捐献和移植协调科

西班牙巴塞罗那

Sandra Saavedra Escobar

SNOD

巴塞罗那医院捐献和移植协调科

西班牙巴塞罗那

索　引

第 13-Ⅰ章　循环死亡供体 ·· 227
基本概念和流程总述

　1　定义和分类 ·· 229

　2　热缺血时间 ·· 232

　3　死亡的判定 ·· 232

　4　器官保存方式 ·· 233

　5　预后和影响 ·· 234

　6　道德和法律基本原则 ·· 234

　7　不可控型循环死亡（uDCD）捐献 ··· 235

　　7.1　潜在捐献者的识别和院外援助（急救服务） ·· 236

　　7.2　死亡判定 ·· 236

　　7.3　与家属和法院的沟通 ·· 237

　　7.4　保护和获取技术（胸腹腔器官） ·· 237

　　7.5　供体确认 ·· 239

　8　可控型循环死亡（cDCD）捐献 ·· 239

　　8.1　撤除生命支持的决定 ·· 240

　　8.2　家庭面谈和支持 ·· 241

　　8.3　撤除生命支持，心脏停搏，死亡判定 ·· 242

　　8.4　预测在规定时间内达到心脏停搏的可能性 ·· 242

　　8.5　逝世前流程（插管） ·· 243

　　8.6　保存技术-ECMO ·· 243

　9　参考文献 ·· 244

1 定义和分类

循环死亡捐献（DCD）定义为采用血液循环标准判定死亡后进行的捐献。近几十年来，随着死亡诊断医学概念的演变，根据心脏、循环和呼吸标准判定死亡的器官捐献者的相关术语也发生了演变。死亡的医学定义属于科学问题，需要切实可靠的判定依据。人类的死亡涉及呼吸和意识不可逆转的丧失，这些都是大脑的基本功能。因此，死亡是由于颅内或颅外原因造成大脑功能的不可逆转丧失。

死亡可以用三种不同的标准来诊断，即躯体死亡、循环死亡或神经学死亡等标准。躯体死亡标准是指通过对躯体进行简单的外部检查即可作出判定，不需要再寻找生命迹象或内部器官功能证据，如出现僵硬、断头或腐烂等情况，这些是诊断死亡最古老的标准。在七世纪，威廉·哈维就描述了血液循环以及心脏在血液循环中起到类似泵的功能。在这种观念影响下，当心脏和循环停止时，就认为是死亡。哈佛医学院特设委员会经过十年的研究和讨论，1968 年发表了《死亡诊断的神经学标准》。诊断死亡最适当的标准需要医生根据具体情形来决定。

相对于脑死亡心脏仍跳动的供体，无心跳供体（NHBD）指心肺功能停止而死亡的供体。Kootstra 等 1995 年在第一次国际无心跳供体研讨会上确定了所谓的 Maastricht 分类法，分为四个不同类别，这些类别在缺血时间、保存、器官活力、伦理和预后等都有各自特点。然而，迄今 NHBD 在欧洲国家还是一个宽泛的概念。

不同人群对死亡诊断标准和概念的不同理解，划分了脑死亡（DBD）供体和心死亡（DCD）供体，重点是临床应通过哪个器官的评估来确定死亡。过去的十年中，多数团队都采用了心死亡供体这个术语。为了将用于死亡诊断的标准反映在其概念中，一些机构开始区分脑死亡（DBD）和心脏死亡（DCD）的供体，区别强调临床评估哪个重要器官来确定死亡。心脏死亡的术语在过去十年中被大多数机构采用。

死亡诊断流程要标准化。为了 DCD 器官捐献目的而言，对死亡的时间点要进行明确。死亡公认标准是呼吸和循环功能永久丧失。然而，随着医学的进步和发展，医生可以恢复不可逆呼吸功能丧失患者的呼吸和心跳，甚至可以利用特殊技术来替代患者心肺功能数天或数周。正是因为这个原因，对心肺功能停止死亡的器官捐献者有了新的概念，多个中心使用"循环死亡"替代"心脏死亡"。循环死亡（DCD）供体，甚至循环性确定死亡（DCDD）供体，是最常用的术语，也是最能反映死亡如何判定的术语，因为死亡的判定不是基于心脏功能的丧失，而是基于循环功能丧失。这个术语来自世界卫生组织（WHO）最近公布的对逝者捐献过程的描述。

1995 年在 Maastricht 举行的第一次 NHBD 国际研讨会明确界定了四类 DCD：

Ⅰ．送达医院时已死亡：患者在院外突然死亡，由于明显的原因如颈部骨折当场死亡、自杀等，送到医院无需进行任何复苏尝试。迄今为止，这一类型很少有成功进行器官捐献的案例，主要因为热缺血时间（WIT）的不确定性。热缺血时间定义为灌注减少、氧合降低、循环停止到获取器官开始冷灌注的这段时间。

Ⅱ．复苏不成功：包括心脏骤停（CA）实施心肺复苏（CPR）不成功的患者。心脏骤停可以发生在院外，院前急救小组进行救治，在胸外按压和呼吸支持下将患者送到医院，或者院内医务人员在院内进行救治，并立即启动了高级生命支持流程。

Ⅲ．等待心脏停跳：终末期疾病患者，如不可逆性脑损伤、终末期肌肉骨骼疾病或严重脊髓损伤等，一旦停止维持生命的支持治疗，包括撤除所有心脏或循环支持（ECMO），随后发生的心脏骤停。

Ⅳ．脑死亡患者心脏骤停：脑死亡诊断后，供体维护处置期间，器官获取之前，由于血液动力学紊乱或脑干疝时儿茶酚胺风暴等原因，意外发生了心脏骤停且复苏不成功。这一类型还包括已诊断DBD，但由于国家法规不接受脑死亡标准等情形（例如日本）。这些DBD潜在供体捐献流程可转变成DCD流程进行捐献。

DCD供体分为可控型或不可控型两类。不可控型DCD供体（uDCD）指患者已死亡或进行中的CPR（aCPR）不能复苏。死亡发生的时间和情况无法控制（Maastricht Ⅰ、Ⅱ和部分Ⅳ类）。uDCD供体心脏骤停属于意料之外，医疗或移植团队完全无法预计。可控型DCD供体（cDCD）指对不可逆的脑损伤/疾病患者，有计划撤除生命支持治疗或救治（Maastricht Ⅲ类和某些Ⅳ类）。这种情况可以预期，心脏骤停在医疗团队见证下发生，移植团队可以为获取工作做好准备。

一般而言，DCD根据这些Maastricht标准进行细分，国际上也广泛使用这些标准。然而，过去的10年，随着DCD日益增多，人们提出了新的定义和分类，以确保准确性更高，更能反映DCD临床实践，也为了反映不同的生命结束情形，使得Maastricht分类更清晰，同时还考虑了技术、医学和伦理等方面因素，例如不同缺血损伤、保存方式、器官存活率、移植物存活率等。

西班牙国家共识小组根据心脏骤停发生地点、转运条件等不同，提出了两个亚类：即：Ⅱa类，用于院外病例；Ⅱb类，院内病例（马德里，2011年）。转运过程患者心脏停搏前不同临床和功能状况，不同的热缺血时间和不同的预后，意味着这两种情形可以各自单独分类。

Detry等人提出的另一个更为复杂的分类定义，受到了欧洲移植组织认可，这个分类源于比利时、荷兰和卢森堡实施安乐死后DCD捐献器官的可能性，这种分类也包括了与CA相关的亚类，例如有预期或无预期、有人在场或无人在场、有或者没有复苏、以及院内或院外地点。因此，要考虑设立第五个类型，包括安乐死或心脏循环死亡等。原版的Maastricht分类方法的优点是简单实用。2013年巴黎DCD会议（2016年出版），国际专家决定修改原Maastricht分类，采用最新研究进展进行更新的同时，尽量保持原有的简洁和实用，以便对更新的分类和原有分类进行统一。

捐献者要根据循环功能停止过程不同情形及不同阶段采取不同的捐献流程而进行分类。为了应对器官捐献领域存在的挑战，世界卫生组织《器官捐献关键路径》发布了分类，作为最大限度地增加逝者捐献（包括DBD和DCD）建议的一个具体举措。

该路径对可能的、潜在的、合格的，实际的和已利用的等捐献者进行了明确定义，以便能够在定义的基础上全面分析器官捐献的真正潜力、该进程各步骤有效性、以及国家和国际比较的可能性（图1）。

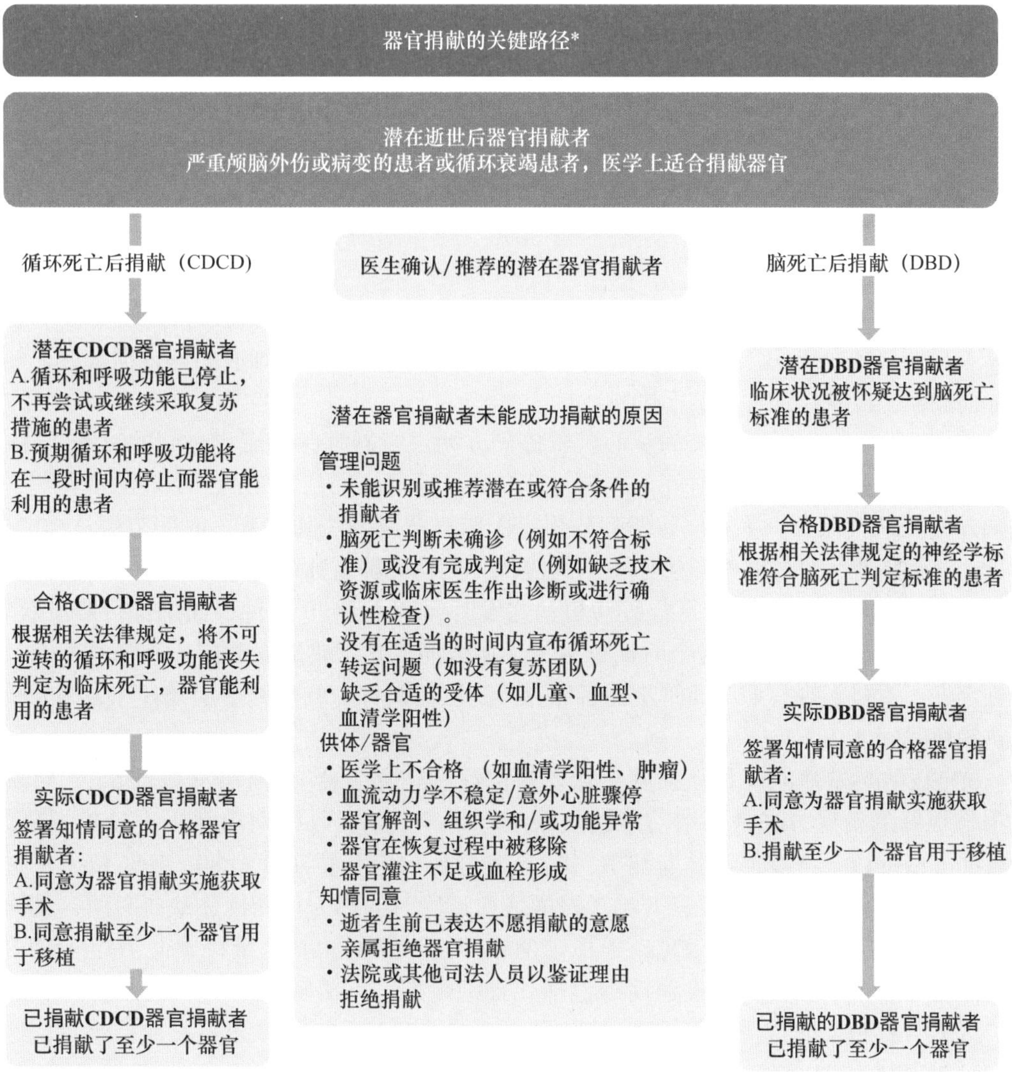

器官捐献的关键路径*

潜在逝世后器官捐献者
严重颅脑外伤或病变的患者或循环衰竭患者，医学上适合捐献器官

循环死亡后捐献（CDCD）　　　　　医生确认/推荐的潜在器官捐献者　　　　　脑死亡后捐献（DBD）

潜在CDCD器官捐献者
A.循环和呼吸功能已停止，不再尝试或继续采取复苏措施的患者
B.预期循环和呼吸功能将在一段时间内停止而器官能利用的患者

合格CDCD器官捐献者
根据相关法律规定，将不可逆转的循环和呼吸功能丧失判定为临床死亡，器官能利用的患者

实际CDCD器官捐献者
签署知情同意的合格器官捐献者：
A.同意为器官捐献实施获取手术
B.同意捐献至少一个器官用于移植

已捐献CDCD器官捐献者
已捐献了至少一个器官

潜在器官捐献者未能成功捐献的原因

管理问题
· 未能识别或推荐潜在或符合条件的捐献者
· 脑死亡判断未确诊（例如不符合标准）或没有完成判定（例如缺乏技术资源或临床医生作出诊断或进行确认性检查）。
· 没有在适当的时间内宣布循环死亡
· 转运问题（如没有复苏团队）
· 缺乏合适的受体（如儿童、血型、血清学阳性）
供体/器官
· 医学上不合格 （如血清学阳性、肿瘤）
· 血流动力学不稳定/意外心脏骤停
· 器官解剖、组织学和/或功能异常
· 器官在恢复过程中被移除
· 器官灌注不足或血栓形成
知情同意
· 逝者生前已表达不愿捐献的意愿
· 亲属拒绝器官捐献
· 法院或其他司法人员以鉴证理由拒绝捐献

潜在DBD器官捐献者
临床状况被怀疑达到脑死亡标准的患者

合格DBD器官捐献者
根据相关法律规定的神经学标准符合脑死亡判定标准的患者

实际DBD器官捐献者
签署知情同意的合格器官捐献者：
A.同意为器官捐献实施获取手术
B.捐献至少一个器官用于移植

已捐献的DBD器官捐献者
已捐献了至少一个器官

图 1 器官捐献关键路径
* 必须遵守"死亡捐献原则"。也就是说，患者只有在逝后才能成为捐献者，器官获取不能导致捐献者死亡。

　　虽然第一个器官移植物是从无心跳捐献者身上获取的，但自 1960 年哈佛医学院特设委员会发表了脑死亡概念并达成脑死亡诊断标准共识后，伴有心跳的脑死亡捐献者已成为移植器官的主要来源。随着脑死亡捐献的不断优化和努力，多个国家已最大限度地增加器官移植物数量，但不断增加的器官移植需求，加上脑死亡捐献者流行病学变化，还是加剧了器官短缺情形，移植等待名单不断增多。近 20 年来移植团队一直在寻找器官的其他来源。活体捐献和重新启动 DCD 方案有助于减轻器官短缺的压力，有助于扩大捐献者范围和数量。

　　过去认为，DCD 供体属于边缘供体，因为心脏骤停之后的病理生理改变对器官存活有显著的负面影响。然而，近年来随着更多地了解缺血再灌注损伤相关机制，对这个问题的认识也发生了根本性变化。如此以来，针对这类器官不可避免地发生的损伤所采取的保护性策略也纳入了 DCD 流程。目前，DCD 的长期预后与 DBD 捐献类似。

2　热缺血时间

为了评估 DCD 器官存活能力，尽可能准确地了解和管理热缺血时间至关重要。心脏骤停引起的热缺血损伤，可能导致受体移植物功能不全。此外，强有力的证据表明，热缺血损伤加剧了冷缺血保存的负面影响。

uDCD 的热缺血时间定义为从心脏骤停到开始进行器官保存流程之间的时间。uDCD 热缺血时间包括：心脏骤停时间、心肺复苏时间、循环标准判定死亡、不接触观察期、机械胸外按压通气保护、手术插管股血管保存腹腔脏器或胸腔肺脏等。时间范围从 90 分钟到 150 分钟不等，具体时间取决于不同的流程。启动心肺复苏之前的心脏骤停时间是该过程最为关键的时间。如果拟行肾脏移植，这段时间应小于 30 分钟；如果拟行肝脏获取，这段时间应小于 15 分钟。这个时期也称为无血流期或真正热缺血时间。心肺复苏期、死亡判定期、不接触观察期、插管至器官保存等这段时间称为低血流量期或者称为部分或相对热缺血时间。

cDCD 的热缺血时间是从撤除生命支持治疗到建立了器官冷保存这段时间。对缺血性损伤更好的衡量方式是所谓功能性热缺血时间。当患者收缩期动脉压（SAP）降低到 50～60mmHg 以下（有创动脉监测），和 / 或动脉血氧饱和度降低到 80～70% 以下（脉氧监测），或两者都存在，到器官开始了冷灌注，这段时间称为功能性热缺血时间，具体还要取决于上述不同的标准。cDCD 不稳定期或停止治疗期从撤除维持生命治疗（WLST）开始至心脏停搏；cDCD 无收缩期则包括死亡判定期、不接触观察期以及器官冷灌注保存。大多数移植团队接受小于 60 分钟的最大功能性 WIT。对于特定器官或捐献者，这个时间可能限制为 30 分钟。

3　死亡的判定

如前所述，人的死亡涉及呼吸和意识不可逆转的丧失，可以使用躯体、循环或神经学等标准来判定。判定死亡是捐献过程的关键阶段，必须保证专业精神、尊重基本道德原则和透明度。自从 DCD 流程恢复以来，就开始了关于判定心肺功能停止及其不可逆性方法的争论。

DCD 供体死亡判定要依据循环-呼吸标准。循环死亡标准的理论基础是脑循环停止导致大脑缺氧性不可逆损伤。

关于判定心脏停搏的共识是机械性停搏，而不需要心电完全停止。因为宣告死亡的标准是要求血液循环终止，而不是心电终止。在没有外部对心脏或循环支持的情况下，心电停止之后不会再出现血液循环和心脏跳动。医生可以通过触诊动脉脉搏或听心跳来间接证实心脏停跳，从而确定机械性停搏。但触摸动脉搏动或听心跳等方法可能不足以完全判定血液循环的终止，为了防止 DCD 死亡判定过程出错，可以采用一些辅助检查，如测得心脏电节律、动脉导管监测血压或搏动、多普勒超声检查或超声心动图检查等。

由于 DCD 具有紧迫性，加上必须遵守死亡捐献规则，因此要确定一个精确的等待观察时间，这个时间既要足够长，以确保心脏和血液循环功能不可逆性，同时也要足够短以维持器官的活力。大多数指南或报告都谈到血液循环和意识的不可逆性，但并不是所有的指南或报告都能明确不可逆的含义和定义。不可逆性是指在适当时间段的观察期间，器官的功能持续终止。"不可逆"常常被"永久"这个词取代。两者的含义都是永久和不变，但它们之间有着区别："不可逆"意味不可能，即不可逆的循环终止是指循环不能通过任何已知的技术再恢复；"永久"则承认可能性，是否实现取决于意图和行动，永久性终止血液循环意味着由于自发的或停止医疗干预而终止的血液循环不会再尝试去恢复。考虑到两者过程的不同之处，cDCD 可从永久性的角度进行判定，uDCD 则从不可逆性的角度来判定。

关于观察时间，即所谓的"不接触"或"不触碰"时间，西班牙规定为 5 分钟，其他国家从 2 分钟到 20 分钟不等。这一争论源于已发表的心肺复苏失败后又自主恢复（循环自主恢复）的部分病例。但最新关于 cDCD 供体自主复苏的系统性综述结果表明，有创支持治疗撤销后没有病例出现自主复苏现象。

4 器官保存方式

cDCD 最常用的腹腔脏器保存技术是开腹进行主动脉插管进行冷灌注，也称为"超快速度技术"。uDCD 供体宣告死亡后，继续胸外按压和通气，同时股动静脉插管，以便进行腹部常温区域灌注（nRP），其中包括腹部区域血液循环，利用热交换器维持血液温度在 37℃。还有一种方法是进行全身冷灌注，将血液温度维持在 15℃。这两种方式都可以减轻热缺血损伤，但 nRP 可以将心脏骤停导致的热缺血时间改变为热缺血预适应时间。相比较原位冷灌注，该技术降低了移植物功能延迟恢复的发生率。

器官获取后要保存到移植环节。传统上对器官都是采用静态冷保存（CS）。然而，也有多项研究将重点放在利用脉冲式灌注机（PM）保存器官直到移植。这些研究表明对移植物缺血损伤后的器官功能有改善作用。这种保存技术可降低因缺血而增加的血管阻力，有助于微循环中残留红细胞的清除。灌注参数如肾动脉阻力（RR）和动脉流量等还可作为器官生存能力的评估手段。机器灌注广泛应用于肾脏移植，研究证实该方法可以改善移植物的长时间保存，减少移植后一周的透析需求，降低移植物功能延迟恢复（DGF）和原发性移植物无功能等发生率，改善早期移植物功能和移植存活率。最近，部分研究小组致力于开发常温下肺脏或肝脏机器灌注，以期能在体外进行常温下血液循环保存移植物，并可以对移植物功能进行适当的评估。

5　预后和影响

　　如果严格选择 DCD 供体的标准，例如年龄、热缺血时间、生化指标、血泵流量、常温区域灌注时间（最长 240 分钟）等，移植预后是满意的。DCD 肾脏移植的短期和中期预后与 DBD 相似。DCD 肝移植的原发性移植物失功发生率较高，胆管并发症（主要是肝内缺血型胆道狭窄）的发生率也较高。有些受者需要进行二次移植。DCD 肺移植研究表明，DCD 肺移植受者和移植物的长期存活率与 DBD 相当，甚至更好。这一部分内容将在本章节最后进行更深入探讨。

6　道德和法律基本原则

　　除了组织架构问题和缺乏技术知识外，部分国家的法律规定不允许在以呼吸和循环标准判定死亡的逝者身上获取器官。国际专家仍在讨论 DCD 涉及的伦理问题，不可控型或可控型 DCD 伦理问题各有所不同。

　　DCD 伦理上是否可行的关键性先决条件是要遵循国家 DCD 管理规范指南。

　　uDCD 是指患者突发心脏骤停，心肺复苏停止，宣布死亡之后进行器官获取。uDCD 供体只有在呼吸和循环不可逆地终止才能宣布死亡。前提是按照国际标准接受了充分的高级生命支持治疗。根据有关法律要求，呼吸和循环终止后要有 2 分钟至 20 分钟的观察期，然后才宣布死亡。发生心脏骤停且没有器官捐献禁忌证的每个患者都应视为潜在 uDCD，直到最终不同意捐献。

　　参与潜在 uDCD 救治的医务人员要集中精力进行充分复苏抢救，必要时要给予患者温馨而平静的临终护理。为避免利益冲突，复苏小组应避免参与捐献可能性的评估或捐献相关的其他工作。停止心肺复苏的决定必须严格遵循医学标准，并且独立于捐献可能性的判断。

　　在决定停止以救治生命为目的的心肺复苏之前，不应与亲属讨论器官捐献的可能性。

　　虽然死亡要经历较长的观察期且确认心脏骤停属于不可逆之后才能宣布，但宣布死亡后对 uDCD 供体施行的干预举措不应该影响死亡判定。在已经出现了尸斑的情况下，重新开始胸外按压和机械通气不存在伦理问题，因为心脏骤停的不可逆性已经被证实，不接触观察期排除了自主复苏的可能性，确保残余脑部活动的完全丧失。

　　cDCD 是指按计划撤除维持生命治疗，依据循环标准宣布死亡之后进行器官获取。撤除维持生命治疗（WLST）要遵循自主原则（患者有权安排自己的临终护理计划）和无恶意原则（避免徒劳和过度治疗）。撤除维持生命治疗和不治疗从伦理学而言是相同的。撤除维持生命治疗应一视同仁，对潜在器官捐献者患者要考虑，对那些不考虑捐献的患者也要考虑。

　　器官获取之前必须遵循"死亡供体原则"，潜在的 cDCD 患者只有在循环功能永久终止之后才宣布死亡。综合不同国家法律要求，建议设立5分钟的观察期（从2分钟到20分钟不等）。

另一个重要的伦理问题是如何处理利益冲突。cDCD器官获取的准备工作在宣布死亡之前就开始了。所有涉及患者治疗的决定都应以患者利益最大化为基础。当选择了撤除生命支持治疗时，有利于患者的则是细心护理和达成他们的捐献意愿。评估利弊和平衡时，必须考虑患者的愿望、信仰和价值观。可以通过多种方式处理这些矛盾，包括知情同意和各种独立的参与者（治疗团队，捐献团队和器官获取团队）。

在进行获取前干预时，应征求知情同意，以提高器官的存活能力，并澄清这一过程的所有步骤。它应反映患者的需要，如果缺乏可用的证据，捐献将作为一个选择，由家属决定。如果已经确定继续维持生命的治疗不再符合患者的最佳利益，但符合器官捐献的利益，提高器官质量和移植效果，则可以接受死前干预。个人利益不只是简单的临床案例。死亡前干预可能会造成伤害（疼痛或不适）或痛苦（躁动或喘气），因此这些症状可以使用适当的疗法来控制。

治疗团队应参与维持生命治疗的中止或死亡宣告。撤除维持生命治疗的决定应先于并独立于捐献的可能性，并且必须基于临床做出判断。无论捐献与否，撤除维持生命治疗都会实施。考虑到捐献可能是患者的最后意愿，治疗团队应该为他们的患者提供捐献的可能性。潜在的cDCDs应接受综合的跨学科姑息治疗，包括镇静和镇痛。捐献和获取小组的成员不得参与医疗护理工作。

一旦实施了撤除维持生命治疗，如果患者没有在有效捐献的时间内死亡，则将继续实施包括必要护理和安慰措施的临终护理计划。

捐献团队负责组织捐献过程并获得知情同意。外科团队则进行死亡判定后的器官保护和获取。

7　不可控型循环死亡（uDCD）捐献

uDCD在欧洲越来越多地被接受和使用，但仍仅限于少数几个国家。西班牙和法国使用uDCD提高了移植率，并显示出良好的临床效果。由于伦理问题、法律障碍和技术流程复杂性，uDCD的推广必须在经验丰富的中心或国家指导下进行。部分国家cDCD应用似乎与DBD的下降并行，但uDCD尽管需要更为复杂的组织和协调，但是为显著扩大潜在死亡器官捐献者提供了机会。

根据医学研究机构报告，在美国各地发展的uDCD项目，每年可能提供超过22 000个捐献机会。2006年发表的《器官捐献：行动机会》报告强调，如果这些不可控型DCD可以捐献，移植器官的利用率有可能大幅增加。

uDCD成为捐献者有几个理由。非常严格并且限定了捐献数量和特定选择标准保证了器官的存活（表1）。这些患者生前生活完全正常，未进过ICU，既往未接受过治疗，或血流动力学不稳定或医院获得性感染。此外，这些患者没有暴露于儿茶酚胺风暴与脑损伤或脑死亡相关的炎症过程中。

表 1　潜在不可控 DCD 的选择标准

标准
1、年龄在 1 至 65 岁之间（根据不同的流程而变化）
2、任何类型的心脏循环停止，不排除侵害
3、从心脏循环停止到基本 / 高级生命支持的时间少于 15 分钟（有些方案为 30 分钟）
4、停止心脏循环与器官保存之间的时间少于 120～150 分钟
5、无使用注射药物的外部征象
6、胸腔和 / 或腹部无出血
7、无全身感染或肿瘤

7.1　潜在捐献者的识别和院外援助（急救服务）

急救服务在发现潜在捐献者方面发挥着重要作用，他们是 uDCD 协议中的关键人物。当一个人出现急性心肌梗死的紧急情况时，内科医生到达现场并启动高级生命支持（ALS），试图使患者复苏。生命支持必须按照国际复苏指南（美国心脏协会或欧洲复苏委员会的指南）进行。如果患者在预计的复苏时间后仍没有恢复循环功能则可以认为患者是符合条件的 uDCD。此时，复苏小组对 uUCD 纳入标准进行初步评估。主要标准为：患者年龄在 50～65 岁，总热缺血时间在 90～150 分钟，停搏时间在 15 分钟内，无捐献绝对禁忌证［HIV 阳性，全身感染或肿瘤（部分例外除外）］。

一旦选择放弃治疗，就不再给药以恢复心肌功能；只给与胃保护剂（泮托拉唑）用于防止胃出血。

持续进行机械通气和胸外按压以确保器官灌注，直到患者被送到医院。联系移植协调员并进行初步评估，以评估 uDCD 捐献的潜在可行性。接收患者的医院也会在转院前通知负责接诊的医疗团队。

7.2　死亡判定

死亡鉴定在患者到达时进行。根据法律条款，死亡诊断的依据是，在至少 2 至 20 分钟（大多数国家为 5 分钟）的观察期内，证实了不可逆转的循环和自主呼吸。循环停止可以通过无心电图活动，超声心动图显示主动脉无血流、有创动脉压监测出现平线或无曲线等表现来证实。死亡鉴定须由医疗团队的内科医生完成，内科医生不能参与后续的捐献和移植过程。

移植协调员仅在宣布死亡后对潜在的 uDCD 供体进行评估。

一旦认定为合格的 uDCD，供体准备的步骤就开始了。宣告死亡后立即重新开始经口气管通气和机械胸外按压。采集血液样本（血型，血清学，生化检查，血象，凝血和 HLA），并立即对潜在的 uDCD 进行肝素化（3mg/kg 体重，静脉注射）。然后，就可以启动保存技术。这些必须在心脏骤停后的 120～150 分钟内完成。

7.3　与家属和法院的沟通

在复苏过程的同时，寻找家属或近亲，因为循环停止经常发生在没有家属在场的情况下。当家属在心脏骤停和复苏期间在场时，他们更容易了解情况的严重程度和患者的最终死亡，从而能够更早地面对捐献的可能性。

在法律允许的情况下，器官保存可以在没有家属同意的情况下开始，直到我们能够了解到死者关于捐献的意愿。负责医生会在患者到达医院时将死亡情况通知家属，如有可能，在移植协调员在场的情况下通知家属，以便协调员确定不同的家庭成员并建立初步联系。uDCD涉及到年轻患者突发意外死亡，因此，悲伤和接受不幸消息可能会导致捐献沟通困难或几乎不可能。与脑死亡捐献者不同，由于uDCD的特点，获得家属同意的时间有限，需要家属作出快速反应。有关器官保存技术情况要解释和澄清。

移植协调员应该是一个善于传达不幸消息的人，必须获得潜在供体的医学史和个人史，并允许调查供体的一般情况，以及可能影响器官移植物的生存能力和功能的具体情况。

在死亡原因（意外事故，中毒，暴力死亡，儿童或青年猝死）启动法律程序情况下，必须在宣布死亡后立即向法官和验尸官申请初步授权保护器官。随后取得家属的同意并进行了uDCD供体评估，之后还需要进行器官获取授权。每个协议都应根据国家或地方法律条款加以调整。

7.4　保护和获取技术（胸腹腔器官）

由于原发性移植物无功能（PNF）和/或移植物功能延迟（DGF）发生率高，与脑死亡（DBD）供体器官相比移植物存活率低，uDCD供体传统上被认为是边缘供体。热缺血期间器官缺乏血液灌流，器官冷保存（冷缺血）损伤和移植后的血流复灌（缺血-再灌注损伤）等是主要的原因，因此最初预后不佳。近年来，由于对缺血再灌注损伤的机制有了更深入的了解，这一问题已经发生了变化，因此，针对这些器官不可避免地发生的损伤的保护策略可能被纳入uDCD协议。在确定潜在供体后，主要目标是设法将热缺血时间减少到最低限度，并尽快开始原位器官保存措施。

uDCD保存器官有不同的方法。主要是通过快速冷却降低细胞代谢来阻止缺血损伤，如快速获取（RR）或原位灌注（IP）。快速获取是保持通气和胸外按压直到手术室，进行快速冷灌注和腹腔器官获取。原位灌注则利用微创切口将双球囊三腔导管通过股动脉置入腹主动脉。两个封堵球囊分别放置在主动脉-髂分叉处和肠系膜上动脉上方，使得低温器官保存液选择性地冷灌注肾脏。通过股静脉中也放置一个引流套管，以便引流出灌洗出的血液内容物。泵可用于维持灌注压力在70～80mmHg左右。一旦进行了血液灌洗（红细胞压积<0.03）时，灌注系统可以持续低温封闭式循环灌注器官保存溶液虽然大多数肾脏因长时间缺血性损伤而被弃用，但是在缺乏血液循环的情形下，这是唯一有效的保存技术。如果严格根据供体选择标准（年龄，停搏时间，总热缺血时间等），上述技术都被认为适用于肾移植。这些早期的保存技术随后被其他尝试恢复循环、恢复生理状态、恢复细

胞新陈代谢和能量负荷的方法所取代。全身冷却包括使用带有外部充氧和温度交换器的体外再循环系统。在股动静脉内放置插管，供者自身血液经氧合冷却至 15℃后再循环。通过对侧股动脉引入 Fogarty 球囊导管，定位在膈上主动脉，并注入造影剂，使其位置可以通过胸部 X 线检查。该系统实现了比原位灌注更平稳的渐进的冷却，在低温期间获得更好的外周灌注和氧合。目前已有研究证明，在获取和冷保存之前，在 37℃的温度下用含氧血液进行体外循环保存，明显增加移植腹腔器官的存活率，降低 DGF 的发生率。这种方法被称为腹部常温局部灌注（nRP）。在这两种技术中，建议外科专家参与，以减少插管时间，插管时间应小于 20 分钟。

常温局部灌注明显提高了腹腔移植器官的存活率，降低了 DGF 和 PNF 的发生率，从而使这些器官不再被认为是边缘器官，其功能接近于 DBD 器官。这些差异在肝移植中尤为显著。

常温局部灌注最早的研究是由 Hoshino 发起的，西班牙研究小组证明了这个方法的有用性。常温局部灌注使得腺苷循环数值的增加进而对热缺血损伤起到保护作用。腺苷引起硝酸生成的增加，因此对微循环具有保护作用，减少内皮细胞损伤。这一机制与缺血预处理（IPc）现象有明显的相似性。

缺血预处理最初用于心脏上，随后在其他器官得到验证。这种方法包括对器官造成短暂的缺血和再灌注，然后再经历更长时间的缺血和再灌注。因此，细胞新陈代谢被重新建立，腹腔器官的能量负荷恢复到热缺血损伤前水平。一旦获得家属同意（或依据法律程序获得同意），符合条件的 uDCD 捐献者满足标准成为实际 uDCD 供体，捐献者被转移到手术室，获取可能有用的器官。

对于腹腔器官的低温保存，采用不同的保存液 Custodiol© 、HTK，Belzer 液或者 UW 液©，IGL-1©，Celsior©。部分药物如血管扩张剂、抗凝血剂和纤溶剂等应用，也证明了有器官保存作用。

胸膜低温冷却（PC）是 uDCD 中用于保护胸腔器官的方式。死亡宣告后，肺组织仍保持氧合状态，残留空气留在肺泡中，不需要动脉循环来维持有氧代谢。当停止机械通气并开始腹部器官保存时，双侧胸腔经第二肋间锁骨中线置入引流管，经该管灌入 4℃冷保存液到胸膜腔，局部降温并引起肺塌陷。每侧胸大约需要 4 升。在腹部常温局部灌注的情况下，建议使用泵来维持温度，同时在第六肋间放置另外两个胸腔引流管。在手术开始时，需要从 uDCD 取 300mL 静脉血，在 4℃下保存最长 4 小时，用于随后进行定量肺功能检查。

在器官保存期间，获取团队根据当前程流进展情况和获取手术确认时间，安排和接收器官。手术组的时间必须尽量缩短，以最大限度尽量减少缺血时间。

uDCD 供体进入手术室，外科医生采取快速获取技术，即进行中位剖腹，用低温保存液冲洗器官。早期没有必要对器官进行精确解剖，精细解剖可以在低温灌注后进行。建议通过已经放置在股动脉的套管进行动脉灌注，通过放置在股静脉的套管进行静脉引流。只有门脉系统需要插管。尽管可以夹闭主动脉以确保灌注液不外溢也可使用 Fogarty 导管不夹闭主动脉。冰块放置在腹膜内以帮助器官局部冷却。由肾脏获取团队决定，肾脏在冷藏前可在后操作台面进行进一步的低温灌注。

肺脏获取从排出局部冷却溶液开始，用 100% 氧气和 5cmH$_2$O 的呼气末正压进行通气。快速恢复，通过肺动脉进行顺行肺灌注。最后在左心房进行气体交换检测，由供体的静脉血经肺动脉灌注后再循环。在 4℃ 条件下逆行灌注低温保存液，获取和冷藏肺脏。

7.5 供体确认

供者的纳入标准主要为：年龄在 50～65 岁之间，总热缺血时间在 90～150 分钟，停搏时间在 15 分钟以内，无绝对捐献禁忌证（HIV 阳性），无全身感染或肿瘤（部分例外情况除外）。

在使用常温局部灌注保存期间，建议通过 1.8～2.5L/min/m^2 的泵流量控制腹腔灌注，获取再循环血样进行评估，某些情况下调整酸碱平衡、电解质、血气、红细胞压积和肝肾功能，以评估潜在可移植腹腔器官功能状况。获取前考虑的最短常温局部灌注时间为 30～60 分钟，最长为 4～6 小时，具体取决于生化、血气和血液学参数是否得到控制。

术中评估是决定 uDCD 器官是否可用的关键。器官质地应均匀一致，既不充血，也不灌注不良。在用保存液冷灌注之前进行切片时，胆总管周围血管情况可以反映腹部器官保存和存活状态。冷灌注应均匀的灌洗脏器，灌注后器官表面不能有任何斑块。

组织学活检和离体灌注参数（肾阻力指数和动脉流量）可以补充对 uDCD 供体的器官评估，因为缺血损伤的评估常常难以显化。

8 可控型循环死亡（cDCD）捐献

cDCD 是根据循环标准判定重症监护病房的患者死亡后发生捐献。医疗团队后，基于治疗无效、没有预后或家属拒绝治疗等情况同意撤除维持生命治疗（WLST）。最常见的脑损伤病理类型是无法预测能进展为脑死亡的不可逆脑损伤，或具有灾难性预后的慢性呼吸系统或心脏病。cDCD 是患者临终护理的一部分，是脑死亡捐献的补充。cDCD 的复杂性引起了重大的伦理和供体转运问题。因为大多数器官对缺血时间非常敏感 cDCD 要求在死亡发生后迅速取出器官。所有决定撤除维持生命治疗的患者必须尽早转介，以评估其器官捐献的可能性，避免延续撤除维持生命治疗。cDCD 捐献应该成为常规方式，因为它是在脑死亡转介和在重症监护病房的生命结束护理的一部分。

澳大利亚，美国，英国，荷兰，比利时，加拿大等国家，cDCD 捐献是最常见的 DCD 捐献类别，现在甚至在西班牙也是如此。cDCD 捐献的增加也反映了神经危重症患者治疗方法和治疗结果的变化，从而降低了脑死亡的可能性，同样，家庭或临床医生认为严重和不可逆转的脑损伤患者的治疗无效时尽早停止治疗。

cDCD 的局限性是器官的热缺血损伤和 uDCD 一样，尽管循环停止通常在很短的时间内发生，热缺血损伤比 uDCD 少。

已经公布了若干准则。

8.1 撤除生命支持的决定

除了临床因素外，还必须考虑患者的意愿，感情，信仰和价值观。当继续维持生命的治疗不再符合患者的最大利益时，医疗小组将同意撤除生命支持的决定。

不同国家间 cDCD 差异可以从 ICU 中是否撤除维持生命治疗的做法看出。撤除维持生命治疗可以是突发性的，也可以是渐进性的。用于捐献目的，循环停止应尽可能短，以最大限度地减少缺血损伤，因此突然撤除维持生命治疗是更可取的。为了避免利益冲突，撤除维持生命治疗对潜在 cDCD 的患者和未被认为是潜在 cDCD 的患者应该以同样的方式进行，但最终必须对每个特定的病例进行评估。

严格的 cDCDs 选择标准是移植后获得良好预后的关键。功能性热缺血时间（fWIT）是 cDCD 的鉴别因素；这段时期包括从撤除维持生命治疗后出现显著低灌注到器官保存开始的时间。最为普遍的建议是肝脏和胰腺的功能性热缺血时间必需小于 30 分钟，肾脏和肺脏的功能性热缺血时间小于 90 分钟。根据不同的国际标准，当患者的收缩压（SAP）低于 50~60mmHg（根据有创动脉监测）和 / 或动脉氧饱和度低于 80~70%（根据脉搏氧饱和度测定）时，就被认为是严重的低灌注（即缺血损伤开始的时刻）开始（表 2）。

表 2　国际标准纳入的 cDCD 缺血时间

	美国移植外科医师协会	西班牙国家移植物组织	加拿大捐献和移植委员会	英国移植协会	澳大利亚国家健康和医学研究委员会
总热缺血时间（tWIT）（撤除-保存）	肝脏<30~45min 肾脏<45~60min 胰腺<45~60min	（<120min）肝脏<30~45min 肾脏<45~60min 胰腺<45~60min 肺脏<90min	肝脏<30min 肾脏<120min 胰腺<60min 肺脏<60min	肝脏、肾脏、胰腺未指定 肺：撤除-停搏<60min 停搏-冷灌注<90min	未指定撤除-死亡<90min
功能性热缺血时间（fWIT）（定义为低灌注-死亡）	平均动脉压<60mmHg	收缩压<60mmHg（±Sat O$_2$ <80%）	收缩压<50% 基线 / Sat O$_2$ <80%	收缩压<50mmHg	收缩压<50mmHg
功能性热缺血时间（fWIT）（低灌注-死亡）	肝脏 20~30min	肝脏 20~30min	未指定	肝脏<20min 肾脏<40min	肝脏<30min 肾脏<60min 胰腺<30min 肺脏<90min
冷缺血时间（CIT）（保存-移植）	肝脏<8~10h 胰腺<18h 肾脏<24h	肝脏<8~10h 胰腺<18h 肾脏<24h	未指定	未指定	未指定

ASTS 美国移植外科医师协会。心源性死亡后可抗型捐献器官获取和移植的推荐实践指南。ONT（国家移植物组织）。西班牙关于 DCD 的全国共识文件。CCDT 加拿大捐献和移植委员会，加拿大心脏循环死亡后捐献的国家建议。BTS 英国移植协会。非心脏跳动捐献者实体器官移植的相关指南。NHMRC 国家健康和医学研究委员会。心脏死亡后捐献的

国家协议。

总热缺血时间，即从撤除维持生命治疗到器官保存开始的时间，也可以作为缺血损伤的一个指标，尽管它的准确性不如功能性热缺血时间，因为它包括了持续时间不等的正常灌注期（从撤除维持生命治疗到显著低灌注）。普遍接受是总热缺血时间<120分钟。与cDCD良好结果相关的其他因素包括年龄<65岁和体重指数（BMI）<35kg/m^2，不过在进行个体评估后，如果没有其他危险因素，捐献可以考虑超过这些限制。

撤除维持生命治疗的医疗决定是临床团队根据明确的多学科方法，符合当地/国家指南和法律要求，并与家属协商后做出的临床判断。这一决定必须独立于捐献的可能性之外。撤除维持生命治疗不会导致患者死亡，但允许死亡过程作为患者疾病的不可避免进展，如果继续治疗没有恢复的前景或被认为不符合患者的最佳利益。这是一种良好的医疗实践和护理质量标准。如果认为治疗难以终止，虽不延长生命，但延长了死亡过程，可以不执行撤除维持生命治疗。在这一点上，建议采取其他治疗措施来关怀患者。

医务人员有尊重患者意愿的道德义务。大多数情况下，家属和朋友会尊重患者的捐献决定。有关停用心肺支持的伦理问题并不是cDCD所特有的。

应在适当的时间和地点商定撤除维持生命前地点的选择取决于器官获取和保存的方法，以及重症监护室和手术室之间的距离，目的是为患者家属提供一个安静和私密的环境，如果患者在120分钟内没有死亡，还需要商讨患者下一步转送的科室和继续保持治疗的细节。

撤除维持生命治疗的管理是治疗重症监护医师和团队的责任。负责撤除维持生命治疗的人员必须独立于获取和移植团队。撤除维持生命治疗后应记录心率，血氧饱和度，呼吸频率和血压。必须对事件的先后顺序进行准确和标准的记录。如果血液循环没有在成功捐献的时间内停止，cDCD就不能继续进行，而应按照与家属讨论过的地点和方式为患者提供持续的临终护理。

8.2　家庭面谈和支持

对于潜在的cDCD患者，只有当其家属理解了临床的不可逆性并理解治疗的局限性无法避免患者死亡时，才可以与家人进行沟通。器官捐献必须在撤除维持生命治疗作出决定后才讨论。对近亲的沟通应涉及患者意愿，对护理和死亡过程的解释，以及患者死亡后的流程，包括器官和组织捐献，以及确保器官的最佳质量的措施。重要的是要说明撤除维持生命治疗后死亡的时间是不可预测的，而且有可能时间过长使捐献变得不可能，甚至有可能很长时间不会发生循环停止。撤除维持生命治疗将独立于cDCD的决定进行。撤除维持生命治疗和实施捐献要分开讨论，尽管有时不太可能。对于接受撤除维持生命治疗的家庭来说，询问接下来会发生什么是很自然的。

少数情况下，例如末期呼吸系统或心脏疾病或高位颈脊髓损伤的患者，患者可以自行同意捐献。

由于安排捐献和移植涉及复杂的转运工作，同意捐献通常会导致心肺支持的撤除显著延迟。家属必须准备并同意其他生理支持（例如强心剂，氧气）；必须让患者同意cDCD

到撤除维持生命治疗这段时间保持稳定。

　　偶尔撤除维持生命治疗可以在家属同意的情况下推迟，以便让器官恢复功能，甚至允许潜在的脑死亡进展。无论撤除维持生命治疗位于何处，只要家属愿意，应支持他们在撤除维持生命治疗期间和判定死亡之前在场。随着手术方案的发展和适当的培训手术室工作人员，这一流程才能有效完成。

　　必须符合向法院或死因裁判官报告死亡的法律规定。当发现适合接受 cDCD 的潜在捐献者，获得捐献者和 / 或其家属同意时，应通知负责授权为移植摘取器官和组织的指定官员。所有有关患者及 cDCD 捐献流程的资料及同意书均须送交指定人员，以便进行必要的评估。为了避免额外的缺血性损伤，在撤除维持生命治疗之前也可以提出法院请求，以便在确定病人死亡的条件下获得许可。

8.3　撤除生命支持，心脏停搏，死亡判定

　　撤除生命支持包括断开患者与机械通气的连接，停止药物或停止治疗，但为确保病人舒适和防止痛苦而建议的药物或治疗除外。

　　死亡必须由治疗小组根据医学界批准的国家流程进行判定，某些情况下，必须依据立法规定。部分国家仍然缺乏基于心脏循环死亡判定的流程。死亡判定需要确定意识和自主呼吸能力的不可逆终止。在宣布死亡之前需要一段观察期。多数国家规定为 5 分钟，但可以 2 分钟到 20 分钟。这一争论源于已发表的心肺复苏失败后自主复苏（循环自主恢复）个案。最近关于 cDCD 中自主复苏的系统回顾研究显示，当各种有创支持治疗撤除后没有病例出现自主复苏情况。cDCD 捐献应该有明确的死亡判定方案，并且必须符合死亡捐献规则。

　　死亡是生物学事件，应通过生物学参数进行诊断。用于诊断死亡的标准应持续有效，无论其后是否进行任何死后干预，并且应是功能性的，而不是解剖学的，以循环和神经功能的丧失为基础。在 cDCD 中，不可逆一词经常被永久取代。永久性循环丧失是指由于自发恢复或医学干预的结果，循环将无法恢复因为不会进行复苏。

　　如果考虑 cDCD 捐献，移植协调员或获取小组成员不应参与死亡的诊断和确认。

　　有些患者没有在符合协议确定的可移植器官安全获取时限内宣布死亡。在这种情况下，器官捐献会被中止，必须事先商定将患者送回重症监护室或其他病房，以便继续进行临终护理和家属的照顾。医院必须制订这个过程的流程。在每次捐献活动之前，应通知医院工作人员和患者家属充分了解如果捐献不能完成将会发生什么。

8.4　预测在规定时间内达到心脏停搏的可能性

　　移植团队只考虑从撤除维持生命治疗到开始保存技术（功能性热缺血时间）时间少于 30～90 分钟的 cDCDs 器官，具体时间取决于被评估的器官。时间越长，并发症的发生率越高。因此，准确预测撤除维持生命治疗后循环停止时间可以避免医院和资源的不必要投入，也可以避免家庭对捐献不能进行的失望。

为了预测循环停止的时间，人们已经开发了多种算法，其中部分涉及到观察脱离机械通气的试验期间生理指标减退的程度，威斯康星大学的评分工具就是例子。

建议进行评估的因素包括：有无自主呼吸；呼吸频率，潮气量，负吸气力；脱离呼吸机一段时间后的血氧饱和度；血管升压药和肌力药的有无及剂量；气管插管与气管切开比较；生命体征：血压，脉搏，血氧饱和度；体重指数和年龄（30岁以上和50岁以上）。

然而，不可能可靠地识别撤除维持生命治疗后1或2小时内死亡的潜在DCD供者。因此，每个潜在的供者都应考虑捐献流程。不考虑撤除维持生命治疗后的药物改善舒适护理，虽然具有不确定的益处，但这类方法还有待于前瞻性验证。

8.5　逝世前流程（插管）

任何逝世前干预的目的都是为了改善器官移植物的质量和预后。这些干预措施包括：血清学检验，血型，组织分型和其他血液检验以确定器官的适用性和分配，维持生理以支持器官的活力，协助评估器官质量的干预措施（例如支气管镜检查，腹部超声造影），改善器官活力的干预措施（例如给予肝素，血管扩张剂，抗生素）和股血管插管。撤除维持生命治疗时，无论是否可能捐献，镇静剂和止痛药应始终按照医院的方案给药，获取小组不应在此决策中发挥作用。

逝世前措施应减少可能对患者和家属造成的伤害和痛苦（疼痛，不适，躁动，喘气等）相平衡。必须通过症状控制来缓解这些情况。任何干预都必须尽可能恭敬地进行，遵守法律和机构协议，并尊重患者成为器官捐献者的意愿。如果有助于移植的成功，并且不伤害患者，则认为是道德的。

应采取措施防止与任何逝世前干预有关的疼痛或不适。需要得到近亲的知情同意。

8.6　保存技术-ECMO

保护和提高器官质量的干预措施不应影响死亡的判定，不应重新恢复脑部血液循环。

在cDCD中，超快速获取（Super-rapid recovery，SRR）是最常用的腹腔脏器保护技术。它包括死亡判定后快速剖腹和主动脉插管，尽快开始冷灌注。通常在手术室里进行。uDCD宣告死亡后，恢复胸外按压和通气，同时插管股血管以进行常温局部灌注。这涉及腹部血液循环和使用热交换器维持血液温度在37℃。这种技术也可用于cDCD，无论是否在死前置入股血管。根据家属的要求，甚至可以在ICU进行死前插管。全身冷却（TBC）类似于常温局部灌注但维持血液温度在15℃。所有系统都显示出逆转热缺血损伤的能力，但常温局部灌注的使用使循环停止（热缺血）期变为预适应（缺血预适应）期。与直接灌注相比，该技术降低了DGF的发生率。

器官获取必须在死亡后立即开始。正常情况下家属在循环停止后会有一点时间陪伴病人，所以观察期过后，尽快开始器官获取。要事先告知手术室工作人员获取的器官，手术室内每个人的角色和职责以及撤除维持生命治疗的时间。可以在无菌单的顶部放置毯子，以允许家属/患者接触。配备仪器/设备的无菌台将用无菌帘布覆盖，以使其不在视野范围内。家人需要洗手或穿防护服。

　　器官获取后要保存到移植环节。传统上对器官都是采用静态冷保存（CS）。然而，也有多项研究将重点放在利用低温脉冲灌注机（PM）保存器官直到移植。这些研究表明对移植物缺血损伤后的器官功能有改善作用。这种保存技术可降低因缺血而增加的血管阻力，有助于微循环中残留红细胞的清除。灌注参数还可作为器官生存能力的评估手段，如肾动脉阻力（RR）和动脉流量等。低温机器灌注被广泛应用于肾脏，研究证实该方法可以改善移植物的长时间保存，减少移植后一周的透析需求，降低移植物功能延迟恢复（DGF）和原发性移植物无功能等发生率，改善早期移植物功能和移植存活率。

　　最近，几个团队一直致力于开发在常温下肺、心、肝、胰甚至肾血液灌注装置，目的是增加一段时间的离体常温再循环，以更好地保存移植物并对移植物进行适当的评估。

9　参考文献

［1］ A definition of irreversible coma. Report of the Ad Hoc Committee of the Harvard Medical School to Examine the Definition of Brain Death. JAMA. 1968.

［2］ Rapaport FT. Alternative sources of clinically transplantable vital organs. Transplant Proc. 1993.

［3］ Abouna GM. The use of marginal-suboptimal donor organs: a practical solution for organ shortage. Ann Transplant. 2004.

［4］ Moers C, Leuvenink HG, Ploeg RJ. Non-heart beating organ donation: overview and future perspectives. Transpl Int. 2007.

［5］ Moers C, Leuvenink HG, Ploeg RJ. Donation after cardiac death: evaluation of revisiting an important donor source. Nephrol Dial Transplant. 2010.

［6］ Neyrinck A, Van Raemdonck D, Monbaliu D. Donation after circulatory death: current status. Curr Opin Anaesthesiol. 2013.

［7］ Powner DJ, Ackerman BM, Grenvik A, Medical diagnosis of death in adults: historical contributions to current controversies. Lancet. 1996.

［8］ Gardiner D, Shemie S, Manara A, et al. International perspective on the diagnosis of death. Br J Anaesth. 2012.

［9］ Academy of Medical Royal Colleges. A code of practice for the diagnosis and confirmation of death. London; 2008.

［10］ The President's Council on Bioethics. Controversies in the Determination of Death: A White Paper by the President's Council on Bioethics. Washington, D.C; December 2008.

［11］ Harvey W. Exercitatio anatomica de motu cordis et sanguinis in animalibus. 1628.

［12］ Kootstra G, Daemen JH, Oomen AP. Categories of non-heart-beating donors. Transplant Proc. 1995.

［13］ DetryO,LeDinhH,NoterdaemeT,etal.Categories of donation after cardiocirculatory death. Transplant Proc. 2012.

［14］ Dominguez-GilB, DelmonicoFL, ShaheenFA, et al.The critical pathway for deceased donation: reportable uniformity in the approach to deceased donation. Transpl Int. 2011.

［15］ NolanJP,SoarJ,ZidemanDA,etal.European Resuscitation Council Guidelines for Resuscitation 2010 Section 1. Executive summary. Resuscitation. 2010.

[16] de Wit RJ, Daemen JH, Cumberland BG, et al. Non-heart-beating kidney donation in uncontrolled donor procedures. Transplant Proc. 1995.

[17] WeberM,DindoD,DemartinesN,etal.Kidney transplantation from donors without a heartbeat. N Engl J Med. 2002.

[18] Alvarez J, del Barrio MR, Arias J, et al. Five years of experience with non-heart- beating donors coming from the streets. Transplant Proc. 2002.

[19] Manara AR, Murphy PG, O'Callaghan G. Donation after circulatory death. Br J Anaesth. 2012.

[20] Shemie SD, Baker AJ, Knoll G, et al. National recommendations for donation after cardiocirculatory death in Canada: Donation after cardiocirculatory death in Canada. CMAJ. 2006.

[21] HalazunKJ,Al-MukhtarA,AldouriA.Warmis chemiain transplantation:search for a consensus definition. Transplant Proc. 2007.

第 13-II 章　循环死亡供体

DCD 供体肾移植预后分析

Federico Oppenheimer，医学博士
主任
巴塞罗那医院肾脏和泌尿外科临床研究所（ICNU）
西班牙巴塞罗那

索 引

第 13-Ⅱ章 循环死亡供体···246
DCD 供体肾移植结果分析
   1 导言···248
   2 uDCD 供体肾移植预后···248
   3 cDCD 供体肾移植预后···249
   4 参考文献···250

1 导言

近年来，利用循环死亡（DCD）供体捐献的肾脏进行移植的数量显著增加。尽管对原发性无功能（PNF）导致移植物丢失的风险增加存在一定担忧，但 DCD 肾移植受者的存活率与脑死亡（DBD）供肾存活率相当。热缺血损伤程度决定着移植肾功能恢复的机会和程度。不可控型 DCD（uDCD）热缺血时间通常较长，而且有时很难精确地量化。可控型 DCD（cDCD）则可以更准确地记录总热缺血时间和功能性热缺血时间。此外，常温局部灌注（NRP）已作为超快速获取（SRR）的替代方案，以最大限度地减少热缺血损伤的影响，改善功能恢复和器官预后。另一个有助于降低原发性无功能风险的因素是使用低温机器灌注（HMP）代替传统冷保存。低温机器灌注可以监测最终肾动脉阻力（FRR）和动脉流量。高 FRR 可以预测 uDCD 移植物不良预后。部分中心将其作为评估移植是否可用的一部分。此外，低温机器灌注保存与移植物功能延迟恢复（DGF）的发生和持续时间的减少相关，但其对长期移植预后是否有益仍有争议。

2 uDCD 供体肾移植预后

与 DBD 供体相比，uDCD 的供者通常更年轻，部分原因是许多中心将年龄入选标准限制在 55 岁以下。原发性无功能的发生率通常在 5～15% 之间。早期结果的特点是 DGF 发生率很高，通常影响约 60～80% 的肾脏移植，移植后透析持续时间为 2～3 周。免疫抑制方案倾向于使用免疫诱导治疗，例如兔抗胸腺细胞球蛋白（ATG）或巴利昔单抗，因其具有预防缺血再灌注损伤的潜在作用。为了减少钙调神经磷酸酶抑制剂的肾毒性效应，尝试使用 CNI 减量甚至完全不含 CNI 的方案。一些患者接受 ATG 治疗的移植中心，患者 CNI 的使用要推迟 5 到 7 天。在 DGF 期间，亚临床排斥反应必须通过程序性活检来排除。尽管 DGF 的发生率很高，但 uDCD 受者的急性排斥反应的发生率与 DBD 受者相似。

uDCD 供体移植物存活率与 DBD/ECD 供体的移植物存活率相当，与标准供体（SCD）的移植物存活率略低甚至相似。若排除移植物 PNF，uDCD 供体移植物长期存活率非常好，并且没有观察到 DGF 的不利影响。在法国的一项多中心研究中，uDCD 组，ECD 组和 SCD 组 12 个月时死亡删失移植物存活率分别为 93.9%，98.1% 和 99.0%，36 个月时分别为 86.5%，92.4% 和 96.6%。马德里 12 de Octubre 医院最近发表的一项研究，比较 237 例接受常温体外膜肺氧合维护的 uDCD 供肾和 237 例 SCD 供肾 10 年的移植物存活情况[1]，结果显示两组移植肾 10 年移植死亡删失移植物存活率相近（82.1% vs. 80.4%）。巴塞罗那临床医院的一项研究显示采用无 CNI＋mTOR 抑制剂为主的免疫抑制方案的 uDCD 供肾组与接受以他克莫司为主的免疫抑制方案的 DBD 供肾对照组移植物预后相当（移植物 1 年存活率为 89% vs. 92.2%，5 年存活率为 85.5% vs. 78.8%）。1 年急性排斥率为

7.3% *vs.* 12.5%。而 46.8% 的 DCD 受者在第一年转为 CNI 治疗。

供体年龄增加到 55～60 岁以上与移植物存活率降低有关。即使在肾脏获取前系统地采用常温局部灌注来保护供体器官，获取后采用 HMP 保存，其预后结果与年轻供体相比明显更差。最近的一项研究显示，供体年龄超过 60 岁且低温机器灌注 FRR 超过 0.3mmHg/ml/min 的预测值为阴性。

3　cDCD 供体肾移植预后

与 uDCD 供体移植比例较低的情况相比，cDCD 供体移植比率近年来增长非常迅速。西班牙 DCD 供者人数从 2005 年的 78 人（100% 为 uDCD）增至 2017 年的 799 人（85% 为 cDCD），增加了 10 倍。部分原因是供体年龄限制远高于 uDCD 供体的限制。事实上，很大一部分 cDCD 供者也采用 ECD 供体标准。英国 60 岁以上的 cDCD 供者比例从 2004 年的 14% 增加到 2013 年的 43%。2017 年西班牙 51.5% uDCD 供者年龄在 60 岁以上，20.7% 的供者年龄在 70 岁以上。

西班牙超快速器官获取占主导地位（占 61% 的供者器官获取），但常温局部灌注正在持续增加，2017 年约 36% 的获取使用了常温局部灌注。cDCD 供体移植物 PNF 发病率显著低于 uDCD 供体（5% *vs.* 10%，西班牙，2017）；荷兰最近的一项研究显示，cDCD 供体移植物 PNF 发生率为 9.6%，uDCD 供体为 19.6%。美国的一项大数据回顾研究结果显示，PNF 定义为移植后 90 天内死亡删失的移植物失功，cDCD 供体移植物的 PNF 发生率为 3%，与 DBD 供体 PNF 发生率相当。英国一项回顾性研究结果显示，3626 例 DCD 供体移植物 PNF 发生率为 3.2%，而 9684 例 DBD 受者 PNF 发生率则为 2.6%。

cDCD 供体 DGF 的发生率显著高于 DBD 供体，但通常低于 uDCD 供体。在英国一项大型研究显示，DCD 组 DGF 的发生率为 48.5%，DBD 组为 24.9%。据美国移植受者科学登记处数据，尽管 DCD 移植物广泛使用机器灌注保存，但 DGF 发生率在 SCD/DBD，SCD/DCD，ECD/DBD 和 ECD/DCD 亚组中分别为 21.4%，39.7%，29.2% 和 53.8%[2]。一项荷兰的大型研究显示，uDCD 供体 DGF 的发生率也高于 cDCD 供体，但差异并不显著（73.7% *vs.* 63.3%）。

cDCD 供体移植的报道结果显示 DBD 和 DCD 供体移植的结果相当，尽管其中一些报道 DBD 受体的移植存活率更高。在英国的一项研究结果显示，移植后 3 年移植物存活率无差异（cDCD 88.2%；DBD 90.0%）。

西班牙 cDCD 肾移植患者的一年移植物存活率为 93%。

重要的是，结果受供体年龄，保存方法和冷热缺血时间的影响（图 1）[3]。

总之，uDCD 和 cDCD 供体显示出不同的早期预后，特别是在 PNF 和 DGF 的发生率方面，但良好的生存率明确地证明更广泛地使用这类供体是合理的。

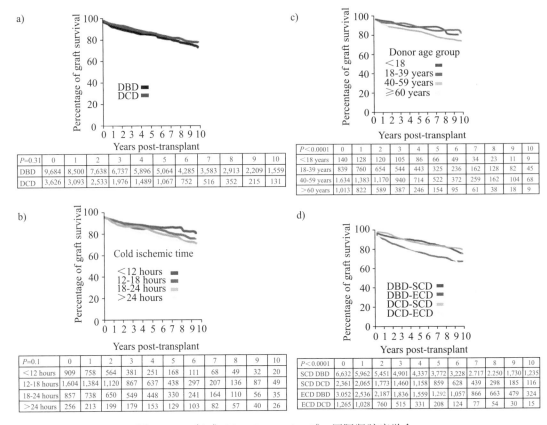

$P=0.31$	0	1	2	3	4	5	6	7	8	9	10
DBD	9,684	8,500	7,638	6,737	5,896	5,064	4,285	3,583	2,913	2,209	1,559
DCD	3,626	3,093	2,533	1,976	1,489	1,067	752	516	352	215	131

$P<0.0001$	0	1	2	3	4	5	6	7	8	9	10
<18 years	140	128	120	105	86	66	49	34	23	11	9
18-39 years	839	760	654	544	443	325	236	162	128	82	45
40-59 years	1,634	1,383	1,170	940	714	522	372	259	162	104	68
>60 years	1,013	822	589	387	246	154	95	61	38	18	9

$P=0.1$	0	1	2	3	4	5	6	7	8	9	10
<12 hours	909	758	564	381	251	168	111	68	49	32	20
12-18 hours	1,604	1,384	1,120	867	637	438	297	207	136	87	49
18-24 hours	857	738	650	549	448	330	241	164	110	56	35
>24 hours	256	213	199	179	153	129	103	82	57	40	26

$P<0.0001$	0	1	2	3	4	5	6	7	8	9	10
SCD DBD	6,632	5,962	5,451	4,901	4,337	3,772	3,228	2,717	2,250	1,730	1,235
SCD DCD	2,361	2,065	1,773	1,460	1,158	859	628	439	298	185	116
ECD DBD	3,052	2,536	2,187	1,836	1,559	1,292	1,057	866	663	479	324
ECD DCD	1,265	1,028	760	515	331	208	124	77	54	30	15

图 1　2015 年《Kidney International》。国际肾脏病学会。

4　参考文献

［1］　Molina M, Guerrero-Ramos F, Fernandez-Ruiz M, et al. Kidney transplant from uncontrolled donation after circulatory death donors maintained by nECMO has long-term outcomes comparable to standard criteria donation after brain death. Am J Transplant. 2019.

［2］　Gill J, Rose C, Lesage JJ, et al. Use and Outcomes of Kidneys from Donation after Circulatory Death Donors in the United States. J Am Soc Nephrol. 2017.

［3］　Summers DM, Watson CJ, Pettigrew GJ, et al. Kidney donation after circulatory death (DCD): state of the art. Kidney Int. 2015.

第 13-Ⅲ章　循环死亡供体

DCD 供体肝移植预后分析

Amelia J.Hessheimer，医学博士
Gabriel Ca'rdenas，医学博士
Constantion Fondevila，医学博士
肝胆外科及肝脏移植科
普通 & 消化外科
CIBERehd. IDIBAPS
巴塞罗那大学
西班牙巴塞罗那

索　引

第 13-Ⅲ章　循环死亡供体 ···251
DCD 供体肝移植预后分析
1　导言 ···253
2　可控型 DCD 肝移植预后 ···253
3　不可控型 DCD 肝移植预后 ···254
4　结束语 ···254
5　参考文献 ··254

1 导言

过去 20 年来，器官捐献供者的组成逐渐改变，特别是在西方发达国家。捐献供者曾经多是年轻的、健康的、因脑外伤而被宣布死亡，但现在供者的年龄较大，有更多的合并病和 / 或在循环死亡（DCD）过程心脏停跳后宣布死亡。DCD 心脏骤停供者相关的热缺血时期可严重损害器官质量，特别是肝脏，因为胆管细胞极易受到热缺血损伤。因此，DCD 肝移植的早期经验表明，高达 50% 的受者存在移植物功能障碍和无功能，非吻合性胆道狭窄 / 缺血性胆道病变（ITBL）。由于受者需要反复胆道手术和住院治疗，ITBL 的发展导致受者发病率显著增加。更重要的是，高达 70% 的 ITBL 患者需要再次移植或死亡。虽然使用 DCD 供体的肝脏也可以获得最佳疗效，但通常只有在最低限度热缺血损伤的年轻供体中才可能出现这种良好疗效。这意味着许多潜在可行的 DCD 肝脏不能用于移植而被弃用，浪费器官获取资源，并限制了这个流程应用。

2 可控型 DCD 肝移植预后

DCD 供体根据获取前情况可分为四类，其中第三类可控型 DCD（cDCD）供体是全球 DCD 器官移植最常见的来源。这些患者有严重的脑损伤不符合脑死亡标准，决定撤除生命维持治疗，因为这种治疗已不能再让患者获益。多年实践经验表明，选择更好的 cDCD 肝脏供体或移植物的移植预后可与脑死亡供体肝移植相当。

目前 cDCD 肝脏获取的标准是超快速获取（SRR），即在患者宣布死亡后立即打开腹部，置入腹主动脉插管启动冷灌注，越快越好。北美和英国移植中心介绍了用 SRR 获取 cDCD 肝脏移植，报道了较低的胆道并发症（17-25%）和 ITBL 发生率（0-8%）。这些研究报道的供体都非常年轻，平均年龄在 28 至 42 岁之间。来自美国佛罗里达州罗切斯特和亚利桑那州的梅奥诊所和英国伯明翰大学医院的两份报告介绍 cDCD 肝移植的结果，移植肝脏来自 SRR 获取的老年供体（＞50-60 岁）。这两项研究中胆道并发症的发生率较高（总体为 30-33%，ITBL 为 12%）。受者和移植物 1 年存活率分别约为 90% 和 80- 87%。

虽然 SRR 获取的老年 cDCD 肝脏可以用于移植，但术后胆道并发症的风险较大。然而，使用常温局部灌注（NRP）可能有助于降低这类风险。常温局部灌注是一种在宣布捐献者死亡后用以减轻缺血性损伤并在冷保存前恢复细胞能量底物的器官保护方法。腹腔循环与体循环分离，用离心血泵回收供体静脉血，氧合后加温至 35-37℃，再灌注回腹主动脉。西班牙最近的一项多中心研究表明，与 117 例经 SRR 获取的 cDCD 肝移植比较，95 例 cDCD 肝移植使用常温局部灌注有助于减少胆道并发症并提高移植物存活率，总胆道并发症发生率 8% NRP *vs* 31% SRR，ITBL 发生率 2%NRP *vs* 13% SRR；一年移植物存活率 88% NRP *vs* 83% SRR。尽管供体中位年龄超过 55 岁，但仍取得了这些满意结果。

3 不可控型 DCD 肝移植预后

Ⅱ类不可控型 DCD（uDCD）供体通常在医院外突发心脏骤停，即使反复尝试也无法复苏。患者被送到急诊科在经过 5 分钟的无接触观察期，仍表现出完全没有自主循环和呼吸即宣布死亡。宣布死亡后，迅速经股血管插管建立常温局部灌注管路，在供体评估和器官获取准备的同时开始常温局部灌注。

利用常温局部灌注的保护，即使获取前热缺血期长达 2.5-2.75 小时的边缘性肝脏也能成功进行移植。然而，鉴于 uDCD 技术和转运的复杂性，该流程适用性较低，器官弃用率仍然较高。正是因为这个原因，uDCD 肝移植只有少数几个国家开展。

西班牙和法国无疑在 uDCD 肝移植领域处于领先地位，两国都发表了研究报告显示使用 uDCD 供肝移植的良好预期结果，ITBL 发生率和移植物 1 年存活率分别约为 7-12% 和 70%。未来这些结果还可能通过联合使用原位常温局部灌注和离体机器灌注得到改善，这一策略在理论上是有希望的，但到目前为止该策略还处于实验研究、病例报告和临床试验阶段。

4 结束语

严格选择供体和移植物，使用 DCD 供肝可获得良好的移植预后。常温局部灌注对 uDCD 肝脏的获取是必要的，尤其在减轻 cDCD 肝移植术后胆道并发症方面带来获益。希望在未来联合原位和离体灌注技术有助于改善 uDCD 肝脏的质量，以便可以获得更高的移植成功率。

5 参考文献

［1］ Fondevila C, Hessheimer AJ, Flores E, et al. Applicability and results of Maastricht type 2 donation after cardiac death liver transplantation. Am J Transplant 2012 January.

［2］ Croome KP, Mathur AK, Lee DD, et al. Outcomes of Donation After Cardiac Death Liver Grafts from Donors >/= 50 years of Age: A Multi-center Analysis. Transplantation. 2018.

［3］ Schlegel A, Scalera I, Perera MTPR, et al. Impact of donor age in donation after circulatory death liver transplantation: Is the cutoff "60" still of relevance? Liver Transpl 2018 March.

第 13-Ⅳ章 循环死亡供体

DCD 供体胰腺移植预后分析

Ángel Ruiz Arranz，医学博士
移植协调员
巴塞罗那医院捐献和移植协调科
西班牙巴塞罗那

索　引

第 13-Ⅳ章　循环死亡供体 ···255

DCD 供体胰腺移植预后分析

　参考文献 ···257

胰腺功能比其他器官更容易受到各种因素影响（如肥胖、心血管疾病、酒精中毒、获取损伤、缺血），严格选择和管理 cDCD 供体可以获得良好的移植预后。

胰腺移植成功率与 cDCDs 供体的胰腺 DGF 发生率或手术并发症相关。胰岛移植成功率尚不清楚，但数量来源有限。有必要制定实践指南以提高 cDCD 供体胰腺的利用率。预测胰腺移植 1 年存活率可能变量包括：年龄大于 45 岁；DCD 状态；种族（黑人、亚裔）；死亡原因（脑血管意外）；体质指数（BMI）大于 30；冷缺血时间；肾功能和性别（男性）。这些数据可用于计算胰腺供体风险指数（PDRI），该指数可以预测移植预后。但现有证据，确定风险因素与 cDCD 供体之间相关性并不容易。在其他危险因素累积最小的条件下，才可以安全使用 cDCD 供体胰腺，这反映了对胰腺移植的谨慎处理。相比较其他器官移植，cDCD 胰腺移植的供体选择更为严格。

低温冷藏是胰腺保存的标准方法。获取时采用肠系膜上静脉插管进行原位灌注（IP）会导致灌注不良，胰腺因静脉侧的压力增加而产生淤血。应在不损害胰腺静脉流出的情况下，通过门静脉切开放置套管。DCD 供体胰腺移植物低温保存的最佳保存方案尚未确定，需要进一步研究。

几乎没有已发表的证据表明常温局部灌注对 cDCD 供体胰腺移植物有益。仅有少数病例报告显示有良好的预后。常温局部灌注似乎有可能改善缺血性损伤的不利影响。

cDCD 供体胰腺移植物不建议使用低温机械灌注。胰腺需要谨慎和严格限制灌注压力。水肿和淤血会增加早期静脉血栓形成和移植物丢失的风险。常温局部灌注的使用更多用于提高可移植的胰岛细胞产量而不是胰腺。

大多数中心发表的胰肾联合移植（SPK）和肾移植后胰脏移植（PAK）研究中，cDCD 胰腺移植 DGF 发生率、2 天和 30 天血清淀粉酶和脂肪酶水平、手术失败率、手术并发症和住院时间与 DBD 相当。据报道，在 5 年的随访中，两组受者的平均糖化血红蛋白正常且相似。1 年和 5 年的生存率分别超过 80% 和 70%。一些研究报道了 cDCD 供体胰腺移植更高的胰腺炎和静脉血栓形成发生率。有证据表明肝素对减少这类并发症有潜在的作用。

DCD 供体胰肾联合移植是减少器官短缺且对远期疗效无负面影响的一种可行的选择。

参考文献

［1］ Shahrestani S, Webster AC, Lam VW, et al. Outcomes From Pancreatic Transplantation in Donation After Cardiac Death: A Systematic Review and Meta- Analysis. Transplantation. 2017.

［2］ Berney T, Boffa C, Augustine T, et al. Utilization of organs from donors after circulatory death for vascularized pancreas and islet of Langerhans transplantation: recommendations from an expert group. Transpl Int. 2016.

［3］ Siskind E, Akerman M, Maloney C, et al. Pancreas transplantation from donors after cardiac death: an update of the UNOS database. Pancreas. 2014.

第 13-V 章　循环死亡供体

DCD 供体肺移植预后分析

Eduardo Min Dietault Ambres Garci'a，医学博士

移植协调者和强化者

移植协调员和重病医学专家

瓦尔迪希拉大学医院

坎塔布里亚大学副教授

桑坦德.西班牙

索　引

第 13-V 章　循环死亡供体 ···258
DCD 供体肺移植预后分析
  1　循环死亡可控型供体 ···260
  2　不可控型循环死亡供体 ··260
  3　参考文献 ···261

1 循环死亡可控型供体

循环死亡可控型供体（cDCD）的肺脏不受脑死亡及其后续儿茶酚胺能应激的影响。cDCD供体没有上述炎症反应是解释cDCD供体在肺移植观察到优异结果的主要理论。因此，肺脏似乎比其他腹腔器官更能耐受热缺血。

澳大利亚研究小组于2012年发表的第一个结果发现，与脑死亡供体（BD）相比，cDCD供体肺移植受者5年生存率更高[1]。最近发表的所有大型系列研究都发现，cDCD供体肺移植比脑死亡供体具有同等或更高的长期生存率。大型国际研究中发表的一年生存率高于85%，5年生存率为65%，与国际脑死亡捐献者登记处的生存率数据完全具有可比性。

研究中绝大多数中描述的技术是使用超快速获取腹部移植物和肺脏，早期冷保存所有用于移植的器官。这种技术对肺脏有益，但对腹部器官不理想。最近，有研究使用常温局部灌注（NRP）或ECMO装置用于腹部保存，结合肺脏的快速获取。这项技术由英国和西班牙研究者提出，由于采用腹部常温和胸腔低温灌注，技术更为复杂，但是由于常温局部灌注的优势，腹部移植物的预后得到改善，同时肺脏移植物也得到了同样的获益，因此这项技术被证明对所有类型的移植物都是安全的。

cDCD供体肺移植最具争议的方面是功能性热缺血的定义，对此国际上尚无明确共识。西班牙的定义为从潜在供体的收缩压低于60mmHg到冷保存液通过供体肺动脉的时间。安全移植肺脏的时间限度还没有明确规定，但似乎60分钟以内的时间是安全的。

使用体外肺灌注（EVLP）装置可用于安全评估cDCD供体肺脏延长了功能性热缺血时限。

2 不可控型循环死亡供体

大多数循环死亡不可控型器官捐献（uDCD）都集中在腹部移植物（大部分是肾，偶尔是肝），肺脏很少被保存用于移植。uDCD供体联合保存腹部移植物和肺脏会造成肺脏损害，因为在体外膜肺氧合（ECMO）建立并进行常温腹腔灌注之前，这些器官并不能获得保护，增加了热缺血时间。尽管这种延迟会对肺脏造成伤害，但移植后存活情况是可以接受的，表现出与脑死亡供者相似的5年存活率。然而，uDCD供体肺脏移植的早期研究显示，移植物原发性肺功能障碍发生率很高，高于脑死亡供体肺移植物。近年来，西班牙uDCD供体肺脏移植经验已显示受者长期预后的改善，美国和意大利也有类似的报道[5]。一项西班牙的研究表明，来自uDCD供体的肺移植受者5年生存率为85%[6]。虽然各国在转运、法律法规条款和保存方法有很大的差异，但是uDCD供体肺脏获取是安全的，移植后预后良好，并且可以增加可供移植的肺脏数量。

肺移植使用体外肺灌注可以大大降低严重原发性功能障碍的发生率，因为EVLP是一种有效的方法，可以允许肺部评估不匆忙进行，并减少由于心肺复苏时间过长而在此过程中产生的水肿。然而，虽然在 uCDC 供体肺移植中应用体外肺脏灌注是值得推荐的，但目前还没有明确的标准（表 1）。

表 1　uDCD 供体进行的肺移植研究

	N 肺移植纳入例数	热缺血时间（分钟）	保存时间（分钟）	原发性移植物功能障碍 3 级	受者生存率
Gomez-de- Antonio et al. 2012	29	114±36	185±44	38%	5 年 51%
Suberviola et al. 2019	8	96 ± 16	159±31	25%	5 年 85%
Gamez et al 2012	3	无	无	0	3 个月 100%

3　参考文献

［1］ Levvey BJ, Harkess M, Hopkins P, et al. Excellent clinical outcomes from a national donation-after-determination-of-cardiac-death lung transplant collaborative. Am J Transplant. 2012.

［2］ Cypel M, Levvey B, Van Raemdonck D, et al. International Society for Heart and Lung Transplantation Donation After Circulatory Death Registry Report. J Heart Lung Transplant. 2015.

［3］ Miñambres E, Ruiz P, Ballesteros MA, et al. Combined lung and liver procurement in controlled donation after circulatory death using normothermic abdominal perfusion. Initial experience in two Spanish centers. Am J Transplant. 2019.

［4］ Gomez-de-Antonio D, Campo-Canaveral JL, Crowley S, et al. Clinical lung transplantation from uncontrolled non-heart-beating donors revisited. J Heart Lung Transplant. 2012.

［5］ Miñambres E, Rubio JJ, Coll E, et al. Donation after circulatory death and its expansion in Spain. Curr Opin Organ Transplant. 2018.

［6］ Suberviola B, Mons R, Ballesteros MA, et al. Excellent long-term outcome with lungs obtained from uncontrolled donation after circulatory death. Am J Transplant. 2019.

［7］ Gámez P, Díaz-Hellín V, Marrón C, et al. Development of a non-heart-beating lung donor program with «Bithermia Preservation», and results after one year of clinical experience. Arch Bronconeumol. 2012.

第 13-Ⅶ章　循环死亡供体

心脏移植

Peter Macdonald AM，FRACP，医学博士
联合医学教授
新南威尔士大学
心肺移植科高级职员、心脏科医生
圣文森医院
澳大利亚悉尼

索　引

第 13-Ⅵ章　循环死亡供体 ⋯⋯⋯⋯⋯⋯⋯⋯⋯⋯⋯⋯⋯⋯⋯⋯⋯⋯⋯⋯⋯⋯⋯⋯⋯⋯⋯⋯262
心脏移植
　参考文献 ⋯⋯⋯⋯⋯⋯⋯⋯⋯⋯⋯⋯⋯⋯⋯⋯⋯⋯⋯⋯⋯⋯⋯⋯⋯⋯⋯⋯⋯⋯⋯⋯⋯265

　　由于供体心脏的体外机器灌注技术的发展（图 1），DCD 供体的心脏移植成为一种新兴的临床实践，DCD 心脏供体的年龄从婴儿到 54 岁不等，其中大多数在 20～40 岁之间。供者死亡的主要原因是颅脑损伤，自发性颅内出血和缺氧性脑损伤，其中缺氧性脑损伤多为上吊自杀。

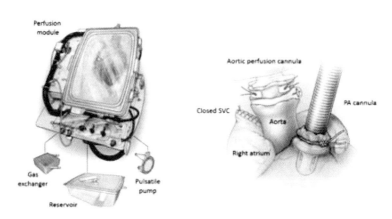

图 1　（A）Transmedics 器官护理系统的一次性套色，该套色为切除的供体心脏提供基于血液的常温灌注。（B）显示主动脉和肺动脉插管的特写图。

　　在现代心脏移植中，已报道过三种主要的从 DCD 供体中获取心脏的技术。首次报道的技术是在循环死亡后直接获取心脏，并立即移植到同一家医院相邻手术室的受者体内。该技术已成功地应用于婴儿心脏移植中[1]，然而，出于尽量减少供体心脏热缺血损伤的某些获取要素的方式引起了伦理上的关注，这些问题包括死前利用大血管插管来使用保存冲洗液，以及缩短宣布死亡后的"停止"时间，在报告的婴儿 DCD 心脏移植病例中，从 3 分钟缩短到 75 秒。

　　第二种技术从 DCD 供体获取心脏后进行常温机器灌注。这项技术由悉尼研究者首创，首次成功地从离移植中心较远的医院取出 DCD 供体心脏，之后进行离体复苏和再移植[2]。它需要在机器灌注液中注入多达 1.5 升供体血液，供体血液在死后心脏切除前从供体右心房引出，切除的心脏通过升主动脉连接到灌注套管，然后开始逆行主动脉灌注。在主动脉瓣关闭的情况下，含有供体血液（理想情况下血细胞比容 > 20%）的含氧灌注液通过冠状动脉下行，经冠状窦返回右心房。冠状静脉血液从右心房流至右心室，经右心室射入肺动脉，肺动脉连接到另一个套管把脱氧的血液送回泵的储存器。血液被加热到体温，再氧合，然后泵回主动脉插管，从而完成循环。在灌注过程中，通过开放的左心房放置一个左心室引流。在这些条件下，左心室搏动但不做任何外功。Transmedics 器官保护系统是临床可使用的唯一的常温机器灌注系统，通过灌注（主动脉压和冠脉流量）和代谢指数（灌注液乳酸浓度和心肌乳酸释放）的组合来评估心肌存活状况和供心是否适合移植。

　　第三种获取技术包括常温局部灌注（NRP）和常温机器灌注。这项技术是由 Papworth 小组首创的，通过在供体死后使用体外膜氧合（ECMO），同时夹闭头颈部动脉以防止灌注到大脑来重建供者体内的循环[3]。在体内重建心脏活动后，撤销 ECMO 支持，然后再采用经食管超声心动图和有创血流动力学监测相结合的方法对心脏进行功能评估。在迄今报告的大多数病例中，心脏被切除并置于常温机器灌注中，以便从供体运送到受体医院。

研究人员已经实验证明，可以通过改进 DCD 供体心脏获取时使用的再灌注溶液的组成来延长可耐受的热缺血时间。目前尚不清楚人类 DCD 供体心脏可接受的完全恢复功能的最大耐受热缺血时间。心脏对功能性热缺血的耐受性可能随着年龄的增长而下降，但在目前可用的再灌注溶液中，允许 DCD 供体心脏完全功能恢复的功能性热缺血时间（FWIT）大约为 30 分钟。功能性热缺血时间的起始时间尚不明确。早期临床报道中功能性热缺血时间被认为在撤除生命维持治疗（WLS）后立即开始，然而一些 DCD 供体在撤除生命维持治疗后仍能维持稳定的氧合和血压。根据撤除生命维持治疗实验的结果，悉尼研究团队将 DCD 供体心脏功能性热缺血时间的起始时间确定为供体系统血压降至 90mmHg 以下。也有其他研究者则选择收缩压低于 50mmHg 作为功能性热缺血时间的起始时间。另一个决定 DCD 供体心脏功能恢复率的关键的时间是循环停止至开始再灌注之间的间隔时间。这一间隔包括停止循环时间，将供体转移到手术台所需的时间，以及在直接获取的情况下，切开胸骨和主动脉根部插管前快速采血所需的时间。当循环停止至再灌注时间间隔超过 15 分钟时，移植物功能恢复延迟发生率增加，术后需要机械循环支持。

在撰写本文时，澳大利亚，英国和比利时等六个移植中心已实施了近 100 例成人 DCD 供体心脏移植手术，多数采用直接获取或常温局部灌注结合常温机器灌注。虽然随访时间限制在 4 年或更短，但 DCD 供体心脏移植术后存活率似乎与同期 DBD 供体心脏移植存活率相当。与 DCD 供者肾移植一样，DCD 供体心脏移植物功能延迟发生率较高，使得术后早期需要进行机械循环支持的比例也较高。但是大多数情况下，这种支持可以在术后几天内停止，大多数 DCD 供体心脏移植物可以在第 1 周内表现出正常的收缩功能。可以预计欧洲和北美将有更多的心脏移植中心在未来 12 个月内开始实施心脏移植计划。根据可接受的供者标准（主要是与供体年龄和功能性热缺血时间），估计 DCD 心脏移植可增加 20%～30% 移植潜力。这一比例意味着全球范围内每年将增加 1000～1500 例心脏移植手术。

参考文献

［1］ Boucek MM, Mashburn C, Dunn SM, et al. Pediatric heart transplantation after declaration of cardiocirculatory death. N Engl J Med. 2008.

［2］ Dhital KK, Iyer A, Connellan M, et al. Adult heart transplantation with distant procurement and ex-vivo preservation of donor hearts after circulatory death: a case series. Lancet. 2015.

［3］ Messer S, Page A, Axell R, et al. Outcome after heart transplantation from donation after circulatory-determined death donors. The Journal of heart and lung transplantation: the official publication of the International Society for Heart Transplantation. 2017.

第 14-I 章 活体器官捐献

概述

David Paredes 医学博士
欧洲认证移植协调员 UEMS 顾问
巴塞罗纳医院器官捐献和移植协调科
西班牙巴塞罗那大学医学院外科副教授

索　引

第 14-Ⅰ章　活体器官捐献..266
概述

1　导言...268

2　国际现状...268

3　活体捐献者类型...269

4　法律法规框架...270

5　保护活体捐献的欧洲和国际举措...271

6　活体器官捐献的知情同意...272

7　非本地居民活体捐献供者的授权书.....................................274

8　活体捐献的伦理原则...274

9　评估感染或癌症传播的风险...275

10　社会评价...276

11　活体捐献登记处...276

12　结束语...276

13　参考文献...277

1　导言

活体捐献（LD）作为一项常见的临床实践，是脑死亡或循环死亡捐献等的补充。活体捐献，尤其是活体肝肾移植，有特定的适应证，本章节后续对此将有所介绍，但其本质是为了提高移植的预后。

然而需要强调的是，为了防止对原本健康的捐献者造成伤害，避免影响其生理或心理上的健康并避免对捐献者在心理、社会、经济、家庭和工作等方面造成影响，在捐献及移植过程中的各个环节都要认真评估和质控。

因此，我们建议成立多学科参与、并以捐献者为中心的管理团队。该团队由肾脏或肝脏移植医师、外科医师、免疫学家、麻醉学家、心理学家、放射科医师、护士、社会工作者、行政人员以及捐献者的代言人构成。捐献代言人可以由院内移植协调员或院外专科医师或护士担任，具体负责捐献者的宣教，关注对捐献者的保护与支持。

活体捐献必须在授权的移植中心进行，要遵循国家法规、国际共识和准则，下文将全面介绍相关内容。此外，活体捐献需要医院与地方、地区及全国家的相关主管部门密切合作，对捐献的全流程进行监控、记录和审查，不断提高质量和效率，防止和杜绝器官贩卖。

2　国际现状

全球约 42% 的肾移植和 18% 的肝移植来自活体捐献，占总移植数量的 35%。不同地点活体捐献数量也不尽相同，由于种种原因，亚洲、拉丁美洲和美国的活体移植比欧洲要多。尸体捐献（DD）的发展以及民众及接受度与活体移植的发展程度相适应，现行移植与捐献法规及组织、社会、文化和宗教等因素都会限制尸体捐献的发展。

西班牙卫生部与世界卫生组织（WHO）于 2005 年 12 月 22 日签署了一项行政协议。该协议缔约双方分别是国家移植物组织（ONT）和世界卫生组织（WHO）服务与安全部门。该协议同意西班牙卫生部向世界组织提供财政和人力资源，以推动实施细胞、组织和器官移植项目，其中包括创建和发展全球捐献和移植数据库。这就是 ONT-WHO 全球捐献与移植联合观测机构（GODT）建立的基础。

GODT 是 WHO 与 ONT 常见合作的典范，该数据库按照 WHA57.18 决议要求，正在收集全球数据和伦理问题。目前，欧洲理事会数据库移植通讯与 GODT 和其他国际数据上报项目进行了对接，避免了重复性劳动。收集的数据同时也纳入到 GODT。

3　活体捐献者类型

捐献者必须符合以下条件：成年，具有完全民事行为能力，自愿捐献、不受胁迫，医学、社会心理评估为适宜捐献，充分了解捐献对捐献者和受者的风险和获益，受者现有的治疗替代方案等。

最初，活体捐献只限于有血缘关系的个体之间。但随着免疫抑制治疗的进步，得潜在捐献者可以扩大到无血缘关系的人群。然而，这也引发了对捐献者捐献动机的质疑。部分学者对此类质疑提出反对意见，认为情感相关捐献者，无论是否有血缘关系，伦理上的动机是希望帮助自己所爱的人。

利他捐献者，也称为"好心人"，自愿想捐献给等待名单中的陌生人，这种行为引起了巨大争议。部分学者认为他们其中可能有某种社会心理障碍问题，或受到了胁迫、家庭压力或商业利益等影响。但如果上述因素无法证实，则没有理由拒绝这些捐献者。

肾移植还有一种情况是交叉捐献，也称为配对肾脏交换。1986年Rapaport提出了配对肾脏交换的想法，试图增加器官移植的可及性。活体捐献交换及互换需要大量不相容的捐献者和受者配对，各个类型的活体供者（亲属、配偶、密友和自愿捐献者）都有可能参与配对交换。

此外，ABO血型不合的供受者之间也可以进行活体供肾者之间交换。这种方式由韩国最早于1991年实施，此后该方式在伦理上一直为大家所接受。其目前也已在美国、荷兰、英国和西班牙等国家普遍应用并形成了国内及国际方案。供受体配对时要充分了解双方各自的特征，并且两对手术必须同时进行。

还有一种情形是名单配对交换，即活体捐献者与拟捐献受体不相容的活，其可以通过向尸体供体名单上的其他等待者提供移植物，从而交换原来的捐献受体的移植优先权。从结果上看，各国的名单的对交换情形可以有所不同，取决于尸体捐献发展情况和捐献量、具体流程及供受者关系接受度（表1）。

表1　供受者亲属关系为基础的活体捐献者的分类

类别	子类别	定义
A-相关	供者与受体在基因和（或）情感上有联系	
	A1/基因相关	供受者之间存在基因相关性（如兄弟/姐妹，父母/子女）。因此也存在特定的免疫相容性
	A2/情感相关	供受者是无基因关系的家庭成员（如配偶）或朋友（被认为是家庭成员）
B-不相关	捐献者与受者无基因及情感上的关系。供受者关系必须通过子类别上进一步说明。免疫相容性是偶然存在的	
	配对交换或者交叉	通过该项目，不相关的供受体双方超越任何情感或遗传关系，交换器官，目的是为了克服移植免疫的限制
	非定向利他	通过该项目，供者可向社会提供移植物，根据既定法规，社会将移植物分配给未知的受者
	定向利他	通过该项目，供者根据他/她的选择向受者提供移植物

注：（2018年发表于欧洲委员会EDQM第7版《移植器官的质量和安全指南》，可从EDQM网页下载），根据《WHO-全球捐献和移植术语和定义汇编》（www.WHO.int/transplantation）修改而成。

4　法律法规框架

活体捐献必须在卫生行政管理部门授权的移植中心进行，并严格遵循法律法规的伦理标准，最大限度减少捐献带来的医疗和社会心理影响，杜绝器官和人口贩卖。其需要遵循和掌握的重要文件有：

《世界卫生组织人类细胞、组织和器官移植指导原则》（以下简称指导原则，2010 年 5 月 21 日由第 63 届世界卫生大会通过。

现将修订的《指导原则》主要内容概述如下：

（1）只有在征得同意的情况下，才允许从逝者体内获取细胞、组织和器官等移植物。

（2）判定潜在捐献者死亡的医师不应直接参与供体细胞、组织或器官的获取或移植工作。

（3）逝者的捐献应最大程度发挥其潜在的治疗作用。

（4）一般情况下，活体捐献者在血缘、法律或情感上与受者相关。

（5）细胞、组织和器官只能无偿捐献，不得进行任何金钱或其他有价交易。

（6）禁止个人为寻求细胞、组织或器官目的向他人或逝者近亲属宣传细胞、组织或器官的需求或实用性甚至支付费用。

（7）器官、组织和细胞的分配应以临床标准和伦理规范为指导，不能基于经济或其他考虑。

（8）由组织架构合理的委员会制定分配规则，确保公平、合理和透明。

（9）高质量和安全有效的流程对供受者都至关重要。

（10）捐献和移植工作的组织与实施及临床结果，要公开透明并接受审查同时注意保护供受者的隐私权。

《伊斯坦布尔器官贩运和移植旅游宣言》也非常重要。该宣言于 2018 年在马德里庆祝发表十周年时又再次发表。由于存在大量器官贩卖、为获取器官的人口贩卖和到国外从穷人和弱势群体处购买器官等情形。据估计 2007 年全世界约 10% 的移植手术涉及此类情况。为了设法解决这些不道德行为所带来的紧迫而日益严重的问题，国际移植学会（TTS）和国际肾脏病学会（ISN）于 2008 年 4 月在伊斯坦布尔召开了峰会。151 名与会者包括科学和医疗机构、政府官员、社会科学家和伦理学家等就《伊斯坦布尔宣言》达成了共识，该宣言随后得到了 135 个参与器官移植的国家、国际学会和政府机构的认可。

《伊斯坦布尔宣言》显示了捐献和移植专业人员及相关领域专家们的决心，即最大限度地提高移植获益，对移植等待者要体现公平，原则杜绝不符合伦理、具有剥削性质和损害贫困及弱势群体的利益做法。该宣言旨在为专业人员和政策制定者提供伦理指导原则。因此，《宣言》还填补了专业学会、国家卫生管理机构及国际政府组织（如世界卫生组织、联合国和欧洲委员会等）努力成果的空白处，以支持制定器官捐献和移植的伦理方案，防范器官贩运和移植旅游。这些努力自 2008 年以来促进世界各国取得了长足进步。2010 年 TTS 和 ISN 发表了《伊斯坦布尔监管小组宣言》，广泛对《宣言》进行宣传并应对在禁止器官贩运和移植旅游中出现的新挑战。2018 年 2 月至 5 月，该小组开展了一次广泛的磋商，向所有相关各方开放并收集意见，根据该领域的临床、法律和社会发展情况更新《宣言》。2018 年 7 月，TTS 国际大会期间在马德里召开，协商的结果以文本形式经过提交、审查并最终通过。

《宣言》应作为一个整体来理解，每一项原则应参照所有同等重要的原则加以适用。有一个附带的《评论》解释和阐述《宣言》案文文件并提出了执行策略。

在欧洲，2015 年 11 月通过了《欧洲委员会禁止贩运人体器官公约》和《欧洲委员会打击贩运人口行动公约》。该公约是欧洲委员会制定的国际人权法区域人权条约，旨在：

（1）防范和打击一切形式的人口贩运，包括但不限于性剥削和强迫劳动，不论是国内还是跨国的，也不论是否与有组织犯罪有关。

（2）保护和帮助器官贩运受害者和证人。

（3）确保进行有效的调查和起诉。

（4）推动打击贩运的国际合作。

最近，欧洲委员会于 2018 年公布了《禁止从活体或死亡供体获取器官而取得经济利益原则实施指南》。所有这些法律文书都将违反活体捐献基本原则的行为定为刑事犯罪，特别是未经有效同意或以经济利益或类似利益为交换条件获取器官的行为。其他关于完善国际活体捐献伦理和法律框架的标准，还包括《欧洲委员会人权与生物医学公约》及其《关于移植的附加议定书》，以及欧洲议会和欧洲委员会的第 2010/53/EU 号指令，旨在制定拟用于移植的人体器官质量和安全标准。

5　保护活体捐献的欧洲和国际举措

活体供者的安全和对其的保护成为任何活体捐献计划的基本组成部分，并应建立在适当的监管框架之中。活体捐献必须根据最佳的临床实践方法和已得到研究发表的证据进行，并遵循国际科学机构和学会的建议，如阿姆斯特丹活体肾脏捐献者关爱论坛和温哥华活体器官捐献者护理论坛：肺，肝，胰腺和肠以及最近出版的 KDIGO 指南。

2014 年 11 月 6 日—7 日在西班牙巴塞罗那举行的制定了活体捐献高质量实践国际会议活体捐献观察站（LIDOBS），旨在"交流知识经验，提高方案质量，确保活体捐献程序安全。"许多国际专家参加了该会议。正如会议期间所讨论的那样，五个工作组就活体器官捐献的最佳做法编写了大量的规程，这些最佳做法可以通过 LIDOBS 网页轻松访问，并以英文和其他语言下载。

由欧盟资助的项目已经启动，旨在建立共识并确定关于活体捐献处理和活体捐献移植所有方面的高质量实操，包括建立国家和跨国的活体器官捐献登记数据库（图 2）。

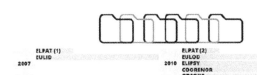

图 1　欧盟供资的活体捐献项目年表

注：LIDOBS 共识建议，单页第 7-8 页。

6　活体器官捐献的知情同意

活体捐献者的感受和动机，以及作出决定的过程是如何进行的，是另一个能引起人们极大兴趣的课题。Lennerling 等人把动机分为七类：

（1）帮助的愿望：一种强烈的动机，通常被认为是自然的；捐献者只是想在一个家庭成员或亲密的朋友需要帮助的时候提供帮助。

（2）增强自尊：做一些好的事情，让他们觉得自己是一个更好的人。

（3）身份：与受者的关系。

（4）从亲属的健康改善中获益：他们认为捐献会以多种方式提高他们的共同生活质量。

（5）逻辑：它是一个分析风险和收益的理性过程。"你一个肾都能活，我为什么不捐……"

（6）外部压力：第三方的胁迫。

（7）道德义务情怀："人们希望你去捐献……"

在所有上述情况中，外部压力是唯一不能接受的因素。捐献动机必须基于捐献者的主观感受。捐献者的决定主要是基于情感而不是基于风险-收益分析。

活体器官捐献必须满足以下前提，即捐献者充分和自主知情同意，供体选择标准得到了严格执行和监督，专业性诊疗活动得到确保，医疗和社会心理等后续行动能得到妥善安排等。捐献导致的短期和长期潜在的医疗和心理风险必须告知活体供者。此外，还应以完整和易懂的方式告知活体捐献带来的经济、劳动力和社会等相关的问题。

捐献者应有民事自主行为能力，能自主接受和衡量捐献事宜并完全自愿，不受任何不当因素的因素的影响或胁迫。必须认真记录活体捐献案例和活体捐献流程及其预后情况，以确保捐献环节的可追溯性、安全性和透明性。

知情同意是人们自愿性的表现。自主性则是生物医学伦理学的一项基本原则，是指人们自由、理性地选择和行动。

知情同意要求：

（1）有能力理解和消化提供的所有信息。

（2）掌握所有相关信息，包括捐献者的风险和受者的预期获益。

（3）自主自愿的决定。

（4）同意并签署一份具体和明确的LD授权文件。

知情同意的重要性体现在向潜在捐献者提供所有必要信息，以确保他或她了解这一过程，并将做出深思熟虑的决定。让捐献者有机会消化信息，并解除他们的疑虑也需要时间。

从活体捐献者个体的角度来看，同意器官捐献的原则包括：

（1）器官捐献前必须进行必要的医学检查，以确保手术的风险不会超过预期获益，也不会损害捐献者的健康。

（2）如器官捐献有禁忌证存在，或可能会影响捐献者的健康，则不论潜在捐献者是否同意，均应放弃捐献器官。

（3）必须在与捐献者面谈后由捐献者作出有效的书面知情同意，最好由一名不参与受者治疗的独立捐献者代表人批准。所有活体器官捐献都应根据国家规则，政策和现行最佳做法开展，在供者明确表示同意的基础上，告知捐献者的权利，并适当考虑所有医疗风险和并发症。

（4）捐献者无需任何义务或承诺，他能够在获取器官之前的随时撤销同意，而不需要特定的正式程序。

（5）在许多国家，在征得同意后，如果是预期的活体捐献，则需要中心伦理委员会根据国家法律对所有数据进行严格审查后进一步批准。这些委员会必须独立于器官获取和移植小组。在有些国家，这可能仅在无关联捐献的情况下是强制性的，而在另外有些国家，这种批准必须得到法院的确认。

（6）如果计划进行活体器官移植，则不会进行分配程序，除非是利他性活体捐献。尽管如此，任何潜在的器官受者都应该在等候名单上登记，直到移植之日为止。在此之前，受者应能够接受逝者捐献器官。这一点对于保持体系的透明度和统一性很重要，以并能在因意外不再同意或无法捐献的情况发生时，提供一个后备方案。

（7）对每一例活体捐献都应长期随访，以监测供者的健康状况，包括在出现预期或意外并发症时可选的干预措施。应在LPS专用登记处记录有关捐献期间及器官获取后长期健康状况的信息。

（8）活体捐献者不应向器官接受者或第三方索取或收取任何实质利益，但受者须报销与捐献相关的真实开支。

（9）LDs 器官获取只能在取得特别授权的移植中心进行，由具有正式许可和资格的医务人员实施。

（10）活体捐献不应增加额外费用。不应遭受到任何不利于就业、投保、信贷、贷款或按揭等影响。

知情同意还包括依照国家法律适用于特定个人捐献（定向捐献）或匿名捐献（利他捐献）的若干规则。

（1）如属定向捐献，捐献者及受者均须以书面同意获取器官及进行器官移植。在交叉捐献时也需此类同意。

（2）在利他捐献时，国籍、宗教、性别或任何类别的潜在歧视以及移植受者的利益不应对获取同意的过程产生任何影响。

（3）在交叉配对捐献时，应制定一项国家层面的操作流程，指导匿名捐献。

7　非本地居民活体捐献供者的授权书

非本地居民人士是指正在访问某一特定地方，但并非永久居住或逗留在该地方的人。根据活体捐献的定义，它是指前往目标国进行捐献的外国人，其目的是作为供者或受者，对应的受者或供者也可能是非该国居民或临时或永久居住在该国的居民。对于非居民 LDs 的捐献授权应根据捐献所在国有效的法律和医疗规则执行。这类捐献最好仅限于亲属，除非能够充分保证不存在强迫或器官贩运，并符合相关的所有条款。

建议调查非本地居民在其原籍国卫生系统覆盖的合理范围，以保证对捐献者进行充分和定期的医疗随访，并促使其在返回后保持良好的健康状况。在某些情况下，可要求供受者所在国大使馆核实身份证翻译件和其他证明供受者之间关系的材料，核实资料的真实性，防止活体器官买卖。

器官获取中心应告知潜在捐献者常规随访的必要性。此外，器官获取中心应确保捐献者无论在其居住国或其他地方都能接受随访。应在 LDs 获取国或来源国的移植数据登记处记录其捐献时以及捐献后的长期健康随访情况。

8　活体捐献的伦理原则

活体捐献的关键问题是："将一个人的生命置于危险之中以挽救或改善另一个人的生命是否公平？"在器官移植早期年代，这个答案是肯定的，因为活体捐肾手术风险相对较低，人们希望挽救亲人生命的愿望十分强烈，当时缺乏其他可替代的治疗方案。但此后情况发生了变化，逝者捐献与移植的不断发展、免疫抑制剂领域得以突破、可供选择的替代治疗方法日益增多，（如透析及活体捐献部分器官，如部分肝脏）。

所有这些因素都引发了关于这个问题的辩论和讨论。活体捐献的两个基本伦理原则"善行"与"不伤害"是相互冲突的。善行意味着行善，如果得益的可能性完全超过所造成伤害的风险，这一原则就凌驾于"不伤害"原则之上。

分配公正原则尤其可能影响逝者捐献器官供应不足的问题。我们必须考虑到，对活体捐献的任何不必要的限制，都会加剧逝世后捐献器官短缺的情况。负责移植项目的卫生当局和专业人员应宣传逝世后器官捐献，使其发挥最大的治疗潜力。

增加器官捐献愿望往往以自主原则为依据。但是完全尊重活体捐献者的自主权也存在一定风险。例如，活体器官的捐献者实际上受到经济因素的制约，以至于他们的选择可能名不符实（非自主）。那么，这种活体潜在捐献者自主权的不平等让人无法接受。

捐献者的知情同意和自主权肯定是必要的，但还不够。捐献者自主权不应推翻医学判断和决策。为了确保捐献者的自主权，必须保证其获得全面且具体的信息，有充分的思考的时间，有独立的活体捐献代表人的参与，同时将未成年人和无相应能力的人排除在活体捐献者之外。独立的活体捐献代表人被定义为活体捐献者医疗、社会心理及法律等方面的顾问，不受时间限制，不与任何组织存在利益关系，能确保活体捐献者的安全。美国移植学会活体捐献者实践协会最近出台了一份指导如何保护活体捐献者的文件，反映出人们在这方面存在的顾虑，希望籍此指导如何保护活体器官捐献者。

活体捐献的每一个阶段，包括知情同意和授权、器官获取、随访、透明度、质量和安全体系，移植单位和医护人员的资格认定等都必须受到国家法规的管理。

9　评估感染或癌症传播的风险

在活体捐献背景下，可以发生从供体到受体的疾病传播。与逝者捐献的情况相反，活体捐献通常有足够的时间对捐献者进行适当的检查。因此，应尝试更广泛的诊断程序，以进行更安全的生物学和肿瘤风险评估，最大限度地减少从供体到受体的肿瘤或感染性疾病传播。因此，有必要向供者询问生物风险行为（例如性乱交，药物成瘾及到热带流行病地区旅游史等），确保相关的血清学检测得以进行且检测结果呈阴性。

一般而言，活体器官捐献也应按尸体器官捐献推荐的检查方案执行，并认真遵循供体评估总体原则。活体器官捐献时，在最初筛查与器官获取之间的间隔时间里可能会发生感染。因此，在进行活体器官捐献的初步诊断时，在获取器官之前，和 / 或在进行最后的步骤时，都应再进行基本的筛查。在获取器官进行移植之前，必须有检查结果。捐献者与受者检查应注意的是，从最初或最终筛查和检查直至移植当天都存在感染的可能性。即使及时进行了适当的筛查，传播风险仍然存在，而且此类传播过去确有发生。对供受者应进行如何预防艾滋病、丙型肝炎和乙型肝炎的宣讲，以进一步降低风险。

至于恶性肿瘤传播的风险，在进行活体捐献检查时，应排除任何活动性恶性肿瘤。如果既往存在恶性肿瘤，必须确认已得到了根治性治疗，确保捐献者的肿瘤已经治愈。此外，活体器官捐献也应遵守适用于尸体器官捐献者的原则。

10 社会评价

独立捐献者代表人负责确保活体器官捐献者了解其决定的后果，了解对身体、精神和心理以及个人、家庭和职业等方面的影响。

独立捐献者代表人与活体捐献者之间的面谈极有必要，从而了解供者是如何做出捐献决定的对家庭、环境及社会等进行评估；对活体捐献者职业影响评估（例如工作合同类型、捐献决定对劳动影响等），包括捐献决定对其经济的影响以及为应付任何不利情况而采取的措施等。

特别强调对家庭环境影响的调查，调查有无存在家庭利益冲突，明确谁负责对捐献者照料，并调查在任何并发症情况下，活体器官捐献者的福祉如何保障。

建议面谈时受者最好不在场，以确保捐献者畅所欲言，能够表达他或她的关切和疑虑。

11 活体捐献登记处

出于可追溯性、安全性及实践透明度等目的，所有活体捐献都必须注册。捐献者随访登记可以帮助保护活体捐献，并成为一种机制，使科研人员能够更多地了解活体捐献情况（ACCORD，EULID，EULOD）。

在欧盟，活体捐献登记处需要遵守国家和欧洲的法律。关于拟用于移植的人体器官质量和安全标准的第 2010/53/EU 号指令包括以下两项规定：

第 15.3 条。各成员国应确保一份活体捐献者登记簿或记录，根据欧盟和国家的有关规定保护个人资料和统计资料。

第 15.4 条。成员国应努力开展活体捐献者后续随访工作，并应建立一个符合国家要求的制度规定，以便识别、报告和管理任何潜在的有关器官捐献质量和安全的事件，以及活体捐献者由于捐献导致的任何严重不良反应，从而也能保护受者的安全。

活体捐献者的资料必须通过成熟的中心数据库系统进行收集，获得授权人员可以访问数据，注意保护捐献者的隐私权。

数据应至少包含身份证、国籍、居住国及术后转归等，通过随访了解捐献者发病率和死亡率。

12 结束语

通过正确执行的活体捐献流程获得的移植物与从 DDs 获得的移植物能够相互补充一定程度上解决器官短缺问题。开展过程还应当考虑到法律、伦理、心理及医学等相关要求，否则健康的活体捐献者就会暴露在某些风险之中。活体捐献移植应当依据已发表最佳研究成果来开展、遵循国际科学机构及学会的相关建议，并遵循有关法律法规要求，不仅要遵守本国法律，还要遵守相关国法律（例如欧洲国家），从而杜绝器官贩运问题。捐献代表人的角色非常重要，其作为以活体捐献者为中心多学科治疗团队的组成部分，致力于全面保护全球捐献者。活体捐献注册登记与随访强制实施，其记录每个国家实施的活体捐献流程结果，旨在确保捐献的可追溯性、安全性及透明性。

13　参考文献

［1］ Delmonico F. Council of the Transplantation S. A Report of the Amsterdam Forum On the Care of the Live Kidney Donor: Data and Medical Guidelines. Transplantation. 2005.

［2］ Barr ML, Belghiti J, Villamil FG, et al. A report of the Vancouver Forum on the care of the live organ donor: lung, liver, pancreas, and intestine data and medical guidelines. Transplantation. 2006.

［3］ Directive 2010/53/EU of the European Parliament and of the Council on standards of quality and safety of human organs intended for transplantation. https://eur-lex. europa. eu/legal-content/EN/TXT/?uri=celex: 32010L0053. Last accessed: September 2019.

［4］ Guide to the quality and safety of organs for transplantation, 7th edition. European Directorate for the Quality of Medicines (EDQM), Council of Europe. Strasbourg, France, 2018.

第 14-Ⅱ 章　活体器官捐献

活体肾脏移植概述

Ignacio Revuelta，医学博士
肾脏内科和肾移植科
巴塞罗那医院
August Pii Sunyer 生物研究所（IDIBAPS）
西班牙巴塞罗那

索　引

第 14-Ⅱ章　活体器官捐献 ···278

活体肾脏移植概述

1　导言 ··280

2　活体供肾的历史和现状 ··280

3　评估活体肾脏供者的方法 ···280

4　活体供肾对供者的生存影响 ··282

5　活体肾脏供者的终末期慢性肾脏疾病 ··283

6　对潜在活体供肾者的评估过程及推荐意见 ···284

7　活体肾脏供者心理和社会心理因素 ··286

8　长期护理和随访 ··289

9　结束语 ···289

10　参考文献 ···290

1 导言

肾移植是大多数终末期肾病患者的首选治疗方法。但是，由于免疫和（或）手术问题，并非所有患者都能进入等待名单。必须建立器官分配和获取政策，扩大器官来源和器官保护，以保障器官获取和肾移植的成功。活体供肾移植（LDKT）提供了高质量的器官，免疫并发症少，可择期进行手术。在短期和长期随访中，LDKT 的受者和移植物存活率优于逝者供体移植。然而，在对潜在活体供者（LKD）的评估和随访中，为了保证供肾者的健康，良好的护理至关重要。近年来活体捐献是否安全的研究结果已经发表并广为推荐。

国际移植协会对供者的长期随访进行了讨论，改善全球肾脏病预后组织（KDIGO）于 2017 年发布了关于潜在 LKD 的评估、护理和随访的指南[1]。在本章中，我们将回顾 LDKT 的现状、潜在 LKD 的风险评估以及潜在 LKD 的医学、外科、心理评估、护理和随访等评估和建议。

2 活体供肾的历史和现状

历史上首例成功的肾移植是活体供者捐献的。第一例活体供肾移植是 1952 年在 Necker 医院完成的还是 1954 年在波士顿的布莱根妇女医院完成的，目前尚存争议，但毫无疑问都是来源于活体供者。自首次移植以来，LKDs 一直是移植史上的关注的重点和热点。潜在供体的风险要求控制到最低，与受体的可接受风险不同。正如我们在几年前发表 RELIVE 研究结果一样。LKD 的状况在几十年来没有改变[2]。

有趣的是，LKD 手术一直向微创方向发展。在开放性经腰手术有时需要截断肋骨取出肾脏，腹腔镜补充及替代了之前的技术。小型开放手术由某些技术精湛的团队开展，预后与腹腔镜技术相似[3]。然而，近年来，为了缩小切口，确保供体的短期恢复和生活质量，大多数移植中心首选小切口和单孔腹腔镜技术获取供肾，短期和中期随访肾功能无显著差异[4]。

在其他章节中，活体供者的类型将作讨论。但需要注意的是 LKDs 在整个移植史上发挥了重要作用，近年来，寻求器官新的来源也是基于 LDKs。此外，这些接受新型 LKD 的受者 / 移植物生存率和移植等待者的管理都比逝者供体要好。

3 评估活体肾脏供者的方法

当患者有 4 期或 5 期慢性肾病（CKD）时，必须考虑肾移植作为治疗的选择。关于治疗类型、受者和移植肾存活率、潜在并发症、随访、护理和生活质量等相关信息必须与患者和家属进行深入的分析和讨论。必须告知潜在受体和供体的获益和风险。提供信息时不能对患者及家属施压，法律要求对潜在供体和受体进行评估前，供者和受者能自主做出决定[5]。

　　尽管建议在患者处于 CKD4/5 期时才开始对潜在 LKD 评估，但其实在整个 CKD 过程中都可以考虑这个问题[1, 6]。有时，门诊部会从血液透析中心、腹膜透析单位或逝者供体等待名单挑选患者以选择潜在 LKD。CKD 分期不同，对潜在 LKD 的评估过程可能也不同。但是，是否接受 LKD 的评估和进行 LKDT 必须是独立的，不能附加任何条件的，例如等待名单上的时间。一旦完成 LKD 和潜在受体评估，必须提供候选人等待的时间及患者和移植物的可能预后，以便更好地了解并做出关于 LKDT 或与逝者供体移植的决策。在未来移植候选者的整个评估过程中，必须始终向潜在供体和受体提供关于肾脏替代治疗所有可选择的方案，并且必须加以强调。

　　在评估潜在 LKD 时，建议成立特定的专业小组对潜在 LKD 进行评估[5]，通常该小组来源于评估和治疗候选受者部门。但是，建议由另外的专家（不同于负责等待名单的医生）负责对潜在活体供体的评估。移植中心的不同，移植外科医生或内科医生通常负责供体的评估和随访（至少在最初几年）。LDKT 和 LKD 评估过程见图 1。

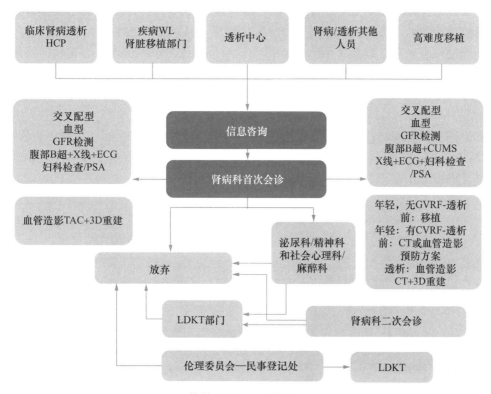

图 1　活体供肾移植和活体供肾评估过程

　　此外，还有关于活体捐献的法律和法规。移植中心必须了解最新的法规，各个国家的法律法规可能不尽相同。这一点对于非常规供体尤为重要，例如交叉捐献和利他主义捐献。但是，在任何情况下，信息传递、评估和随访必须按照同样的标准进行，并在深入研究潜在的 LKD 方面具有同样的监测标准。必须防止供者认为自己是病人，生活质量受影响，给工作和生活带来影响。LKDT 协调的工作必须将会面次数减到最少，节约时间，在潜在 LKDs 的工作时间内也是允许的。有鉴于此，必须全面地开展保障 LKDs 健康和移植预后的深入研究。

4 活体供肾对供者的生存影响

关于供者的生存率，近十年来发表了多项研究，特别是在新英格兰杂志上发表的一篇文章中提到，在对供肾者长期随访中发现与普通人群相比，活体供者的生存率有所改善[7]，但同时活体供者慢性肾病的发生率也有所提高，下文中将详细进行论述，此外还将讨论是否应该谨慎选择潜在的捐献者以及后续如何随访，确保他们意识到余生可能面临的风险，健康状况是否受影响，护理方面是否有改善等，从而确保可以更好地进行初级/二级预防。但也有文献报道，目前对供者的随访并不十分充分，在许多情况下并没有由专科人员或在同一移植中心进行随访。同期的另一篇文章中甚至询问了移植专家关于供体是否需要及是否应该进行随访，大多数人认为没有必要，因为他们认为随访护理应该由当地肾病学家和（或）初级保健医生进行[6, 8]。这不禁让人怀疑捐献者是否接受了适当的后续护理以及对捐献有益的统计数据是否真实。

相同的研究人员，以及在欧洲有丰富经验的小组认为，与供体进行比较的普通人群对照组没有按照潜在供体指南的建议进行调整。为此，他们进行了生存率和肾脏疾病的分析，排除了不考虑捐献的普通人群，发表的结果相当惊人，引起移植专家之间长时间的争论[9, 10]。

研究证明，长远来看，活体供肾者患慢性肾病和死亡的风险更大。如果供体的评估不够严格或者术后未进行标准随访，这些风险更大[9]。对大量供者进行多年的随访后发现结果与之前发表的不同[7, 9, 10]。然而，这些研究也遭到了批评，认为不能代表现实，因为一般人群的捐献标准与临床中使用的标准不同。例如，服用降压药而血压控制良好的高血压患者是可以成为供体的，但挪威的研究排除了这些患者[10]，对年龄的限制也有类似情况[9, 10]。不同研究的生存率数据和终末期慢性肾病（ESRD）数据总结见表1。

所有这些研究都表明，对潜在供体及其潜在受体的评估必须严格，并且必须告知他们远期死亡风险更高，同时要说明其他实施捐献需要评估的风险，包括捐献相关风险；如果手术风险和术后独肾的风险具有不确定，则应列为捐献禁忌证。

表1 活体供肾者与普通人群的存活率和终末期肾病率

	IBRAHIM 等（7）	SEGEV 等（9）	MJØEN 等（10）	MUZAALE 等（上）
年代	1963-2007	1994-2009	1963-2007	1994-2011
LKD 样本量	3,968	80,347	1,901	96,217
随访时间	12.2±9.2 年	6.3（3.2～9.8）年	15.1（1.5-43.9）年	7.6（3.9-11.5）年
对照组	NHANES-3,968 按照年龄、性别、人种、种族和BMI1：1匹配	NHANES III-80,347 9,364（排除有捐献禁忌证的人群）	HUNT-74,991 32,621（排除标准：年龄>70或<20，BMI>30或<17，BP>140/90，使用降压药，DM、CVD）	NHANES iii-96,217 20,024例年龄、性别、人种、种族、吸烟、BMI、BP 相匹配

续表

	IBRAHIM 等（7）	SEGEV 等（9）	MJØEN 等（10）	MUZAALE 等（上）
长期生存				NA
LKD	268/3,404（7.87%）*	5 年：0.4%； 12 年：1.5%	224/1,901（11.78%）	
GP	无法正式比较生存期，因为国家卫生统计中心的生命表未提供一般人群生存概率的置信区间 *26 例 LKD 的生存状态	5 年 0.9%；12 年 2.9% $P<0.001$(对数秩和检验） 3 个月内： LKD25（HR：$3.1/10^4$） GP3（比率：$0.4/10^4$） $P<0.01$ 12 个月内： LKD52（HR：$6.4/10^4$） GP 37（HR：$4.6/10^4$） $P=0.11$	2,425/32,621（7.43%） $P<0.001$	
ESRD LKD 或 GP 数量	11 ESRD-LKDs	NA	9 例 ESRD-LKD 22 例 ESRD-非 LKDs	99 例 ESRD-LKDs 36 例 ESRD-非 LKDs
ESRD 率：LKD	180 例 10^6/PYS		302 例 10^6/PYS	$30.8\ 10^4$ 例 /PYS
ESRD 率：GP	268 例 10^6/PYS		100 例 10^6/PYS 供肾者 ESRD 的 HR 为 11.38 （4.37-29.63，$P<0.001$）	$30.8\ 10^4$ 例 /PYS 3.9 例 病 例 10^4/ 患 者 ESRD 的估计终生风险：$9\ 0×10^4$（LKD） $32×10^4$（未筛查的 LKD） $14×10^4$（健康 GP）

注：*26 例状态不详

　　LKD：活体供肾；HANES：国家健康和营养调查；HUNT：Nord-Trøndelag 的健康研究；BMI：体质指数；BP：血压；DM：糖尿病；CVD：心血管疾病；GP：一般人群；NA：不可用；HR：风险比。

　　最后，手术死亡率是必须考虑的问题，尽管术中死亡率没有变化[1]。即使已经开展了很多关于手术死亡率的研究，但也很难对其进行整体评估，当供者进入手术室就存在着术中死亡或出现并发症的风险，尽管风险很低。手术团队应对生活质量和并发症进行评估，腹腔镜供肾切取术和新的微创技术的预后与传统方式相当，但最大限度地减少了对疼痛、手术后康复、重返工作和恢复个人生活等方面的影响[3-4]。虽然术中死亡率不高，但在统计学上存在很大差异。由于供者因病而需要施行手术，因此应对其并存疾病及术后康复给予重视。

5　活体肾脏供者的终末期慢性肾脏疾病

　　自首例活体供肾移植以来，供者的慢性肾病风险一直存在。此后几十年来，关于高滤过和肾脏疾病风险的各种理论得到了发展。事实上，在对供者的监测期间，关于肾脏监测问题的文章日趋增多，但结果差异较大[7, 11, 12]。供者GFR＜60的比例从术前5年的15%到术后40年的91.1%；同样，蛋白尿的发生率从1.3%到32%不等。虽然已有证据表明术后会出现肌酐升高和TC增加残肾体积导致的高滤过状态，但并没有蛋白尿或微量白蛋白尿，这意味着它可能是生理性肾单位的适应。但这种适应性调节不能使供者达到捐肾之前的状态。这与发表的研究不同，该研究认为在术后很长时间出现的肾脏问题的原因除了手术影响之外可能还存在其他风险因素[11]。为此，重要的是要了解这些影响肾脏进展的因素，提前识别并评估风险是否可耐受，以及在供者随访期内如何控制。目前已经开发了相关的计算公式来预测潜在供体发生肾脏疾病的风险[13]。

然而，与上述关于生存率的问题相似，关于供体ESRD发生率的问题也存在争议。既往研究显示，供肾者ESRD率低于普通人群，甚至显示供者随访期间肾功能和蛋白尿正常[7, 14]。事实上，这些研究也指出，ESRD的发生率仅限于亲属供体，而兄弟姐妹供者在术后发生终末期肾病的风险最大。然而，仅与符合活体捐献标准的一般人群进行了比较研究，发现供体的ESRD发生率较高，蛋白尿也较多[9-10]。数据总结参见表1。事实上，一项针对30～40岁以上供体的后续研究表明，他们的肾小球滤过率较低，而且出现了蛋白尿，术后40年的eGFR＜30mL/min或ESRD的发生率为27.8%[12]。而且与捐献手术为因果关系，但支持证据不多。所有这些都意味着，对于年轻的供者及其术前肾功能应更加关注，因为年轻人仅有一个肾脏的余生要比高龄供者要长。

6　对潜在活体供肾者的评估过程及推荐意见

前文已经提到，需要对活体供者的所有健康相关内容进行深入评估，特别要关注年龄较小的潜在供者（假设他们符合法定的捐献年龄）。必须分析各种不同的因素以避免短期、中期和长期的潜在风险。其中包括为计算生存率和慢性肾病风险而开发的风险计算公式[13]，纳入这些因素作为重要的变量。

这些因素被不同的作者和学会提出，许多研究涉及了对活体捐献候选人的评估[1, 6, 8, 15]。特别是2014年阿姆斯特丹论坛，是移植领域100位专家和领导人的共识会议，参会代表来自非洲、亚洲、澳大利亚、欧洲、北美和南美洲的40多个国家。他们提出的建议和潜在供体至关重要的数据。这些建议是基于论著、条例、科学协会的报告等提出的，受到大家的广泛支持。直到2017年8月，KDIGO组在进行了两年严密的分析并由纳入了更多全球专家讨论后发表了活体供体评估相关指南[1]。该指南对有关因素进行了详细叙述，制定了接受潜在活体供体的推荐意见或强制性标准，尽管有时必须根据个体和具体情况进行评估。

当我们谈论死亡和肾脏疾病的因素时，我们必须强调心血管危险因素，以及已经存在的心血管疾病。已发表的关于高血压、血脂异常、碳水化合物代谢紊乱、肥胖等的各种荟萃分析，多数建议认为应基于各种疾病风险因素的个体管理，单个疾病风险因素不一定是捐献的禁忌证。对身体的任何负面影响都必须排除，特别是对年轻的潜在供者。Grams[11]和Ibrahim[12]等人回顾了心血管疾病的各种风险因素，并计算了其在捐献器官后的发生率，使我们了解了在捐献前的影响。他们还结合了引起死亡以及 ESRD 的各种风险因素，建立了潜在供者的简要说明[11]（表 2）。

表 2 活体供肾候选者评估中的风险因素和建议

	AMSTERDAM 论坛[15]		UNOS[6, 8]		KDIGO[1]	
	建议	有争议	建议	有争议	建议	有争议
供体年龄（岁）	18-?	NA	18-?	>65		
GFR（ml/min/1.73m²）	>80	60~80	>80	65~79	>90	60~89
蛋白尿	<300 mg/24hU	微量白蛋白尿	<300 mg/24hU（44%）	<150 mg/24hU（36%）	AER：<30 mg/dL	AER：30~100 mg/dL
血尿（2~5RBC/hpf；2~3 次）	无持续性	评估	无持续性	评估	无持续性	评估
糖尿病	葡萄糖<126mg/dL OGTT2h <200mg/dL	葡萄糖<126mg/dL OGTT2h <140mg/dL	2 小时 OGTT<200mg/dL（64% 的答复者）	2 小时 OGTT<140mg/dl（61% 的答复者）	葡萄糖<126mg/dL OGTT2h <200mg/dL	糖尿病前期或 T2DM-个体分析
高血压	<140/90 mmHg	CVRF 的依赖性	血压正常 服用 1 种降压药物（47% 的答复者）	服药 1 种降压药的高血压（41% 的答复者）	血压正常 服用 1 或 2 种降压药物的高血压	高血压 1 或 2 种药物未控制
异常血脂症	取决于 CVRF		取决于 CVRF		取决于 CVRF	
肥胖（BMI, Kg/m²）	<30	31-35	<35（52% 的答复者）	<40（20% 的答复者）	<30	>30 个体分析
肿瘤 感染 结石	个体分析		个体分析		个体分析	

注：UNOS：器官共享联合网络；KDIGO：改善全球肾脏病预后组织；NA：不适用；GFR：肾小球滤过率；AER：白蛋白排泄率；RBC/hpf：红细胞 / 高倍视野；OGTT：口服葡萄糖耐量试验；T2DM：2 型糖尿病；CVRF：心血管风险因素；NBP：正常血压；BMI：体质指数。摘自自阿姆斯特丹论坛报告，2005 年（15）、UNOS（Mandelbrot 等人（6）、Mandlebrot 等人（8）、KDIGO［Lentine 等人（1）］。

肥胖被纳入了心血管危险因素，同样值得一提的是肥胖还可直接导致高滤过状态而形成蛋白尿。2000 年 Praga 等人[16] 分析了肾切除术 20 年后蛋白尿的发生情况，结果发现患者 100% 存在蛋白尿，但研究对象不是为了捐献而行的肾切除术。最近，一项对 940 名供者进行了平均 22.3 年的随访研究也证实了供肾切除与糖尿病和高血压的相关性，以及年龄相关的体质指数增加的相关性[17]。最后，Ibrahim 等人指出，32% 的供者在捐献后 40 年出现蛋白尿，而且蛋白尿随时间推移而增加，因此可以肯定，蛋白尿的影响因素中还有与捐献无关的其他因素[12]。这也说明随访是非常重要的。有意思的是，在这些研究中，未发现蛋白尿与 ESRD 之间的相关性。而高等级的证据表明蛋白尿是 CKD 发生的最显著的决定因素。因此，必须确定在 LKD 人群中，蛋白尿的致病作用和机理是否与原发性或继发性 CKD 患者相同。

尿沉渣异常如血尿、微量白蛋白尿等是 CKD 进展和导致不良预后的因素，但可能也是提示肾病早期阶段的生物学信号。这意味着在供体中，随着时间的推移，这些因素或被激活，或复发，甚至在肾切除后即可出现。过去十年的研究表明，供者患 CKD 的风险较低，可能因为评估过程中进行了肾脏病理检查，而且病理未发现异常有关，而这些异常可能有家族遗传性倾向[14]。另一方面，受体中的遗传性肾脏疾病可能来自携带者父母，因此如果父母作为捐献者，那么将有激活这些遗传缺陷的风险。例如，有文献报道，在非典型溶血综合征的情况下，如果 LKD 潜在患者，那么只有在进行肾切除术后，供者才会面临非典型溶血综合征复发的风险，最终导致发生血栓性微血管病和 CKD[18]。

其他因素如结石和肿瘤也是潜在 LKDS 的评估因素。指南对其进行了非常具体的分类，在这种情况下，这些因素对供者以及受者产生的影响都可能发生[1, 6, 8]。双侧结石和（或）草酸钙和（或）磷酸铵镁结石是捐献的绝对或相对禁忌证。另一方面，如果排除了任何代谢性疾病，单侧结石和（或）尿酸结石是可以接受的。应选择有结石的肾脏作为供肾，并尝试进行手术以去除结石（例如碎石术或内镜治疗），防止受体出现任何潜在问题。

对于肿瘤也是如此。通常情况下，具有活动性肿瘤和（或）近期肿瘤病史的不应作为潜在供体，除非是非黑色素瘤皮肤癌或低级别原位癌[1]。重要的是要有保存完整的既往病历和临床病史，以评估肿瘤风险和复发的可能性。

尽管有报告指出 LKDs 的癌症风险略微增加，但一项研究将美国私人医疗保险公司（2000—2007 年）的管理数据与美国器官获取和移植网络（1987—2007 年期间 4,650 例 LKDs）的管理数据相对比，以评估捐献后癌症的诊断情况[19]。结果发现皮肤癌的发生率相似，非皮肤癌发生率甚至低于对照人群，但这种低风险是仅针对捐献后不久的供体而言的。奇怪的是，1 例患者在捐献后一年内出现实体瘤（子宫、黑色素瘤），LKD 组前列腺癌发生风险高于对照组（RR：3.80；95%CI：1.42～10.2）。另一方面，必须确定肿瘤细胞是否可能传递给受体，即使一开始并未确诊肿瘤，但这些肿瘤细胞也可能已经存于血流中，并受供体的免疫系统控制，当传播给免疫缺陷的受体时，不仅可能发展为肿瘤，甚至可能发展为侵袭性、潜在的致死性肿瘤。欧美指南建议对每种肿瘤进行分析并确定传播风险，不建议确定最小传播风险标准[20]。

最后，必须分析感染对受者的可能影响。除了包括肝炎在内的各种病毒的血清学检查外，在流行区还必须考虑到巨细胞病毒、EB 病毒、弓形虫、梅毒和结核病，以及识别 LKDs 可能是病原体的携带者，受体移植后可能出现原发感染或疾病再次激活，如克氏锥虫传播的 Chagas 病[1, 6, 8]。

7　活体肾脏供者心理和社会心理因素

心理状况在捐献前评估和术后随访中都很重要，特别是在一些患者特征中。除了检测可能影响捐献适合性或其后续状况，甚至捐献禁忌的疾病或精神病理学障碍外，我们不能忽视以下情况：希望成为供体的简单事实可能会影响到供体的心理评估，从而得出正向的适合捐献的结果。除了需要仔细对已经存在的潜在疾病进行仔细评估外，还应对各种心理社会领域进行仔细分析。为此目的，使用了各种调查问卷，如 SF-36，它适用于所有需要进行心理评估的领域，内容较多，供体完成问卷时可能出现矛盾情绪[21-23]。为此，各种研究小组，如 LIDOBS[22, 23] RELIVE[21] 和 ELPAT[24] 都致力于建立适用于特定领域的调查问卷，旨在简化评估的内容并进行深入的研究。为保证最佳的关怀，所有这些评估对于潜在供者都是必不可少的。然而，关于捐献后的使用存在更多争议。

最近，已经开展了关于心理和社会心理结局的研究，尽管尚未确定这是否适用于捐献者的整个生命和（或）所有捐献者，但仍然建议对供者进行短期、中期和长期的随访[23, 25]。一般而言，绝大部分人认为随访一年以上可能没有必要，对于有些捐献者，可能术后随访 6 个月已经足够。但是，必须先确定哪些因素最有可能影响供体的心理和社会心理问题，在哪些情况下，有必要进行随访，以及在什么时间范围内进行随访。这些因素可能包括供体变量和受体变量，如移植物过早丢失和（或）死亡。

然而，最近的一项捐献者满意度调查结果很有意思[26, 27]，总体是满意的，LKD 在生活质量与一般人群相当。然而，对于经历了社会心理社会困境的数量可观的少数捐献者，进一步工作仍有待开展[28]。因此也意味着捐献前应识别出心理和社会心理的危险因素，对其进行仔细评估并进行有效的干预和治疗。

我们不应该满足于观察总的供者人群，而是应该努力识别和治疗每个受影响的供者。只有这样我们才能确定需要加强随访的供者的特征因素，并提出具体的干预措施。Menjivar 等人最近发表的研究提出了一种更深入的方法，不涉及评估单个因素，而是将许多因素做为一个整体进行供体满意度分析[26]。探索性因素分析提示，满意度由三组因素组成：捐献者对捐献的期望违背；捐献对日常活动的干扰，疼痛和不适。尽管 LKD 在整个分析中表达了较高的满意度，但聚类分析确定了一个亚组，其特征为捐献期间预期和实际经验之间的差异较高，对日常活动的干扰较高，疼痛和不适明显（表 3）。其中大多数，少数或者介于两者之间的供者报告了出院过早、捐献过程造成经济损失和感知受者较差的生活质量。该分析强调了如果根据单个问题重新评估意愿时，各亚组之间不会不同[26]。

因此，供体满意度的评估应该是三维度的而非是简单的个别问题。

表 3   通过聚类分析进行的满意度评价明确了 LKD 需要术后随访的高风险特征因素

	所有病例（n=332）平均值（SD）/n（%）	Cluster 1（n=116）平均值（SD）/n（%）	Cluster 2（n=170）平均值（SD）/n（%）	t/x²	P
性别（女）	216（65.1%）	70（63.8%）	113（66.5）	0.218	0.640
年龄（岁）	65.43（10.52）	54.80（10.76）	56.91（10.49）	−1.654	0.099
供-受者亲属关系（基因相关性）	209（63.0%）	68（58.6%）	108（63.5%）	0.702	0.402
捐献时供者的工作状况					
在职	196（59.6%）	84（72.4%）	90（52.9%）*	11.638	0.009
退休	73（22.2%）	20（17.2%）	43（25.3%）		

续表

	所有病例（n=332）平均值（SD）/n（%）	Cluster 1（n=116）平均值（SD）/n（%）	Cluster 2（n=170）平均值（SD）/n（%）	t/x^2	P
无业	30（9.1%）	6（5.2%）	21（12.4%）↑		
家庭主妇	30（9.1%）	6（5.2%）	16（9.4%）		
捐献日期和满意度调查的时间间隔（年）	3.85（2.18）	3.90（2.24）	3.80（2.19）	0.371	0.711
满意度调查					
因素 1：期望值差异（0~100）	99.10（11.11）	83.54（12.18%）	94.51（4.76）	−9.23	<0.001
因素 2：捐献对日常活动的影响（0~100）	7.84（7.45）	34.07（19.11）	9.46（8.92）	12.94	<0.001
因素 3：疼痛和不适（0~100）	14.68（9.05）	44.25（15.83）	19.73（12.13）	14.09	<0.001
对目前受者健康状况的看法（VAS 0~10cm：非常差或死亡到优）	7.47（2.61）	6.97（2.72）	7.80（2.48）	−2.69	0.008
受者死亡（是）	16（4.8%）	8（6.9%）	6（3.5%）	1.67	0.195
住院期间后悔捐献（VAS 0—10cm：非常不同意到非常同意）	0.98（2.38）	1.03（2.16）	1.02（2.61）	0.06	0.95
认为受者因接受了自己的肾脏而亏欠了自己或对自己产生依赖（VAS 0~10cm：非常不同意到非常同意）	2.52（3.32）	2.73（3.07）	2.28（3.38）	1.11	0.27
认为因捐肾得到了周围人们给予的更大敬重（VAS 0~10cm：一点都没有到许多）	5.24（3.43）	5.15（3.37）	5.17（3.46）	−0.07	0.945
目前与受者的关系（VAS 0~10cm：更坏到更好）	7.44（2.23）	7.14（2.29）	7.61（2.26）	−1.69	0.092
认为出院太早（是）	69（20.8%）	37（31.9%）	21（12.3%）	16.22	<0.001
因捐肾导致了经济损失（是）	107（32.2%）	50（43.1%）	46（27.1%）	7.77	0.05
如果回到当初，是否还愿意捐肾（不愿意）	7（2.1%）	6（5.2%）	0（0%）	8.98	↕
是否推荐别人成为活体供者（不会）	4（1.2%）	4（3.5%）	0（0%）	5.96	↕

*Cluster 2＜1　↑ Cluster 2 ＞Cluster 1　↕因为 Cluster 2 的频率有限所以无可比性。　摘自 Menjivar et al，2018[26]。

8 长期护理和随访

肾脏捐献后的护理和随访，以及上几节提到的内容，在所有 LKD 中都是必要和至关重要的。前段时间对来自美国不同中心专科医生的调查显示大家对是否有必要对供者随访、应该由谁来随访以及随访时间的长短存在争议[6, 8]。然而，随着新的关于生存率、ESRD 和其风险因素的研究结果的发表，KDIGO 指南已经提出了终生随访的必要性，但谁应该接受随访以及何时何地接受随访均由各中心决定[1]。本人认为在最初的几个月内应该进行手术随访，对供者的整个生命周期进行多次的医学随访，但随访间隔时间应根据术后早期或者晚期而不同。该随访应包括对肾功能的评价，以及前面章节中提到的所有因素。建议执行人员是具有移植领域经验的人员，或者做不到的，应该由具有治疗独肾患者经验的人员进行（尽管 LKD 与因肿瘤切除或先天缺陷的独肾人群不同）。捐献者不一定在进行捐献的中心随访，但随访人员必需具备肾病知识和熟悉术后护理[1, 6, 8]。

关于心理和心理社会随访，在捐献前通过上述各种测试和（或）问卷调查确定有此风险的潜在捐献者至关重要，随访必须以与这些进程和风险相关的方式进行[23-25]。在大多数情况下，他们可能每年只需要一次随访，但在高危人群中，他们可能需要在随访至术后 3～5 年。还建议由负责进行供者随访的人员对低-中等风险供体进行随访，高风险供体应由该领域的专家进行随访。同样重要的是要考虑到，我们不能让 LKD 感到他们被迫接受大量不必要的随访或者觉得我们正在跨越红线，让捐献者觉得自己处于疾病状态。而专家随访会让供者有这样的感觉，因此没有必要让专家对所有供者进行随访。

9 结束语

肾移植是肾脏替代治疗的最佳选择，LDKT 仍比 DDKT 有更多优势。然而，要做到这一点、潜在捐献者至关重要，而且必须有足够的数据来确保移植的成功。在这种情况下，必须从医学、手术、心理和社会心理角度评估潜在 LKD，以确保潜在 LKD 的术中和术后的安全。尽管关于供体的死亡和（或）ESRD 风险存在一些争议，但已确定了死亡和ESRD 的相关风险因素而且必须在捐献前对其进行评估。无论捐献前是否存在这些风险因素，均需要进行严格评估以将对捐献者余生的风险降至最低。LKD 的护理和随访在其一生中是必要的，但无需始终以相同的频率进行，这些随访必须由专业人员进行；必须从手术的角度开始，然后从医学的角度对整个过程进行随访。心理随访第一年必须由医学随访的同一名专业人员进行，确定为高风险的患者将需要由该领域的专家进行更长时间的随访。最后最重要的是我们决不能将捐献者当作有病之人，也不能在评估和随访的各个阶段（捐献前和捐献后）让他们感觉到自己属于病人。

10 参考文献

［1］ Lentine KL, Kasiske BL, Levey AS, et al. KDIGO Clinical Practice Guideline on the Evaluation and Care of Living Kidney Donors. Transplantation. 2017.

［2］ Taler SJ, Messersmith EE, Leichtman AB, et al. Demographic, metabolic, and blood pressure characteristics of living kidney donors spanning five decades. Am J Transplant. 2013.

［3］ Wilson CH, Sanni A, Rix DA, et al. Laparoscopic versus open nephrectomy for live kidney donors. Cochrane Database Syst Rev. 2011.

［4］ Gupta A, Ahmed K, Kynaston HG, et al. Laparoendoscopic single-site donor nephrectomy (LESS-DN) versus standard laparoscopic donor nephrectomy. Cochrane Database Syst Rev. 2016.

［5］ Gordon EJ. Informed consent for living donation: a review of key empirical studies,ethical challenges and future research. Am J Transplant. 2012.

［6］ Mandelbrot DA, Pavlakis M. Living donor practices in the United States. Adv Chronic Kidney Dis. 2012.

［7］ Ibrahim HN, Foley R, Tan L, et al. Long-term consequences of kidney donation. N Engl J Med. 2009.

［8］ Mandelbrot DA, Pavlakis M, Danovitch GM, et al. The medical evaluation of living kidney donors: a survey of US transplant centers. Am J Transplant. 2007.

［9］ Segev DL, Muzaale AD, Caffo BS, et al. Perioperative mortality and long-term survival following live kidney donation. JAMA. 2010.

［10］ Mjoen G, Hallan S, Hartmann A, et al. Long-term risks for kidney donors. Kidney Int. 2014.

［11］ Grams ME. Sang Y. Levey AS. et al. Kidney-Failure Risk Projection for the Living Kidney-Donor Candidate. N Engl J Med. 2016.

［12］ Ibrahim HN, Foley RN, Reule SA, et al. Renal Function Profile in White Kidney Donors: The First 4 Decades. J Am Soc Nephrol. 2016.

［13］ Tangri N, Grams ME, Levey AS, et al. Multinational Assessment of Accuracy of Equations for Predicting Risk of Kidney Failure: A Meta-analysis. JAMA. 2016.

［14］ Fehrman-Ekholm I, Norden G, Lennerling A, et al. Incidence of end-stage renal disease among live kidney donors. Transplantation. 2006.

［15］ Delmonico F. Council of the Transplantation S. A Report of the Amsterdam Forum On the Care of the Live Kidney Donor: Data and Medical Guidelines. Transplantation.2005

［16］ Praga M, Hernandez E, Herrero JC, et al. Influence of obesity on the appearance of proteinuria and renal insufficiency after unilateral nephrectomy. Kidney Int. 2000.

［17］ Issa N, Sanchez OA, Kukla A, et al. Weight gain after kidney donation: Association with increased risks of type 2 diabetes and hypertension. Clin Transplant. 2018.

［18］ Goodship TH, Cook HT, Fakhouri F, et al. Atypical hemolytic uremic syndrome and C3 glomerulopathy: conclusions from a "Kidney Disease: Improving Global Outcomes" (KDIGO) Controversies Conference. Kidney Int. 2017.

［19］ Lentine KL, Vijayan A, Xiao H, et al. Cancer diagnoses after living kidney donation: linking U.S. Registry data and administrative claims. Transplantation. 2012.

［20］ Campistol JM, Cuervas-Mons V, Manito N, et al. New concepts and best practices for management of pre- and post-transplantation cancer. Transplant Rev (Orlando). 2012.

[21] Gross CR, Messersmith EE, Hong BA, et al. Health-related quality of life in kidney donors from the last five decades: results from the RELIVE study. Am J Transplant. 2013.

[22] Manyalich M, Ricart A, Martinez I, et al. EULID project: European living donation and public health. Transplant Proc. 2009.

[23] Manyalich M, Menjivar A, Yucetin L, et al. Living donor psychosocial assesment/ follow-up practices in the partners' countries of the ELIPSY project. Transplant Proc. 2012.

[24] Ismail SY, Duerinckx N, van der Knoop MM, et al. Toward a Conceptualization of the Content of Psychosocial Screening in Living Organ Donors: An Ethical Legal Psychological Aspects of Transplantation Consensus. Transplantation. 2015.

[25] Living Kidney Donor Follow-Up Conference Writing Group, Leichtman A, Abecassis M, Barr M, et al. Living kidney donor follow-up: state-of-the-art and future directions, conference summary and recommendations. Am J Transplant. 2011.

[26] Menjivar A, Torres X, Paredes D, et al. Assessment of donor satisfaction as an essential part of living donor kidney transplantation: an eleven-year retrospective study. Transpl Int. 2018.

[27] Messersmith EE, Gross CR, Beil CA, et al. Satisfaction With Life Among Living Kidney Donors: A RELIVE Study of Long-Term Donor Outcomes. Transplantation. 2014.

[28] Dew MA, Jacobs CL. Psychosocial and socioeconomic issues facing the living kidney donor. Adv Chronic Kidney Dis. 2012.

第 14-Ⅲ章　活体器官捐献

成人肝移植

Gabriel Cárdenas，医学博士

Amelía J. Hessheimer，医学博士

Constantíno Fondevila，医学博士

肝胆外科及肝移植科

普通 & 消化外科

巴塞罗那医院

CIBERehd, IDIBAPS

巴塞罗那大学

西班牙巴塞罗那

索　引

第 14-Ⅲ章　活体器官捐献 ··292
成人肝移植

　1　导言 ···294

　2　成人间活体肝移植受者选择和适应证 ··294

　3　活体肝脏供者的评估 ···295

　4　成人间活体肝移植供肝获取 ··296

　5　成人间活体肝移植受者流程 ··297

　6　活体供肝的预后和并发症 ···297

　7　成人间活体肝移植受者的预后和并发症 ··298

　8　结束语 ···299

　9　参考文献 ···299

1　导言

　　肝移植是终末期肝病患者唯一的治疗选择[1]。由于外科技术的改进，围手术期管理和免疫抑制治疗的发展，在大多数经验丰富的中心，患者和移植物的一年存活率分别为＞90% 和＞80%[2]。因此，全球范围内对肝移植的需求有了显著的增长。在过去20 年中，在缩减的死亡供者和增长的潜在受者之间的比例失调越发显著，这导致等待的时间及死亡率增加。因此，肝移植的替代形式，即活体肝移植变得越来越重要。

　　活体肝移植首次开展是为了解决儿童供肝匮乏的问题，儿童移植等候名单上的死亡率高达 30%～40%[3-5]。这种移植在澳大利亚首次成功开展[6]，第一次试点是在芝加哥的Broelsch 医院进行[7]。儿童活体肝移植的快速发展是在日本，这是因为日本独特的文化信仰，即认为脑死亡不能证明一个人的死亡[8]。1993 年[9] 日本首次为一名成人受者进行了右叶活体肝移植。

　　而美国首次开展是在 1997 年[10]。这项技术的初步成功及尸体器官捐献者的匮乏，使得全世界对成人活体肝移植的兴趣越来越大。最近，由于对所谓的“小肝”综合征认识的加深，在东方和西方国家，使用左移植物进行活体肝移植的数量越来越多。

2　成人间活体肝移植受者选择和适应证

　　一般情况下，等待活体肝移植的患者首先必须符合列入肝移植等待名单的要求。尽管有些争议，活体肝移植为超出适应征的患者提供了机会，特别是对于高龄和米兰标准之外的肝细胞癌（HCC）患者[11]。另外肝移植预后相对较差的某些疾病，如肝内胆管癌，其适应证仅在对照研究予以探索[12, 13]。

　　在大多情况下，肝移植的等待名单是使用 MELD（终末期肝病模型）评分来管理的[14]。这种评分制度于 2002 年 2 月在美国首次使用，目的是通过优先考虑病情最重的患者来降低等待名单上的死亡率。MELD 评分通过三个参数进行分析计算：血清胆红素，血清肌酐和INR。根据该评分，具有中等 MELD 评分的等候名单患者是活体肝移植的最佳候选者，因为除非他们的临床状况恶化，否则他们接受逝者捐献器官移植的可能性较小。

　　研究表明，MELD 评分越高的患者活体肝移植的预后越差[15]，对于 MELD 评分低于15 的患者，活体肝移植未显示明显获益[16]。

　　过去肝移植最常见的指征是丙型病毒性肝炎（HCV）。然而，在不到十年的时间，随着靶向抗病毒药物（DAAs）的出现，HCV 作为移植指征的重要性已显着下降。

　　既往研究显示，活体肝移植受者的 HCV 的复发不但更具有侵袭性，且更早[17-19]。目前，DAAs 治疗 HCV 疗效显著，HCV 移植后复发的规律已被打破。一项多中心研究表明，几乎所有肝移植受者的复发性 HCV 都已被治愈[20]，这表明活体肝移植这个历史难题已经不复存在。

肝移植，特别是活体肝移植的另一个常见适应证是HCC。研究表明，HCC患者移植后的预后优于切除后的预后[21]。然而尸体供肝的等待时间过长可能导致肿瘤进展到肝移植禁忌的程度[22]。由于活体肝移植可以帮助HCC患者缩短等待时间，因此这是活体肝移植的一个优势。事实上，一系列发表的文献表明，HCC患者的活体肝移植能够更早地进行移植并获得更好的预后[23, 24]。这些积极的结果，加上有限的器官供应竞争在活体肝移植中可以得到很好的解决，也促使人们尝试使用活体肝移植来扩大适应证和移植更晚期的HCC。

在罗塞罗纳临床医院实施了一个试点方案，招纳那些肿瘤超出米兰标准的HCC患者或者使用局部治疗降低到米兰标准的患者进行移植，如在无大血管侵犯和肝外扩散的情况下，一个肿瘤直径≤7cm，最多3个肿瘤且直径≤5cm，或多达5个肿瘤且直径≤3cm。22例这样的患者参与了方案下的移植，生存结果显示他们的预后与米兰标准下的移植患者的预后相当[25]。

虽然这一策略仍有待验证，但本研究结果提示活体肝移植对于肿瘤超过米兰标准的HCC患者来说是一种可行的治疗选择。

3 活体肝脏供者的评估

在解释肝移植过程中，当移植受者及其家属自愿要求提供信息时，就可以开始对潜在活体供者进行评估。根据巴塞罗纳临床医院使用的方案，接受供者的最低要求包括年龄在18～55岁之间，血型与受者相同或相容，健康状况正常，无相关疾病。

供者评估过程不是由移植患者自己的医生进行的，而是由一个独立的团队进行的，该团队包括肝病学家，外科医生和心理学家。

潜在活体肝脏供者的基础常规筛选研究表1[26]。在确定供者适配性时，最重要的因素之一是估算肝脏的体积，包括移植肝体积和剩余肝体积。残剩肝和（或）移植肝体积不足可导致严重的后果：供体肝切除术后肝衰竭和受体"小肝"综合征。两者都是以持续性胆汁淤积，腹水和凝血功能障碍为特征[27-30]。全身并发症和败血症的发展可导致患者死亡。

通过使用计算机程序，计算机断层扫描（CT）和磁共振成像（MRI）都能够精准可靠的计算出全部或部分肝脏的体积[31-33]。（图1）

一般而言，移植可接受的肝脏体积被认为是受者体重的0.8%～1%[27, 28, 34-36]。受者基础肝病的严重程度也会影响术后移植物的功能和存活率，临床情况较差的患者通常需要较大的移植物[37]。

事先详细了解肝脏血管和胆道解剖结构对于确保供者和受者手术成功和安全是非常重要的。虽然螺旋CT和MRI在评估肝脏血管分布方面效能相当，但MRI也能有效地评估肝脏的胆道解剖结构，它是目前评估潜在供者的金标准[32]。评估时如遇复杂的门静脉、肝动脉、肝静脉和（或）胆管解剖结构，感到管道吻合重建会明显增加术后并发症的风险，可以因此终止捐献。

表 1　潜在活体肝移植供者的常规筛选项目

肝功能评估	心肺系统
ASAT，ALAT，胆红素，ALP，白蛋白，GGT	胸部 X 线，心电图
免疫学筛查	**病毒学和感染筛查**
■ 血型 ■ HLA 分型 ■ 交叉匹配	■ 布鲁氏菌（如有指征） ■ 巨细胞病毒 ■ EB 病毒 ■ 乙型和丙型肝炎病毒 ■ HHV8 和 HSV（如有指征） ■ HIV 和 HTLV1/2 ■ 结核分枝杆菌（如有指征） ■ 疟原虫（如有指征） ■ 血吸虫（如有指征） ■ 圆线虫病（如有指征） ■ 梅毒螺旋体 ■ 弓形虫 ■ 克氏锥虫（如有指征） ■ 伤寒（如有指征）
肝脏解剖学评估	**血液检查**
适当的影像检查确认肝脏大小和胆管结构异常。此外还应确定肝脏血管的解剖结构 肝脏多普勒超声 CT 肝脏扫描 MRI 胆管造影	■ 血液学特征 ■ 总血细胞总数 ■ 血红蛋白病（如有指征） ■ 凝血筛查（PT 和 APTT） ■ ASAT，ALAT，胆红素，ALP，白蛋白，GGT ■ 生化特征 ■ 肌酐，尿素和电解质 ■ 蛋白质谱 ■ 血脂 ■ 甲状腺功能检查 ■ 甲胎蛋白 ■ B-HCG ■ CSF ■ CEA ■ 妊娠试验（如有指征） ■ PSA（如有指征）

APTT：活化部分凝血活酶时间；B-HCG：人绒毛膜促性腺激素；CEA：癌胚抗原；CSF：神经元特异性烯醇化酶；HHV：人疱疹病毒；HIV：人免疫缺陷病毒；HSV：单纯疱疹病毒；HTLV：人 T 淋巴细胞病毒；PSA：前列腺特异性抗原；PT：凝血酶原时间。

*经欧洲器官移植委员会移植用器官质量和安全指南许可改编。[26]

4　成人间活体肝移植供肝获取

对于成人间的活体肝移植，供者的肝切除术通常采用开放途径进行，一般切取右叶，也可切取左叶。术中胆道造影在肝切取之前进行，目的是确认术前 MRI 上观察到的胆道解剖结构，以及识别任何先前遗漏的小胆管。一般情况下，在右叶捐献的情况下，肝中静脉留在供体内，以免影响剩余供肝组织的静脉流出，以致供者术后并发症风险增加，特别是肝功能不全[38]。取出移植物并用冷保存液冲洗后，评估解剖结构。如果有多个胆管开口，可进行胆管成形术。

尽管通常微创肝脏手术比开腹肝脏切除具有某些优点，包括较少的失血量，更轻的术后疼痛，更快的功能恢复，但微创活体肝脏切取发展相对缓慢，这不仅是由于对供体安全的担忧，而且也是为了避免损害移植物和影响受体的预后。鉴于左侧断面解剖结构相对标准且肝实质横切面较小，在一些有经验的中心，腹腔镜活体供者左外侧叶切取术已经成为成人对儿童活体肝移植的标准方式[39-41]。相比之下，纯腹腔镜活体供体右肝切取术是一种技术要求更高的手术。2013 年法国报道了首例纯腹腔镜活体供肝右肝切取术[42]。从那时起，这项技术在其他地方得到了发展，包括在韩国的几家医院，目前在韩国的几家医疗中心已经有超过 100 例的经验[43, 44]。为了实现最佳手术时间和并发症发生率，至少需要经过 60 例的学习曲线[45]，表明这种先进的外科技术只能由进行大量纯腹腔镜肝切除术的中心和外科医生进行，如果不是活体肝移植的话。机器人辅助是一种替代方法，可以改进手术的某些关键步骤，如肝门剥离，尽管目前为止这种方法用于活体肝移植（LDLT）的经验仍然有限[46]。

5　成人间活体肝移植受者流程

活体肝在右叶移植的流程是从右肝静脉与下腔静脉的吻合开始。为了便于静脉引流，无论是否有血管移植物，特别是对于＞5mm 的静脉，可能需要静脉成形术或副静脉吻合术。

成人间活体肝移植的致命弱点仍然是胆道吻合。活体肝移植的胆道并发症可能对同种异体移植的结局甚至受体的存活产生关键影响。术前和术中全面的胆道解剖评估，最小程度的肝门板剥离以避免胆管离断以及细致的胆道重建等都被认为是关键的预防措施。成人间活体肝移植中胆道重建的最佳形式［胆管对胆管（DDA）与胆肠肝管空肠吻合术（HJ）］似乎仍然是一个有争议的问题，甚至在有经验的中心也是如此。最近的一项荟萃分析表明，DDA 组吻合口狭窄发生率（24%）高于 HJ 组（12%），两组胆漏发生率相似（约10%）[47]。缺乏支持一种方法优于另一种的高水平证据，这促使开展随机临床试验，这些试验正在进行中。

6　活体供肝的预后和并发症

成人间活体肝移植的右叶捐献手术显然不是无风险的。然而，由于供体评估和手术过程缺乏标准化，以及不同群体的专业知识和技术技能存在差异，因此难以准确评估供体风险。

一项对 63 篇已发表的活体肝移植发病率和死亡率的文章进行的系统性回顾显示，1999 年至 2017 年间，报告了 23 例围手术期供者死亡的病例[48]。死亡的主要原因是术后脓毒症，占病例的 30%。在 2006 年的一项登记分析中，包括在美国和欧洲进行的 4598 例活体肝移植，报告了 7 例与供者手术有明确相关的供者死亡，代表供者死亡率为 0.15%[49]。在同一项研究中，有两例报告了捐献者在捐献大约两年后自杀。

这两个病例在捐献前进行的心理测试中没有发现任何异常。假设这些死亡也与捐献过程有关，则供者死亡率可能更接近 0.2%。

供者发病率在不同的研究中差异很大，据报道在 9%～78% 之间[48]（表 2）。活体供者最常见的并发症与胆道系统有关。胆瘘可导致横断面附近的积液，通常通过保守治疗解决，但偶尔需要经皮引流。供者残余胆道系统狭窄较少见，发生率约为 1%[50]。

表 2　右叶供体术后发病率报告

作者	年份	活体供者	发病率	CLAVIEN≥III	胆道并发症
Shah	2006	101	37%	20%	3%
Gali	2007	40	35%	64%	15%
Yi	2007	83	78%	1%	11%
Gruttadauria	2008	75	31%	65%	9%
Marsh	2009	121	20%	54%	6%
Lida	2010	500	44%	17%	12%
Kim	2012	500	22%	5%	11%
Azoulay	2011	91	47%	37%	14%
Yaprak	2012	262	30%	26%	NP
Shin	2012	827	10%	18%	NP
Ozgor	2012	500	19%	18%	11%
Dirican	2015	593	17%	5%	9%
Rossler	2016	4206	13%	4%	NP
Lee	2017	832	9%	1.9%	1.7%

注：摘自 Brige P 等[50]。

为了能够迅速对术后早期并发症作出反应，供者应在术后的前 24 小时入住 ICU[51]。为了预防血栓栓塞并发症，应开始早期活动和使用低分子肝素。在最初的 3～5 天内，应每天进行完整的实验室检查和肝功能检查。

在围手术期后，所有供者应进行至少两年临床监测和随访，肝功能检查和血小板计数应至少检查一年，并建议终生保持每年一次的初级护理访问[52]。

7　成人间活体肝移植受者的预后和并发症

根据器官共享联合网络（UNOS）的数据，与死亡供体移植相比，成人间活体肝移植受者的移植物和患者预后似乎略有改善[53]。在 100 例成人间活体肝移植（LDLT）的医院临床经验中，移植物和患者的 1，3，5 年生存率分别为 90%，76%，71% 和 93%，80%，74%，中位随访超过 5 年[54]。

血管和胆道并发症在成人间活体肝移植受者中更为常见，因为移植过程中涉及到更多的技术难题。在几个系列研究中，血管并发症与早期移植物丢失有关，特别是肝动脉血栓形成或与移植物流出有关的问题，[55]。在一项 9 个机构进行的北美多中心研究中，肝动脉血栓形成（HAT）的发生率为 6%，HAT 是前 90 天移植物丢失的最常见原因[56]。

据报道，成人间活体肝移植后受者胆道并发症的报告发生率范围为 15%~60%[57, 58]。移植后胆道并发症的的发生有以下危险因素，例如需要吻合多个胆管、小口径胆管吻合、手术操作导致的远端胆管离断以及缺乏足够的外科专业知识等[59, 60]。早期胆道并发症主要是吻合口漏，发生在 10%~15% 的患者中，当经皮或内镜引流不足时偶尔需要手术再次干预。最常见的晚期胆道并发症是吻合口狭窄，可能发生在 25%~40% 的受者中，通常在术后 6 个月左右具有临床相关性。尝试进行内镜或经皮扩张通常是有效的，手术再干预（从 DDA 转换为 HY 或创建新的 HY）仍然作为最后策略。及时处理吻合口的胆道狭窄非常重要，因为它最终可导致桥接纤维化，继发性胆汁性肝硬化，以及移植物功能衰竭。

8　结束语

在移植器官供应不足的情况下，成人间活体肝移植已被确立为终末期肝病和某些肝肿瘤患者的可行的替代方案。供者和受者的充分选择，以及高水平的外科专业知识，对于获得最佳的捐献后和移植后结局是至关重要的。随着某些技术进展，如供肝切除的微创方法，似乎在某些情况下越发重要，因此绝不应忽视目前且应该始终是活体肝移植的首要目标：供者 的安全问题。对受者的预后而言，胆道并发症仍是术后发病率和死亡率的主要决定因素，精细的手术规划，精湛的手术技巧和早期的术后监测对减少胆道并发症的发生具有重要作用。

9　参考文献

[1] Devlin J, O'Grady J. Indications of referral and assessment in adult liver transplantation: a clinical guideline. British Society of Gastroenterology. Gut. 1999.

[2] Muller X, Marcon F, Sapisochin G, et al. Defining benchmarks in liver transplantation: a multicenter outcome analysis determining best achievable results. Ann Surg. 2018.

[3] Bucuvalas, John C. The long and short-term outcome of living-donor liver transplantation. J Pediatr. 1999.

[4] Otte JB, de Ville de Goyet J, Reding R, et al. Living related donor liver transplantation: the Brussels experience. Transplant Proc. 1996.

［5］ Piper JB, Whitington PF, Woodle ES, et al. Pediatric liver transplantation at the University of Chicago Hospitals. Clin Transpl. 1992.

［6］ Strong RW, Lynch SV, Ong TH, et al. Successful liver transplantation from a living donor to her son. N Engl J Med. 1990.

［7］ Broelsch CE, Whitington PF, Emond JC, et al. Liver transplantation in children from living related donors: surgical techniques and results. Ann Surg. 1991.

［8］ Fujita S, Kim ID, Uryhara K, et al. Hepatic grafts from live donors: donor morbidity for 470 cases of live donation. Transpl Int. 2000.

［9］ Yamaoka Y, Washida M, Honda K, et al. Liver transplantation using a right lobe graft from a living related donor. Transplantation. 1994.

［10］ Wachs ME, Bak TE, Karrer FM, et al. Adult living donor liver transplantation using a right hepatic lobe. Transplantation. 1998.

［11］ Mazzaferro V, Regalia E, Doci R, et al. Liver transplantation for the treatment of small hepatocellular carcinomas in patients with cirrhosis. N Engl J Med. 1996.

［12］ Axelrod D, Koffron A, Kulik L, et al. Living donor liver transplant for malignancy. Transplantation. 2005.

［13］ Bruix J, Llovet JM. Prognostic prediction and treatment strategy in hepatocellular carcinoma. Hepatology. 2002.

［14］ Wiesner R, Edwards E, Freeman R, et al. Model for end-stage liver disease (MELD) and allocation of donor livers. Gastroenterology. 2003.

［15］ Freeman RB. The impact of the model for end-stage liver disease on recipient selection for adult living liver donation. Liver Transplant. 2003.

［16］ Merion RM, Schaubel DE, Dykstra DM, et al. The survival benefit of liver transplantation. Am J Transplant. 2005.

［17］ Gaglio PJ, Malireddy S, Levitt BS, et al. Increased risk of cholestatic hepatitis C in recipients of grafts from living versus cadaveric liver donors. Liver Transpl. 2003.

［18］ Troppmann C, Rossaro L, Perez RV, et al. Early, rapidly progressive cholestatic hepatitis C reinfection and graft loss after adult living donor liver transplantation [Letter]. Am J Transplant. 2003.

［19］ Garcia-Retortillo M, Forns X, LlovetJ M, et al. Hepatitis Crecurrence is more severe after living donation compared to cadaveric liver transplantation. Hepatology. 2004.

［20］ Coilly A, Fougerou-Leurent C, de Ledinghen V, et al. Multicentre experience using daclatasvir and sofosbuvir to treat hepatitis C recurrence—The ANRS CUPILT study. J Hepatol. 2016.

［21］ Bismuth H, Chiche L, Adam R, et al. Liver resection versus transplantation for hepatocellular carcinoma in cirrhotic patients. Ann Surg. 1993.

［22］ Bigourdan JM, Jaeck D, Meyer N, et al. Small hepatocellular carcinoma in Child A cirrhotic patients: hepatic resection versus transplantation. Liver Transpl. 2003.

［23］ Lo CM, Fan ST, Liu CL, et al. The role and limitation of living donor livertransplantation for hepatocellular carcinoma. Liver Transpl. 2004.

［24］ Todo S, Furukawa H. Living donor liver transplantation for adult patients with hepatocellular carcinoma: experience in Japan. Ann Surg. 2004.

［25］ Llovet JM, Pavel M, Rimola J, et al. Pilot study of living donor liver transplantation for patients with HCC exceeding Milan criteria (BCLC extended criteria). Liver Transpl. 2018.

［26］ Guideto the quality and safety of organs for transplantation, 6th edition.European Directorate for the Quality of Medicines (EDQM), Council of Europe. Strasbourg, France, 2018.

［27］ Dahm F, Georgiev P, Clavien PA. Small-for-size syndrome after partial liver transplantation: definition, mechanisms of disease and clinical implications. Am J Transplant. 2005.

［28］ Kiuchi T, Onishi Y, Nakamura T. Small-for-size graft: not defined solely by being small for size. Liver Transpl. 2010.

［29］ Lee HH, Joh JW, Lee KW, et al. Small-for-size graft in adult living-donor liver transplantation. Transplant Proc. 2004.

［30］ Tanaka K, Ogura Y. "Small-for-size graft" and "small-for-size syndrome" in living donor liver transplantation. Yonsei Med J. 2004.

［31］ Higashiyama H, Yamaguchi T, Mori K, et al. Graft size assessment by preoperative computed tomography in living related partial liver transplantation. Br J Surg. 1993.

［32］ Cheng YF, Chen CL, Huang TL, et al. Single imaging modality evaluation of living donors in liver transplantation: magnetic resonance imaging. Transplantation. 2001.

［33］ Mortele KJ, Cantisani V, Troisi R, et al. Preoperative liver donor evaluation:imaging and pit- falls. Liver Transpl. 2003.

［34］ Lo C, Fan S, Chan J, et al. Minimum graft volume for successful adult-to-adult living donor liver transplantation for fulminant hepatic failure. Transplantation. 1996.

［35］ Troisi R, Praet M, de Hemptinne B. Small-for-size syndrome: what is the problem? Liver Transpl. 2003.

［36］ Kiuchi T, Kasahara M, Uryuhara K, et al. Impact of graft size mismatching on graft prognosis in liver transplantation from living donors. Transplantation. 1999.

［37］ Ben-Haim M, Emre S, Fishbein TM, et al. Critical graft size in adult-to-adult living donor liver transplantation: impact of the recipient's disease. Liver Transpl. 2001.

［38］ Eghtesad B, Miller CM. Extended follow-up of extended right lobe living donors: when is enough enough? Liver Transpl. 2006.

［39］ Soubrane O,deRougemont O, Kim KH, et al. LaparoscopicLivingDonorLeftLateral Sectionectomy: A New Standard Practice for Donor Hepatectomy. Ann Surg. 2015.

［40］ Samstein B, Griesemer A, Cherqui D, et al. Fully laparoscopic left-sided donor hepatectomy is safe and associated with shorter hospital stay and earlier return to work: A comparative study. Liver Transpl. 2015.

［41］ Kim KH, Jung DH, Park KM, et al. Comparison of openand laparoscopic live donor left lateral sectionectomy. Br J Surg. 2011.

［42］ Soubrane O,Perdigao Cotta F,Scatton O, Pure laparoscopic righ the patectomyina living donor. Am J Transplant. 2013.

［43］ Hong SK, Lee KW, Yoon KC, et al. Pure laparoscopic right hepatectomy in living donors: 115 cases in an experienced adult living donor liver transplant center. Transplantation. 2018.

［44］ Kwon CH, Rhu J, Kim JM, et al. The feasibility of laparoscopic living donor right hepatectomy compared to open surgery including 100 laparoscopic cases. Transplantation. 2018.

［45］ Suh KS, Hong SK, Yoon KC, et al. The learning curve in 100 consecutive live liver donors undergoing pure laparoscopic right hepatectomy. Transplantation. 2018.

［46］ Chen PD, Wu CY, Hu RH, et al: Robotic liver donor right hepatectomy: a pure, minimally invasive approach. Liver Transpl. 2016.

［47］ Chok KS, Lo CM. Systematic review and meta-analysis of studies of biliary reconstruction in adult living donor liver transplantation. ANZ J Surg. 2017.

［48］ Brige P, Hery G, Chopinet S, et al. Morbidity and mortality of hepatic right lobe living donors: systematic review and perspectives. J Gastrointestin Liver Dis. 2018.

［49］ Trotter JF, Adam R, Lo CM, et al. Documented deaths of hepatic lobe donors for living donor liver transplantation. Liver Transpl. 2006.

［50］ Pomfret KL, Sandler RS, Shrestha R. Donor morbidity associated with right lobectomy for living donor liver transplantation to adult recipients: a systematic review. Liver Transpl. 2002.

［51］ Ewing S, Uemura T, Kumar S. Postoperative Care of Living Donor for Liver Transplant. In: Wagener G. (eds) Liver Anesthesiology and Critical Care Medicine. Springer, Cham. 2018.

［52］ Miller CM, Durand F, Heimbach JK, et al. The International Liver Transplant Society Guideline on living liver donation. Transplantation. 2016.

［53］ Data Reports of the Organ Procurement and Transplantation Network.

［54］ Sánchez-Cabús S, Estalella L, Pavel M, et al. Analysis of the long-term results of living donor liver transplantation in adults. Cir Esp. 20017. https://optn.transplant.hrsa. gov/data/view-data-reports/national-data/. Last accessed: September.

［55］ Marsh JW, Gray E, Ness R, et al. Complications of right lobe living donor liver transplantation. J Hepatol. 2009.

［56］ Olthoff KM, Merion RM, Ghobrial RM, et al. Outcomes of 385 adult-to-adult living donor liver transplant recipients: a report from the A2ALL Consortium. Ann Surg. 2005.

［57］ Sánchez-Cabús S, Calatayud D, García-Roca R, et al. The biliary complications in living donor liver transplants do not affect the long-term results. Cir Esp. 2013.

［58］ Russo MW, Brown RS Jr. Adult living donor liver transplantation. Am J Transplant. 2004.

［59］ Malago M, Testa G, Hertl M, et al. Biliary reconstruction following right adult living donor liver transplantation end-to-end or end-to-side duct-to-duct anastomosis. Langenbecks Arch Surg. 2002.

［60］ Fan ST, Lo CM, Liu CL, et al. Biliary reconstruction and complications of right lobe live donor liver transplantation. Ann Surg. 2002.

第15-Ⅰ章　器官捐献与移植的管理和资金使用

概述

María Paula Gómez
DTI 基金会执行主任
器官移植捐献国际登记处医疗协调员
西班牙巴塞罗那

索　引

第 15-Ⅰ章　器官捐献与移植的管理和经费使用 ·· 303
概述

1　导言 ·· 305

2　卫生保健体系对器官捐献和移植过程的影响 ······························ 305

3　器官捐献流程所需资源 ··· 306

4　人力资源 ·· 306

5　设施设备资源 ··· 307

6　财政资源 ·· 308

7　结束语 ··· 308

8　参考文献 ·· 309

1　导言

　　器官捐献移植是一个多学科的医院流程，涉及多名医院工作人员和多种医院相关的服务，因此了解器官移植捐献流程的财务构成要素对于保证流程本身的可持续性发展至关重要。

　　器官捐献应视为与医院其他服务等同的医院服务；因此，这项服务务必有权使用人力资源和基础设施，以完成其任务。移植获取经理协调员（TPM 协调员）是致力于器官捐献的专业医护人员。TPM 协调员发现可能的捐献者，并将其转化为可用的捐助者，以造福于受者。医院器官获取单位（OPU）为 TPM 协调员的工作提供支持，能获得捐献过程所需的所有设施和设备。器官捐献投入的资源应与任何其他医学专业同等水平，例如重症监护室、神经外科或器官移植等，且应独立于移植服务管理。

　　众所周知，没有器官捐献就没有移植，而且移植也是一种经济上有效的治疗方法[1, 2]，因此，将财政资源用于器官捐献应被认为是为医疗系统的增值服务。任何增加器官捐献率从而增加移植率的干预措施都具有成本效益。

　　本章旨在列出医院逝者捐献器官移植计划的主要资源、预期成本和财务流程。

2　卫生保健体系对器官捐献和移植过程的影响

　　卫生保健体系是组织、人员和服务机构之间相互影响的系统，其行动都集中在维护或恢复社会健康目标[3]。

　　理想的卫生体系应该是普及的，能够覆盖所有人口，采取从预防到重返社会的综合方法，公平分配资源，高效灵活以适应医学的进步和人们新的需求，并允许人们参与该体系的规划和管理。然而，迄今可以确定四种主要模式的医疗系统，均未达到上述理想状态。第一个是国家卫生系统（Beveridge Model），由政府通过税收支付提供和资助全民医疗保健覆盖；第二个是医疗保险系统（Bismarck Model），其资金来自雇主和员工通过工资扣除共同支付，服务提供者倾向于私营；第三个系统是国家医疗保险模式，结合了之前描述的两种模式，私营部门是提供者，但费用来自政府经营的保险计划，每个公民都要缴纳；第四个系统是所谓"自付模式"，在这种模式下，能够支付医疗保健服务费用的人将有机会获得医疗保健服务，而其余的人无论生病或死亡都不会获得医疗保健服务。并非所有国家都有统一的卫生保健系统，只有发达的工业化国家（也许世界上只有 40 个国家）建立了卫生保健系统。可以观察这些国家如何在本国整合所有模式的要素。

　　器官捐献和移植将受到其所在医疗保健体系类型的影响。如果捐献和移植是在全民医疗保健覆盖制度和国家卫生系统范围内，健康被认为是人类的一项权利，或者如果获得移植服务将取决于患者支付此过程的费用，不同类型医疗保健类型，那么捐献和移植的实施和管理可能有所不同。

　　在国家卫生保健系统中，国家为受者提供移植服务，并为此支付费用。移植服务由公立医院提供，包括移植后的随访和终生免疫抑制治疗。虽然该体系所有人都可以获得服务，但在等待手术的名单上可能会出现困难。在器官移植方面，器官移植等待名单花费的时间受可供移植器官是否短缺的影响，因此，必须有一套运作良好的器官获取制度，并与器官移植服务联系起来。为了器官移植，每家公立移植医院都有一名移植获取管理协调员，负责识别可能的供体，并将其转换为可使用的供体。该 TPM 协调员是在医院器官获取单位工作的医院工作人员，所有资源均由国家卫生系统提供和覆盖。这种国家体制可见于西班牙、葡萄牙、意大利以及欧洲南部国家[5]。

国家医疗保险制度应该覆盖所有人，尽管在实践中并不总是这样。该系统中的移植服务可以在私立医院和公立医院进行，由国家医疗保险支付费用。医疗保险涵盖外科手术、移植后随访和免疫抑制治疗，尽管有时仅限于移植后几年，然后让受者自行支付免疫抑制费用。移植医院按预先商定的费率向医疗保险收取其服务费用，然后移植医院支付器官捐献和获取的费用给供体医院和国家 / 地区移植办公室。这个系统还有一种方案是国家移植办公室直接向保险公司收费，而不经过移植医院。这种制度可见于德国、日本和拉丁美洲等国家[6]。

最后，北美结合了资金来自国家、州和保险公司以及患者自付的模式。对于器官捐献和移植服务，国家和州政府以及保险公司将对移植中心进行报销，然后移植中心将向国家移植办公室和器官获取组织支付费用。OPO 将负责报销供体医院和获取团队的费用。OPO 还可以从慈善机构或其他组织获得私人募集资金。移植中心亦为自费患者提供移植服务，自费患者会支付移植中心费用。移植花费不仅包括移植费用，还包括器官获取费用[7]。

3　器官捐献流程所需资源

实施器官捐献的医院需要合理分配相关资源，以确保该流程目标得以实现：从逝世患者那里获得尽可能多的优质器官和组织。为实现这一目标，应履行临床和非临床两类职责和活动。临床活动与捐献过程本身相关，如供体识别和转介、供体评估、脑死亡诊断、供体维护、家属沟通和器官获取等。加强捐献过程的非临床活动包括质量保证项目、医院工作人员培训和器官获取单位管理等；非临床活动应支持和促进临床活动。分配给器官捐献流程的资源根据活动的数量以及是否包括器官和组织而有所不同；也根据医院器官获取单位是否支持其他任务（如器官分配、器官转运和任何其他院外活动）而有所不同。

为履行捐献过程的职责，需要人力、物力和财力等资源。下文描述了每个类别中涉及的主要资源。

4　人力资源

逝者供体捐献过程相关临床工作所需的医院工作人员包括专门从事器官捐献的医务人员、脑死亡诊断和供体维护专科医生、外科医生和负责进行器官获取的手术团队等。

在西班牙，器官捐献专家是具有重症监护或紧急救护背景的医生和护士，他们通常被称为移植协调员或移植获取经理（TPM 协调员）。TPM 协调员应每天全天候待命；他们负责领导整个器官捐献过程，从识别到供体评估到协调器官获取和协助器官共享，每年产出 12 例器官捐献供体大约需要一名 TPM 协调员[8]。

美国的器官获取组织（OPO）独立于医院之外，是负责管理院内器官捐献过程的组织。OPO 在捐献过程的每一步都有专门的工作人员，他们通常是受过专门培训的护士。OPO 工作人员是负责评估和确定供者适合性的捐献技术员或转介应答员，专门用于支持家庭和获得捐献授权的家庭同意／授权专家，以及在供者维护方面具有专门知识的高级实践协调员，他们可能会接受培训来执行额外的辅助检查（如支气管镜检查或 CVP 管线放置）。美国 OPO 经常将手术室的角色分配给手术人员。在手术室内，捐献协调员负责移植团队和康复团队之间的沟通，而外科技术人员则协助移植外科医生进行器官获取，包括灌注和包装。来自美国的数据显示，产出 5～10 个器官捐献者需要 1 个捐献协调员[9, 10]。

5　设施设备资源

捐献过程的每一步都需要设施设备资源，例如，在重症监护室和急诊科可能的供体识别，将改善供体识别和转介流程；对供体的评估需要进行实验室检查和器官功能的补充试验，如超声心动图，冠状动脉造影，支气管镜检查和活检。对潜在捐献者的每次评估也必须完成血清学检测；供者医院可在紧急情况下进行检测，也可以安排中心实验室在需要时进行检测。脑死亡检查可能需要验证性测试，因此医院器官获取单位可提供脑电图或经颅超声多普勒等机器。建议在私密房间与捐献者家属交谈。供体治疗应在重症监护室内进行，因此，在捐献过程中，ICU 病床的可用性是必不可少的设施设备资源。供者组织分型将需要一个全天候可用的 HLA 组织分型实验室，该实验室识别供者 HLA 并将其与移植候选人匹配。

为进行器官获取，需要在供体医院的手术室；器官获取考虑紧急流程，所以医院应该优先考虑提供手术室。获取时间可能在 2 至 5 个小时之间，这取决于将获得的器官数量，如果要获取组织，如肌肉骨骼组织，可能会延长手术时间。应考虑派麻醉师参加器官取出，每个移植团队应提供自己的器官保存液。最后，可以在等待器官移植时使用器官保存设备。

虽然器官共享是区域／国家办事处的责任，但设在医院的器官获取单位可以提供支持，因此需要器官运输有关的物流资源。地面交通包括救护车，私人汽车或火车；供体医院与移植中心之间的距离大于 300 公里时，将需要空运；在西班牙，公共航空公司支持器官转运，有时私营航空运输公司也支持。

如果移植中心有 DCD 程序，则必须考虑使用体外膜氧合（ECMO）机器相关的资源。

最后但同样重要的是医院器官获取组的办公设施。TPM 协调员必须在医院内有物理空间，用于保存供应品、捐献者医疗记录和其他与器官捐献有关的必要设备。要提供教学和宣传材料以及通讯工具，如手机，笔记本电脑，计算机，手持设备和其他技术，使 TPM 协调员能够全天候提供服务。

6 财政资源

这些资金用于确保有效和充分地执行获取程序，以最大限度的实现器官移植。至关重要的是，在 OPU 的年度规划中预计提供足够的财政资源，以确保设在医院的器官获取单位能够运作。必须确保 TPM 协调员、OPU 设备以及开展临床和非临床工作所需的所有资源的支付或报销。

医院器官获取单位的成本计算应根据不同的参数进行，具体参数包括以下内容：医院器官捐献潜力，包括实施识别、评估和最大化捐献潜力的策略所需的工作人员时数；器官捐献相关的培训、推广和质量保证计划；供体转化率，包括为了获得供体需要启动供体获取流程次数（启动的流程往往只有一半会成功，即 50% 转化率）；获取可移植器官数集（每个成功的获取流程器官获取率为 2，即可获取 2 枚器官）。任何卫生系统，无论采用何种模式，都应该计算并将器官获取成本纳入其移植成本。

器官获取其他可能的资金来源包括参与研究活动、直接申请研究补助或与医院其他机构共同申请研究补助金、参与由国际组织、国家政府或大学资助的教育项目、获得非政府组织或慈善组织提供的资金等。许多国家的非政府组织积极参与向市民推广器官捐献并提供这一主题的教育。例如，在北美，捐献生命美洲是一个非政府组织。它激励公众登记成为器官、眼睛和组织捐献者；提供有关活体捐献的教育；管理国家捐献生命登记处，并发展和执行多媒体宣传活动促进捐献[11]。DTI 基金会是一家总部位于欧洲的非政府组织，通过其培训项目、国际合作活动和研究倡议，主要在医疗卫生专业人员之间，促进全球器官和组织捐献[12]。

7 结束语

器官捐献应视为医院的一个部门，等同于医院的其他任何部门，因此这个部门必须拥有人力和基础设施资源来实现其目标。各国的卫生保健体系应同样重视资助捐献和移植项目，以满足人口的需求。移植费用包括器官移植、受者随访、免疫抑制治疗、器官获取和推动器官捐献等。支持器官捐献的资金应主要来自医疗卫生系统，然而，其他来源资金可能来自研究或教育资助和慈善机构或非政府组织。OPU 的有效管理，包括制定 OPU 年度计划目标和完成计划所需的资源，以有助于实现器官捐献的最终目标：可供移植器官的最大量化。

8　参考文献

［1］ Neipp M, Karavul B, Jackobs S, et al. Quality of life in adult transplant recipients more than 15 years after kidney transplantation. Transplantation. 2006.

［2］ Tonelli M, Wiebe N, Knoll G, et al. Systematic review: kidney transplantation compared with dialysis in clinically relevant outcomes. Am J Transplant. 2011.

［3］ World Health Organization (WHO). The world health report 2000 - Health systems: improving performance. Geneve. 2000: https://www. who. int/whr/2000/en/. Last accessed: August 2019.

［4］ Mossialos E, Wenzl M, Osborn R, et al. 2015 international profiles of health care systems.

［5］ Matesanz R, Dominguez-Gil B, Coll E, et al. Spanish experience as a leading country: what kind of measures were taken? Transpl Int. 2011.

［6］ Nashan B, Hugo C, Strassburg CP, et al. Transplantation in Germany. Transplantation. 2017.

［7］ Wynn JJ, Alexander CE. Increasing organ donation and transplantation: the U. S. experience over the past decade. Transpl Int. 2011.

［8］ Manyalich M, Valero R, Paredes D, et al. Transplant Procurement Management: TPM Organizational Model for the Generation of Donors. In: Transplant Coordination Manual. Transplant Procurement Management (TPM)-Donation and Transplantation Institute (DTI Foundation). Barcelona. 2014.

［9］ Gunderson S, Gomez MP, Nathan H. Planning and Developing a Transplant Coordination Office. In: Transplant Coordination Manual. Transplant Procurement Management (TPM)-Donation and Transplantation Institute (DTI Foundation). Barcelona.

［10］ Shafer TJ, Kappel DF, Heinrichs DF. Strategies for success among OPOs: a study of three organ procurement organizations. J Transpl Coord. 1997.

［11］ Donate Life America. https://www.donatelife.net/. Last accessed: August 2019. 12. DTI Foundation. https://tpm-dti.com/. Last accessed: August 2019.

第 15-Ⅱ章　器官捐献与移植的管理和资金使用

器官捐献质量管理

José Luis Escalante Cobo，医学博士
移植项目负责人
格雷戈里奥马拉农综合大学医院西班牙马德里

索　引

第 15-Ⅱ章　器官捐献与移植的管理和资金使用 ································· 310

器官捐献质量管理

1　导言 ·· 312

2　医疗保健质量管理体系 ·· 312

3　器官捐献的质量管理 ··· 313

    3.1　战略流程 ·· 313

        3.1.1　法律框架和政策 ··· 313

        3.1.2　机构和人员职责 ··· 313

        3.1.3　教育、持续培训和研究 ·· 314

        3.1.4　沟通 ·· 314

        3.1.5　质量体系 ··· 314

    3.2　操作流程 ·· 319

    3.3　支持流程 ·· 320

        3.3.1　审计、质量评价和结果 ·· 320

        3.3.2　文件和登记 ·· 320

        3.3.3　可溯源性 ··· 320

        3.3.4　调查和报告有关问题：生物警戒系统 ······························ 320

        3.3.5　评估风险和减轻损失 ··· 320

        3.3.6　投诉和召回 ·· 321

        3.3.7　场地、设备、材料和文件归档 ······································· 321

4　结束语 ·· 321

5　参考文献 ··· 321

1　导言

在卫生保健和其他活动领域，都有许多对于"质量"的定义，而由国际标准化组织（ISO）制定的定义可能是最适合概念[1]："质量是指一项产品或服务的特性在多大程度上达成了其最初建立的目标"。

该定义包括三个需要明确的重要组成：

1. 程度：将质量描述为程度，意味着质量是可衡量的。
2. 特性：确定想达成的目标最相关的特征，这些是需要具体评估的对象。
3. 目标：研究目标需要明确界定，目标是衡量关键特性完成度的重要参照。

当谈论医疗质量时，我们需要考虑的是该医疗服务专注的几个质量维度，这些维度应是高质量医疗的特征，并且是可以衡量的。科学技术含量、有效性、效率、可及性、公平性、安全性、用户满意度、服务成本、保密性等方面在医疗护理质量的出版物中都有含括[2]。

本章向直接参与器官捐献工作的医务人员和管理人员介绍器官捐献质量管理的一般原则，尤其是针对供体协调员，因为他们是从捐献到移植链各个步骤的重要行为参与者。

2　医疗保健质量管理体系

与各类企业一样，医疗卫生体系追求卓越之路是可以通过质量管理体系实现，质量管理体系是帮助卫生体系建立并获得良好、可衡量的结果，包含了方法、责任、资源和活动等。

除了致力于追求卓越，持续的质量改进还需要讲究方法。目标是在建立可持续改进的机制以实现甚至超出（内部和／或外部）客户的期望。

迄今建立的医疗卫生部门质量管理的模式包括：

■ ISO（国际标准化组织）[1]
■ JCAHO（医疗机构认证联合委员会）[3]
■ EFQM（欧洲质量管理基金会）[4]

这些模式比较显示：

a. 上述系统对质量管理都是有效的，同时也是兼容的模型。

b. 它们之间几乎没有哲理上的差异。所有机构和质量部门都以"客户"为中心。

c. 在实际应用方面，三种模式均涉及监督方案。将实际情况与预先确立的标准（ISO和 JCAHO）或条件（EFQM）进行比较，以确定各自模式评估需要改进的地方；然后，一个切实可用的模式应该是动态的，改进的方案需再次进入循环链循环（例如，Shewhart PDCA 循环：计划-实施-检查-法规，有时称为 PDSA：计划-实施-研究-法规）。

d. JCAHO 模式是唯一特定于医疗服务的模式，另外两项通用的或起源于工业的管理的模型，都试图在医疗服务领域找到合适的定位。事实上，自 2012 年以来，ISO 已经制定了专门针对医疗服务质量管理体系的新标准（DIN EN 15224：2012）。

e. 目前，ISO 和 JCAHO 提供外部的认可或认证模式，而 EFQM 模型则用于内部的自我评估，如果该组织也希望得到外部认证，则需要接受外部审计。

我们可以说，这三种模式都有助于促进质量保障与改进，可用于医疗卫生部门。然而，ISO 和 JCAHO 在国际上的应用更广，且有专注于医疗领域使其成为应用最多的两种模式。

3 器官捐献的质量管理

当用于医院或器官获取组织的器官捐献管理时，前面提到的任何一种质量管理模式都有助于实现管理目标。

为了便于描述本节内容，将使用 ISO 模式作为基本概述，因其国际知名度更高。ISO 模式是一种基于过程的质量管理体系。首先梳理机构中所有涉及的流程，并将其分为三大组：战略、业务和支持。我们将以结构化的方式分析捐献过程中的不同关键步骤应满足的质量条件。

3.1 战略流程

指能够定义和部署的政策、战略和目标的流程。这些流程帮助确定我们在做什么，为什么做，以及如何做的。应包括以下几部分：

3.1.1 法律框架和政策

关于捐献过程的所有行为必须符合国家的法律。实施活体捐献和逝世捐献的移植物获取组织必须得到卫生主管部门的授权和（或）认可才能开展这些活动。此外，根据有关国家的相关法律，逝世后器官捐献流程的相关内容，如宣布死亡、家属和捐献组织的接触情况等，都应详细记录[5]。

同样，地区层面可能涉及的不同适用政策也应纳入考虑，包括捐献医院或器官获取组织。

3.1.2 机构和人员职责

要有足够数量且能胜任的人员来完成工作。负责器官捐献流程的捐献协调小组（DCT）要有足够的人员，而且主要是医疗和护理人员，确保任何时间的捐献活动都能进行[5-7]。所有任务和职责分工必须被明确界定、充分知晓和详细记录。所有工作人员均应有清晰的、记录在案的和实时更新的相关职责。

DCT 应包括一名核心捐献工作人员（主要是医学专家），该人员应按照政策和规划，负责组织和监督医院的整个捐献流程和捐献项目[5]。为上述活动的正常进行，核心捐献工作人员需根据其所在医院的工作特点制定特定的工作制度[6]。

理想的核心捐献工作人员应具备参与目的、奉献精神、工作能力和良好的沟通技能[7]。

核心捐献工作人员可以指定并直接向机构负责人 / 主任汇报[6]。

供体医院都应该有专供 DCT 使用的办公室，并标识出显著可识别的标志，配备相应的安保措施和通讯工具（电话、传真、互联网）[6]。

此外，DCT 应包括一名独立的质量管理负责人[1, 3, 4]。

3.1.3 教育、持续培训和研究

参与 DCT 的人员应参与国家或国际机构、组织或专业协会（例如移植获取管理课程、欧洲捐献和移植协调组织及其欧洲移植协调员证书）组织的项目接受具体的初期培训[6]。之后要定期参加捐献相关的医学培训班[6, 7]。应通过定期评估人员的能力来监测所有培训计划的有效性。记录培训并保存培训记录。工作人员还应接受与其工作相关的质量培训。

有效的捐献计划需要重症监护医务人员（ICU、急诊科、神经科和神经外科）与 DCT 之间的密切合作。这些专业团队的持续教育和培训也极其重要，可以持续支持器官捐献基本概念的宣传。DCT 必须确保并帮助定期提供这种继续教育和培训[6, 7]。

每个 DCT 还应确定与捐献相关的研究项目、会议沟通和科学出版物等目标[6]。

3.1.4 沟通

作为战略流程的一部分，需要建立内部和 / 或外部沟通机制（委员会、会议、临床讨论等），至少保证 DCT 不同级别工作人员之间的信息流通。每次捐献活动后，DCT 和所有参与该过程的人员应进行汇报和回顾总结，总结不足并提高后续质量[6]。

3.1.5 质量体系

作为关键要素，捐献项目应纳入包含目标、随访和评价的质量体系。所有质量体系都应通过质量指标（QIs）[也称为关键性能指标（KPI）] 定期考量和评价医疗相关活动。QI 是表明现象或事件存在及其强度的测量值。监督的目的是发现可改进的问题、情况或与标准实践方案的偏差[8]。

理想情况下，指标应包括三种评价类型的组合：

a）架构：包括资源和服务构架（例如，协议、循环）。

b）流程：提供服务的方式（例如，遵守协议）。

c）结果：目标的达成和存在的问题（例如，死亡率、不良事件、医院感染）。

关于器官捐献质控管理，国际层面描述了两组指标。虽然它们相互补充，但在理论、目标和方法等方面存在较大差异。DOPKI 项目（提高器官捐献知识和实践，2006-09）建立了一套指标[9]，ODEQUS 项目（器官捐献欧洲质量体系）制定了其他指标[6]。

DOPKI 项目制定的质量指标：

这些建议是基于 DOPKI 项目中获得的经验和知识而形式，特别是基于参与国家（10 个欧洲国家的 30 家医院）死亡捐献过程中的质量保证计划（QAP）的最新技术发展水平等[9]。

死亡捐献过程中的 QAP 主要是对器官捐献全过程的自我评估，由各医院重症医学

专家和供体协调员共同执行。具体涉及 ICU（和其他类似单位）以下相关内容，包括死亡患者病历系统审查、定期分析和可能忽视的潜在供体、建立相应改进的举措等。该计划应辅以其他医院、地区或国家的专家定期开展外部审计，以帮助改进该过程并提高透明度[9]。

如表 1 所示，DOKPI 项目制订了 20 个指标，其中 6 个被确定为监督的关键指标。表格中以粗体突出显示。每个 QLS 都包括基于费率指标的计算定义和公式。

表 1 DOPKI 项目中最重要的指标

应用于 DOPKI 的指标（关键指标加粗）	
a）与逝世后器官捐献可能性相关的指标	死亡数量
	脑死亡（可能和确诊）*/ 医院死亡 ×100
	脑死亡（可能和确诊）*/ICU 死亡 ×100
	脑死亡（可能和确诊）*/ 在医院内死亡的患者数量，包括主要和（或）次要诊断中的至少一个 ICD 编码，代表可能进展为脑死亡情况的疾病 ×100
	脑死亡（可能和确诊）*/ 在 ICU 内死亡的人数，包括其主要和 / 或次要诊断中至少一个 ICD 代码，代表可能进展为脑死亡情况的疾病 ×100
（b）与改进逝世后捐献流程有关的指标	在脑死亡（BD）总数中（可能和已证实）*
	未被提及的 BD/BD×100
	由于医学禁忌或器官捐献禁忌证而丢失的 BD/BD×100
	因维护问题而丢失的 BD/BD×100
	因拒绝器官捐献而丢失的 BD/BD×100
	由于验尸官拒绝器官捐献而丢失的 BD/BD×100
	由于捐献组织问题而丢失的 BD/BD×100
	由于因其他原因丢失的 BD/BD×100
	在所有接触的家庭或者提出司法请求的器官捐钱的总数中
	拒绝器官捐献的家庭数量 / 向家人提出了器官捐献请求的家庭数量 ×100
	验尸官拒绝器官捐献的数量 / 器官捐献的司法请求数量 ×100
（c）逝世后捐献过程中整体有效性相关的指标	涉及死亡人数
	实际供体 **/ 医院死亡 ×100
	实际供体 **/ICU 死亡 ×100
	实际供体 **/ 脑死亡（可能和确认的）×100
其他	多器官捐献供体 / 实际供体 ×100
	最终使用的供体 ***/ 实际供体 ** ×100
	获取的器官 / 实际供体 **×100
	最终使用的器官 / 实际供体 **× 100
	最终使用的器官 / 最终使用的供体 ***×100

* 脑死亡可能（脑死亡诊断已启动）：是指体格检查符合脑死亡的人员；脑死亡确诊（脑死亡诊断已完成）是指根据相应国家的技术和法律要求，脑死亡诊断已完成；

** 实际供体：至少一个器官已被处于移植目的获取；

*** 最终使用的供体：至少一个器官被实际移植的供体

来源：Coll E，Czerwinski J，De la Rosa G et al.，editors. 关于逝世后捐献中质量保证方案建议的指南[9]。

临床应用这组指标的需要注意的是[9]：

（1）DOPKI建议仅侧重于DBD过程。

（2）这些指标组构成了在国家/区域一级实施质量行动方案的一部分，通常由相应的移植组织管理，因此，在一定程度上，它们可能是强制性的。

（3）应提供参考值（国家或区域），与实施指标后获得的结果进行比较。

（4）就质量行动方案性质而言，其范围几乎完全侧重于个人的行动和结果，而较少侧重于过程的分析和评价以及改进计划的执行。

ODEQUS项目质量指标：

ODEQUS联盟制定了质量管理体系，评估医院层面器官获取工作的成效[6]。具体目标是确定了三种不同类型器官捐献（DBD、DCD和LD）对应的最佳实践方案，并设计了治疗指标（QI）来评估组织架构、临床流程和最终结果[10]。

由欧洲12个国家16家医院专家参与的器官捐献最佳实践分析，在专家意见、文献综述和研究证据的基础上，汇编了包含123个项目的质量标准列表。在接受了为这项任务具体设计的培训后，同一组专家根据之前确定的最重要的质量标准，商议并制定了31个关键绩效质量指标的清单[6]。

ODEQUS制定的QI清单见表2，详细说明了器官捐献类型（LD、DBD和/或DCD）、指标类型（结构、过程或结局）和标准。

制定的所有指标都具有相同的结构。例如，表3和表4显示了逝世后捐献的两个质量指标："非捐献原因记录"（表3）和"控制型DCD供体标识"（表4）。每个质量指标包括：指标名称、依据（为什么该指标具有相关性）、证据力度、维度（确保优质医疗护理的医疗卫生特征）、基于发生率的指标公式、术语说明、类型（结构、过程或结局）、数据来源、预期结果、评论和参考书目等[6]。

建议通过两种类型的评价对这些ODEQUS质量指标进行评估，即内部自查（由来自同一医院的团队进行）和外部审查（由国家或国际外部团队进行）。

表2　ODEQUS项目中使用的质量指标（QIs）

活体捐献	适用于	类型	标准
1 由理事会批准活体捐献	LD	过程	100%
2 该中心参与活体供体注册登记	LD	过程	100%
3 潜在活体供肾者的识别	LD	结局	20%
4 活体供体的长期随访	LD	过程	100%
5 潜在活体供体的评价	LD	结局	80%
死亡捐献	**适用于**	**类型**	**标准**
1 捐献过程流程	DBD/DCD	结构	100%
2 主动捐献者认证方案	DBD/DCD	结构	100%
3 捐献团队全时待命	DBD/DCD	结构	100%
4 捐献团队成员有ICU背景	DBD/DCD	结构	50%
5 专职的关键捐献工作人员	DBD/DCD	结构	100%

续表

死亡捐献	适用于	类型	标准
6a 捐献过程关键点的记录	DBD/DCD	结构	100 %
6b 不捐献原因的记录	DBD/DCD	过程	100 %
7 患者/家属知情同意	DBD/DCD	结局	90 %
8 ICU 中所有可能供体的识别	DBD	过程	75 %
9 医院内非控制型 DCD 供体的识别	DCD	过程	100 %
10 控制型 DCD 供体识别	DCD	过程	100 %
11 制订控制型 DCD 捐献方案	DCD	结构	100 %
12 向潜在 DBD 供体推荐	DBD	过程	100 %
13 对弃用器官记录在案	DBD/DCD	过程	100 %
14 脑死亡供体的评价	DBD	过程	100 %
15 捐献者管理	DBD	过程	90 %
16 非预期心脏骤停	DBD	结局	3 %
17 DCD 捐献器官保存	DCD	过程	85 %
18 器官捐献研讨会	DBD/DCD	过程	≥1
19 潜在供体的评价文件记录	DBD/DCD	过程	100 %
20 脑死亡识别	DBD	结局	50 %
21 DBD 供体的转化率	DBD	结局	75 %
22 非控制型 DCD 供体的转换率	DCD	结局	85 %
23 控制型 DCD 供体的转换率	DCD	结局	90 %
24 从非控制型 DCD 供体移植的肾脏	DCD	结局	80 %
25 从控制型 DCD 供体移植的肾脏	DCD	结局	90 %

注：DBD：脑死亡后捐献；DCD：循环死亡后捐献；ICU：重症监护室；LD：活体供体。来源：ODEQUS 项目（器官捐献欧洲质量体系）[6]。

表3　ODEQUS 项目中使用的质量指标（QIS）

条目	6B. 不捐献原因的记录
理由	正确记录不捐献原因，以确保可以进行针对捐献者流失的审查和分析。这是能够持续改进的基础
证据力度	建议 C
尺寸	适当性
公式	$\dfrac{已转介未捐献且准确记录了失败原因的供体}{已转介组最终未捐献供体总量} \times 100$
术语解释	供体转介：患者主治医生告知捐献团队他/她认为他/她的患者可能是供体的行为 可能的供体：具有破坏性脑损伤或病变的患者且医学上认为可用于器官捐献，或循环衰竭患者且医学认为可用于器官捐献 失败供体：未成为实际供体的可能供体 准确记录未捐献的原因：在患者记录中注明患者未成为实际捐献者的原因
人群	未成为实际供体的所有转介供体

续表

条目	6B. 不捐献原因的记录
类型	过程
数据来源	捐献团队记录
预期结果	100 %
备注	注：为了使捐献者损失原因的评估标准化，建议对使用封闭式条目收集可能原因
参考文献	Coll E, Czerwinski J, De la Rosa G, Domínguez-Gil B（coord.）： 死者捐献过程中质量保证方案建议指南。DOPKl 2009. www.ont.es/publicaciones/Documents/DOPKI%20GUIA.pdf. 最后访问日期：2017年6月

来源：ODEQUS 项目（器官捐献欧洲质量体系）[6]。

表3　ODEQUS 项目中的死亡捐献指标 6b：不捐献原因记录

条目	10. 控制 DCD 捐献供体指标
理由	器官捐献是大多数国家卫生系统的重要项目。DCD 捐献已被证明是器官移植重要的器官来源方式，占可用器官总数的近 10%~20%。这些数据显示了识别在 lCUs 中接受 WLST 并可能成为 DCD 供体患者的重要性
证据力度	建议 C
维度	有效性
公式	$$\frac{正确识别并推荐选择 WLST 且医学上可能适合器官捐献的患者数量}{选择 WLST 且医学上可能适合器官捐献的患者数量} \times 100$$
术语解释	WLST：撤除生命维持治疗（ICU 患者） 识别和转介：在 ICU 医疗团队做出撤除生命维持治疗的决定后，尽可能快的向捐献团队推荐（或 TC）报告 医学上潜在的适合器官捐献患者：在决定撤除生命维持治疗时，尚不清楚患者是否患有恶性肿瘤（详见第9章）、败血症伴多器官衰竭或症状性 HIV 感染
人群	在研究期间 ICU 收治并接受 WLST 的所有患者。排除标准：撤除（不维持）生命支持仅作为考虑
类型	过程
数据来源	医疗记录和捐献团队推荐登记
预期结果	100 %
备注	注：为了确保该指标的可行性，建议准确记录决定 WLST 的时间、进行 WLST 的时间和死亡时间 关键流程中对潜在 DCD 供体的定义包括声明 "循环和呼吸功能的停止在一个我们预期的时间窗内发生从而允许器官获取"。由于不同系统预测此类事件的准确性较低，我们决定将这一点从指标中排除。这消除了主观性，提高了其准确性
参考文献	Ethics Committee, American College of Critical Care Medicine; Society of Critical Care Medicine. Recommendations for non heart beating organ donation. A position paper by the Ethics Committee, American College of Critical Care Medicine, Society of Critical Care Medicine. " Crit Care Med. 2001 Sep; 29 (9) : 1826-31. Reich DJ, Mulligan DC, Abt PL, et al. ASTS recommended practice guidelines for controlled donation after cardiac death organ procurement and transplantation. Am J Transplant. 2009 Sep; 9(9): 2004-11. Steinbrook R. Organ Donation after Cardiac Death. N Engl J Med. 2007 Jul 19; 357(3): 209-13. Bernat JL, D' Alessandro AM, Port FK, et al. Report of a National Conference on Donation after cardiac death. Am J Transplant. 2006 Feb; 6(2): 281-91. Wind J, Snoeijs MG, Brugman CA, et al. Prediction of time of death after withdrawal of life-sustaining treatment in potential donors after cardiac death. Crit Care Med. 2012 Mar; 40(3): 766-9.

注：DCD：循环死亡后捐献；ICU：重症监护室；WLST：撤除生命维持治疗。来源：ODEQUS 项目（器官捐献欧洲质量体系）[6]。

ODEQUS 质量体系特征总结如下：

（1）ODEQUS 作为质量管理体系，包括对一系列 QI 的定期监测、发现可以改进的问题或情况、评估结果低于指标要求时要采取行动、讨论这些结果 / 分析原因并定义和实施改进计划（例如，Shewhart PDCA 循环：计划-执行-检查-反应，有时称为 PDSA：计划-执行-研究- 反应）等。

（2）重点评价 3 种类型的器官捐献：LD、DBD 和 DCD。

（3）它涵盖了捐献流程三个方面内容：即结构、流程和结果，同时提供了更广泛的评估方法。

（4）这是改善医疗过程和体系的积极方法，可同时改进过程和改善结果，而不是单独只改善结果。

3.2 操作流程

操作流程直接关系到具体服务的过程，执行操作流程是我们工作的核心内容，具有十分重要的意义。在我们的案例中，操作流程代表着有效获得供体和器官（和组织）进行移植的整体过程

捐献过程不同阶段的实施方案

捐献过程相关内容应纳入操作方案并进行监督管理[5-7]：

a）捐献者识别和推荐，包括评价各临终关怀途径（DBD 或 DCD）的器官捐献潜力、流程方法以及向 DCT 推荐所有可能捐献者的必要性。必须明确启动和患者家属沟通的临床触发因素定义。DCT 要每天监控可能的捐献者病情进展情况。

b）捐献者评估和选择。DCT 应仔细评估和选择所有潜在捐献，根据商定的原则和 / 或国家法规确定是否适合器官和组织捐献。

c）死亡诊断和正确的死亡判定。医院应在国家法律框架下制订和实施相应方案，以帮助判定成人和儿童脑死亡。应按照全面、准确并以文件记录方式等要求及时诊断或判定脑死亡。

d）应在 ICU 进行供体治疗 / 维持，在重症监护专家的指导和监督根据最佳临床实践具体实施；供体维护检查表和有关指引应定期更新。各供体医院要有流程，包括 ICU 和麻醉科人员共同建立的潜在供体转送手术室流程。

e）根据国家法规，家庭支持和捐献同意应遵循特定方法。

f）手术室安排、器官取回和器官共享等。应该有明确的获取方案（包括强制性文件），各医院都应该遵循既定的器官分配和器官共享规则。

g）器官保存、包装、转运（院内、院间）与物流运输等。应制定容器包装和保存（含必要的生物样本和文件）等相关要求，明确器官和生物样本转运和运输流程；保证可溯源性和供体匿名性；应确保全天候物流运输和保障服务。

h）建立与国家 / 地区协调系统的数据收集和沟通程序，DCT 应实时关注每个潜在供体。

i）最后，必须对所有捐献活动的内部记录以及整个过程相关文件进行归档。

这些操作流程和方案中的每一个都必须包含对过程、所涉及的活动、人员（医疗、护理和行政）和设施设备资源等需求以及工作流程的详细描述。

3.3　支持流程

支持流程是为操作流程提供支持和改进的流程。

3.3.1　审计、质量评价和结果

审计是确保持续改进的基本形式，包括了自我评估、内部审计和外部审计等。在审计期间，对绩效进行审查，以确保完成质量管理项目并进行详细记录；如果没有达到目标，则提供动态改进的框架和举措。按照国际建议，器官获取组织每年对器官捐献流程进行一次外部审计[6, 7, 9]。

3.3.2　文件和登记

从供体到受体捐献和移植过程的各项记录（包括书面、录音或软件拷贝形式等）必须保证所有的实施步骤和影响器官质量和安全的数据都能被审查和追踪，反之亦然。要定期更新文件、调整版本和完善适用性。

欧盟成员国要求有关捐献者选择、准备和质量控制等文件在捐献后至少保存 30 年[5]。

3.3.3　可溯源性

每个 DCT 必须详细记录相关过程，从捐献到移植或其中任意环节都可对器官进行识别和定位。每个供体和和器官都没有唯一标识符，将供体与检查、记录、移植物和其他材料（例如保存液、保存器械）进行关联，此外，为了便于追踪溯源还要与受体进行关联。记录内容包括：捐献者的识别、临床和实验室评估；移植物获取、处理、检测和储存条件；以及捐献者移植物的最终目的地等。记录应当注明每一重要操作步骤中所涉及人员、身份以及具体日期[5]。

3.3.4　调查和报告有关问题：生物警戒系统

对于偏离流程和规范的情况、以及发生的事故、意外和不良事件等，参与捐献和移植过程的团队应详细记录并进行归档。同时，应当有相应的流程来识别这些需要纠正的问题，并根据国家警戒系统要求酌情报告给有关部门[5]。

3.3.5　评估风险和减轻损失

对器官的获取、处理和分配，应当进行全面的风险评估[5]。适当情况下，列出所有相关步骤、流程、试剂、检测和设备等"工作流"图表以作为评估工作的基础。然后制订风险规避策略和具体方案，以保护移植、患者、相关人员，也保障流程本身和其他相关工作的顺利实施。

3.3.6　投诉和召回

记录所有关于捐献过程和捐献者相关的投诉和问题，仔细调查并尽快处理。必须建立有有效的流程确保书面召回缺陷／可疑移植物。

3.3.7　场地、设备、材料和文件归档

场地、设备和材料的设计、定位、建造、调整和维护等，要使用认证和质控的方法和技术，要适应实际操作需求。

提供完整器官获取流程相适应且标准化的器材和设备，包括手术设备、保存液、运输箱等。

保存组织库记录以确保可追溯性，防止使用超过了有效期的组织移植物。

归档保存获取、检测、加工、储存或分配等相关过程的文件，并符合专业标准。

4　结束语

尽管在捐献和器官移植过程中实施质量管理体系似乎是一个复杂的过程，可能涉及增加相关医务工作人员的工作量，但这样做的好处显然易见，具体包括：

a）日常任务系统化和制度标准化。

b）有助于可视化、可分析和可改进的工作流程。

c）促使相关人员参与日常活动，有助于更好的团队合作。

d）定义、衡量和分析质量指标，更容易作出以结果为导向的决策。

e）提高患者和医务人员的透明度和满意度，从而提高对移植体系的信任（对器官捐献有益）。

f）作为有价值的管理工具，增加了医务人员的动力。

g）有助于持续改进。

5　参考文献

［1］ International Organization for Standardization. www. iso. org/iso/home/about. htm. Last accessed: October 2019.

［2］ Quality of Care: a process for making strategic choices in health systems. World Health Organization 2006. http://www. who. int/management/quality/assurance/ QualityCare_B. Def. pdf. Last accessed: April 2019.

［3］ Joint Commission on Accreditation of Healthcare Organizations [available at www. jointcommission. org/ about_us/about_the_joint_commission_main. aspx. Last accessed: April 2019.

［4］ European Foundation for Quality Management. www. efqm. org. Last accessed: April 2019.

［5］ Directive 2010/53/EU of the European Parliament and of the Council of 7 July 2010 on standards of quality and safety of human organs intended for transplantation. Official Journal of the European Union 2010.

http://eurlex. europa. eu/LexUriServ/LexUriServ. do?uri=CELEX: 32010L0053: EN: NOT. Last accessed: April 2019.

[6] Project ODEQUS (Organ Donation European Quality System). www. ODEQUS. eu/pdf/ ODEQUS_ Quality_Criteria-Indicators. pdf. Last accessed: April 2019.

[7] Good practice guidelines in the process of organ donation. Organización Nacional de Trasplantes. 2011. www. ont. es/publicaciones/Documents/VERSI%C3%93N%20 INGLESA%20MAQUETADA_2. pdf. Last accessed: April 2019.

[8] Rubin HR, Pronovost P, Diette GB. From a process of care to a measure: the development and testing of a quality indicator. International Journal for Quality in Health Care. 2001.

[9] Coll E, Czerwinski J, De la Rosa G, et al. editors. Guide of recommendations for quality assurance programmes in the deceased donation process. Dopki Project (European Commission). www. ont. es/ publicaciones/Documents/DOPKI%20GUIA. pdf. Accessed: April 2019.

[10] Manyalich M, Guasch X, Gomez MP, et al. Organ Donation European Quality System: ODEQUS project methodology. Transplant Proc. 2013.

第15-Ⅲ章 器官捐献与移植的管理和资金使用

经费管理

Thomas Mone
首席执行官
One Legacy
器官眼和组织修复组织
服务于南加州
加利福尼亚州洛杉矶

索　引

第 15-Ⅲ章　器官捐献与移植的管理和资金使用··323

经费管理

　　1　导言 ···325

　　2　参考文献 ···327

1　导言

器官移植可以拯救生命，也证明可以为医疗卫生系统、保险公司、政府、患者和家庭节省大量资金。2004 年 Mendeloff 等分析，综合医疗卫生系统以及患者和社会的考量，2002 年移植"一个器官"的生存质量和成本节约的价值为 36.2 万美元。根据 2018 年调整的医疗消费价格指数（medical consumer price index），这一数值上升到每个移植器官综合节省的价值高达 90 万美元。这些节省在很大程度上是由于降低了透析、人工心脏、住院和患者诊疗等的器官衰竭长期医疗成本需求，也纳入了移植受者重返工作抵消收入损失的价值。

有了这种明显与移植有关的社会成本节省数据，器官获取组织理应获得充足的资金以跟踪所有潜在供体的转介，同时教育公众了解器官捐献的益处。一项针对国家积极开展器官捐献与移植项目的分析表明，少数国家这一价值已最大化，所有对器官捐献增加支持力度的国家，挽救生命的器官移植数量均有提升且降低了医疗成本。

根据各国器官捐献的行政架构和筹资方式，可以确定以下六种资金筹措模式：

（1）政府资助的 OPO 模式（西班牙、法国、澳大利亚）。

（2）保险公司资助的 OPO 模式（德国）。

（3）大学医院或移植中心器官康复项目资助模式（瑞典、中国、墨西哥）。

（4）移植中心向 OPOs 支付服务费用模式（美国）。

（5）政府和医院 / 移植中心联合资助模式（加拿大）。

（6）政府资助和服务费用相结合模式（韩国、日本）。

大多情况下，一个国家 OPO 资助方式在某种程度上反映了其卫生和医疗体制和模式，如：

■　俾斯麦模式（Bismarck Model），由政府和私营保险资助，其中健康保险计划必须覆盖所有人，并且非盈利。医生和医院通常是私营的（法国、比利时、荷兰、日本、瑞士、拉丁美洲部分国家、菲律宾、美国部分州）。

■　贝弗里奇模式（Beveridge Model），由政府资助，其中很多医院和诊所是由政府所有；部分医生是政府雇员；也有向政府收取费用的私人医生（英国、西班牙、斯堪的纳维亚半岛的大部分地区和新西兰、美国的"安全网医院"［Safety net hospitals］）。

■　国家医疗保险模式（National Health Insurance Model），包含了贝弗里奇和俾斯麦两种模式。它使用的是私营服务商，但费用来自政府运营的保险项目，每个公民都要购买（加拿大、台湾、韩国）。

■　自费模式（Out of Pocket Model），在这种模式中，医疗保险并不常见，民众要为所获得的医疗服务付费，如果没有资金，他们通常不会获得服务（印度、拉丁美洲部分地区）。

由于各国的资金筹措模式种类繁多，因此不可能在全球范围内比较 OPO 在器官维护方面的支出情况，首先是因为没有这个公开研究的课题，而且医院器官捐献项目筹资已经纳入了医院财政，无法进行分析。因此，本讨论将借鉴美国模式，介绍使得 OPO 获得成功所需要的资金支持及其服务和活动，因为这种模式在移植中心、国家健康保险和医院筹资方面有最为明确的定义，同时有资金支持和独立的运行。

美国模式中，58 个 OPO 的 88% 是独立的，其余 7 个作为移植中心的部门运行，尽管隶属移植中心，但实际上类似独立 OPO。在美国制度下，器官获取组织负责履行维护捐献器官所必需的各项职能，包括：

■ 宣传和教育，以鼓励公众捐献。

■ 发现和维护捐献案例，由当地医院的 OPO 工作人员负责，并对医院内其他工作人员进行教育。

■ 建立 24 小时呼叫中心，接收潜在供者转介，并初步评估可行性。

■ 由经过专门培训的工作人员进行捐献可行性评估并转介供者至捐献医院。

■ 经过专业培训的工作人员负责与捐献者家人沟通并获得同意。

■ 放射科、呼吸科等跨学科医师负责医学支持。

■ 医院管理人员或经过专门培训的专职人员负责器官分配。

■ 外科医师和具有外科技术的人员负责器官获取。

■ 捐献者家属的善后关怀，确保家属对捐款感到安心，并在有需要时提供心理辅导，协助活体捐献家属联系受助人。

■ 供体记录和通讯系统。

■ 质量控制部门。

从器官移植开展的早期，美国就建立了接收器官的移植中心必须向 OPO 支付器官获取费用的规定，并于 1984 年正式纳入美国法律。然后，移植中心会定期向器官受者的保险公司开出账单，以支付获得器官的成本及维护器官的累积成本、器官活性检测、工作人员为患者评估器官活性的劳动成本等。如今，美国 OPO 平均每获取一个移植器官可获得 40,000 美元的补偿，移植中心通常会向保险公司开出近 100,000 美元的账单，以支付上述器官获取费用和自身成本。这肯定高于大多数国家认定的器官获取成本（部分原因是许多国家的成本被归类在医院预算中），但仍远低于 Mendeloff 等研究认定的 90 万美元。

美国 OPO 向移植中心收取每个器官 40,000 美元，用于支付执行每项职能的专业工作人员，他们大多拥有高级护理、呼吸治疗、急救技术的医疗技术人员、医师助理或医学学位和专科培训，他们平均年薪约 8 万至 10 万美元。2018 年，美国移植中心向 OPO 支付总计 13 亿美元的费用，约 32000 个移植器官，而移植中心向保险公司支付的账单将接近 32 亿美元。

确定其他国家的 OPO 总体成本比较困难，因为器官捐献的大部分费用属于捐献者所在医院的工作人员劳动成本，已计入医院的运营预算。然而，对工作人员水平的横向比较表明，美国 OPO 在器官捐献资金和人员配备上优于其他国家，这个优势可归因于美国 OPO "收费服务" 的筹资机制。西班牙是世界上另一个投入资金充足、器官捐献最成功的国家，西班牙的模式是，联邦政府拨款给国家、地区和地方各级政府机构，承担器官捐献和获取过程中的部分成本。

西班牙将捐献和移植对社会的价值以及国家的健康和福利根植于立法者和政府官员的内心，从而使这种方法取得了成功。官员们对捐献与移植高度公开的认可有助于确保器官捐献获得定期的财政支持。与美国的模式相比，这种方式分布更广、管理消耗更少。综上所述，我们有理由相信，捐献率高的国家有强大的、集中的国家级 OPO 法律法规，还有正式的、明确定义的 OPO 角色和标准。

筹资机制以及公众对 OPO 和器官捐献的广泛支持（世卫组织的研究结论支持这一立场）非常重要。捐献率较低的国家往往面临财政挑战，因为捐献系统和功能委托给了器官捐献医院和移植中心，这些医院和移植中心必然会分散注意力，无法照顾病人，并且将他们的注意力和资金都集中在这些患者身上，不利于 OPO 的良好运营。事实上，这种模式在美国少数移植中心附属的 OPO 中也存在（图 1）。

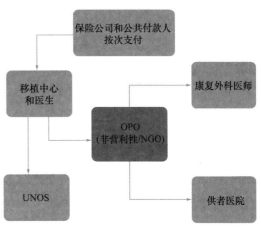

图 1　美国器官捐献与移植筹资模式

应对这一挑战需要在公众和政府信息传递、预算编制、移植中心和患者之间建立联盟以支持器官捐献基础设施的资金投入，同时需要足够的以增加器官捐献的管理能力。巴西在 2015 年发表《医院内器官与组织捐献协调项目：成本效益和社会效益》，提供了经济和社会效益分析模型，可以用来帮助政府增加对器官捐献的资助。2003—2007 年的美国器官捐献突破协作组织证明了移植中心、供体医院和 OPO 之间的合作对加强器官捐献理念、资源和财政支持等方面所带来的益处。该举措使器官捐献在 5 年内增加了 33%。加拿大、澳大利亚和英国也制定了类似的倡议，并成功地应用。这些模式可以为每个寻求增加器官捐献财政投入，希望获得健康、社会和经济效益的国家服务。（图 2）

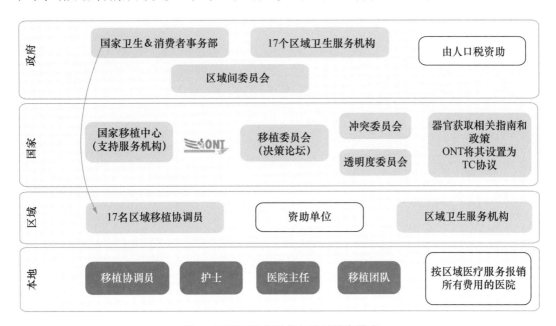

图 2　西班牙器官捐献与移植筹资模式

2 参考文献

［1］ Mendeloff J, Ko K, Roberts MS, et al. Procuring organ donors as a health investment: how much should we be willing to spend? Transplantation. 2004.

［2］ Physicians for a National Health Program: Four Basic Models. http://www. pnhp. org/ single_payer_resources/health_care_systems_four_basic_models. php. Last accessed: November 2019.

［3］ Mone T. The Business of Saving Lives. Organ Donation at OneLegacy in Southern California"; Springer International Publishing Switzerland 2016 R. J. Jox et al. (eds.), Organ Transplantation in Times of Donor Shortage, International Library of Ethics, Law, and the New Medicine.

［4］ White SL, Hirth R, Mahillo BD, et al. The global diffusion of organ transplantation: trends, drivers and policy implications. Bull World Health Organ. 2014.

［5］ Silva VS, Moura LC, Leite RF, et al. Intra-hospital organ and tissue donation coordination project: cost-effectiveness and social benefits. Rev Saude Publica. 2015.

［6］ Shafer TJ, Wagner D, Chessare J, et al. US organ donation breakthrough collaborative increases organ donation. Crit Care Nurs Q. 2008.

［7］ A Strategic Plan to improve organ and tissue donation and transplantation performance for Canadians. 2011. https://blood. ca/sites/default/files/otdt-indx-final- c2a. pdf. Last accessed: November 2019.

［8］ Organ and Tissue Donation for Transplantation in Australia Strategic Plan. https://donatelife. gov. au/sites/default/files/2015-19%20Organ%20and%20tissue%20 donation%20for%20transplantation%20in%20Australia%20Strategic%20Plan. pdf. Last accessed: November 2019.

［9］ Taking Organ Donation to 2020: A detailed strategy. https://nhsbtdbe. blob. core. windows. net/umbraco-assets-corp/1395/nhsbt_organ_donor_strategy. pdf. Last accessed: November 2019.

第 15-Ⅳ 章　器官捐献与移植的管理和资金使用

权限管理

CeferíSoler，医学博士
教授
高级行政长官（ESADE）
西班牙巴塞罗那

索　引

第 15- Ⅳ章　器官捐献与移植的管理和资金使用 ··329

权限管理

1　领导才能 ··331

2　管理方式：Chronos 模式与 Kairos 模式 ···331

3　领导授权 ··333

4　自我管理 ··333

5　参考文献 ··334

1　领导才能

世界变化日新月异。危机的时代也是变革的时代。我们正面临着模式的变化；到目前为止，各类组织都是由具有决策和权力结构的人们创建的。但是模式的改变意味着人们开始建立自己的组织。有才华的企业家们已经开始向人们灌输自己的原则和社会价值观，并创建属于自己的组织。因此，有理由期望他们的基于分析、理性和直觉所做出的决策将有别于只看重短期效应的传统组织，例如 2000，2007，2008，2009 年欧洲的金融体系。

我们需要有思想的，真正的领导者。社会包括所有大、中、小型机构、公共行政、学校和大学、医院、政党、市政管理等在内的各个领域，领导者都需要从其专家那里汲取智慧，以便做出关键决定，改变基于贪婪的利己主义和对短期效益追逐的旧模式，转变为相互依赖、富有成效的有利于合作与社会发展的新模式。

而这些均因领导者无能有关。花点时间来考虑一下那些将我们引向各种金融危机的领导人之间的差异，金融危机、次贷危机及华尔街投机客的统治有关，所有这些都是缺乏一个真实的内在自我。

表 1　系统理解：Chronos 模型与 Kairos 模型

管理：分裂	
真我缺乏	**真我存在**
将职责移交给其他人	在整个团队中分配职责
短期决定	中期和长期决策
订单 / 命令的垂直结构	横向整合：团队
外在 / 财务动机	内在动机 / 项目
官僚主义和控制作用	归属感和自豪感
错误始终受到惩罚	如果错误不是故意的，则支持提供第二次机会
公司内部竞争力	社会参与与合作
陷入表象的自我人格	不存在自我人格
通过恐惧、恼怒和急躁作出的决定	专注、冷静的决策
Chronos 模型	Kairos 模型

2　管理方式：Chronos 模式与 Kairos 模式

对失败的恐惧影响了变革的战略决策。人们对之前的负面经历常记忆犹新。

Soler·C 说："有才华的企业家要做变革的主人必须意识到为危中存机。"

首先，企业家们（可以比喻为医生和护士）组成了新机构并促进了机构的发展。其次，因为危机时期受"Chronos"的影响，而转型机遇会则受"Kairos"的影响，具有企业家精神和远见卓识的领导人如希腊神话中时间之神一样存在，体现了重要的价值和意义。

首先需要考虑的是，正是目前的不确定性驱动了人们的积极发展，构成了新的企业文化的基础。该企业文化在加利福尼亚州帕洛阿尔托和加泰罗尼亚和西班牙的各个地区已经得以实施。

在这种高度动态变化的、不稳定、不可预测和无序的情况下，根据旧的社会和经济秩序，虽然通过严格的立法，仍可能做出过时决定。真正领导人则会意识到据此开展的活动是有限的、固化的、不容易受到改变的。"Chronos"模型的一些重要示例如下：

1. 21 世纪初，通用汽车公司、ENRON、I.B.M.、柯达、惠普、阿瑟安德森、巴尼斯托、Bankia、Popular 银行、大众银行、诺基亚、Vueling 以及华尔街的大多数金融 / 投机商公司，如摩根士丹利、高盛、美林和雷曼兄弟。

2. 所有这些管理团队都非常自以为是，也因此终结。这些管理团队不会如实说明问题。

3. 这些领导者也没有准备向外部专业人员寻求帮助。为什么？因为短期内成本太高。

4. 他们周围都是屈服于他们权力的朋友，这些朋友几乎从来不敢有理有据地说"不"。在我们的大医院，由金融集团控制，有监督医院管理委员会和受托人，而且这种权力与控制也与日俱增。

机构管理非常复杂，需要强有力的能力，我们需要考虑的一个重要问题是，总裁 / 执行董事是否有能力、有才能分析遇到的问题，并根据面临问题复杂程度作出决策。

Eastman Kodak 的执行主席 Kay R. Whitmore 被解雇，"因为他没有能力解决高科技领域的创新危机，也没有能力为未来技术多样性问题建立新的 Kairos 团队"（荟萃管理，Kofman F. Cowan，2014）。

战略要着眼于中长期规划，而团队的具体执行是实现战略目标的关键。

本世纪初以来，我们接受了医院是学习的场所。不同部门人员组成的团队有助于解决复杂问题而且我们必须认识到：

我们并不知道所有问题的答案。

技术（复杂性）带来的变化，以及社会价值观（腐败）和领导力危机影响着医疗机构。

才华横溢的领导者会带领新机构致力于转型。他们模式灵活，短期和中期愿景一致。迭代后从千禧年开始，重点关注患者和社交媒体。

因此，Kairos 模型（图 1）是：接受不确定性 = 复杂性—反思；思想＋基于社会价值观做出关键决定的意识—有才华、真正的领导者做出的决定。

在 Kairos 模型中，天赋和智慧意味着行为与决定一致，因为它们具相互支持。为什么？因为他们是有条理性、实用性和真实性也合乎伦理有着以前的失败经验、失败原因多种

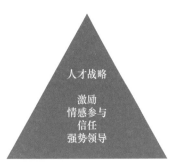

图 1　Kairos 模型

多样：比如苹果公司（Steve Jobs）在 1985-1990-2005 年的不同初始阶段。

我们如何使用社交媒体？可以反映借此拖延解决问题的借口；社交媒体的基本特征是能帮助我们自己被社会所接受。如果非常灵活，我们可以很容易地融入到环境中，但可能

使我们丢失部分本真。而关键在于寻找和实现社会平衡。

这个连续体由光明和阴暗、表面和深层等组成：成熟的、有条理的人必须在众多可能性中做出选择，从而展现出他们的成熟并达到社会平衡。

"2500 多年前，佛教的人生观提出要充分意识到并培养一个人的积极的心态。正念或注意力是佛教的一种实践，但任何人都可以从这一实践开始，以便更好地厘清自己的现实并发现自己的内在智慧。"

正念在工作中的主要作用是促进个人发展、情感健康和有意识的领导力，而且真正的领导者通过理、情感、社会和经济等角度的分析，将建立新的，可持续发展的机构。

当面对短期危机时，利己主义者（腐败和自私）领导力是造成的异常危机的因素。

知识是通过计算机和社交网络传递的，价值观和思想随着决策前有意识的反思和分析而升华并趋以成熟。年轻的企业家、医生、护士和时代变革代言人是那些更愿意理解自己内心世界而不断进步的人。这些人敢于离开舒适环境，乐于分析困难和优势，勇于面对可能面临的风险。Soler 说："人容易基于经验产生负面的想法。所以关键在于改变思维模式。"

3 领导授权

如果我们认为，我们必须单独行动，那是因为我们对其他人没有信心，或者认为我们更有资格：

我们总是很忙。

有时我们会对我们的合作者和同事不满意，因为他们没有我们那么努力工作。

这种不满可以在工作场所产生。

我们表示了合作和授权的愿望，但后来我们可能意识到投资培训更有利于我们的伙伴和他们的职业发展。

个人发展的最大敌人是我们自己。

人的自我会影响判断，使我们误判别人无能。每个人都有学习能力，可能只是缺乏机会而已。我们都是学生，应该不断学习。我们不能忘记"我们只能努力去改变自己，却无法叫醒一个装睡的人"。不能只是简单告诉别人该做什么并试图改变别人。抱怨、罪恶感和不切实际的幻想会打破内心的平静。Abe T，Chowdhery S. 是世界级领导者：领导自己，团队，世界和社会。

4 自我管理

我们的建议是：停止抱怨，分享信息。停止苛责别人，主动解决问题。停止的将一个人与另一个人进行比较，观察每个人在每种情况下指导 / 监督的积极的一面。紧张和恐惧常伴随着问题的发现。我们必须总结经验，吸取教训，才能更加专业。专业知识为机构创造了财富，这是群体的社会和企业价值观的结果。

决心是最强烈的社会价值感，可以改变一些过时的想法。决心影响决策的形成和对不同情景的分析。决心源于经验，伴着耐心。

耐心让我们不要急于求成，等待最好的时刻。决心和耐心从不同程度不断修正着之前的决策，使其更加完善。

有时候，我们的朋友和同事可以成为对我们第一印象的一面镜子。如果我们对某人的观点很反感，那可能意味着我们的内心还有尚待强大。这是我们自己的弱点。其实别人的意见也是获得专家帮助的资源。

范例和一致性是对抗阻力的最好解药而并非因为权威。做决策时普适性是最大的考虑要素。我们需要了解如何开辟前进的道路，并感谢其他人对我们的激励和我们自己进取的内心。

自我控制并不意味着要消除情绪，而是为了使我们提出更有创造力的想法，找到老问题的新答案。

领导力的真实是我们必须关注自己的感受和情绪。我们需要认识或进入优秀的专业人员圈子。内心平和而且自然，但是每个人需要认识自己最深刻、最私人的内心感受。

这些企业家像种子一样茁壮成长，而且会吸引更多的专业人员（医生、护士）拥有坚定的价值观和原则融入新的医院，新的医院一定能直面当今的诸多专业挑战。有才华的企业家（包括医生、护士）们，时代变革的代言人们将因强烈的意愿和自我修养而取得更大的进步。

敢于走出舒适区的人们乐于接受新生事物并分析其特点，他们不做自动化过程种的机器人，而是在做出每一个决定时寻找真实性。

5　参考文献

［1］ Abe T. Gurutsu to maketingu. World Scientific ed. 2015.

［2］ Hanh TN. Un Alimento Llamado Conciencia. 2012.

［3］ Kofman F. Metamanagement. Granica. 2002.

［4］ Quintana J, Soler C. Anticipate. LID Editorial Empresarial. 2011.

［5］ Soler C, Reig E. Pequeñas empresas, grandes ideas. Pearson Education. 2011.

［6］ Isaacson W, Steve Jobs. Simon & Schuster. 2011.

第 16 章　器官捐献和移植的伦理问题

José María Domínguez-Roldán，医学博士，博士
重症监护医学科重症监护专家
Virgen del Rocio 大学医院
塞维利亚大学医学和生命伦理学副教授
西班牙塞维利亚

Juan Villar Gallardo，医学博士，理学硕士。
Virgen del Rocio 大学医院麻醉和重症监护医学科
西班牙塞维利亚

Claudio Garcia Alfaro。医学博士，
重症监护医学科 重症监护专家
Virgen del Rocio 大学医院
西班牙塞维利亚

索　引

第 16 章　器官捐献和移植的伦理问题 ··335

1　导言 ··337

2　器官捐献和移植的原则与价值 ··337

  2.1　尊重人的生命 ···337

  2.2　躯体完整与尊重人的身体原则 ···337

  2.3　有利原则 ··338

  2.4　自主性原则 ···338

  2.5　公平 ··338

  2.6　透明 ··339

  2.7　公正 ··339

  2.8　利他主义 ··339

  2.9　保密 ··339

3　逝者器官捐献的知情同意 ··340

4　关于脑死亡器官捐献伦理问题 ··341

5　关于活体器官捐献伦理问题 ···342

  5.1　受者的获益和安全 ···342

  5.2　活体捐献的知情同意 ··342

  5.3　捐献者利益问题 ··343

  5.4　明确捐献者的捐献动机 ··343

6　移植旅游和贩卖 ··344

7　人体器官分配的伦理原则 ··345

  7.1　公正 ··345

  7.2　效用 ··345

8　参考文献 ··346

1 导言

器官捐献和移植涉及非常重要的技术和科学专业领域：脑死亡的判定、捐献者的评估、器官的评价、与移植直接相关的外科技术、免疫抑制等，这些都是确保移植工作正常运行的必要环节。然而，器官捐献和移植项目也具有人为的一面，包括相关的伦理学部分，影响着所有与移植相关的行动。操控一个人的身体，获取器官并将其移植给另一个人，这是正确的吗？当我们基于神经学标准进行死亡判定时，人是真的死亡了吗？移植器官的分配是否公平？活体器官捐献者的捐献决定是自由做出的吗？在谈及器官移植时，这些以及诸多其他伦理问题已经成为并且仍然是争论的话题。因此，首先有必要概述影响捐献和移植相关活动的伦理学价值与原则。其次，有必要分析与捐献和（或）移植的某些活动相关的主要伦理学要素。

2 器官捐献和移植的原则与价值

价值是支配一个人行为的品质或规则。原则是指导和规范一个集体或社会生活的价值、信念和规则的集合。原则具有普遍性，是伦理学的一部分，它构建了使得人们行事合乎道德的框架。

在捐献/移植过程中，社会原则以及会影响那些原则的人的价值，成为整个过程总体发展的关键因素。尽管有许多与捐献和移植相关的原则，但重要的是至少要强调下面的原则：

2.1 尊重人的生命

捐献器官和组织必须是一种团结互助的行动，必须在"给予/捐献给"患者的道德义务的框架内，尊重捐献者的自由决定以及人的生命和尊严。鉴于所有人的价值是平等的，捐献和移植项目必须建立在绝对尊重捐献者和受者尊严的基础上，既不侵犯他们的尊严，也不使活体捐献者或受者遭受不正当的风险。

2.2 躯体完整与尊重人的身体原则

传统西方哲学认为人是由两个要素（躯体和灵魂）构成。当代哲学家更喜欢谈论躯体，将其理解为人的组织结构，它是人独特和专有的表现，只有当它化身为人时才有意义。由于所有这一切，身体构成了人身份的一部分，并与之不可分割。身体不仅仅是一个人所拥有的部分，而且是其本质部分。这就是为什么人的身体具有道德价值，并且鉴于人身体的这种道德价值，必须在任何时候保持其完整性。因此，身体完整原则可以理解为

"人的完整性"，这就迫使我们必须与尊重人的精神完整性一样尊重身体的完整性。自残，或者受他人故意残害，不仅是对"躯体"的侵犯，而且是对这个人的侵犯。

为移植而捐献器官时，为了使捐献 / 移植过程有效，必须从捐献者身体中获取器官，这就不得不违背身体完整原则。在这些情况下，大多数西方文化接受这样的理念：可以为了更高价值原则，比如对受者的有利原则，而违背身体完整原则。不过，在为移植进行逝者器官捐献的情况下，必须保持对捐献者的绝对尊重，等同于假如该捐献者活着时所必须保持的尊重一样。

正如从伦理学角度看，身体在逝后捐献者中非常重要一样，它在活体捐献者中同样至关重要。这不仅是因为捐献会造成可能的伤害（不伤害原则），而且还因为，通过改变了人的身体而改变了他们身体的完整性。全面授权原则（principle of total authority）使得我们在这一过程的所有阶段必须对捐献者的身体保持最大程度的尊重，只有可使之后受者受益时，违背这一原则才可得到辩护。

2.3 有利原则

有利原则是以人的尊严为基础的。这是无价的，因此不能以此谋利。在这种背景下，有利原则是指捐献 / 移植行动与受者的最佳利益有关。同样，活体和尸体器官捐献者，都必须与捐献者本身的个人价值一致。通过接受器官移植的主要目的必须是在受者移植后获益（生理上、心理上或社会上），此外没有更好的其它选择能够达到这样的目的。

2.4 自主性原则

Autonomy（自主权）一词的词源来自"autos"（自我）和"nomos"（法律），是指每个人做出他们自己决定的权利，只要他们的决定是自由的，并且是基于信仰和个人价值，他们的意见就应当受到尊重。基于自主性原则，无论是捐献者，还是没有成为捐献者做出的决定必须总是受到尊重。同意接受移植器官的决定，也同样必须基于接受器官移植之后可能的和确定的后果充分知情而做出的决定。

2.5 公平

公平原则有两个方面，首先，当在两个或更多的人之间分配责任或利益时，他们所承受的责任或利益比例是适当的。从这种观点看，公平是与分配公正有关，此原则要求在社会中按比例分配责任与利益。

公平原则的另一个方面是所谓的交换公正①。与分配公正不同，交换公正在分配任务、责任或利益时，不考虑相关人的等级与尊严的差异。

---

① 交换公正　多见于合同法中，其目的在于使每个人获得应属于他的东西，在交易中达到一种成比例的平等，即甲方付出 A 而获得 B，乙方付出了 B 而获得 A，且 A、B 价值成比例的平等，这样甲乙通过交易达到了交换正义。（译者注）

公平是捐献／移植过程中的基本价值。对于捐献，一方面："如果我需要器官移植，并且接受器官对我来说是公平的，那么我自己一定要成为捐献者，以备他人所需。"同样，从供移植的器官分配的角度看，公平意味着"与相似的其他潜在受者相比，器官必须分配给具有实质性需求并且在接受器官后能够受益的患者"。

2.6　透明

在捐献／移植过程中，透明意味着在器官分配和移植相关的各个环节以及死亡判定（无论是以神经学标准还是以循环标准）相关的各个方面，都可以受到舆论客观、清晰、没有偏见地监管。透明原则必须具有普遍性，适用于团队、组织、人体器官获取组织（OPO）或国家开展的所有捐献和移植活动。

2.7　公正

在器官捐献和移植项目中，公正原则是基本原则。公正原则是根据每个人的权利给予他们相应的东西。当公正原则适用于健康领域时，其要求公平且按比例分配保持或者恢复人的健康所必须的资源。自主性和有利性与个人的获益有关，而公正是指公共利益，或者说也属于个人获益但必须适当地分配。

当医务人员从移植等待名单中挑选受者时，他们必须考虑两个原则：

1．有利原则；考虑接受移植者的健康显著获益。

2．公正原则；公正原则可以被理解为受者的平等机会，以及受社会委托的要求公平分配可实现某一目的的有限资源（器官）的社会责任。

2.8　利他主义

器官捐献的支柱之一是利他主义。利他主义可被定义为这样的道德价值：凡一个行动的意图是为了他人利益，而并不在意其行动结果对自己的利益。

利他主义一词是由实证主义创始人奥古斯特·孔德创造的[1]。义务性利他主义是帮助他人的道德义务。超义务利他主义定义为任何在道德上良好的行动，具有帮助他人的意图，但超出了道德上服用的义务。在为移植而进行器官捐献的情况下，表现出的利他主义是超越义务的[2]。

2.9　保密

医疗保密是临床实践中的基本要素。医生有义务在基于医生和患者之间信任关系的临床背景下，对实施的所有行动保密。未经事先许可，不能透露患者的临床资料。尽管有些地方法律规定在医疗保密方面有例外的情形，但在捐献和移植情况下，必须坚守医疗保密的规定。

3　逝者器官捐献的知情同意

从伦理学角度看，逝后捐献者器官捐献"同意"的必要性，这是捐献中最具争议的内容之一。

分析逝者捐献的"同意"有种种观点。在这些观点中，我们可以考虑：

1. 具有关于器官捐献的明确文件。这里我们可以包括三种情况：

a）真正的（实际的）同意捐献是可以证明的，因为有特定文件（器官捐献者卡、器官捐献者登记册等），其中写明了个人愿意捐献。

b）真正的（实际的）不同意捐献，这是可以证明的，因为有特定文件（器官捐献者卡，器官捐献者登记册等），其中写明了他们不愿意捐献。

从伦理学角度看，必须要表明存在具有写明愿意或不愿意捐献意愿的文件，这些文件都必须伴随可帮助人们做出选择的、被充分告知信息的过程。

c）缺乏表明愿意或不愿意捐献器官的文件。

2. 具有逝者关于捐献器官意愿的直接或间接表达（不一定以文件形式）。

从这个角度看，可以存在以下四种情况：

a）明示同意（明确的或主动的）。在这些情况下，捐献者去世之前直接表示他们要成为捐献者的愿望。明示同意通常必须伴随与进行知情同意所提供信息相当的充分信息。表达明示同意的方式可以通过签署预先医疗指令、知情同意文件、器官捐献者卡、签署预先医疗指令登记册，或通过向家人或熟人口头表示关于他们要捐献的愿望。关于明示的捐献意愿 [②]（可以是肯定性或否定性的）。

b）默示（或推定）的同意。默示的同意可以理解为肯定性意愿，当人们没有直接表达他们要成为捐献者的愿望，但是间接表达了愿意捐献的态度（无私的人、献血者等）。

c）默示（或推定）的不同意。当人们没有直接表示他们要成为捐献者的愿望，但是间接表达了他们不想在逝后成为捐献者的态度（不慷慨的人、明确拒绝献血等等）。

默示意愿（肯定性或否定性）也可称为"被动"或"默许"的意愿，并意味着对捐献意愿的推定。

d）缺乏明示同意，并且不可能知晓是否有默示同意。如果死后没有支持或拒绝器官捐献的书面证据，并且所知的生平资料不足以推断他们不愿成为器官捐献者的愿望，那么有关捐献的推定同意并不适用。

3. 逝世后器官捐献的法律或监管问题。这方面不仅包括同意的方式，它还包括法律/监管框架。根据文件的解释（器官捐献者卡、预先医疗指令、器官捐献者登记等文件）或逝者对捐献意愿的明示/默示（明示声明、默示不捐献等），通过此框架授权（国家，社会）获取用于移植的器官。根据这一监管视角，我们可以考虑：

a）明确选择捐献：只有当一个人生前明确表示愿意成为捐献者时，才能为移植而获

---

② 原文为"同意 consent"，与语义不符，为"意愿"。（译者注）

取其器官。其他没有表达此意愿的逝者则不能成为器官或组织的捐献者。

　　b）未明确表示不愿捐献：根据类法规要求，只要人们没有明确表达他们不愿成为捐献者，就可以从逝者身上获取供移植的器官[4]。

　　从伦理学视角对逝者自主性加以严格考虑，一个人只有在获得充分和适当的信息后，直接而明确地表达了捐献器官的意愿，我们才可以考虑此人的器官或人体组织的捐献意愿。不过，与上述相反，从道义论（基于义务）的角度可以这样论证，鉴于所有公民都享有接受器官移植的权力，那么相应地每个公民就应当承担成为潜在捐献者的社会义务。

4　关于脑死亡器官捐献伦理问题

　　利用神经学标准判定死亡是现代医学界的一次重要革命。1968 年发布了第一个基于神经临床体征的死亡标准。哈佛医学院特设委员会发表的这个标准是医学界的一次革命[5]。

　　反对使用神经学标准而不是循环标准的死亡判定的医学和哲学流派越来越少。部分作者仍然在争论，人体器官、系统和细胞的持续活动与人被认定已死亡的事实相矛盾。同样，最初认为处于脑死亡状态的个体是一个缺乏身体完整性的生物实体的论证已经发生了转变，近几年个体的确具有身体完整性的事实已被接受，尽管这个事实并不具有人生的意义。支持脑死亡是个体生命终结的这一理念，其主要论点是：尽管脑死亡的个体持续拥有诸如生物、细胞和组织对外界因素反应的功能，但缺乏整体脑功能意味着没有足够的生物结构在生物学上有机地支持和维持该躯壳内的人之所以为人的本质基础。虽然脑死亡患者具有生物功能的有机生境（organic biotope）持续存在，但与此同时支持人格意义上的人的生物基础（biological substrate）已经丧失。

　　目前脑死亡有三种并存的概念，因此，根据神经学标准建立的死亡判定有三种不同的临床标准。全脑死亡的概念是除了脊髓之外中枢神经系统的神经功能完全不可逆丧失。脑干死亡概念是基于脑干活动的不可逆丧失，而无论脑半球是否存在活动。新皮质死亡概念是基于意识的不可逆丧失，脑干活动存在与意识概念无关。由于这些概念上的差异，临床实施死亡判定在不同医学学派之间是有所区别的。鉴于大多数发达国家都制定了基于神经学标准判定死亡的法律或法规，目前判定死亡可能有不同的神经学临床标准。

　　因此，从伦理学角度看，可能会出现的问题是，当根据神经学标准并根据不同国家的法律规定做出死亡判定时，是否所有公民都享有同样的权利，被认为是活着的权利。可以认为死亡判定的公平并不普遍存在，因为在一些国家具有死亡判定的"最高要求"，而在另一些国家则具有"最低要求"。当考虑死亡判定时，公平和公正的问题必须以基于神经学标准做死亡判定的普遍认可的观点进行分析，而且未来肯定会有趋于一致的、统一的脑死亡标准。

5　关于活体器官捐献伦理问题

　　由活体捐献者进行器官捐献必须符合两个基本原则：1. 捐献者个人决定捐献的自由，确信这类捐献是受者最好的选择。

　　评价捐献者的自由并不简单，因为除了影响捐献的积极因素，如团结互助，利他等，还可能存在影响捐献决定的消极因素，如：情感压力、经济需求以及对最终决定产生消极影响的其他环境因素。

　　所有这些内容，除了对捐献者的医学和生物因素进行评价外，还必须对心理、生物、社会和环境等方面进行评价。然而，可能影响捐献者最终决定的潜在环境因素很多，要保证个人不受这些因素影响并不容易。

5.1　受者的获益和安全

　　从活体捐献者身上获取器官以供捐献 / 移植的手术过程，并不会让捐献者有健康获益。相反，尽管风险很低，还是存在使捐献者健康受到损害的风险。因此，在活体捐献者获取器官的整个手术过程中，捐献者的安全是首要考量因素。手术前，必须对捐献者的健康状况进行详尽的评估，使得捐献者风险最小化。此外，还必须对捐献者和受者的心理和社会状况进行全面分析，以确保受者的获益超过接受移植所带来的风险。

　　有关用于移植的活体器官捐献，《人权与生物医学公约》[6] 规定如下：

　　■　为了受者治疗获益，同时没有合适的逝者器官或组织来源，且在没有其他更好的替代治疗方案可供选择的情况下，才可以获取活体捐献者的器官。

　　■　只有当受者是法律规定的捐献者密切关系人并可获益时，才可以获取活体捐献者的器官，或者，在没有这样关系情况下，只能在法律界定的范围内并经适当的独立机构批准后才能获取器官。

　　■　在器官或组织获取前，应进行适当的医学调查和干预，以评估和减少对捐献者身心健康影响的风险。如果对捐献者的生命或健康有严重威胁，则不得获取器官。"

5.2　活体捐献的知情同意

　　正如《人权与生物医学公约附加议定书》指出[7]，"只有在捐献者向官方机构以书面形式明确做出自由的、知情的和特定的同意后，才能从活体捐献者身上获取器官或组织。此外，捐献者有随时撤回同意的自由"。

　　告知并获得活体捐献者同意捐献器官的过程是该流程的重要环节。知情同意不是捐献者仅仅在一份文件上签字的事情，而是一个渐进的、持续的过程，在这个过程中，医务人员与捐献者分享所有相关和适当的信息，以确保捐献者了解对他们自己和对器官受者的预期结果以及可能发生的后果。

有关知情同意的一个最广为人知的环节是，患者有权拒绝医生向他们提供的有关病情信息，并将决策授权给医生做出决定。但是，对于活体捐献来说，由于对健康人进行了干预，不会使捐献者得到直接的健康获益，反而会对捐献者带来潜在伤害风险。

因此，活体捐献者的知情同意必须是一个渐进的过程，医务人员与捐献者共享信息并回应他们对此过程的问题及疑虑。

医生将评估捐献者是否完全理解所提供的信息和他们做出决定的能力，并回答捐献者任何问题。

在此之后，建议应为捐献者提供一段反复思考的时间，以便最大程度自由地做出决定。最后，签署知情同意书。

5.3　捐献者利益问题

从伦理角度来看，在大多数国家，用器官或任何人体组织换取金钱违反了公正和平等的原则，侵犯了个人尊严，这在道德上是不可接受的。

与捐献有关的经济激励可能是直接的，也可能是间接的。受管制的出售器官、金融信用等都是直接经济激励的例子。间接经济激励的例子有报销丧葬费、人寿保险和伤残保险[8]。对于活体捐献者来说，激励策略可以包括：金融信用、长期健康保险、直接报酬等。

尽管在大多数国家，为器官捐献支付费用（payment）在伦理学上是不能接受的，不过欧洲委员会的《人权与生物医学公约》、世界医学会和世界卫生组织都支持对与器官捐献相关花销给予补偿（compensation）[9, 10]。

无论如何，从伦理学的角度来看，建议任何与器官捐献和移植相关的经济激励或费用报销制度必须由伦理委员会或政府组织监督执行，以使提供资金的过程透明化。

5.4　明确捐献者的捐献动机

评估捐献决定是否自由做出的一个因素是捐献者进行器官捐献的动机。

捐献可以出于纯粹利他的理由，比如：

1．通过帮助其他受到病痛折磨的人而获得的满足感。

2．认为捐献是一种道德义务。

3．认为有捐献的互惠义务（reciprocal obligation）；捐献者认为如果今后他们需要移植，受者也会为他们做同样的事情。

这些捐献动机是完全可以接受的。

然而，这种类型的动机并不总是能够找到。一些情况下，捐献团队和移植团队以及参与活体捐献的伦理委员会有理由必须拒绝活体捐献。

我们可以发现以下须被拒绝的动机：

1．通过捐献，捐献者想要消除各种来源的负罪感。

2．存在来自捐献者环境（家庭，工作等）的干扰和压力。

3. 经济动机，例如捐献者要求获得捐献的经济报酬。

4. 通过捐献寻求社会认可，可能会受到宣传报道。

5. 获得其他类型的受益，如监狱特权。

6. 对互惠回报的期望。

7. 来世报答观念等。

因此，为了评估活体捐献者的动机，必须对患者的心理、社会和家庭等进行全面和详尽的评估，以避免接受了站不住脚的捐献动机。

6 移植旅游和贩卖

伊斯坦布尔宣言

捐献和移植最严重的社会问题之一是全球发生了很多贩卖器官以及为摘取移植用器官而贩卖人口的事件[12]。这一问题的受害者往往是社会和经济上的弱势群体。2007年，据估计全世界有10%的移植涉及器官贩卖。2008年移植学会和国际肾脏病学会在伊斯坦布尔召开会议[13]，应对因贩卖供移植用的器官而产生的日益严重的问题。这次会议有150个科学、医疗和政府机构等共同参与，并起草了《关于贩卖器官和移植旅游的伊斯坦布尔宣言》，该宣言表达了捐献和移植专业人员应杜绝和起诉不符合伦理做法的决心。2018年，伊斯坦布尔宣言监管组织根据这一领域新的临床、法律和社会发展等情况更新了该宣言。

《伊斯坦布尔宣言》明确了以下定义：器官贩卖、为摘取器官而贩卖人口、移植旅游、器官捐献和移植中的自给自足，以及器官捐献过程经济不受影响③（financial neutrality）。

此外，该宣言还包括了旨在努力避免器官贩卖和移植旅游做法的一般原则。

《伊斯坦布尔宣言》[6]的原则包括：

1. 各国政府应当制定和实施符合伦理和临床要求的预防和治疗器官衰竭的合理计划，以满足其人口总体健康需求。

2. 移植政策和计划的首要目标应当是对器官捐献者和移植受者的最佳关爱。

3. 贩卖人体器官和为摘取器官而贩卖人口应予以禁止并被定为犯罪。

4. 器官捐献应当是一种经济上不受影响的行为。

5. 每个国家或司法管辖区应当制定和实施与国际标准一致的立法和条例，管理从逝者和活体捐献者身上获取器官以及移植的做法。

6. 各司法管辖区的指定当局应当对器官捐献、分配和移植的做法进行监督，并对其负责，以确保标准化、可追溯性、透明、质量、安全、公平和公众信任。

7. 一个国家的公民都应当公平地获得捐献和移植服务，以及获得逝世后捐献者的器官。

---

③ 经济不受影响原则意味着捐献者及其家人既不会因捐献而损失也不会在经济上获得收益。"The principle of financial neutralith"means that donors and their families neither lose nor gain financially as a result of donation.（译者注）

8. 在各国或各司法管辖区内，应当遵照客观、非歧视性、外部公正和透明的规则，在临床标准和伦理规范的指导下，公平分配供移植使用的器官。

9. 医务人员和卫生保健机构应当协助防止和处理器官贩卖、以摘取器官为目的的人口贩卖以及移植旅游。

10. 各国政府和医务人员应当实施相关政策，劝阻和防止本国居民参与移植旅游。

7　人体器官分配的伦理原则

用于移植的人体器官的分配需要应用特定的伦理规范。其中的伦理原则提供了一个总体的伦理学框架，它支撑着与供移植使用的器官分配的相关决定。虽然对于捐献后分配供移植使用的器官并没有特定和普适的标准，但是有一些伦理原则可以帮助处理与移植相关的临床领域中的普遍性实际问题[14]。

有关人体器官分配的两个最重要原则是：

7.1　公正

在这种语境下，这一原则是指透明和公平，它们用于管控与移植相关获益与风险的分配。必须考虑到，移植本身的获益是毋庸置疑的，然而，公正原则是指这些获益如何在潜在受益人之间进行分配。普遍的共识是某些社会特征（受者的种族、社会经济阶层或性别）不应当影响可供移植的器官分配，因为这与公正原则相冲突。

某些临床相关特征有助于维护公正原则，如：

1. 年龄
2. 医疗紧迫性
3. 预期未来匹配合适器官的可能性
4. 加入等待名单的时间
5. 地理上邻近性
6. 首次移植与再次移植

仅从质量调整生命年（QALYs）对移植的医学获益影响进行分析，虽然具有广泛的临床意义，但是从道德权利的角度来看还是不够充分的。可供移植的器官分配不仅有必要确定医疗获益程度，而且还要确定患者接受器官移植的紧迫度；不仅要权衡移植的最终预后，也要权衡对移植的迫切需求性。据此，将可移植的器官分配给医学上病情最重的患者，认为是适当的，即使可以预见其他病情没这么严重的患者在移植后或许有更好的预后。

7.2　效用

根据效用原则，器官分配是指分配必须使明确预期的整体好处最大化（即，权衡获益与伤害）。它应该将有利原则与器官分配临床行为的不伤害原则结合起来。

移植的积极结果和获益是：挽救生命、减轻痛苦、消除由疾病产生的心理伤害并提高幸福指数，其获益在某种程度上可以通过对移植后增加的生存时间以及质量调整生命年（QALYs）改善的预测进行量化。尽管如前所述，就其本身而言，这决不会构成器官分配的标准。移植的潜在伤害可能包括与之相关的死亡、与紧接着移植而来的相关伤害（术后并发症、移植物功能障碍、排异反应）以及任何与长期患病相关的伤害（心理影响、长期免疫抑制等）。

8 参考文献

[1] Stanford Encyclopedia of Philosophy. Auguste Comte. 2008. https://plato.stanford. edu/entries/comte/ . Last accessed: September 2019.

[2] Dalal AR. Philosophy of organ donation: Review of ethical facets. World J Transplant. 2015.

[3] Gill MB. Presumed consent, autonomy, and organ donation. J Med Philos. 2004.

[4] Saunders B. Normative consent and opt-out organ donation. J Med Ethics. 2010.

[5] A definition of irreversible coma. Report of the Ad Hoc Committee of the Harvard Medical School to Examine the Definition of Brain Death. Jama. 1968.

[6] Council of Europe. Convention for Protection of Human Rights and Dignity of the Human Being with Regard to the Application of Biology and Biomedicine: Convention of Human Rights and Biomedicine. Kennedy Inst Ethics J. 1997. https://www.coe.int/en/ web/conventions/full-list/-/conventions/treaty/164. Last accessed: September 2019.

[7] Casares M. Ethical aspects of living kidney donation. Nefrologia. 2010.

[8] Ravitsky V. Incentives for postmortem organ donation: ethical and cultural considerations. J Med Ethics. 2013.

[9] World Medical Association INC. Rescinded: WMA statement on human organ donation and transplantation. 2014. https://www.wma.net/policies-post/wma- statement-on-human-organ-donation-and-transplantation/. Accessed: September 2019.

[10] World Health Organization (WHO). WHO guiding principles on human cell, tissue and organ transplantation. Transplantation. 2010. https://www.who.int/transplantation/ Guiding_Principles Transplantation_WHA63.22en.pdf. Accessed: September 2019.

[11] Chkhotua A. Incentives for organ donation: pros and cons. Transplant Proc. 2012.

[12] Cohen IG. Transplant tourism: the ethics and regulation of international markets for organs. J Law Med Ethics. 2013.

[13] Delmonico FL.The development of the Declaration of Istanbulon Organ Trafficking and Transplant Tourism. Nephrol Dial Transplant. 2008.

[14] Bramstedt KA. Is it ethical to prioritize patients for organ allocation according to their values about organ donation? Prog Transplant. 2006.

第 17 章　关于捐献和移植的立法

Mónica Navarro-Michel，博士

巴塞罗那大学司法教授

西班牙巴塞罗那

索　引

第 17 章　关于捐献和移植的立法 ·· 347

  1　法规政策的基本原则 ··· 349

  2　人体器官捐献和移植的国际框架 ··· 349

  3　监管选择：激励措施 ··· 350

  4　西班牙立法 ··· 350

    4.1　法律原则 ·· 350

      4.1.1　自愿 ·· 350

      4.1.2　无偿捐献 ··· 351

      4.1.3　匿名性 ·· 351

      4.1.4　公平性 ·· 351

    4.2　活体器官捐献者 ·· 351

    4.3　逝后器官捐献供体 ·· 352

      4.3.1　死亡判定 ··· 352

      4.3.2　理论上推定同意，实践中明确同意 ·· 353

    4.4　组织网络 ·· 353

  5　参考文献 ·· 354

1 法规政策的基本原则

生命伦理学基本原则，即自主、仁爱、无恶意和公正，在人权框架内它们与法律相对应。自由、尊重个人选择，公正平等地获得医疗权益等都属于人权，写入了世界各国的宪法。生命伦理原则和宪法权利是立法和社会生活的基本准则。生命伦理学和法律所使用的工具可能不同但它们都有一个共同的目标：提高人的尊严和促进人权。

伦理原则往往是法律法规的第一步。经历了二战的恐怖之后，六七十年代一些所谓民主政治制度的国家，如美国和瑞典，他们在没有获得同意和不知情的情况下进行的人体实验被披露出来，使得人们意识到在医学伦理缺失是一个非常重要的问题。因此世界医学协会于 1964 年发表《赫尔辛基宣言》，确立了涉及人类的医学研究伦理原则。美国卫生部成立了保护生物医学和行为研究受试者国家委员会，该委员会于 1979 年发表了《贝尔蒙特报告—关于保护人类受试者的研究的伦理原则和指南》。这些文件虽然不具有法律约束力，但确定了伦理研究中涉及的基本原则，并为随后有关人类研究的法律法规提供了蓝图。

2005 年教科文组织通过的《世界生物伦理与人权宣言》明确了在生物伦理这一特定领域伦理与人权之间的相互关系。它提供了通用的原则框架，指导会员国制定其法规和政策。宣言指出，个人的利益和福祉应当优先于科学或社会利益，利益应该最大化，伤害应该最小化。上述原则包括自主权和同意权、尊重人的脆弱性和人格完整、隐私和机密性、平等、正义和公平、非歧视和非羞辱、尊重文化多样性和多元性、团结与合作、促进健康和社会发展、共享利益以及保护后代等。

2 人体器官捐献和移植的国际框架

世界卫生组织通过了《人类细胞，组织和器官移植指导原则》(1991 年，2010 年修订)。原则包括：知情同意权，死亡判定医生不得参与器官获取，禁止器官买卖，器官分配应以临床标准为指导，要公平和透明等。原则指出：器官移植要首先考虑使用逝者捐献器官，然后才是活体捐献器官；使用活体捐献器官时，应首先考虑使用与移植受者有亲属关系的活体捐献器官，然后才是无亲属关系的活体捐献器官，可以进行器官捐献宣传，但不得进行广告宣传或中介活动。质量、安全和有效性对器官捐献者和移植受者都至关重要，必须在持续改进的基础上加以保持不断优化。

1997 年欧洲委员会通过《在生物学和医学应用方面保护人权和人的尊严公约：人权与生物医学公约》(奥维多公约)，这是第一个具有法律约束力的国际法规，旨在通过一系列原则和禁止滥用生物和医学研究来维护人类尊严、权利和自由。它强调获得卫生保健的公平机会，以及知情同意的必要性，包括知情权和隐私权等。公约特别提到器官移植，包括一项优先规则，说明逝者捐献优先于活体捐献，必须知情同意权，禁止通过捐献获得经济利益。2002 年发布的《人权与生物医学公约有关人体器官和组织移植的附加议定书》

又有进一步的详细说明。

关于器官移植质量和安全标准的欧洲框架，必须参考欧洲议会和理事会 2010 年 7 月 7 日关于用于移植的人体器官质量和安全标准的第 2010/53/EU 号指令。欧盟委员会执行 2012 年 10 月 9 日第 2012/25/EU 号指令，该指令规定了成员国之间交换拟用于移植的人体器官的信息流程。

欧洲人权法院分别在 Petrova 拉脱维亚案（2014 年 6 月 24 日判决）和 Elberte 拉脱维亚案（2015 年 1 月 13 判决）中处理了未经家属同意摘取死者器官和组织的问题。欧洲人权法院强调，未经家属同意从尸体上摘取器官和组织违反了《欧洲人权公约》第 8 条规定的尊重私人和家庭的权利。

3　监管选择：激励措施

法律法规应当为医生和其他利益相关者提供明确的框架。其中一个热点话题就是激励。人们可能会争辩，任何形式的激励都是不可接受的，但某些形式的奖励认为是可以接受的，例如，当一个人以配对和捐献的方式将肾脏捐给陌生人。目前探讨可能的激励包括今后有需要的时候可以优先考虑移植以及今后的健康保险福利等。直接采用钱财激励的方式在国内和国际都受到广泛谴责。

器官捐献必须是利他的，是生命礼物。尽管如此，伊朗允许无血缘关系的肾脏捐献者从国家和受者那里获得补偿。这种受管制的市场除了违反国际原则外，还剥削了穷人和弱势群体，而且并没有消除器官黑市。

4　西班牙立法

与此相关的有两项立法：1979 年 10 月 27 日第 30 号法律，涉及器官获取和移植；2012 年 12 月 28 日第 1723 号皇家法令，规范用于移植的人体器官的获取、临床应用、区域协调以及质量和安全要求。该法令取代第 1999 年 2070 号皇家法令。必须为了治疗目的进行器官获取。这意味着任何器官获取的目的都必须是以通过移植改善受者的健康或生活质量为目的，否则可能进行相关的调查。如果器官获取目的是进行基础和临床研究或其他诊断目的，则适用单独的特定立法。本规定不适用于血液和血液衍生物、人体细胞和组织或生殖细胞和组织。

西班牙国家移植会（ONT）成立于 1989 年，已成为西班牙制度的最重要特征。

4.1　法律原则

4.1.1　自愿

与任何其他医疗干预一样，移植需要知情同意。否则，获取器官将构成身体伤害，构成刑事犯罪（《西班牙刑法》第156条），涉及的医疗卫生从业人员将因此被取消资格（如果获取器官造成主要器官的丧失或残废，医疗卫生专业人员可被判处6至12年徒刑（《西班牙刑法》第149条）；如果影响到其他脏器，刑期为3年至6年（《西班牙刑法》第150条）。在这两种情况下，刑事法院还必须取消该专业人员的执业资格（《西班牙刑法》第56条）。尊重自主意味着遵守2002年11月14日第41号法律，该法律规定了患者在有关信息和临床文件方面的自主权以及权利和义务。

负责移植的医生必须确保活体器官捐献者和移植受都能充分认识医疗干预的性质，包括移植可能给身体和心理上带来的风险和预期获益。同时还必须告知患者，已通过在认证的实验室对供体和受体进行了必要的组织相容性和免疫学检查。知情同意必须以书面形式提供，如果移植受者是未成年人或缺乏完全民事行为能力，则必须由其父母或法定代理人签署同意书。如果器官不能移植给预期的受者，移植中心必须告知活体器官捐献者接下来的计划。器官获取必须在获得授权的医疗机构进行。

4.1.2　无偿捐献

器官捐献必须是无偿的，以利他主义为基础。这既适用于器官捐献者，也适用于移植受者。器官捐献者可能得不到任何经济或其他方面的补偿，而移植受者也不必支付移植器官的费用。不过，器官移植对活体器官捐献者或逝世后器官捐献供体的家属来说不应承担不该有的义务或责任，因此，这个原则与报销某些费用并不矛盾。如果因捐献而导致收入损失，活体器官捐献者可以获得补偿。

4.1.3　匿名性

捐献是匿名的。器官捐献者和（或）捐献者的家人不允许知晓移植受者的身份，移植受者或受者的家属也不允许知晓器官捐献者的身份。但这一规定不适用于活体器官捐献者是移植受者的亲属或朋友。

4.1.4　公平性

对潜在器官移植受者的选择和接受移植手术应遵循公平原则。

法律对活体器官捐献者和逝世后器官捐献供体作了区分。由于相关知情同意的要求各不相同（前者为知情同意，后者为推定同意），而且两种要求都有各自具体的手续，因此需要分别审查。

4.2　活体器官捐献者

必须达到法定年龄，并具有完全民事行为能力，必须知情同意。不得从因智力缺陷或疾病或任何其他原因而缺乏民事行为能力无法表达自己意愿或自主和意识表示同意的人那里获取器官。未成年人的知情同意无效，父母或法定监护人可能不同意摘除其子女的器官。

活体捐献需要捐献者符合上述条件并知情同意，但经司法系统批准上述情况可以例外。

有一个捐献案例值得一提，即活体器官捐献者和预期的器官移植受者都是未成年人。该案例涉及一名 17 岁的母亲，她寻求司法授权，请求允许将自己的一枚肾脏或部分捐献给她心爱的女儿，而她的女儿患有某种疾病，如果病情恶化，而一直找不到合适的供者，孩子可能会死亡。当时这位母亲还未成年，法律上不允许她表达同意捐献器官的意愿，不过几个月之后当她达到法定年龄时可以这样做。但到那个时候，对她的孩子来说可能为时已晚。

这是一个非常戏剧性的案例。患病婴儿的祖母向法院提出申请，试图在其女儿的案例中获得器官捐献的司法授权。塞维利亚初审法院于 2007 年 10 月 18 日做出裁决，批准器官捐献。这项决议得到了媒体的广泛报道。虽然这显然违反了法律，但裁决被认为是公正和公平的。

必须以书面形式告知同意。必须告知潜在供者捐献的风险、该决定可能对身体和心理的影响和后果、捐献可能对其个人、家庭和职业产生的影响以及对移植受者的预期获益等，同时还必须告知潜在供者关于资料过程受者可能遇到的风险，以提醒他 / 她分享相关信息的重要性，不限于健康信息。在实践中，移植协调员履行告知义务，协调员会问询潜在活体供者的捐献决定，他们的个人和职业情况以及其他相关内容，以便确定该决定是否是自愿做出的。虽然这种情况不是经常发生，但是如果捐献会影响就业和相关保险政策。潜在的活体器官供者可能会面临社会经济困难，如果必要可以争取修改法律，以确保这些负面影响不会发生。

需要进行医学评估，以确定供者总体健康状况良好，其健康不会因器官捐献而受到危害。检查将由一名不参与移植过程的内科医生进行。供者和受者并不一定要有遗传关系：家属，亲密朋友和所谓的"好心人"都可能是潜在的供者。移植医院的伦理委员会必须出具关于活体供者的器官摘除的批准报告。

最后，潜在的活体器官供者必须在法官面前再次表示同意。供者将由三名人员陪同签署器官捐献同意书：器官获取的医生，检查潜在供者并出具医疗报告的医生，以及授权手术的人（通常是医疗卫生中心的授权代表或移植协调员）。在法官面前，医生会再次提供相关信息，所有人将在文件上签字。在任何时候，如果上述任何人对同意的方式有怀疑（无知，强迫，非利他主义），他们可以反对器官捐献。否则法官会批准捐献。一旦在法官同意，器官获取至少要在 24 小时后冷静期进行，这给供者最后一次改变主意的机会。在器官获取前，同意可撤销，无需办理任何手续，也不承担任何经济后果（无需向医疗中心和（或）向受者支付赔偿金或费用）。

4.3 逝后器官捐献供体

4.3.1 死亡判定

在西班牙绝大多数的器官都是由逝者捐献。进行器官获取前，必须作出死亡判定。判定可以通过心肺功能不可逆性停止或大脑功能不可逆性停止来完成。心脏骤停后死亡判定可一名医生完成，但脑死亡的声明必须由三名医生签字，其中一名必须是神经内科或神经外科医生，还有一名必须是患者所在科室负责人。参与死亡判定的医生不能参与获取或移植。

一旦心脏骤停后被判定死亡，逝者的遗体就被移交给负责器官获取的小组，该小组可以在司法授权下应用保存技术。因为时间非常紧迫，按照法律规定，如果法官在提出请求后 15 分钟内未获得家人拒绝，则可推定同意。如果医生得到明确的司法授权，或者在 15 分钟内没有得到拒绝的回复，他们可以继续应用保存技术（对意外死亡情况，要为法庭留取血液、尿液和胃液样本）。

一般来说，在潜在器官捐献者死亡后进行器官获取并不需要司法授权。但例外的情况包括意外死亡（道路事故，工伤事故或其他事故），或对死亡原因进行调查时（他杀）。除非死因不明，器官获取可能会干扰尸检或刑事调查，否则法官将给予授权。在心肺功能衰竭死亡后，器官获取的司法授权和器官保存技术的司法授权不应混淆。当因心功能衰竭导致死亡时，可以有两种司法授权，即器官保护和器官获取。

4.3.2 理论上推定同意，实践中明确同意

该法确立了推定同意制度（选择退出）。如果逝者在死亡前没有明确表示拒绝，则可为治疗目的从逝者供身上获取器官。在他 / 她死亡之前，拒绝器官捐献可以指所有器官，也可以只是其中部分器官。推定同意是指所有人逝世死后都是潜在的器官捐献者，除非他们以书面或是其他方式表示反对。为了查明是否有明确地表达拒绝，移植协调员将试图找出那些拒绝捐献的原因是什么，特别是来自亲属的拒绝。

然而，在实践中，西班牙移植制度却是知情同意制度（opt-in），要求得到家属的同意。这适用于所有情况，当逝者的意愿不明，逝者亲属有供者授权等情况。家人的意愿必须得到尊重。不顾逝者家属的意愿，从逝者身上获取器官的行为是不允许的。即使有些器官可能会因此而不得不弃用，但对中长期器官捐献是有益的。对家人的尊重产生信任，而信任是器官移植的关键。当人们对制度缺乏信任时，获得同意的可能性就会减少。

适用推定制度的原因之一是需要建立信任。不管法律如何，医生不会无视家属的意愿，这传递了一个强烈的尊重信息，反过来也会产生信任。这也避免了冲突和负面宣传，这些冲突和负面宣传可能会破坏人们对器官捐献体系的信任。与家属的面谈变得非常重要。在西班牙，移植协调员负责联系家属，并管理整个过程。他们接受的相关培训使他们能够减少家属拒绝损赠的次数，提高器官捐献率。

在西班牙，移植协调员是医院任命的医生，独立于移植小组。欧洲委员会已经认识到移植协调员作用的重要性，他们不仅是提高捐献和移植过程有效性的关键性因素，也是提高移植器官质量和安全的关键因素。

4.4 组织网络

西班牙移植物获取在三个层面进行协调和组织：国家、地区和地方。西班牙国家移植会（ONT）是隶属于西班牙卫生部的国家机构，负责协调和支持器官获取、分配和移植工作，包括管理移植等待名单、移植登记、汇编统计数据、为医务人员提供继续教育、提高公众相关意识、向公众提供相关信息以及管理与媒体的关系等。

在地区这一层面，每个社区设一名协调员，在当地医院移植协调员和 ONT 之间发挥

联系作用。各国家和区域的代表定期举行会议，对移植技术相关的内容进行决策并达成共识。

在地方这一层面，有医院移植协调员，这是西班牙系统的一个关键特征。他们在确定潜在器官捐献者、联系家属和管理整个移植过程中扮演着重要的角色。欧洲委员会部长委员会就器官捐献专业人员的作用和培训向成员国提交的建议 11（2005），强调了移植协调员的重要性，该建议于 2005 年 6 月 15 日修订。这项建议要求所有设有重症监护单元的医院都 要任命移植协调员，并以西班牙移植协调员为榜样，确定其作用和职能。他们通常是对医院院长负责的医生，而不是移植团队。他们负责监督捐献和获取，以确定和执行相关过程的改进，并持续审计捐献的结果。

5　参考文献

［1］Barceló Doménech J. La extracción de órganos de donantes vivos en la nueva Ley de Jurisdicción Voluntaria. Derecho Privado y Constitución. 2016; 30: 221-256.

［2］Farrell AM, Price D, Quigley M. editors. Organ shortage. Ethics, Law and Pragmatism. Cambridge: Cambridge University Press; 2010.

［3］Mahdavi-Mazdeh M. The Iranian model of living renal transplantation. Kidney international. 2012; 82: 627-634.

［4］Matesanz R. editor. El modelo español de coordinación y trasplantes. 2nd. ed. Madrid: Aula Médica Ediciones; 2008. Available online at http://www. ont. es/publicaciones/ Documents/modeloespanol. pdf.

［5］Matesanz R, Domínguez-Gil B. Strategies to optimize deceased organ donation, Transplatation Reviews. 2007; 21: 177-188.

［6］Querido S, Weigert A, Adrageo T, et al. Rewards to increase living kidney donation: the state of the art. Nefrología. 2019; 39 (1): 11-14.

第18章　生物警戒

Aurora Navarro Martinez Cantullera 医学博士

医学器官和组织警戒办公室

OCATT 项目协调员

血液和组织库

西班牙巴塞罗那

索　引

第 18 章　生物警戒 ··355

1　导言 ··357

2　患者安全保障和其它生物警戒系统的发展史 ··357

  2.1　患者安全保障的发展史 ···357

  2.2　警戒系统 ···358

3　捐献和移植过程中的质量控制，生物警戒的概念和定义 ····················358

  3.1　捐献和移植过程的质量控制 ··358

  3.2　质控问题 ···359

  3.3　风险分析和受者监控 ···359

  3.4　生物警戒：向高质量迈进的一步 ··359

  3.5　词汇表（按字母顺序） ··360

  3.6　缩略语 ···361

4　器官和组织的生物警戒流程 ··362

  4.1　生物警戒流程 ···362

    4.1.1　发现 SAR（损害已发生）或 SAE（存在损害发生风险）······362

    4.1.2　报告 ···363

    4.1.3　提醒移植团队 ···363

    4.1.4　评估和调查 ··364

    4.1.5　预防、治疗和纠正措施 ··369

    4.1.6　受者监控与随访 ···369

    4.1.7　案例报告 ···369

5　生物警戒系统 ···370

  5.1　生物警戒系统的组成 ···370

  5.2　警戒系统的关键点 ··371

    5.2.1　强制报告 ···371

    5.2.2　标准化集中上报 ···371

    5.2.3　警戒系统全天候运行 ··371

    5.2.4　可溯源性 ···371

    5.2.5　警告方式 ···371

    5.2.6　专业人员培训 ··372

    5.2.7　交流、合作和共享 ···372

    5.2.8　个体化分析 ··372

    5.2.9　生物警戒专家委员会 ··372

    5.2.10　全球协作 ···372

    5.2.11　避免追责 ···373

6　结束语 ··373

7　参考文献 ···373

1 导言

很多国家的医疗卫生系统都已开展器官和组织的捐献及移植工作。但在部分国家，这一工作方兴未艾或难以开展。尽管近年来器官捐献数量持续增加，但仍仅能满足全球15%的移植需求。2017年《移植通讯》数据显示，当年全球总共进行了89823例肾移植，30352例肝移植，7626例心脏移植，5497例肺移植，2342例胰腺移植和220例小肠移植[1]。

器官移植是终末期器官衰竭患者有效治疗方法。这意味着，当有供体器官移植给患者时，器官移植是公认挽救患者生命最好的选择，通常也是唯一的选择，此时患者生存的获益最大。

器官、组织的捐献和移植过程要在确保供者（活体）和受者在优质和安全的情况下进行，但就像其他医疗行为一样，并发症的发生不可避免。器官移植并发症有时候不会立即出现，其中部分并发症可能与供者有关。因此，近年来，人们对建立一个生物警戒系统愈发重视，以此识别严重的非预期并发症的发生。通过主动预警系统监控移植全过程，对提高器官移植过程的质量和安全非常重要。因此，这一警戒系统对整个过程的监控必不可少，当感染或恶性肿瘤从供者传播给受者时，必然会产生严重的后果，使得受者出现并发症的同时增加了死亡风险[2]。

本章将介绍生物警戒的流程，由于捐献者甚至捐献过程都可能对移植造成意外的不良后果结果，结果可能影响来自同一捐献者器官、组织或细胞的其他受者。

本章还将介绍器官移植过程中质量控制的概念和生物警戒的流程，并描述在移植过程中不同阶段（移植协调、器官分配、移植）建立高效警戒系统的关键因素，同时阐明生物警戒相关工作流程、责任分工和成果分享。

器官移植十分重要，同时又面临巨大挑战，所以交流沟通其中一个关键点。单个供者的捐献可能会有数百名专业医疗人士参与，可能会使数位受者获益（器官），甚至可能会数百名受者获益（组织），因此每个环节的交流沟通都至关重要。

2 患者安全保障和其它生物警戒系统的发展史

2.1 患者安全保障的发展史

医疗行为实施过程中，会遇到大量各种各样的风险。正因为如此，医疗过程中如何保证每一个环节都能高质量的完成是医务人员长期关注的问题。对此，过往进行了大量的研究，并且自20世纪80年代中期以来，已有许多发表的文章，都关注了影响在院治疗患者的不良事件，这些患者在治疗过程或出现并发症、致残甚至死亡。

患者安全保障的定义是在医疗行为实施过程中不要对患者造成完全可以避免的伤害，并将相关的不必要伤害的风险降低到最低限度。世界卫生组织（WHO）公布的数据表明，每4名患者中就有1人在初诊和门诊治疗时受到诊疗相关伤害。2012年，M.G.Ison等[3]指出，器官捐献和移植过程中发生的一些医疗差错应尽可能根据患者安全保障规定进行处理。

2.2 警戒系统

为了控制药物造成的不良反应，20世纪60年代，世卫组织开启了国际药物警戒计划。药物警戒的定义是针对药物不良反应或用药相关的问题而进行的检测、评估、分析和预防活动。

自20世纪90年代以来，艾滋病的流行促使了血液警戒的出现，其目的是通过建立一个能够报告错误和输血反应系统，查明输血过程出现的风险，继而进行纠错及实施预防措施，从而提高输血过程的质量安全。欧洲第2005/61/EC指令，是这一优越系统的典型例子，该指令规定输血过程出现的问题必须通过血液警戒系统进行报告。

生物警戒，这一术语源于血液警戒，并扩展至到其他人源材料，如器官、组织和细胞。本章节将特别描述器官和组织的生物警戒。生物警戒包括实施监控和警报的系统，以发现在供者身上或在器官、组织及细胞捐献和移植过程中发生的严重不良事件（SAE）或预期外的不良反应（参考第519页SAR定义），同时也可以监控受者。生物警戒相关规定于21世纪初开始实施，第一项立法源于法国，然后于2004年被纳入欧洲议会和理事会第2004/23/EC号指令（组织）以及第2010/45/EU号指令（器官）之中。

《欧洲关于组织和器官的指令》规定，必须建立一个生物警戒系统来报告、调查、记录和传递有关严重不良事件和不良反应的相关信息，并规定在欧盟不同国家之间进行器官移植时必须交换相关内容。此外，世界卫生组织在其关于器官、组织和细胞移植的11项原则[4]中纳入了第10号指导原则，该原则规定实施组织和器官的捐献和移植相关管理机构的质量控制体系必须可溯源并且包含警戒系统，其中包括严重不良反应或副作用的报告流程。

3 捐献和移植过程中的质量控制，生物警戒的概念和定义

3.1 捐献和移植过程的质量控制

器官和组织的捐献和移植方案至少必须包括以下要素，以确保整个过程的质量和安全（图1）：

第一，对潜在的供者进行资格评估应基于安全和质量指南[5, 6]，以便于对每个供者进行详尽的风险分析，同时考虑供体的特征和情况、疾病传播的风险以及受体的特征和情况。此外，必须遵循国际机构关于疾病预防和控制风险（ECDC，CDC）的建议。此外，当检测到风险时，应当告知受者，同时负责器官移植的团队成员都应知晓并采取适当的措施将风险降至最低。

第二，器官捐献和移植实施质量管理体系必须包括质量控制（QC）和质量保证

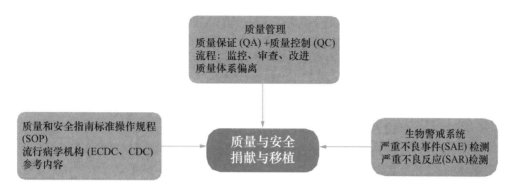

图 1　捐献和移植的质量与安全要素

（QA）程序。质量管理体系必须包括工作流程、组织架构、过程质控指标、专业人员的培训，并且必须确保从供体到受体的可溯源。此外，必须进行风险评估以分析疑难案例并安排过程稽查，从而确保持续改进。

第三，自 21 世纪初以来，建立稳健的生物警戒系统，需求已在国际上达成共识，并有相关规定付诸实践。其目的在于发现受者和（或）供者意外损伤风险，以及可能导致严重风险的问题，从而有机会及时应对和降低风险。

3.2　质控问题

一般来说，器官捐献和移植过程是由专业组织和专业人员进行，他们严格遵循质量控制要求，所以不符合质控流程的情况很少发生，既使发生也能在过程中得到解决，而且大多数情况下不影响受者。这些不符合质控流程的情况可能导致偏离规则和发生事故。当发生严重不良事件或反应（SAE/SAR）时，器官捐献和移植机构必须将其记录在质量控制体系中，同时通知医院负责警戒的人员（如有）以及区域或国家警戒相关人员。

3.3　风险分析和受者监控

潜在供者自身存在某些可传播的疾病，但同时受者通过移植获益可能大于受到传染或机体损害的潜在风险。在这种情况下，需要对是否移植进行风险分析，并由捐献小组和移植小组共同协商做出决定，并征得受者的特别同意。在这种情况下，要对受者进行特别监控，以便采取干预措施，从而降低风险。

3.4　生物警戒：向高质量迈进的一步

警戒，是指仔细观察一个人或一件事，并保持警惕，以防止受到伤害或造成危险。所谓器官、组织捐献和移植过程警戒，是对整个捐献和移植过程所有阶段的密切监控，以发现可能对受者或供者（活体）造成严重后果的意外情况或不良反应。

供者或受者检测到的意外事件分类如下：

严重不良事件（SAE）：发生在移植过程任何阶段（从捐献到移植）的预期之外或意料之外的事件，可能对器官或组织的受者或活体捐献者造成潜在的伤害。

严重不良反应（SAR）：在受者或供者身上发现损害，并怀疑是由于捐献的过程或移植的器官/组织本身造成的。

在欧洲 SAE/SAR 两种术语均可使用，但在其他警戒系统中（如美国），只对报告 SARs 作强制要求。关于生物警戒使用的术语及其定义，世界卫生组织通过 Notify 项目[7、8]使术语标准化，以便将 Notify 库中（www.Notifylibrary.org）生物警戒案例分为两类：对受者或活体供者造成伤害的案例；即将发生但最终没有发生伤害的案例。

虽然很少有关于生物警戒的数据发表，但器官和组织的捐献和移植过程中的 SAEs 和 SARs 发生率很低，人们认为其发生率在所有移植占比为 0.96%。器官移植最常见的情况与病原体感染（丙型肝炎病毒、乙型肝炎病毒、结核病、艾滋病病毒、南美锥虫病）和恶性肿瘤（最常见的是肾癌、肺癌、多形性胶质母细胞瘤和淋巴瘤）等传播风险有关。Green 等人[9]于 2015 年指出，有 0.16% DCD 器官移植发生了供体到受体的感染性疾病传播，导致的死亡率约为 22%。

因此，生物警戒可最大程度体现供者、受者、医疗卫生系统和主管部门的安全和质量保证，尽管生物警戒的执行会遇到各种困难我们将在本章中进行讨论，其主要原因是漏报。

必须记住的是，疑似传播的判定取决于专业人员的检测，专业人员必须解释受者的临床症状，并将其与供者或捐献过程中的可能原因联系起来。

3.5　词汇表（按字母顺序）

（1）警报：是指不良事件或严重不良反应报告，由警戒机构（VA）或主管机构（CA）发送到所有涉及该事件的器官或组织获取中心。目的是通知事件涉及的所有中心和专业人员，以便他们能够对暴露于所检测到的风险的患者实施预防或治疗措施。此外，该警报用于启动对这个报告的正式调查。有些警报可能只涉及一个捐献中心，有些可能涉及一个或多个器官和组织移植中心、组织库，甚至其他国家的 VAs/CAs。在欧洲，当一份警报影响到至少两个国家时，需使用由欧盟委员会开发的称为 RATC（"组织和细胞快速警报"）或 RAB（"血液快速警报"）的警报平台。该平台自 2013 年以来一直在使用，目的是连接欧洲共同体所有成员国和其警戒系统。

（2）警戒机构/有关部门（VA/CA）：这是在一个地区或国家中管理生物警戒系统的组织。

（3）编码：编码系统能够识别器官或组织，从而确保对供者、器官、组织和受者的可溯源性以及匿名性。编码是警戒系统的关键，因为它可以在不使用供者或受者的姓名或身份的情况下，查明并识别报告中涉及的所有人源材料。编码甚至可以识别获取中心、移植中心、实验室和组织库，并匿名处理报告。

（4）DTAC（疾病传播咨询委员会）：这是一个审查委员会，负责对 OPTN（美国器官获取移植网络）报告的疾病传播潜在病例进行审查，以调查和确认从供者到受者的传播病例。该委员会审查所有报告病例，评估传播风险或造成的影响，并进行监测和编写关于风险的报告。

（5）严重不良事件（SAE）：与器官和（或）组织的获取、评估、加工、储存或分配等过程相关的任何不良事件，其可能导致传染病传播或可能影响质量与安全，从而导致患者死亡或者危及生命、致残、损伤、以及造成需要住院治疗的疾病，或者延长住院时间或疾病进程。

（6）严重程度：当供者或受者出现以下任何情况时，警戒报告被归类为"严重"或"危急"：

①需要住院治疗或延长住院时间。

②需要治疗和（或）造成暂时性损伤。

③造成永久性损伤或濒死的情况。

④造成受者的死亡。

（7）可归责性：是指能够将所观察到的不良反应找到发生原因的能力。以下两种情况的原因是必须判定的：①当活体供者出现严重不良反应时，供者身上观察到的损害是否可能源自捐献过程；②当受者出现严重的不良反应时，需要通过调查判定不良反应的原因是来自于供者还是捐献过程。

（8）报告查询数据库：在线报告查询数据库，网页地址为www.notifylibrary.org，主管部门和（或）科学协会通过该系统发布关于生物警戒案例的科学评论或报告中。推广在线报告查询系统的Notify项目由世界卫生组织与意大利国家移植中心（CNT）合作建立，并与国家移植组织（ONT）和加泰罗尼亚移植组织（OCATT）合作运行。

（9）严重不良反应：供者或受者在获取或移植器官、组织和细胞时发生的意外反应，包括传染病发生，及其他具有致死性、潜在致死性、致功能受损等情况。可能导致残疾或失功，导致需要住院治疗的疾病，或延长住院时间。

（10）监控：为了公共卫生目的系统地收集、评估和分析数据，并在必要时出于收集公众评估和大众反应目的适当发布关于健康的公共信息。在生物警戒方面，意味着系统地记录对器官和组织的受者和供者的监控，特别是如果一直处于危险状况。

前置监控系统可能有助于突出系统性发生的趋势或事件。此外，欧洲疾病预防和控制中心（ECDC）等机构通过改进控制相关感染性疾病暴发的决策，帮助主管部门评估这些疾病的风险，支持欧盟成员国预防和控制通过人源性材料传播传染性疾病。

（11）可溯源性：在捐献到移植或移除的任何阶段，器官和组织的定位和识别能力，包括：确定供者和获取中心；识别移植中心的受者；定位和识别与器官或组织接触的产品和材料等相关信息，这些都可能影响器官或组织的质量和安全。

（12）警戒：发现与捐献的器官、组织和细胞及其临床应用相关的不良事件和不良反应的警戒状态，可报告给地方、区域或国家生物警戒系统。生物警戒是提高供体和受体安全性的系统，特别关注捐献和移植过程发生的临床情况和事件，目的是发现不良反应。

3.6 缩略语

VA/CA：警戒机构/主管部门
CDC：疾病控制和预防中心（美国）

EC：欧洲联盟委员会

DTAC：疾病传播咨询委员会（美国）

ECDC：欧洲疾病预防和控制中心

SAE：严重不良事件

EUSTITE：欧洲联盟检查组织机构的标准和培训（欧洲项目）

WHO：世界卫生组织

SAR：严重不良反应

Record ID：在 www.notifylibrary.com 上记录警戒案件的编号

SOHO：人类来源的材料

V&S：警戒和监视

4　器官和组织的生物警戒流程

4.1　生物警戒流程

生物警戒流程是由一系列环节组成，旨在将器官、组织和细胞捐献和移植活动期间检测到的损伤或风险转变为纠正和预防措施，以解决特定问题并防止其再次发生。生物警戒过程包括 6 个阶段，每个阶段将描述行动方法和追究责任时应当遵循的流程（图 2）。

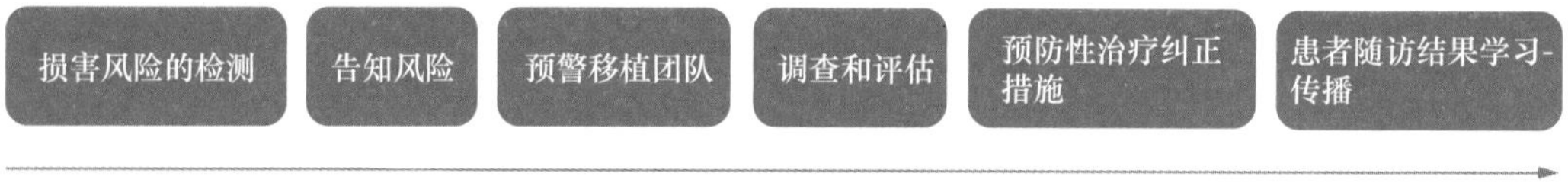

图 2　生物警戒阶段

4.1.1　发现 SAR（损害已发生）或 SAE（存在损害发生风险）

方法：包括发现受体或供体产生的损伤，这种损伤与移植器官、组织或细胞相关。或者追踪到捐献和移植各阶段发生的危险情况，及其可能产生的严重危害与捐献和（或）移植过程相关性。

对 SAR/SAE 的识别可发生在从捐献到移植过程中的任何时刻，包括发生在供者器官和（或）组织获取之前以及移植后受者的随访期间。如果对损伤的严重程度或损伤是否与器官或组织有关存有疑虑，建议最好通知警戒机构 / 主管部门（VA/CA），共同决定是否建立警戒病例，以避免更大的伤害[10, 11]。

图 3 描述了受者或供者的不同临床情况，出现这些情况时应该怀疑发生了 SAR。图 4 介绍了一些情况出现这些情况应该怀疑发生了 SAE。

职责：参与捐献和移植过程的任何专业人员都有责任及时识别和发现已发生的损害或者发生损害的潜在风险。在器官捐献和移植过程，移植协调员和移植团队大多数情况下会及时发出警报；而康复团队、微生物实验室或解剖病理科以及组织库等发出警报相对较少。

非预期原发性感染，可能从供者传播给受者，
例如，病毒、细菌、寄生虫、真菌感染或朊病毒

由于获取、储存、保存、处理过程中的交叉污染（病毒、细菌、寄生虫、真菌、朊病毒）或甚至
由与器官或组织接触的材料引起的感染传播给受体

可能由移植器官或组织传播的恶性肿瘤

超敏反应（过敏、过敏反应或速发型过敏反应）

原发性移植物功能障碍或移植物功能延迟恢复

异常引起的非预期免疫反应，例如HLA、ABO、Rh等

器官或组织的毒性，或由与之接触的材料引起

因为器官或组织转运或发送错误，取消移植导致受体原本不必要地暴露于麻醉风险等

图3 提示发生严重不良反应的临床症状或情况

未经治疗或不明原因的严重全身性感染，或如果献血前已知存在不受控制的感染，则将其作为献
血禁忌证

至少移植一个器官时检测到存在恶性肿瘤（如果事先已知，则为捐献的禁忌证），例如黑色素瘤

接受有血管病变或灌注不良的器官，或在不合适的温度下保存，损害了移植器官的质量和正常
解剖结构。例如：影响器官移植的血管问题

发送不适合移植的器官或组织。例如，右肺而不是左肺

当某种情况导致组织丢失量大时，虽然这种情况不会直接伤害供体，但可能会影响多种方法干预
的时机

图4 可能存在严重不良事件风险的情况描述

4.1.2 报告

方法：如果发现问题必须及时预警，通常使用电话进行上报。同时，通过标准化报告
格式（打印或数字化格式）规范识别上报形式，上报内容必须尽快发送至 VA/CA，并提醒
VA/CA 生物警戒负责人已经发送了相关报告。报告内容必须真实、准确和清晰，考虑到其
他的存在暴露风险的受者、尚未移植的器官或已库存的组织，报告必须尽快发送。损伤风
险报告内容必须包括：发出报告的中心、报告人和机构、识别日期、报告日期、伤害或风
险的简要解释、涉及供体和受体的详细信息，以及病例的检测、结果和相关内容。

责任人：任何参与捐献和移植过程的专业人员，无论是直接参与移植过程还是发布与
供者或受者有关的结果的人员。如果医院有指定的生物警戒人员，建议由他们发出报告，
因为他们是最熟悉报告文书和沟通渠道的专家。

4.1.3 提醒移植团队

方法：包括向参与器官和组织捐献和移植的所有团队、实验室、组织库和专业人

员发送预警报告，这些团队相互合作并联合制订对损伤或风险的干预措施，以减轻任何已发生的损害，或在收到报告时，及时针对受者的影响和伤害采取预防措施。在收到报告后的干预行为应立即进行；主管部门必须创建记录并对报告进行编码，以便于对其进行识别和查找，并将所有相关内容与该特定编码相关联。

责任人：VA/CA 应提醒所有负责移植的团队和中心及生物警戒人员，与其分享所有相关信息，在与专家们达成一致后，对正在采取的各种措施进行讨论。

而在欧洲，组织和细胞系统的快速预警（RATC）系统的启用则是例外情况。该系统于 2013 年开始运行，目的是连接欧洲联盟委员会成员国，使其能够正确处理可能影响不同国家的警戒病例，例如新发疾病暴发，如西尼罗河病毒和其他类型的流行病学警报。该系统旨在提高效率，以防止危害，通常与各国的 VA 联合运行。

4.1.4　评估和调查

方法：第一次评估包括分析问题发生情况以及器官或组织受者的状况，评估时要仔细了解上报的信息质量，验证和掌握信息来源和具体细节。汇总有关内容可能需要数天或数月，所以为了充分调查病例有必要开展各种检测或进行补充评估。供者的样本、移植前后受者的样本，甚至之前实验室留样本（丢弃之前）均对研究十分重要。

如果是组织库解冻的样本，组织库可能留有对调查有用的样本。

在启动报告时，调查工作还包括寻找在生物警戒系统、患者监测记录、以往发表文献或 notify 数据库中有无类似案例。

责任人：风险检测专业人员进行初步评估，并负责提醒 VA/CA 负责人。在很多情况下，初始评估非常重要，关系到判断检测到的风险或不良反应是否严重，VA/CA 是否需要警报。即使在有疑问的情况下，我们始终建议向 VA/CA 发出警报。因为如果不符合标准，与其后悔原本可以通过干预从而减轻该供体器官对不同受者的伤害，不如拒绝实施器官移植更为安全。

VA/CA 相关中心共同调查并形成报告，根据对供者、受者相关风险影响或风险是否可能造成损伤等对其进行风险分类。该分析并不简单，需使用在各种欧洲项目中建立的授权表（表 1-6）；Eustite-SOHO V&S 项目的表 1/3-6，最初用于组织捐献移植物报告，但随后扩展到 Efretos 项目中的器官捐献移植物。此外，表 2 是美国 DTAC 的决策树，分析供者至受者之间传染性疾病或恶性肿瘤传播的可能性时，可用于归责性的评估。此外，2018年 Vistart 项目与 Nortify 项目联合发布了一份所有人源性材料的归责性表格（http://www.notifylibrary.org/site/default/files/Imputability%20table.pdf）。

为了确定每份报告产生的影响，图 5 显示了分析调查程序应经历的 5 个阶段。评估每个阶段产生的影响要与相应措施及损伤程度成比例，重要的是评估时还要考虑不同的情况。

阶段 1. 严重度评估

表 1（严重程度）将受者或供者的症状从最轻微的"非严重"到最严重的"致死性"，划分不同程度以此决定是否向 VA/CA 报告。当严重程度为严重或更高时，应尽快将病例报告给 VA/CA。

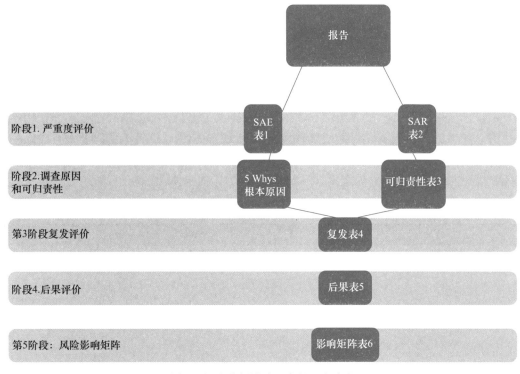

图 5 调查分析影响程度的五个阶段

如果是 SARs，则该表描述了在受者或供者身上出现的症状。如果是 SAEs，必须解释检测到的问题是什么，以及可能对受者或供体造成什么伤害。

表 1 损害严重度（SAR）

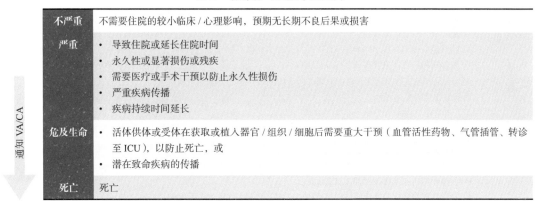

不严重	不需要住院的较小临床/心理影响，预期无长期不良后果或损害
严重	· 导致住院或延长住院时间 · 永久性或显著损伤或残疾 · 需要医疗或手术干预以防止永久性损伤 · 严重疾病传播 · 疾病持续时间延长
危及生命	· 活体供体或受体在获取或植入器官/组织/细胞后需要重大干预（血管活性药物、气管插管、转诊至 ICU），以防止死亡，或 · 潜在致命疾病的传播
死亡	死亡

通知 VA/CA ↓

阶段 2. 寻因归责

危害或问题原因分析需要众多专业人员的合作。需要掌握全面信息以及病例具体纠正和预防措施，关键是对病例情况全面分析。

针对损害（SAR）是否已经发生，或者发生尚未造成损害（SAE）这两种情况，要采取两种不同的方法。

　　表 2 对 SAR 原因进行了分类，1. 是由供者传播给受者；2. 由于其他原因所致。寻找损伤的原因被称为归责，有建议[12]提出调整规则的命名使其更通用。由于很难收集到全部信息并将发生的事件百分百的正确归类，所以归责始终是基于临床数据和科学知识的解释。事实上，受者 8% 的肿瘤可被确定或可能归类为供者[13]。归类中，以下情况无法确认原因：缺乏供者样本；缺乏可用于检测特定微生物的诊断试验；移植前没有留存受者样本，或未进行尸检，也没有留存受体样本（如果受者已死亡）。基于这些原因，建议保存供者和受者的血清样本（根据西班牙皇家法令 1723/2012，供者的血清样本必须保存十年）。当发生疑似传播时，尝试对供者或死亡受者进行尸检。此外，为了完成分析，可以查阅发表在 notify 数据库里的案例。

表 2　归责评估

归责等级	DTAC 采用的感染性和恶性肿瘤传播标准[1]	源自 EUSTITE-SOHO V&S（2）
无法评估	数据不足以进行归责性评估	数据不足以进行归责性评估
排除	疑似传播并满足以下至少一种情况 • 证据清晰提示可能为其他原因 • 适当诊断试验未能记录来自同一供体的其他受体有相同病原体感染； • 实验室证据表明，受体在应用器官、组织或细胞前感染了相同的病原体或患有肿瘤	确凿证据表明不良事件可能是归因于组织/细胞移植以外的原因
可能	疑似传播和： • 单个受体中病原体或肿瘤的实验室证据，或 • 疑似传播和： • 单个受体中病原体或肿瘤的实验室证据或 • 数据表明存在传播，但不足以确认	将不良事件归因于组织质量/安全性（受者）、捐献过程（捐献者）或其他原因的证据尚不确定
可能/很可能	满足以下两个条件： • 疑似传播和受体中病原体或肿瘤的实验室证据并且至少满足以下条件之一： • 在其他受体也存在相同病原体或肿瘤的实验室证据； • 供体相同病原体或肿瘤的实验室证据； 如果有移植前实验室证据，此类数据必须表明同一受体在移植前所涉及的病原体为阴性	证据明确支持将不良事件归因于以下方面的质量/安全性组织（受体）或献血过程（供体）
确定/肯定；已证明	满足以下所有条件： • 疑似传播； • 受体病原体或肿瘤的实验室证据； • 其他受体（如果多个受体）相同病原体或肿瘤的实验室证据； • 供体相同病原体或肿瘤的实验室证据； • 如果有移植前实验室证据，应注意的是，同一受者在移植前病原体呈阴性	将不良事件归因于组织质量/安全性（受血者）或捐献过程（捐献者），具有毫无疑问的确凿证据

［1］UniformDefinitionsforDonor-DerivedInfectiousDiseaseTransmissionsinSolidOrganTransplantationChristianGarzoniandMichaelG.IsonTransplantation•Volume92,Number12,December27, 2011
［2］SOHOV&SGuidanceforCompetentAuthorities:CommunicationandInvestigationofSeriousAdverseEventsandReactionsassociatedwithHumanTissuesandCells http://www.notifylibrary.org/sites/default/files/SOHO%20V%26S%20Communication%20and%20Investigation%20Guidance.pdf

　　注：器官为左列，组织为右列。

对已发生的 SAR，应积极考虑其影响以及相应解决办法。对同一个病例而言，由于收集到的数据和结果不断发生变化。其归责程度也可能随时间而变化，为了评估 SAE 的原因，有必要寻找问题发生的原因（发生原因、时间、地点和发现者）。和发现者在此介绍寻找 SAE 原因的两种方法：

（1）"5 个 Why"

"5 个 Why"包括对已发生的问题，询问："为什么会发生？"，根据第一个 why 的回答产生第二个 "why" 问题，依此类推。这是找出问题根源的简单工具。

（2）因果图

因果关系图是分析问题及其产生原因的工具。该方法对于查找问题发生的原因是否因与人员、流程、环境或方法等相关非常有用。

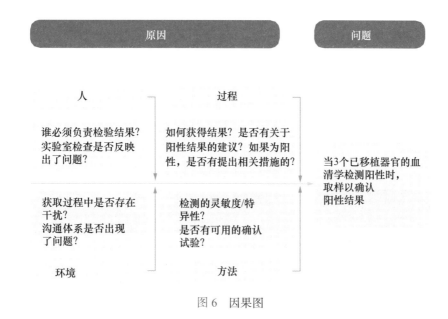

图 6　因果图

阶段 3．复发评估

在这三阶段，评估复发的可能性，分析该错误或损伤是否可能再次发生。一般而言，如果发现其存在再次发生的可能，并且后果是危重或严重的（第 4 阶段），则必须采取紧急纠正措施以防止其再次发生。该分类可在通知建立时完成，也可在结束时评估，因为已实施的改进措施可降低同样错误重复发生的概率。

表 3　严重不良事件或严重不良反应复发的可能性评价

1	罕见	很难相信它会再次发生
2	不太可能	预期不会发生，但有可能发生
3	可能	偶尔发生
5	很可能	很可能但不持久
6	几乎肯定	很可能会发生多次

阶段 4. 转归评价

为评估 SAR 或 SAE 的转归，我们在 3 个层面进行判断：个体影响（供者或受者）；对捐献和移植体系的影响以及对器官和（或）组织供体的影响

表 4　后果评价

水平	影响	难以判断是否可能再次发作	对移植体系的影响	对分配的影响
0	无关紧要	显著的	无影响	显著影响
1	轻微	不严重	体系损坏有限	一些干预措施被推迟
2	重大	严重	体系损坏；短时间内影响体系运转	若干干预措施被取消或推迟
3	主要	可能致命	体系严重损坏；需要时间进行修复	大量同种异体手术被取消；在不能使用原组织时需要寻找其他来源
4	严重	死亡	体系损坏；必须重建	取消所有同种异体移植手术

阶段 5. 风险影响矩阵

这是最后一步，并包括使用二维矩阵，其中阶段 3 和 4 相乘得到警戒报告影响评分。横轴必须指示阶段 3（复发）的结果，垂直轴必须指示阶段 4 的结果（转归）。如果根据个人、系统或供应确定了不同的后果水平，则始终选择矩阵的最高评分。因此，如果我们将两个因素相乘，结果将得到影响矩阵的评分。

表 5　风险矩阵将重复发生水平乘以转归水平以确定影响程度

		复发概率				
		罕见 1	不太可能 2	可能的 3	很可能 4	几乎确定 5
结果	无关紧要 0	0	0	0	0	0
	轻度 1	1	2	3	4	5
	重大 2	2	4	6	8	10
	主要 3	3	6	9	12	15
	严重 4	4	8	12	16	20

当面对 SAR 或 SAE 时，ET 或 CA 的反应必须与使用风险矩阵的评价所指示的风险相一致。

（1）AC 通常会制订或批准改进或预防措施，并可能成立工作组来评价任何其他影响。必要时，与其他 AC 一起进行查验、跟踪和书面沟通。

（2）ET/ 研究中心与 AC 之间需要进行互动，AC 可对 AE/AR 进行重点检查，以评价改正或预防措施的实施情况。同时应该向该领域的其他专业人员提供书面沟通。

（3）ET/ 管理中心负责改正和预防措施；AC 承担监督职责。

依照普遍共识，可根据获得的评分将结果分为三类，对此做出的改正性或预防性措施必须与产生的影响成正比。

0~3 分：产生影响的风险较小，相关机构必须实施改正或预防措施，但只需要参考已经制订的指导原则、有关标准或方案，标准和方案不必更改。这些事件无需告知 VA/CA。

4～9分： 检测到损害或风险的中心必须通知 VA/CA，VA/CA 将向案例涉及的其他各方发出警报，专家将商定实施的措施（纠正和预防）。

10～20分：VA/CA 将协调委员会的专家分析案例，帮助提出预防和纠正措施，对指南和方案做出重大的调整以确保此类事件不会再次发生，并应该尽快实施。

4.1.5 预防、治疗和纠正措施

方法：通过分析和评分，明确警戒报告的原因和（或）归责。通过实施纠正、预防甚至治疗措施，以尝试减轻产生的损伤或风险，并尝试防止再次发生。这些报告并不总是有与之相关的行动，因为有时可能无法了解发生这种情况的原因，也不知道如何防止此类情况再次发生。VA/CA 将负责确保将商定的措施付诸实施，并就相关机构进行相应变更所需的时间达成共识。此外，对受者进行跟踪随访，以评估所采取的措施（预防或治疗），并监控已商定的纠正措施，以评估过程的改进，并降低供者或受者的损伤风险。

责任人：病例分析的管理将由 VA/CA 领导，但所有涉及的中心必须同时参与，尤其是涉及 SAE 或 SAR 的中心。由于报告的复杂性，VA/CA 偶尔会召集由不同专业人员组成的专家委员会（生物警戒委员会）进行评价，并据此提出改进或预防措施。

警戒机构/主管部门应负责将所有信息传达给相关中心，并将进一步相关消息时通知所有人。

4.1.6 受者监控与随访

方法：据报告的 SAE 或 SAR，对受者的监控时间须相应延长。例如，具有传播微生物风险的受体监测应延长数天、数周或数月（细菌）、数年（病毒和寄生虫）或无限期（朊病毒或 HTLV-I/ II ）。

如果受者存在发生恶性肿瘤的风险（在器官移植后在供者身上检查出癌症），则对其随访可维持数年，这一点可以从几个月甚至几年后检查出恶性肿瘤传播的证据中得到证明[13]。

4.1.7 案例报告

案例1：供者发生与移植肝相关的结直肠癌（www.notifylibrary.org. 记录 ID：1962）。

检测：一例受者在移植后 18 个月死于恶性肿瘤。在受者体内检测到恶性肿瘤，并怀疑其来源于供体，因此将其归类为 SAR。

（1）阶段 1：严重，受者死亡。

（2）阶段 2：归责。对女性供者和男性受者的 X/Y FISH 实验和基因分型证实受者的恶性肿瘤起源于供体。将归责分类＝3 肯定/确定。在供体捐献时并不知晓恶性肺症的存在。

（3）阶段 3：复发可能＝2（不太可能）。

（4）阶段 4：转归＝4（严重；死亡）。

（5）阶段 5：复发评分 2×转归评分4得到风险矩阵评分＝8 分。

案例报告人指出，他们没有进行尸检；但是建议向其他该供者的其他受者和组织库以及康复团队发出警告，同时建议今后在探查腹部器官时要进行细致的肠道探查，即使没有

的疑似情况发生的情况下，也鼓励尽可能对供体进行尸检。

案例 2：圆线虫病从一个供者传播给三个实体器官的受者（www.notifylibrary.org. 记录 ID：1361-1362-1363）。

中心 A 心脏受者：移植术后第 51 日发生呼吸窘迫；肾脏和胰腺受者：移植术后第64日出现恶心、呕吐、食欲不振、皮疹。

中心 B 肾脏受者：移植术后第 74 日出现皮疹、发热、恶心、呕吐。

（1）阶段 1：严重性：严重，所有受者都需要住院治疗。

（2）阶段 2：归责：在受者的十二指肠抽吸物、无症状性细菌尿、脑脊液、尿液和粪便中检测到粪类圆线虫幼虫。供者血清学在回顾性试验中检测抗粪类圆线虫抗体阳性，而移植前受者血清均为阴性。归类结果＝3（肯定 / 确定）

（3）阶段 3：复发可能：介于 3（可能）和 2（不可能）之间。尽管每年有 1 亿例圆线虫的诊断，但由于其产生慢性无症状感染，仍有许多人存在漏诊，尽管它可以从供者传播到受体，但其发生非常罕见。

（4）阶段 4：患者的转归＝：3（高）。治疗为伊维菌素 200μg/kg/d 和阿苯达唑 400mg，2 次 /d。确定的 3 例患者均治疗成功。

（5）阶段 5：复发评分 3＝× 转归评分 3 得到风险矩阵评分 9。

在全球流行地区，移植受者和供者寄生虫感染的发生率很高。该案例强调保护方案的范围需要扩大，将类圆线虫检测纳入供者和受者的检查。如果血清学或粪便检测阳性必须对供者和受者进行预防治疗，并在适当的时机向器官获取组织和移植中心进行报告。

5 生物警戒系统

5.1 生物警戒系统的组成

生物警戒系统应由公共卫生系统负责组织，建立包括专业人员、技术和经济等资源的警戒办公室。该机构必须让所有专业人员知晓器官和组织警戒系统，从而为他们提供简单和快速的系统来实现警戒报告。此外，保证在涉及患者或组织时，所有相关单位都能收到紧急警报。为此，建立一个网络化系统，将所有与捐献和移植、受者监测、移植等候名单和相关记录等联系起来至关重要。

生物警戒系统必须设立一个警戒机构（VA），其地理位置和功能覆盖范围与器官分配和交换的办公室范围相同，因为这样可以访问与供者和受者相关的所有信息。VA/CA 必须优先建立一个网络平台来报告和监测受者，不应只是创建一个人工机构，而是创建能与其他资源横向整合的机构，这些资源已被用于处理器官捐献和移植相关工作。此外，警戒机构将是与其他地区和国家警戒办公室的联系机构，可以交换信息、血液警戒和药物警戒等相关内容。

建立警戒系统的建议如下：建立公认和集中的架构；建立标准化全天候系统来处理报告；制订工作方案并建立警报沟通渠道。少数国家运行生物警戒系统并发布年度报告。

法国率先正式建立生物警戒系统国家机构（Agence de la biomédecine）。西班牙自 2008 年起对组织和细胞以及自 2016 年起对器官实施了警戒计划。西班牙生物警戒由国家移植组织（ONT）管理，不同地区可以处理相应区域内某些限制性病例，例如加泰罗尼亚的 OCATT。其他已建立并实施器官和组织生物警戒系统的国家包括美国、意大利、巴西、英国、荷兰和澳大利亚等[14]。

5.2　警戒系统的关键点

为了建立一个有效的生物警戒系统，必须考虑到以下要点：

5.2.1　强制报告

尽管所有专业人员已经意识到发生可能影响受者意外事件时发出及时警报的重要性，但我们强烈建议将其通过立法形式呈现。将该报告系统整合到所有机构的质量管理体系中，并在出现疑似病例时制订行动方案。

5.2.2　标准化集中上报

向 VA/CA 报告的文书必须经过负责上报的专业人员同意。为了便于报告的发送和记录，最好在网络上进行发送以便快速送达和处理。标准化执行还必须包括人们对于 SAE 和 SAR 的共识。此外，将所有 SAE/SAR 集中在一个办公室，可以避免遗漏检测到的单中心病例。但是由于集中，来自不同中心的警报可能存在重复，因此无论供体是否为病因，都应怀疑供者与 SAE/SAR 相关。此外，VA/CA 共同收集的病例均可促进形成及时发现下一个风险的决策，甚至可能促进根据已有的经验是否决定是否接受供者移植物。

5.2.3　警戒系统全天候运行

一旦检测到风险或伤害时，无论在什么时间，都必须立即沟通，通知所有相关中心和专业人员。因此器官和（或）组织的分配机构可以在收到通知后立即发出警报，这些机构发挥了重要作用。及时警报被视为预防受者受到伤害的关键因素之一，要充分利用资源来推荐和修订最重要的即时行动。

5.2.4　可溯源性

必须从供者追踪到所有人源性材料的去向，因为相关方面必须迅速和高效地行动，如果涉及组织移植物，可能要涉及对几十名或数百名专业人员的示警。

5.2.5　警告方式

提供在线报告流程，以便专业人员可以随时从任何地方上传报告，当面对紧急情况时，电话报告可能是最快的系统；这涉及有全天候接收和处理电话的体系建设，或与机构达成一致，可以随时接收和回复报告。此外，提供 IT 工具，以便能够在线报告通知。最后，VA/CA 将负责进行短期或长期随访（取决于报告类型），锁定病例并找出可能产生的后果和需要实施纠正措施。

5.2.6　专业人员培训

生物警戒最复杂的阶段是及时发现，因此取决于专业人员是否认识到其重要性和实用性并参与到该过程中去。对警戒相关症状进行培训以发现 SAE 和 SAR 至关重要。为了更加高效，最好每个捐献和移植中心都指定一名生物警戒官员。该官员向主管部门报告与沟通、参加培训课程、对其中心的专业人员进行培训并对报告的内容进行存档，同时成为 VA/CA 的联络人。此外，该人员可以作为促进者发挥重要作用，从供体或受体获得样本，与不同团队一起调查病例的归责，并寻找产生的风险或损害的原因。最后，他们必须跟进报告，以验证是否正确实施了预防和（或）纠正措施。

5.2.7　交流、合作和共享

高效和流畅的通讯保证了警戒的及时性，可以通过一个具体的案例告知不同的专业人员并分享数据。不同的人员之间的交流，专业人员和实验室沟通将由 VA/CA 管理。此外，生物警戒机构必须与其他器官警戒机构或其他警戒系统（血液警戒，药物警戒）保持联系，必要时共享警戒系统的数据。最后是在警戒中学到的好的做法和纠正措施可以帮助修改和更新建议、指南或医院协议。VA/CA 发布年度报告并分发给所有参与捐献和移植的专业人员。

报告强调确保移植质量和安全性的做法和采取的行动。

5.2.8　个体化分析

获取高质量样本，以备验证相关结果案例归责和原因分析等需要结果，针对不同病例寻求最合适的检测方法，并根据来自不同中心不同专业的人员情况进行协调。

5.2.9　生物警戒专家委员会

考虑到器官捐献和移植的总数（从供者向受者传播感染性疾病或肿瘤的风险小于1%），生物警戒报告并不常见。因此，建议任命一个专家委员会来评价复杂的案例，并保留所有对未来有意义的内容。

考虑以下专家：

（1）供者信息和受者分配办公室管理人

（2）警戒机构的管理人

（3）移植协调员

（4）所有器官移植小组的代表

（5）实验室：微生物学、病理解剖学和免疫学

（6）传染病和肿瘤学专家

（7）组织库的生物警戒官

5.2.10　全球协作

世界卫生组织通过 Notify 项目，旨在全球范围能达成共识，以确保在不同情况下和使

用不同人源移植物时发生的任何问题不会再次发生。例如：当人群或地区发现新出现的疾病时，必须协调参与采购人源移植物获取的各机构，采取各种行动避免通过人源移植物传播的风险。

5.2.11 避免追责

不得因监测案例、共享信息或为了提高器官、组织质量和安全的行为，使得专业人员或机构受到任何诉讼。正因为如此，具有匿名作用的病例、供者和受者的编码将能够使病例得以广泛讨论，不会将问题归责到个人或指控任何人。

6 结束语

实施有效的器官和组织生物警戒系统能够提高移植过程的质量和安全，对器官移植的成功具有积极的影响。因此，这些系统必须快速高效、稳健，并有专业人员的最大程度的参与。

7 参考文献

［1］EDQM/Council of Europe and Organización Nacional de Trasplantes (ONT). Newsletter Transplant. International Figures on Donation and Transplantation. 2018. Ed. Dominguez-Gil B, Matesanz R. http://www. ont. es/publicaciones/Documents/ NewsleTTER%202018%20final%20CE. pdf . Last accessed: June 2019.

［2］Ison MG, Nalesnik MA. An update on donor-derived disease transmission in organ transplantation. Am J Transplant. 2011.

［3］Ison MG, Holl JL, Ladner D. Preventable errors in organ transplantation: an emerging patient safety issue? Am J Transplant. 2012.

［4］World Health Organization. Guiding principles on human cell, tissue and organ transplantation. https://www. who. int/transplantation/Guiding_PrinciplesTransplan tation_WHA63. 22en. pdf . Last accessed: June 2019.

［5］Guide to the quality and safety of organs for transplantation, 7th edition. European Directorate for the Quality of Medicines (EDQM), Council of Europe. Strasbourg, France, 2018.

［6］Department of Health and Social Care. Advisory committee on the safety of blood, tissues and organs (SaBTO). Microbiological Safety Guidelines. 2011. https://assets. publishing. service. gov. uk/government/ uploads/system/uploads/attachment_data/ file/680745/sabto-microbiological-safety-guidelines. pdf . Last accessed: June 2019.

［7］Navarro Martinez Cantullera A, Carella C, Petrisli E, et al. First Global Vigilance and Surveillance (VS) Initiative: The WHO Notify Library. Transplantation. 2017.

［8］Navarro Martinez-Cantullera A, Carella C, Petrisli E. Minimizing Risks in Organ Transplantation. Transplantation. 2018.

第 19-Ⅰ章 器官获取的国际模式

移植物获取管理

Marti'Manyalich，医学博士

移植获取主管

巴塞罗那医院医学主任移植顾问

巴塞罗那大学副教授，DTI 基金会主席

西班牙巴塞罗那

索　引

第 19-Ⅰ章　器官获取的国际模式 ⋯⋯⋯⋯⋯⋯⋯⋯⋯⋯⋯⋯⋯⋯⋯⋯⋯⋯⋯⋯⋯⋯⋯⋯⋯⋯⋯ 374

移植物获取管理

1　移植物捐献最佳准则 ⋯⋯⋯⋯⋯⋯⋯⋯⋯⋯⋯⋯⋯⋯⋯⋯⋯⋯⋯⋯⋯⋯⋯ 376

2　巴塞罗那模式：地区和区域经验 ⋯⋯⋯⋯⋯⋯⋯⋯⋯⋯⋯⋯⋯⋯⋯⋯⋯ 376

3　医院器官获取单位工作人员的职责与素质 ⋯⋯⋯⋯⋯⋯⋯⋯⋯⋯⋯⋯⋯ 377

4　国际合作 ⋯⋯⋯⋯⋯⋯⋯⋯⋯⋯⋯⋯⋯⋯⋯⋯⋯⋯⋯⋯⋯⋯⋯⋯⋯⋯⋯ 377

5　成功的国际模式 ⋯⋯⋯⋯⋯⋯⋯⋯⋯⋯⋯⋯⋯⋯⋯⋯⋯⋯⋯⋯⋯⋯⋯⋯ 379

6　结束语 ⋯⋯⋯⋯⋯⋯⋯⋯⋯⋯⋯⋯⋯⋯⋯⋯⋯⋯⋯⋯⋯⋯⋯⋯⋯⋯⋯⋯ 379

7　参考文献 ⋯⋯⋯⋯⋯⋯⋯⋯⋯⋯⋯⋯⋯⋯⋯⋯⋯⋯⋯⋯⋯⋯⋯⋯⋯⋯⋯ 381

1 移植物捐献最佳准则

在移植物捐献领域工作的 TPM 协调员已经摸索出了成功实现器官和组织捐献的模式。将多年的经验不断完善、总结和提升，归纳成最佳捐献准则（表 1）：

表 1 最佳捐献准则

在潜在医院单位推广捐献，以获得转诊
将捐献专业人员培训为 TPM 协调员专家
促进培训和教育：医学专业人员，医务管理人员和社会
在本地或地区组织捐献结构
在国家或超国家范围内组织交换和分配
建立质量管理程序
每百万人口中产生 25 个以上的捐献者，以减少病人等待时间
从每个捐献者身上移植三个或三个以上的器官
制订研究计划
拨出独立的捐款预算

这种器官和组织获取模式是区域最佳实践和标准化管理的结果，政府有关管理规定包括器官和组织获取，移植，科学发展，组织相容性实验室的集中管理，获取单位的发展和移植中心的认证等都是建成这个模式的基础。

这一模式的实现在很大程度上取决于人力和后勤资源，该模式在各地区或全球的实施，应根据各医院，各地区或不同国家的具体情况加以调整。

2 巴塞罗那模式：地区和区域经验

为了优化资源分配和共享信息，1985 年巴塞罗那临床医院建立了医院器官获取单元模型（H-OPU），用以协调巴塞罗那地区的器官和组织捐献：临床医院（移植中心）和位于同一地区的多家获取医院。双方签署了合作协议，以促进最佳方案的交流和现有资源的有效利用，目的是优化获取医院捐献过程的步骤，以及对器官和组织的分配：

人力资源：医生，护士，生物学家，行政人员，技术人员和学生。

移植物捐献专家：麻醉师，外科医生，神经科医生，神经外科医生，ICU 专家。在管理扩大标准的和复杂供体时，应咨询内科专家和病理学家。

支持服务：ICU，急诊科，微生物和普通实验室，组织相容性实验室，巴塞罗那为潜在 DCD 捐献者提供的救援服务等。

技术支持服务：如办公室，通信系统，脑电图机和超声多普勒（诊断脑死亡），DCD

灌注系统，用于灌注和验证的器官获取实验室和组织获取设施。

交通服务：方便 TPM 起到现场，方便器官获取和移植小组或 ICU 转运小组将捐献者转送到器官获取医院（图 1）。

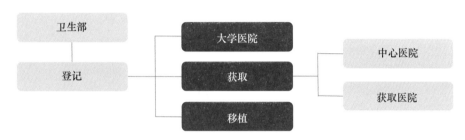

图 1　H-OPU 结构：巴塞罗那模型

3　医院器官获取单位工作人员的职责与素质

同样重要的是，在设有 ICU、重症监护室和急诊科的医院，都需要有一名 TPM 协调员，主要负责执行图 2 中所述的职能，如识别和转介，死亡诊断，供体官功能评估，供体治疗，以及将不幸消息告知家属，所有这些职能都需要对供体及时的转折和更好维护。

移植协调员在通知家属时也及时与 TPM 团队联系，经验高的协调员负责与家属沟通器官捐献事宜，组织手术室器官获取和移植中心受者准备等工作。

医院重症监护室的 TPM 团队和来自器官获取和移植单位的协调员们通力合作，极大地提高了器官，组织和细胞捐献和移植成功率。

在质量方面，每个医院器官获取单元都会有通过一个质控体系来保证

- 流程，标准，协议
- 任务和职责
- 培训和认证
- 数据登记和可追溯性
- 质量控制
- 外部评价
- 认证

4　国际合作

TPM 培训方案与器官捐献和移植研究所（DTI）基金会共同建立了器官和组织捐献模式，该模式结合了各种成功模式的优点。具体由 6 个主要环节组成，总结如下：

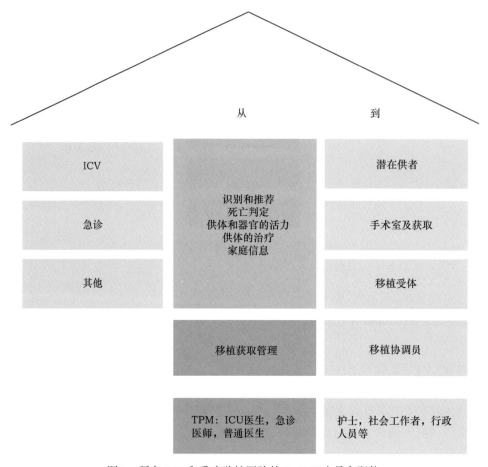

图 2 所有 ICU 和重症监护医院的 H-OPU 人员和职能

（1）器官捐献诊断调查（ODDS）。用于发现和判断有关逝者捐献者体系中遇到的困难。ODDS 属于评估捐献和移植网络中利益相关的工具。

（2）根据所分析区域的具体情况，定义和创建器官获取管理结构。

（3）使用 DAS（逝者提示系统）进行供体转介。缺乏有效的识别转介，是潜在捐献者流失的主要原因。急性脑损伤的患者（通常是脑死亡），也许还没来得及接受器官 / 组织捐献的请求就死于心脏骤停，是一种能够 100% 检测出潜在捐献者的工具。已在安装了 DAS 系统的地区，逝者捐献量可增加约 43%。

（4）通过对医疗卫生专业人员的培训和教育来提高转换率，以减少临床禁忌证，提高家属的同意率，同时，可以及时改进捐献过程需要改进的环节。

（5）在"欧洲器官捐献培训方案"（ETPOD）框架内举办了器官捐献关键点研讨会，以提高全行业医疗卫生专业人员的认识。

（6）系统性审查。在实施上述方案后，整个系统由国际专家组进行审计。

5　成功的国际模式

旨在优化逝者捐献过程和保护活体捐献者的"伊斯坦布尔宣言"，鼓励各国自给自足的"马德里决议"等国际建议，以及为全球标准化逝者捐献过程设立通用术语的使用，都是 TPM 发挥作用和专业化的范例[3-5]。

同样，许多相关科学协会，如国际器官捐献和获取学会（ISODP）、欧洲捐献移植协调员组织（EDTCO）、北美移植协调员组织（NATCO）和中东移植协调员组织（METCO），也为器官获取协调员和 TPM 的作用提供了支持。欧洲委员会的"移植器官质量和安全指南"[6]，明确定义和促进了 TPM 的角色，现已出版第五版。毫无疑问，TDM 的作用至关重要；TPM 被认为是捐献和移植过程中的明星之一。

效果，该系统在结构、功能和发展等与西班牙类似情况国家的实施取得了成功。迄今为止培训了许多 TPM 专家。每年使每百万人口每年产出更多的捐献者，捐献者的增加与所举办的课程和交流数量直接相关（图3-4）。

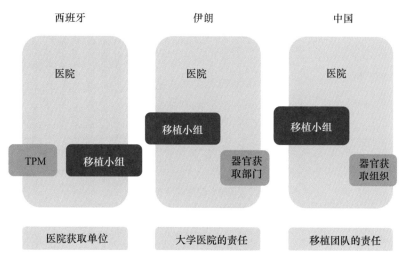

图 3　成功的获取模式

（OPO：器官获取组织。OPU：器官获取部门。）

6　结束语

众所周知，逝者器官捐献计划的有效运作取决于几个因素，包括系统结构、人力资源、财政资源、立法和培训等。国际器官捐献和移植登记数据（www.IRODAT.org）显示，

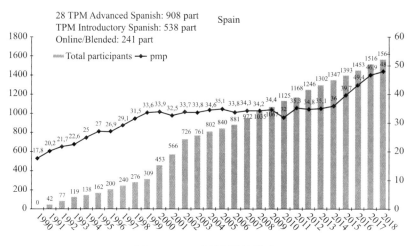

图 4　TPM 对西班牙的影响

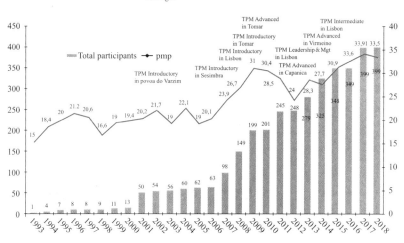

图 5　TPM 对葡萄牙的影响

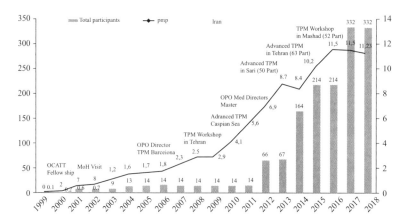

图 6　TPM 对伊朗的影响

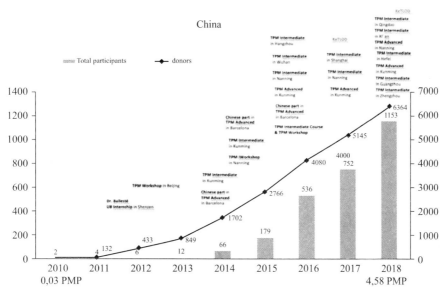

图 7　TPM 对中国的影响

无论在哪个国家（地中海国家，东欧，拉丁美洲，非洲，中东和东南亚），建立和推动
TPM 均与区域器官获取的成果呈正相关。在许多国家，TPM 培训计划通过不同形式（线
上或线下）的各种课程，在培训移植物获取管理人员方面发挥过着积极作用。

通过医院 OPU 形式，ICU 医生的参与、质量控制和 TPM 培训等来实施这一模式的医
院、地区和国家将在器官捐献领域获得更重要的地位。

"器官获取的国际模式：从地方到全球，从医院到政府"。

7　参考文献

［1］ Valls E. Història del trasplantament d'òrgans a Catalunya. Trasplantaments. Fundació Catalana de Trasplantaments. 2009.

［2］ Manyalich M, Cabrer C, Vilardell J, et al. Functions, responsibilities, dedication, payment, organization, and profile of the hospital transplant coordination in Spain in 2002. Transplant Proc. 2003.

［3］ Participants in the International Summit on Transplant T, Organ Trafficking Convened by the Transplantation S, International Society of Nephrology in Istanbul TAM. The Declaration of Istanbul on organ trafficking and transplant tourism. Transplantation. 2008.

［4］ The Madrid resolution on organ donation and transplantation: national responsibility in meeting the needs of patients, guided by the WHO principles. Transplantation. 2011.

［5］ Dominguez-Gil B, Delmonico FL, Shaheen FA, et al. The critical pathway for deceased donation: reportable uniformity in the approach to deceased donation. Transpl Int. 2011.

［6］ Guide to the quality and safety of organs for transplantation, 7th edition. European Directorate for the Quality of Medicines (EDQM), Council of Europe. Strasbourg, France, 2018.

第 19-Ⅱ章　器官获取的国际模式

西班牙模式

Alicia Pérez Blanco，医学博士
重症监护医学专家
国家移植组织
卫生、消费者事务和社会福利部
西班牙马德里

Beatriz Domínguez-Gil，医学博士
主任
国家移植组织
卫生、消费者事务和社会福利部
西班牙马德里

索　引

第 19-Ⅱ章　器官获取的国际模式 ··382

西班牙模式

1　导言 ···384

2　器官捐献与移植西班牙模式 ··384

　2.1　协调网络 ···384

　2.2　捐献协调员概况 ···386

　2.3　国家移植组织（ONT）支持逝者捐献的作用 ·······························386

　2.4　逝者捐献的质量控制计划 ···386

　2.5　专业培训 ···386

　2.6　媒体合作 ···386

　2.7　捐献和获取相关费用预算 ···387

　2.8　西班牙模式推广 ···387

3　当前的挑战和发展机遇 ···387

　3.1　推动重症监护单元促进器官捐献 ··387

　3.2　促进扩大标准和非标准风险捐献者器官利用 ·····································388

　3.3　循环死亡捐献 ···388

4　结束语 ···388

5　参考文献 ···389

1　导言

器官短缺是影响器官移植发展的主要障碍。根据全球器官捐献和移植观察组织的数据，2017 年进行了近 14 万例实体器官移植。然而，这个数量仅能满足 10% 的移植需求。因此，每年都有成千上万的病人在等待器官移植的过程中忍受着糟糕的生活质量死去。器官短缺也是器官贩运和移植旅游的原因，这些做法侵犯了基本人权，侵蚀了健全的移植项目。

世界卫生大会（WHA）2010 年通过并发布了第 63.22 号决议，敦促各国加强国内和跨国机构的监督，组织和协调器官捐献和移植工作的能力，要最大限度地增加逝者器官捐献，通过适当的医疗服务和长期后续行动保护活体捐献者健康和福祉。

西班牙政府预计世界卫生大会的决议将在 20 年内实现。1989 年，西班牙卫生部成立了国家移植组织（ONT）。这是一个技术机构，负责监督、组织和协调西班牙的捐献和移植工作，西班牙特点是，拥有公共卫生体系，完善的移植法规（1979 年颁布），创新和丰富经验的移植团队以及遍布 17 个自治区的分权管理系统。

ONT 构想并实施了一项器官协调战略，即西班牙模式，使该国在十年内从每百万人口 14 个捐献者发展到 30 多个捐献者。自此之后，西班牙在世界范围内领导了逝者捐献和移植工作。2018 年，西班牙实现了每百万人口 48.0 名捐献者，每百万人口 110 多名患者接受了器官移植，这一比例在任何一个国家都是前所未有的（图 1）。

本章介绍了西班牙系统的主要特点，以及为进一步实现移植自给自足而采取的最新举措。

2　器官捐献与移植西班牙模式

西班牙模式的主要内容见表 1。

2.1　协调网络

协调网络分为三个相互关联的层次：国家（ONT）、区域（17 个区域协调单位）和医院。前两级分别由国家和地区行政部门指定并向其报告。他们在支持捐献和移植体系的技术层面和政治层面起着桥接作用。该领域任何国家层次的决定都是由国家移植委员会通过，该委员会由国家移植委员会主席和 17 个地区协调员组成。第三级协调是由地区行政部门授权的获取器官医院网络。每家医院都有一个捐献协调员（DC）部门负责该机构的捐献和移植工作。

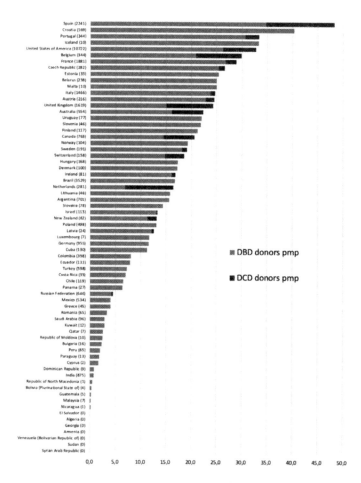

图 1　每百万人口中逝者的捐献率减少。脑死亡和循环系统死亡后的捐献者，2018 年。数据来源于：
http://www.transplant-observatory.org.

表 1　西班牙模式的主要内容

捐献协调员网络	三个相互关联的层面：国家、地区、医院
捐献协调员具体简介	<ul><li>由医生和护士组成，但由医生领导，大部分来自重症监护</li><li>兼职进行捐献者协调工作</li><li>医院院长指定并向医院院长汇报</li><li>主要目的：逝者捐献时主动识别逝者身份</li></ul>
院内捐献者协调单元	
中央办公室-国家移植组织	既是器官共享办公室，也是致力于持续支持逝者捐献过程的机构
逝者捐献过程质量控制流程	对医院重症监护病房的死亡病例进行持续临床审查。两个阶段：内部审计和外部审计
通过不同类型的课程进行专业培训	<ul><li>由政府资助</li><li>目标对象为捐献协调员、重症和急救专业人员、非急救专业人员</li></ul>
与媒体密切合作	具体的沟通策略
医院报销	所有与捐献和移植有关的活动

2.2 捐献协调员概况

捐献协调员的形象是西班牙模式的范例。捐献协调员团队由护士和医生组成，由医生作为领导。在西班牙，这些团队领导大多数是重症监护医生。这让他们能在日常工作中及时识别捐献者。

大多数捐献协调员都是兼职的，这样使得能够在捐献潜力有限的小型医院也有捐献协调员。捐献协调员团队的主要职责是建立一套主动的器官捐献者识别系统，并促进可能的器官捐献者转化为实际捐献者。

2.3 国家移植组织（ONT）支持逝者捐献的作用

通过向所有区域流程提供支持，并制定旨在增加逝者捐献的国家举措，ONT在逝者捐献过程中为医院和区域捐献协调员提供帮助。ONT颁布了实践管理框架，确保持续的专业培训，制定了国家方案以提高专业实践能力，并设计了旨在确定改进改善的其他战略。

2.4 逝者捐献的质量控制计划

逝者捐献质量控制计划自1999年开始实施，并激发了国家、地区和地方的持续改进策略。迄今为止，该方案主要关注脑死亡（DBD）捐献过程，监控潜在供体库，评估DBD表现，并确定需要改进的领域。该计划对重症监护病房（ICU）死亡患者情况进行临床图表持续审计，以确定潜在的DBD捐献者，评估它们向实际捐献者转化情况以及未能转化的原因。具体包括：

（1）内部审计：由捐献协调员在各家医院进行，并向ONT报告，ONT为内部审计提供国家参考指标。

（2）外部审计：应区域协调员的要求，由捐献协调员专家进行。这些审计也意味着是交流最佳做法的很好机会，可以向捐献协调团队和医院的提出指导建议。

2.5 专业培训

西班牙政府和地区行政部门推动每年为参与逝者捐献的专业人员举办培训课程，包括捐献协调员、重症和急救专业人员、神经科医生、法官、验尸官和记者等。自1991年以来，利用政府资金培训了2万多名卫生专业人员。

2.6 媒体合作

ONT致力于向媒体提供他们所需的数据，并就相关发展编写报告。在此过程中，

ONT 提高了公众对捐献和移植的认识水平和对该体系的信心。建立了以下做法：24 小时咨询电话线，确保容易接触媒体，通过会议建立与记者的关系。明确相互的需求，最后直接报道信息。因此媒体是促进器官捐献的真正盟友。

2.7 捐献和获取相关费用预算

医院因捐献和移植活动而得到补偿。国家拨出具体预算用于人力和物力资源，以便每个机构有效地开展这些工作。

2.8 西班牙模式推广

将西班牙模式成功推广到了其它国家和地区。通过与相关国情的适应和调整，所有推广的国家（如澳大利亚，克罗地亚，拉丁美洲国家）或地区（如加拿大或英国重症监护医疗），都证明了这种管理模式的可复制性。

3 当前的挑战和发展机遇

尽管开展了大量工作也取得了很好的成绩，但西班牙仍远远不能满足患者的移植需求。每年需要器官移植的患者中，有 5%～10% 上死亡或病情严重而无法进行移植。而等待移植的患者中，优先肾移植仅占总移植量的 5%。随着导致灾难性脑损伤的事件（如交通事故和脑血管意外）逐渐减少，也随着神经危重症医学的不断发展，随之而来的是 DBD 可能性降低。临终关怀模式方面也发生了重要变化（例如，ICU 常以无效为由取消生命维持治疗）。此外，潜在的捐献者年龄较大，同时存在有大量的合并病。这些问题挑战着西班牙体系的创新能力。行动计划是适应这种不断变化情况的成功例子。2008 年 ONT 启动了"40 个捐献者 PMP 计划"，目标是到 2020 年实现每百万人口产生 40 个捐献者，这个目标在 2016 年就实现了。最近提出的 50x22 计划。目标是到 2022 年实现 50 名捐献者 PMP 和超过 5500 例器官移植。下面详细介绍这些战略的具体组成部分。

3.1 推动重症监护单元促进器官捐献

重症监护单元促进器官捐献（ICOD）的定义是：在毁灭性脑损伤（DBI）患者中，在以救治生命为目的的治疗无效的情况下，要采取维持措施（如机械通气），目的是将 DBD 纳入临终关怀计划。

2008 年 ONT 发起了一项标杆战略，确定了一批在逝者捐献方面取得优异成绩的医院。对这些医院的调研发现了基于捐献协调员单元和急诊科（或医院病房）之间合作的独特做法。当决定从积极治疗转向维持和临终关怀时，器官捐献被系统地提供给 DBI 患者。通过预先的安排和与家人的面对面沟通，捐献协调员评估器官捐献是否符合患者的意愿。在这种情况下，开始或继续进行重症监护，以便根据神经学标准判定死亡并转化为 DBD。

这一做法已作为 ONT 与针对该网络组织相关专业协会共同编制的指南进行了发布。100 多家医院制定了在医院一级层面促进 ICOD 的计划、行动、研究和时间表。据估计，全国 24% 的实际捐献者已被收治到 ICU，以便将器官捐献纳入其临终关怀计划。

3.2 促进扩大标准和非标准风险捐献者器官利用

90 年代初，供体死亡的主要原因是脑外伤，而近年来超过 60% 的供体死于中风。供体年龄也增加了；目前 50% 的捐献者年龄在 60 岁以上，30% 在 70 岁以上，9% 在 80 岁以上。因此，一种新的方法是两方面协调员都需要进行认真评估，捐献协调员需要评估和解决更为复杂的供体情况，而移植协调团队则需要就这些器官的利用作出更具挑战性的决策。已有相当数量的移植手术是用这些高年龄组的器官完成的，取得了很好的预后。将这类器官优先分配给老年人（简称以老换老）的具体分配策略至关重要。

对西班牙获取医院的外部审计显示，由于医疗禁忌证 57% 的脑死亡患者不被认为是合适的器官捐献者，而这些医学禁忌证有时是不恰当的。这一情况使得 ONT 独立委员会建立了一个制度，让捐献协调员全天候等待移植协调团队的意见。此外，为了更好地确定器官移植安全限度，自 2014 年以来，对来自扩大标准或非标准风险供体（如有恶性肿瘤或感染病史的供体的器官受者进行了前瞻性研究）。从这一方案实行情况来看，有关供体评估和器官利用方面的决策已变得至关重要。

3.3 循环死亡捐献

在西班牙，循环死亡（DCD）捐献最初是在 80 年代由先驱者团队开发的，该团队使得在心脏骤停复苏失败后死亡的复杂情况下进行器官捐献成为可能，即不可控制型 DCD（uDCD）。然而，在 2012 年之前，西班牙的管理框架并没有考虑停止维持生命治疗（即控制型 DCD）后死亡的器官捐献，甚至还暂停了这种做法。

在这种情形下，大量病人在西班牙 ICU 死亡的紧迫现实迫使国家采取措施，使 cDCD 成为可能。根据 2012 年维多利亚市 cDCD 试点经验之后，该管理框架得到了修改。目前，有 100 多家医院在运行 DCD 项目。2018 年，全国报告了 529 名 DCD 捐献者，占逝者捐献量的 28%，超过 1000 名患者接受了 DCD 器官，移植后疗效良好。

4 结束语

西班牙模式是一个管理制度的范例，旨在促进有系统地发现捐献机会并将其过渡到实际捐献。这一模式已在其他国家部分或全部成功复制。目前，针对移植器官需求增加和潜在 DBD 捐献者数量减少的预期。西班牙实施了新的战略（ICOD），利用扩大标准和非标准器官风险捐献者的器官并取得了良好的效果。这可能为其他国家提供一种模式，在器官短缺时增加器官供应，让更多患者成为器官捐献者。

5　参考文献

［1］　Matesanz R, Dominguez-Gil B, Coll E, et al. Spanish experience as a leading country: what kind of measures were taken? Transpl Int. 2011.

［2］　Matesanz R, Marazuela R, Dominguez-Gil B, et al. The 40 donors per million population plan: an action plan for improvement of organ donation and transplantation in Spain. Transplant Proc. 2009.

［3］　Matesanz R, Dominguez-Gil B, Coll E, et al. How Spain Reached 40 Deceased Organ Donors per Million Population. Am J Transplant. 2017.

［4］　Miñambres E, Rubio JJ, Coll E, et al. Donation after circulatory death and its expansion in Spain. Curr Opin Organ Transplant. 2018.

［5］　Strategic plan for Organ Donation and Transplantation 2018-2022. Organización Nacional de Trasplantes (ONT) http://www. ont. es/infesp/Documents/PLAN%20ESTRAT %C3%89GICO%202018%20-%20 2022_%C3%93RGANOS_SEPTIEMBRE%202018_ FINAL. pdf. Last accessed: September 2019.

第 19–Ⅲ章 器官获取的国际模式

器官获取的美国模式

Susan Gunderson
首席执行官
Life Source
上中西部器官获取组织
美国明尼苏达州明尼阿波利斯

索　引

第 19-Ⅲ章　器官获取的国际模式 ⋯⋯⋯⋯⋯⋯⋯⋯⋯⋯⋯⋯⋯⋯⋯⋯⋯⋯⋯⋯⋯⋯⋯⋯⋯⋯390

器官获取的美国模式

1　导言 ⋯⋯⋯⋯⋯⋯⋯⋯⋯⋯⋯⋯⋯⋯⋯⋯⋯⋯⋯⋯⋯⋯⋯⋯⋯⋯⋯⋯⋯⋯⋯⋯⋯⋯⋯⋯392

2　器官捐献与移植制度的发展 ⋯⋯⋯⋯⋯⋯⋯⋯⋯⋯⋯⋯⋯⋯⋯⋯⋯⋯⋯⋯⋯⋯⋯⋯⋯392

3　法律和监管机构 ⋯⋯⋯⋯⋯⋯⋯⋯⋯⋯⋯⋯⋯⋯⋯⋯⋯⋯⋯⋯⋯⋯⋯⋯⋯⋯⋯⋯⋯⋯393

4　器官获取和移植网络 ⋯⋯⋯⋯⋯⋯⋯⋯⋯⋯⋯⋯⋯⋯⋯⋯⋯⋯⋯⋯⋯⋯⋯⋯⋯⋯⋯⋯393

5　器官获取组织 ⋯⋯⋯⋯⋯⋯⋯⋯⋯⋯⋯⋯⋯⋯⋯⋯⋯⋯⋯⋯⋯⋯⋯⋯⋯⋯⋯⋯⋯⋯⋯393

   5.1　组织架构 ⋯⋯⋯⋯⋯⋯⋯⋯⋯⋯⋯⋯⋯⋯⋯⋯⋯⋯⋯⋯⋯⋯⋯⋯⋯⋯⋯⋯⋯⋯393

   5.2　定位和实践 ⋯⋯⋯⋯⋯⋯⋯⋯⋯⋯⋯⋯⋯⋯⋯⋯⋯⋯⋯⋯⋯⋯⋯⋯⋯⋯⋯⋯⋯394

      5.2.1　临床实践 ⋯⋯⋯⋯⋯⋯⋯⋯⋯⋯⋯⋯⋯⋯⋯⋯⋯⋯⋯⋯⋯⋯⋯⋯⋯⋯⋯394

      5.2.2　医院发展 ⋯⋯⋯⋯⋯⋯⋯⋯⋯⋯⋯⋯⋯⋯⋯⋯⋯⋯⋯⋯⋯⋯⋯⋯⋯⋯⋯395

      5.2.3　公共教育 ⋯⋯⋯⋯⋯⋯⋯⋯⋯⋯⋯⋯⋯⋯⋯⋯⋯⋯⋯⋯⋯⋯⋯⋯⋯⋯⋯395

   5.3　临床人员角色 ⋯⋯⋯⋯⋯⋯⋯⋯⋯⋯⋯⋯⋯⋯⋯⋯⋯⋯⋯⋯⋯⋯⋯⋯⋯⋯⋯395

6　成果 ⋯⋯⋯⋯⋯⋯⋯⋯⋯⋯⋯⋯⋯⋯⋯⋯⋯⋯⋯⋯⋯⋯⋯⋯⋯⋯⋯⋯⋯⋯⋯⋯⋯⋯⋯⋯395

7　关键成功因素 ⋯⋯⋯⋯⋯⋯⋯⋯⋯⋯⋯⋯⋯⋯⋯⋯⋯⋯⋯⋯⋯⋯⋯⋯⋯⋯⋯⋯⋯⋯⋯396

8　结束语 ⋯⋯⋯⋯⋯⋯⋯⋯⋯⋯⋯⋯⋯⋯⋯⋯⋯⋯⋯⋯⋯⋯⋯⋯⋯⋯⋯⋯⋯⋯⋯⋯⋯⋯397

9　参考文献 ⋯⋯⋯⋯⋯⋯⋯⋯⋯⋯⋯⋯⋯⋯⋯⋯⋯⋯⋯⋯⋯⋯⋯⋯⋯⋯⋯⋯⋯⋯⋯⋯397

1 导言

美国的器官捐献和移植系统建立在利他主义基础上，这是由于人们认识到器官移植是终末期器官衰竭的最佳治疗方法。在过去 50 年里，一个高度协调和结构化的流程形成了世界上最有效和最成功的项目之一。美国人口多元化，医疗系统发达，在活体和尸体器官捐献方面一直名列前茅。随着最近的增长，美国国家和器官获取组织层面上，很多器官获取组织的表现已经赶上或超过了西班牙长期以来的最高水平。

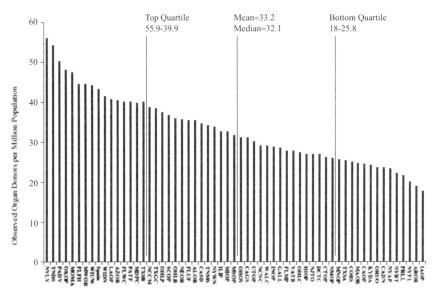

图 1　2017 年美国逝者捐献 PMP。

来源：H.Nathan 2018[1].

尽管在器官捐献数量不断增加，但对可用器官的需求仍在持续增长，每年有超过 6000 名患者在等待器官移植时死亡。[2]

2 器官捐献与移植制度的发展

在器官捐献和移植的早期，器官获取主要靠地方性的努力。移植中心要么在其附属医院里从患者身上获取器官，要么以院际历史关系为基础通过与捐献医院的联系获取器官。医疗和外科手术的进步，包括免疫抑制药物的发展，改善了病人的预后，增加了对获取和分配器官的中央网络需求。与此同时，移植中心建立了活体肾脏捐献项目，以帮助增加患者器官可利用性。除此之外，少数移植中心也基于同样的目的发展了活体肝脏捐献项目。

3 法律和监管机构

在美国，器官捐献采用"选择参与"模式，在这种模式下个人在世时或死后的近亲必须明确授权捐献器官。《统一解剖赠与法》（UAGA）是指导器官捐献和移植过程的框架。这项法律最初于 1968 年颁布，最近于 2006 年更新，已在所有 50 个州，波多黎各和美属维尔京群岛获得通过。器官捐献是根据《赠与法》的原则授权的，是死亡后为移植目的而进行的无偿器官捐献。因此，赠与法的法律原则不同于对知情同意的标准理解。在其他更新中，2006 年 UAGA 修订加强和重申了个人选择捐献的合法性。通常被称为第一人称授权，UAGA 阐明个人的捐献选择是最终决定，不能被其他人撤销。因此尊重和履行捐献人的决定，因此，尊重和履行捐献者的决定是 OPO 的义务。当个人的捐献选择没有被文件记录时，家人与 OPO 工作人员讨论允许捐献者的代理人或法定近亲属授权捐献。[3]

4 器官获取和移植网络

器官捐献和移植受《国家器官移植法》（NOTA）管辖。这项联邦法律于 1984 年颁布，以应对器官移植日益增长的需求，满足建立器官分配政策和器官捐献与移植协调相关需要。NOTA 禁止买卖人体器官，建立了专门处理器官捐献和分配的部门，并建立了器官获取和移植网络（OPTN）。重要的是，还建立了器官获取组织架构。所有移植中心和 OPO 都必须是 OPTNS 的成员并参与其中。

器官共享联合网络（UNOS）是一个非营利性的私人志愿组织，自 1986 年授予最初合同以来，它一直是 OPTN 的唯一管理者。虽然 UNOS 属于私营部门，但对 OPTN 的监督则由联邦政府卫生和公众服务部管理。

OPTN 的主要职能包括：
（1）批准移植中心和项目。
（2）运行器官共享计算机系统。
（3）管理移植等候名单。
（4）制定逝者捐献器官分配政策。
（5）维持活体和逝者供体及移植相关数据库。
（6）监控合规情况。

5 器官获取组织

5.1 组织架构

美国的器官捐献体系由 58 个器官获取组织负责协调，它们服务于不同的地理区域。

OPO是联邦指定的非营利性组织，负责协调，促进和增加逝者器官捐献，并分配用于移植的器官。

OPO的地理面积和服务人口各不相同，最小的OPO服务人口为100万人，最大的超过1900万人；有些OPO只为所在的州服务，而部分OPO则为多个州服务。每个OPO指定的地理区域称为捐献服务区（DSA），包括OPO以及该区域内的所有移植中心和医院。OPO模式是主要基于在移植中心之外运行的独立组织体系，58个OPO中有50个作为独立组织运行。

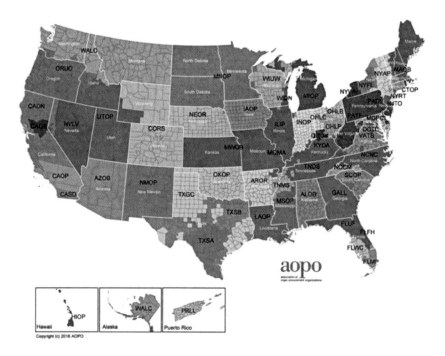

图2　美国器官获取组织
资料来源：AOPO

5.2　定位和实践

5.2.1　临床实践

OPO负责协调所有促进捐献和移植逝者器官的工作。他们提供各项服务，协调潜在捐献者的识别和转介，进行家人沟通，通过当事人或近亲属获得器官捐献授权。在供体评估和管理过程以器官功能最大化为原则，OPO通过OPTN供体和受者优先匹配将器官分配给受者。器官获取由OPO协调，要么在捐献者医院进行，要么越来越多地在指定的器官获取手术室进行。[4]

提供统一标准的捐献协调服务是成功的关键因素。近86%的OPO提供组织捐献服务，近35%的OPO还在其DSA为医院角膜捐献项目提供服务。[5]

5.2.2 医院发展

OPO 与捐献医院密切合作，建立紧密联系，实行有效做法，以推动器官捐献，并确保所有器官捐献的可能性。医院必须将每一宗死亡或即将发生的死亡病例通知 OPO，以便及时评估患者器官捐献可能性。医院发展项目优先提供给具有最高捐献潜力的医院，目标是创造一种支持器官捐献的文化，为器官捐献者及其家属提供关爱，提高捐献率和规范捐献行为。

5.2.3 公共教育

成功的器官捐献需要公众的教育和全员参与，OPO 的推广工作重点是鼓励个人通过各个州或者国家捐献登记系统登记成为自愿捐献者。有的州为捐献者登记系统打出了"捐献生命®"的口号，登记为器官捐献者的成年人百分比持续上升。截至 2017 年，超过 54% 的美国 18 岁以上公民登记成为了器官捐献者（1.38 亿）[6]。

5.3 临床人员角色

过去，捐献协调员扮演着多种角色，既配合临床获取，又指导医院发展。随着时间的推移，角色变得越来越专业化。临床服务角色通常包括专职的家属沟通人员，高级捐献协调员，捐献协调员和善后护理专家等。临床角色的培训和背景通常包括 RN（注册护士），也包括呼吸系统专家和外科获取技术人员。社会工作者和牧师通常扮演家属沟通角色。与其他国家不同，除了医务主任的职能外，医生很少在 OPO 中担任临床角色。

6 成果

在过去几十年中，需要器官移植的患者数量持续增多，尽管器官供应有所增加，但移植等待名单的增加仍大大超过了器官供应。2017 年，美国大约 82% 的器官移植来自逝者捐献者，有 28,588 例来自逝者捐献者，6,182 例来自活体捐献[2]。相比之下，1995 年进行了 5,363 例来自逝者捐献的移植手术和 3,496 例来自活体捐献者移植手术。虽然活体捐献在过去 15 年里保持相对稳定，但同期逝者捐献几乎翻了一番。

在 2003—2009 年期间，由美国卫生和公众服务部部长牵头的一项国家提案，重点是进行体系改进。这项名为"器官捐献突破协作"的提案，旨在通过 OPO、捐献医院和移植中心等集中和系统地完善器官捐献体系。在 2003—2006 年的研究期间，捐献者的数量增加了 22.5%，这一增幅比同期的平均 5% 的增幅高出了 4 倍[7]，这个快速发展项目专注于跨领域多部门协作，高层级改进模式。

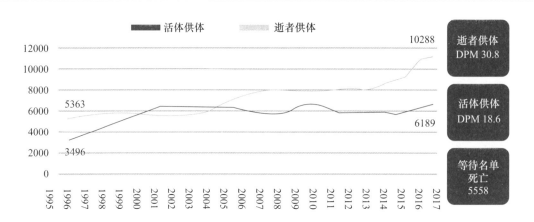

图3　1995—2017年美国全国活体和逝者器官捐献趋势。

资料来源：基于OPTN截至2018年5月7日的数据，数据截止2017年12月31日。

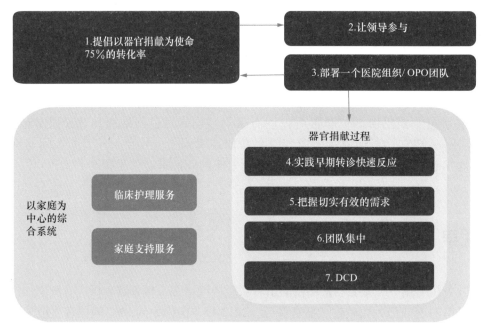

图4　重新设计器官捐献体系。七项高层级改进

7　关键成功因素

美国器官捐献体系高度发达，行之有效，是全球捐献移植服务的典范。促成这一成功的关键因素包括：

（1）国家统一的协调体系。

（2）坚持平衡开放的政策制定思路。

（3）标准化的器官分配做法，旨在平衡公平和效用。

（4）健全的患者安全措施。

（5）有效的捐献者转介制度，包括强制性死亡报告。

（6）成熟的捐献者登记注册系统。

（7）透明的数据报告和共享。

（8）扩大器官捐献来源，包括 DCD 和先进的器官保存 / 修复。

8　结束语

满足终末期器官衰竭患者的医疗需求仍然是一个挑战。在移植项目上全面创新性器官捐献相关投入是成功的关键。自 1988 年建立捐献体系以来，全美共进行了 591.894 人次逝者器官移植手术。

9　参考文献

［1］ Howard Nathan, used with permission. 2018.

［2］ Organ Procurement and Transplant Network (OPTN). Available from: https://optn. transplant. hrsa. gov/ data/view-data-reports/national-data/#. Last accessed: November 2019.

［3］ Glazier AK. The principles of gift law and the regulation of organ donation. Transplant international: official journal of the European Society for Organ Transplantation. 2011.

［4］ Doyle M, Subramanian V, Vachharajani N, et al. Organ Donor Recovery Performed at an Organ Procurement Organization-Based Facility Is an Effective Way to Minimize Organ Recovery Costs and Increase Organ Yield. Journal of the American College of Surgeons. 2016.

［5］ Craft T, Kowalczyk A, Mahfood J, et al. 2018 AOPO Annual Financial Report with 2017 Data. June 2018.

［6］ United States Department of Health and Human Services. Organ Donation Statistics. Available from: https://www. organdonor. gov/statistics-stories/statistics. html#registration. Last accessed: November 2019.

［7］ Shafer TJ. The Rapid Paced Program Focused on High Leverage Changes Deployed by Cross Collaborative Teams. Critical Care Nurse Q. 2008.

第 19-Ⅳ 章　器官获取的国际模式

器官获取的中国模式

Wenshi Jiang
首席调查员
生命科学研究所
中国科学技术大学附属第一医院顾问
中国深圳

Xiangxiang He
高级分析员
生命科学研究所
中国深圳

Yuzhou Huang
医务处处长
生命科学研究所的情报共享
中国深圳

索　引

第 19-Ⅳ章　器官获取的国际模式 ···398
器官获取的中国模式
1　中国器官捐献与移植的新时代 ···400
　　1.1　政府支持 ··400
　　1.2　法律框架 ··400
　　1.3　组织架构 ··400
　　1.4　捐献分类与流程 ··400
　　1.5　人道主义与人文关怀 ··401
2　中国器官获取组织建设 ···401
3　中国公民逝世后器官捐献分类标准 ···401
4　中国公民逝世后器官捐献流程 ···402
5　中国人体捐献器官的转运 ···403
6　中国器官移植现状 ···403
7　结束语 ···404
8　参考文献 ···404

1 中国器官捐献与移植的新时代

2007 年，国务院颁布了《人体器官移植条例》，这是中国第一部规范器官移植的法规。开始了器官移植制度的改革。中国器官移植走上了法治之路，开创了中国器官移植改革的先河，拉开了中国器官移植改革的序幕。今天，经过十年艰苦的改革，中国在器官捐献和移植工作取得了举世瞩目的成就。

中国以世界卫生组织关于器官移植的指导原则为基础，根据传统文化和社会经济现状，建立了器官捐献和移植符合伦理的科学体系，促进了器官捐献和移植的健康发展。这一体系得到了公众和国内外的广泛赞誉，被世界卫生组织称为"中国模式"[1]。中国每年逝者器官捐献数量呈显著上升趋势，从 2010 年的 34 例捐献（每百万人口捐献 0.03 例），上升至 2017 年 5146 例（每百万人口捐献 3.72 例），占全球逝者器官捐献总量的 15% 以上[2]。

中国人体器官捐献与移植委员会主任委员黄洁夫认为，中国模式是一种独特的模式，它结合了中国社会政治、经济、文化等特点，在实践的基础上不断形成和完善。它具有以下六个特点：

1.1 政府支持

中国模式是在党中央和国务院指导下，由中华人民共和国国家卫生健康委员会（NHC）、中国红十字会总会（RCS）以及交通部等多机构部门参与的举国体制。该机制确保器官捐献和移植过程顺利进行。

1.2 法律框架

中国模式有一个完整的法律体系基础。制定了人体器官移植核心法律法规，出台了30 多个配套制度文件，补充和完善了器官捐献和移植法律制度规定。

1.3 组织架构

首先，成立了国家器官捐献和移植委员会（NOTDC），并由国家卫生健康委员会领导，RCS 也参与其中，共同负责总体设计和监管。其次，由各省级卫生行政部门，各级红十字会和移植医疗部门共同组成了国家器官捐献与移植体系。它分别由器官捐献，器官获取和分配，移植医疗服务，科学登记和监督管理等 5 个子系统组成。同时充分发挥了中国器官移植发展基金会等社会力量（译者注）。

1.4 捐献分类与流程

中国模式明确了三类逝者器官捐献的标准和流程，遵循了医学科学、传统文化和社会主义核心价值观，有利于促进国家器官捐献事业的发展。

1.5　人道主义与人文关怀

在中国模式下，提出了保障型人道主义援助政策，以保障人民的权益，保证自愿捐献，体现社会主义核心价值观和中华民族的传统美德。

2　中国器官获取组织建设

器官获取组织（OPO）是连接捐献医院和移植中心的桥梁。2013 年 8 月，实施了OPO 制度，国家卫生健康委员会明确了 OPO 的职责及其工作机制，要求地方卫生行政管理部门确定其所在地区的 OPO 设置，并为每个 OPO 指定了捐献服务区域[4]。截至2018 年 3 月，为了管理中国器官捐献工作创建了 100 多个 OPO。

在国家层面，成立了器官获取与分配管理工作委员会。隶属于中国医院协会，它是国家卫生健康委员会政策制定和 OPO 专业教育的顾问。OPO 由医务人员、社会工作者、人体器官捐献协调员和其他相关领域专业人员等组成。他们在服务范围内履行以下职责[5]：

（1）对潜在捐献者进行医学评估。

（2）收集人体器官捐献法律文书。

（3）维护器官功能。

（4）向中国器官分配与共享计算机系统（COTRS）报告捐献相关临床资料和有效性文件。

（5）利用 COTRS 启动捐献器官自动分配。

（6）按照规定获取、保存和运送捐献器官。

（7）对捐献者遗体进行合乎道德安葬，并参加纪念活动和吊唁活动。

（8）保护捐献者和受赠者的个人信息及合法权益。

（9）组织医务人员参加业务培训，协助对人体器官捐献协调员进行定期培训和考核，开展学术交流和科学研究。

（10）为公众提供人体器官捐献的知识普及和教育。

器官捐献协调员是促成整个捐献过程的核心人员。根据 CODAC 公布的数据，截至2017 年 12 月已建立了一支由 2265 人组成的器官捐献协调员队伍，其中 67% 来自 OPOs或捐献者医院，其余为中国红十字会的协调员。红十字会协调员负责见证这一过程，参与家庭沟通和帮助履行捐献者缅怀纪念活动。

3　中国公民逝世后器官捐献分类标准

中国公民逝世后器官捐献类别借鉴了脑死亡和心死亡的国际标准，结合中国的传统文化和捐献者认可的民俗习惯以及保证捐献器官质量配套技术。具体来说，器官捐献可分为三类，详情如下[6]：

中国一类（C-I），脑死亡捐献（DBD），符合现有国际脑死亡标准和最新的国家脑死亡标准的各项指标，经过严格的医学检查，由具有国家卫生行政部门授权机构培训的相关专家判定为脑死亡[7]；家属理解并同意停止治疗，按照脑死亡标准捐献器官；并得到医院及相关部门的认可和支持。

中国二类（C-二类），心死亡捐献（DCD），包括马斯特里赫特标准分类的 I - V类。

中国Ⅲ类（C-Ⅲ），脑死亡继发心死亡（DBCD）捐献，患者符合 DBD 标准，但客观上是按照 DCD 流程执行的。

4　中国公民逝世后器官捐献流程

2012 年 8 月 1 日，RCS 和 NHC 正式公布了公民逝世后器官捐献流程[8]。内容包括捐献登记、捐献评估、捐献确认、器官获取、器官分配、遗体处理、缅怀纪念和人道主义援助等（图 1）。

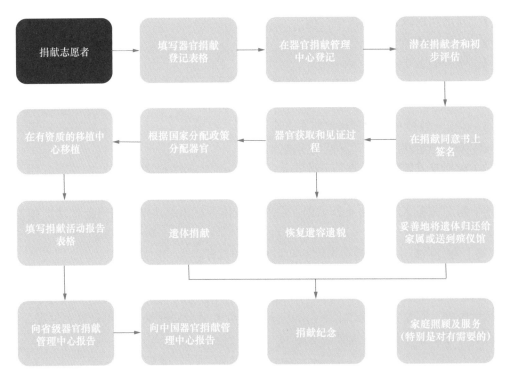

图1　中国公民死亡后器官捐献流程

5 中国人体捐献器官的转运

2016年4月29日，六个部门集中发布了《关于建立捐献人体器官转运绿色通道的通知》，要求建立捐献器官绿色转运通道，通过规范畅通的转运流程，明确相关部门职责，形成制度安排，提高转运效率，保障转运安全，减少因转运造成的器官浪费，保障器官移植受者的健康和安全[9]。

相关部门设立了24小时专线，为绿色通道提供电话服务热线，这些需要有关部门的共同努力：

（1）NHC行政部门负责制定器官转运标准，统一移植中心器官接受确认文件。

（2）公安部门负责依法保障运送人体捐献器官的救护车优先通过。

（3）交通运输部门负责保障便捷、快速通过高速公路收费站。

（4）民航部门负责给予负责运送人体捐献器官的人员优先飞行权。

（5）铁路部门负责优先安排负责人体捐献器官转运的人员。

（6）红十字会负责协助做好器官转运工作，并提供器官转运专用标志。

6 中国器官移植现状

器官捐献事业的历史性变革，对中国器官移植产生了前所未有的积极影响。目前，有170家（译者注）医院具备器官移植资质。2017年利用逝世公民捐献器官进行的器官移植也创下新高。根据中国肝移植注册数据，2017年超过5100例肝脏移植手术，其中86%来自公民逝世后捐献的器官，其余为活体捐献[10]。

目前，中国年肾移植量居世界第二位[11]，受者和移植物1年生存率和移植物存活率均达到国际水平。2017年132家具备肾移植资质的医院完成了超过1万例肾移植手术。其中84%是来自公民逝世后捐献的肾脏，其余为活体捐献[10]。

中国心脏移植注册登记（CHTR）数据显示，2015年实施心脏移植279例，2016年368例，2017年446例，2015年至2017年增长60%。大部分心脏移植手术在北京、武汉等地完成。

根据中国肺移植登记处（CLuTR）的数据，从2015年到2017年，共有621例肺移植手术，移植物都是来自于公民逝世后捐献的肺脏。

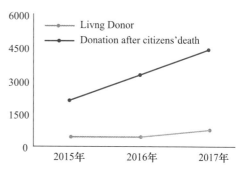

图2 中国肝移植情况（2015—2017年）。
数据来源：中国肝移植注册登记系统。

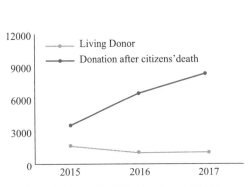

图 3　中国肾移植情况（2015—2017 年）。
数据来源：中国肾移植注册登记系统

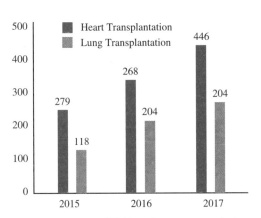

图 4　中国心肺移植情况（2015—2017 年）。
数据来源：中国心脏移植登记和中国肺脏移植登记系统。

7　结束语

中国向世界介绍了中国模式，并参与起草了为全球器官移植发展提供指导的峰会声明。中国模式是独一无二的。它结合了中国社会政治、经济、文化等特点，并在实践的基础上不断完善。中国将为公民提供高质量的器官移植医疗服务，为世界器官移植事业的发展作出贡献。

8　参考文献

［1］ Guo Y. The "Chinese Model" of organ donation and transplantation: moving toward the center stage of the world, Hepatobiliary Surg Nutr. 2018.

［2］ Global Observation Donation and ://www. transplant- observatory. org/. Last accessed: November 2019.

［3］ Huang J, Qifa YE. Establishing the Chinese Model of Organ Donation and Transplant System to Provide High Level Ethical Transplant Service for the Chinese People. Medical Journal of Wuhan University. 2017.

［4］ Jiefu Huang. The "China Model" of Organ Donation and Transplantation. China Medical News. 2017.

［5］ National Health and Family Planning Commission of the People's Republic of China. Regulations on Procurement and Allocation of Human Organ Donation (Trial Implementation), Chinese Journal of Transplantation (Electronic Version). 2013.

［6］ Huang J, Wang H, Fan ST, et al. The national program for deceased organ donation in China, Transplantation. 2013.

［7］ Yingying Su, Yan Zhang, Hong Ye. Criteria and practical guidance for determination of brain death in adults, Chinese Journal of Transplantation (Electronic Version). 2015.

［8］ Red Cross Society of China, Ministry of Health. Opinions on Further Promoting Human Organ Donation.

https://www. codac. org. cn/statute/ donationdocuments/20120801/695039. htm . Last accessed: November 2019.

[9] Six Departments Jointly Establish Green Channel for Transport of Human Donor Organs, China Hospital CEO. 2016.

[10] KeTLOD Group. China-EU Organ Donation Management (Bilingual Edition). Beijing: Science Press; 2018.

[11] HartA, Smith JM, Skeans MA, etal. OPTN/SRTR 2015 Annual Data Report: Kidney, American Journal of Transplantation Official Journal of the American Society of Transplantation & the American Society of Transplant Surgeons. 2017.

第19-V章　器官获取的国际模式

伊朗器官获取模式

Katayoun Najafizadeh，医学博士。
伊朗器官捐献协会首席执行官
伊朗德黑兰

索　引

第 19-V章　器官获取的国际模式 ··406
伊朗器官获取模式

1 地理和人口特征···408

2 器官捐献和移植立法···408

3 伊朗器官捐献和移植组织···408

4 伊朗逝者捐献情况··409

5 IRANTOP ···410

6 NPOM ··410

　6.1 波斯潜在供体识别项目··411

　6.2 波斯访谈者教育计划··411

　6.3 波斯捐献者维护项目··412

7 IROSS（伊朗器官获取组织支持系统）··413

8 伊朗器官捐献协会··414

9 通过 ISOD 与卫生部的合作而得以实施的一些其他基本项目·····························414

10 结束语··415

11 参考文献···415

1 地理和人口特征

伊朗位于亚洲西南部（属于中东地区），面积为 1,745.2 平方公里，2017 年人口为 8,116 万。

它的特点是人口非常年轻。四分之一的人口不到 15 岁，平均寿命为 75.7 岁（WHO）。伊朗器官捐献和移植史：

表 1　器官捐献和移植史

1	首例活体供肾移植成功	1968	6	议会法案	2000
2	最高宗教领袖（伊玛目霍梅尼）法令	1989	7	首例肺移植成功	2000
3	逝者器官捐献	1991	8	首例胰腺移植成功	2006
4	首例肝移植成功	1993	9	首例小肠移植成功	2010
5	首例心脏移植成功	1993			

2 器官捐献和移植立法

这里列举了伊朗《议会法》和《内阁法》的要点：

（1）只有卫生部批准的设备齐全的政府医院才有权获取适合移植的脑死亡和心脏死亡供者器官。

（2）所有可能的捐献者都应由医院向器官获取单位报告。

（3）脑死亡判定由卫生部指定的有至少 4 年经验的专家负责完成。

（4）脑死亡判定由 4 名专家进行，即神经外科、神经内科、内科和麻醉等各一名医师。

（5）脑死亡判定小组成员不参与移植计划。

（6）上述 4 名专家判定脑死亡后，再由 1 名法医确认法律程序。

（7）逝者捐献和移植费用由卫生部承担。

3 伊朗器官捐献和移植组织

卫生部有一个移植管理中心，通过全国 53 所医科大学和学院的移植管理办公室，负责制定政策，管理伊朗所有的器官捐献和移植工作。

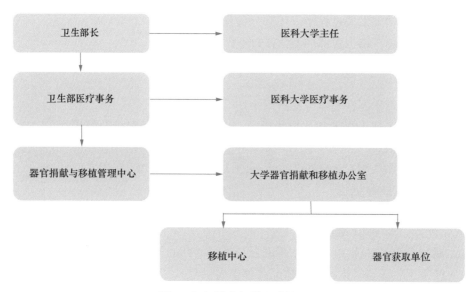

图 1　伊朗器官捐献和移植组织

器官获取机构定义为位于医院（最好是创伤中心）的中心，医院为其设备、实验室、X 光检查和其他设施提供支持，但其直接受大学移植办公室的监督管理，独立于医院。

每 3 个月，卫生部移植管理中心根据捐献者和捐献器官的数量向大学支付费用，大学再向医院支付费用，医院再将预算转给 OPU。这笔预算的一部分将用于支付相关器官捐献费用。

4　伊朗逝者捐献情况

伊朗每年大约有 5000～8000 例潜在脑死亡病例。2016 年脑死亡病例的平均年龄为 20～40 岁（其中 46% 来自车祸），现在为 30～50 岁，车祸导致脑死亡的比例在不断下降。

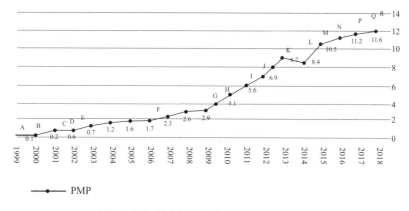

图 2　伊朗器官捐献的发展（1999—2018 年）

关于伊朗器官捐献发展过程中上述部分数据的解释：

（1）某些患者可获得卫生部的 OCATT 经费

（2）逝者器官捐献移植法案

（3）内阁法

（4）巴塞罗纳大学器官捐献与移植系来访

（5）卫生部关于器官捐献和移植的指导，以及 Kazemeini 博士介绍伊朗第一个移植和器官获取网络（IranTOP）

（6）在巴塞罗那参加 Katayoun Najafizadeh 博士举办的 TPM 课程。

（7）伊朗首个 TPM 课程

（8）NPOM 介绍

（9）伊朗第二期 TPM 课程

（10）通过 Omid Ghobadi 博士在西班牙和美国举办的器官捐献硕士课程

（11）恢复卫生部器官捐献和移植最高移植委员会

（12）伊朗第三期 TPM 课程

（13）开始新的器官捐献团队的教育项目，命名为 IrOSS

（14）建立 ISOD（伊朗器官捐献协会）

（15）伊朗第四期 TPM 课程

（16）卫生部与 ISOD 签署谅解备忘录

（17）伊朗第五期 TPM 课程

（18）在器官捐献方面开展基础设施建设

5　IRANTOP

这是 2003 年 Kazemeini 博士和他的团队在卫生部准备的第一个伊朗项目，当时 Kazemeini 博士担任卫生部器官捐献和移植中心主任。在该项目中，除了定义器官捐献流程外，还计划创建器官获取单位网络。

6　NPOM

在参与了 TPM 和费城的 Gift of Life 项目以后，根据伊朗的实际情况进行了调整，作者 Omid Ghobadi 博士专门为伊朗设计了一个新项目（NPOM）。通过改变器官捐献过程中的某些环节，NPOM 大大提高在潜在捐献者的识别率、家属同意率、捐献者维护率等。

这里列举了 NPOM 最重要部分的细节：

（1）PPDDP（波斯可能的捐献者识别项目）于 2009 年启动。

（2）PIEP（波斯访谈者教育项目）成立于 2009 年。

（3）PDMP（波斯捐献者维护项目）于 2010 年启动。

6.1　波斯潜在供体识别项目

伊朗过去的识别方法是被动识别；这意味着协调员过去一直在等待医院的报告，几乎没有寻找可能的器官捐献者的安排。由于在伊朗所有医院雇用"医院协调员"（主动识别）的费用很高，我们设计了将全球范围内应用的三种识别方法（被动，主动和行政）都结合起来的一种新方法，命名为"PPDDP"；通过这三种辅助方法对医院可能的捐献者进行筛查：

IP（督查项目）：在这个项目中，专业护士接受脑死亡诊断培训，并作为督查员被派往医院，根据医院类型设计复杂时间表寻找可能的捐献者。

TDDP（电话捐献者识别方案）：一些受过培训的人员每天负责电话识别可能的捐献者，并根据督查员不在医院的时间安排给医院打电话。

HR（医院报告）：卫生部长向所有医院发出信函，命令它们向OPUs报告GCS评分少于7分的GCS病例。通过这封信函以及医院督查员和电话识别方案的反复检查，医院报告增加了25%。在本项目中，所有GCS小于6分的病例均获得了密切跟踪。

在SBMU-OPU进行的PPDDP试点阶段能够将可能的捐献者识别率提高7倍，器官捐献率提高一倍。

令人感兴趣的是，半数脑死亡病例来自GCS4分或5分以及GCS3分的非脑死亡病例。此外，本研究表明，50%的病例可以被督查员发现，但由于所有GCS4，5和GCS3分非脑死亡病例都由电话识别跟踪，因此50%的实际供体来自电话识别跟踪。这些结果说明了识别方案中几种方法（现场督查，电话识别和医院报告）联合应用的必要性。

6.2　波斯访谈者教育计划

通过硕士课程后，Omid Ghobadi博士开始每周与协调员开会，讨论家属不同意器官捐献的案例，模拟面谈，讨论家人关切和拒绝的原因。通过这些会议，研究小组找到了伊朗家庭拒绝捐献的最常见原因，并为世界各地使用的访谈技巧做了增补，他还写了一本解释了器官捐献的家庭面谈方法的书，名为《85种技术》。

什么是PIEP方法？

（1）这个项目的访谈者是协调员（通常是普通内科医生和医科学生，很少是护士或心理学家）。

（2）每一位访谈者在与家人接触之前，都应该了解家人访谈的过程，并通过相关的课程。

（3）如果访谈者连续2个月取得家庭同意的平均成功率低于60%，他/她将被排除在家属接触过程之外，应再次接受培训。

（4）家庭访谈者应每周参加一次会议，以记住这项活动的精神和道德内容，并参与讨论未获得家庭同意案例的讨论，找出常见关系原因以及下次与此类家庭接触的最佳方式。

（5）在 PIEP 中，访谈者学习如何识别家庭问题，以及如何命名这些问题。他们还学习了不同的技巧来解决可能的脑死亡捐献者家人提出的每一个问题。

经过 20 个月的"PIEP"试点，我们在 SBMU OPU 的家庭同意率提高到 96%。

6.3　波斯捐献者维护项目

据报，高达 25% 的潜在捐献者在捐献器官前可能会发生心脏骤停。因此，通过对潜在捐献者的适当管理，器官捐献率可提高 25%。

由于脑死亡病例在血液动力学、电解质、内分泌等方面存在着许多问题和平衡，因此对这些病例的规范管理至关重要。PDMP 中对 GCS3 分病例且具有 2 项或少于 2 项反射的患者进行严密观察，并由一名训练有素的协调人负责跟踪，直至器官捐献或患者出现心脏骤停或好转出院。

协调员被指派给一个可能的捐献者：

（1）根据 OPU 维护协议对案例进行维护。

（2）为所有新到的家庭成员解释情况。

（3）血流动力学稳定后，评估病例及器官捐献情况。

下面你可以看到伊朗的器官捐献和移植过程中 NPOM 所做的改变：

（1）识别

如图所示，在伊朗，作为器官捐献的第一步，识别和跟踪 GCS<6 的患者，使用了三种方法，包括现场督查，电话识别和医院报告。

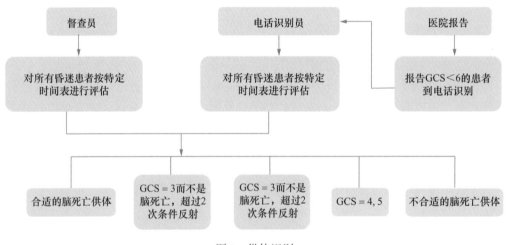

图 3　供体识别

（2）捐献者评价议定书

识别之后，所有病例都录入国家卫生部器官捐献和移植登记系统，并且 GCS3 分疑似脑死亡或最多有 2 个反射的病例被进一步报告给相关的 OPU。一名协调员被指派对该病例进行初步脑死亡诊断、病例选择和供体维护。

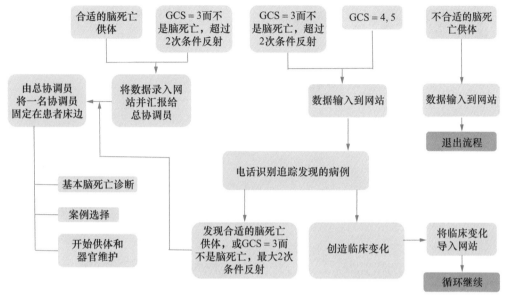

图 4　捐献者判定

（3）脑死亡确认

与其他国家一样，伊朗的脑死亡确认分为两个阶段——临床和法律阶段；但伊朗的临床分期不同：

（1）由卫生部指派的具有脑死亡判定资格的 4 人小组；包括神经外科医生，神经内科医生，内科医生和麻醉师。

（2）脑死亡判定小组的专家都应单独拜访潜在的捐献者。

（3）如果病例在其他医院，在转到 OPU-ICU 之前，4 名脑死亡判定小组成员中至少有一人判定为脑死亡。其余的确认和法律程序可以在 OPU-ICU 期间进行。

（4）协调员安排脑死亡判定。

（5）最终判定取决于所有 4 个的确认。

（6）每个设有重症监护室的医院至少有一名临床判定人员。

7　IROSS（伊朗器官获取组织支持系统）

这个项目是在卫生部移植办公室的合作下实现的，其目的是增加器官获取团队的知识。

该项目由伊朗部分器官捐献专家带领执行团队赴伊朗的某个州停留 5～7 天，对大约 500 人进行 5 类教育，包括：

（1）社会影响力较大的权威人士，例如宗教领袖、市长、电视台台长等。

（2）医科大学主管部门，如大学校长及其助手。

（3）州属各医院 3 至 7 名护士，包括护士长、急诊科和 ICU 护士长、教育主管。

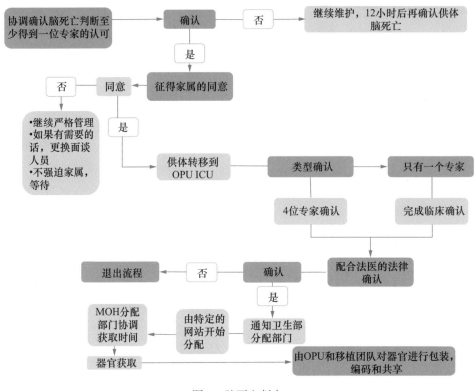

图 5　脑死亡判定

（4）脑死亡判定组和供体维护组等相关医师。

（5）医学生和志愿者。

　　每次课程结束后，一位专家协调员将为 OPU 提供为期两年的支持。这个 90 小时的课程对各州的器官捐献产生了难以置信的影响（pmp 增加了 5 倍）。

8　伊朗器官捐献协会

　　2015 年，Fazel（被称为伊朗器官捐献之父）、Nobakht、Mandegar、Malekzadeh、Malekhosseini、Brumand、Ghobadi 等医生和其他伊朗器官捐献和移植专家成立了一个名为 ISOD 的非政府组织，开始帮助卫生部开展一些活动，这些活动后来于 2016 年由卫生部外包给 ISOD，如 OPU 团队教育、社会宣传，捐献者家庭支持以及其他活动。

9　通过 ISOD 与卫生部的合作而得以实施的一些其他基本项目

　　2017 年，卫生部移植和疾病管理中心新任主任 Mahdi Shadnoush 和卫生部器官捐献和移植组主任 Sanaz Dehghani 制定并公布了条例，按时提交了各中心的预算，并让 ISOD 更多地参与到该国器官捐献管理，使伊朗移植发生了重大变化。

移交给 ISOD 的最重要职责之一是建立伊朗全国器官捐献和移植登记系统。遗憾的是，到目前为止，伊朗还没有一个全面的国家登记、分配和转运以及质量控制系统，这些工作都是由移植团队和大学在当地开展的。

2018 年初，根据卫生部的命令，ISOD 开始建设一些综合基础设施项目，具体如下：

（1）伊朗器官获取和移植登记系统

（2）伊朗器官转运系统

（3）器官捐献者家庭信息电子档案库

（4）IrOQAP（伊朗 OPUs 质量控制和审计项目）

最后，需要捐出的是，伊朗在器官捐献和移植的某些方面有国际记录。例如，在 Seyyed Ali Malek Hosseini 博士和他的同事们的努力下，设拉子城市移植中心是拥有世界上肝脏移植数量最多的一个移植中心。位于设拉子的 Avesina 移植中心每年要进行 600 多例肝脏移植手术。同时，在博士的努力下，在伊朗器官捐献之父伊拉杰·法泽尔博士（因为他是从伊玛目霍梅尼那里获得逝者捐献许可的人）和世界上最著名的肾移植外科医生之一 Naser Simforoush 博士以及其他专家的大力推动下，伊朗肾脏移植已从最初来自活体捐献，到现在大部分是逝者捐献。伊朗专家还为来自阿富汗、巴基斯坦等邻国的外科医生提供免费教育，这些医生以前在移植方面没有任何专业知识。

10 结束语

改善伊朗器官捐献的最重要因素是：

（1）由优秀的 TPM 团队进行培训。

（2）根据我们的宗教，文化和环境调整我们的方案。

（3）根据我们所学到的知识和我们的实际情况来设计体系。

（4）回顾研究，反复制定解决问题的方案。

最后，我必须强调我对伊朗伟大的器官捐献和移植团队的赞赏。尽管困难重重，但这些同事们从未放弃这项艰巨的工作。

11 参考文献

［1］ The World Bank. Data: Islamic Republic of Iran 2017. https://www. worldbank. org/ en/country/iran. Last accessed: September 2019.

［2］ United Network for Organ Sharing Database 2017 https://unos. org/data/. Last accessed: September 2019.

［3］ Ghods AJ, Savaj S. Iranian model of paid and regulated living-unrelated kidney donation. Clin J Am Soc Nephrol. 2006.

［4］ Hamidian Jahromi A, Fry-Revere S, Bastani B. A Revised Iranian Model of Organ Donation as an Answer to the Current Organ Shortage Crisis. Iran J Kidney Dis. 2015.

［5］ Heidary Rouchi A, Mahdavi-Mazdeh M, Zamyadi M. Compensated living kidney donation in Iran: donor's attitude and short-term follow-up. Iran J Kidney Dis. 2009.

［6］ Potter J. Does the Iranian model of kidney donation compensation work as an ethical global model? Online J of Health Ethics. 2015.

［7］ Broumand B. Transplantation activities in Iran. Exp Clin Transplant. 2005.

［8］ Ghods AJ, Mahdavi M. Organ transplantation in Iran. Saudi J Kidney Dis Transpl. 2007.

［9］ Nobakht Haghighi A, Broumand B, Fazel I. Organ Transplantation in Iran before and after Istanbul Declaration. Int J Organ Transplant Med. 2008.

［10］ Mahdavi-MazdehM.The Iranian model of living renal transplantation.KidneyInt. 2012.

［11］ Simforoosh N, Shemshaki H, Nadjafi-Semnani M, et al. Living related and living unrelated kidney transplantations: A systematic review and meta-analysis. World J Transplant. 2017.

第 19-Ⅵ章 器官获取的国际模式

克罗地亚器官获取模式

Mirela Bušić，医学博士。
国家移植协调员
克罗地亚卫生部和捐献者网络
克罗地亚萨格勒布

索　引

第 19-Ⅵ章　器官获取的国际模式 ·· 417
克罗地亚器官获取模式
　1　导言 ·· 419
　2　克罗地亚器官捐献模式的关键要素 ·· 419
　　2.1　无私捐献与公众信任 ··· 419
　　2.2　法律框架 ··· 419
　　2.3　卫生部管理作用 ··· 420
　　2.4　以医院为基础的逝者器官捐献 ··· 420
　　2.5　逝者器官捐献路径 ·· 420
　　2.6　监督医院捐献成效 ·· 420
　　2.7　分配策略 ··· 421
　　2.8　培训和教育 ·· 421
　　2.9　经费管理模式 ·· 421
　3　结束语 ·· 421
　4　参考文献 ·· 422

1 导言

20 年前，克罗地亚的医疗卫生系统因患者获得器官移植治疗机会十分有限而受到了极大的挑战。逝者捐献率远远落后于欧洲发达国家。因此必须解决器官短缺问题，以最大限度地获得移植治疗。由于病人的需求得不到满足，克罗地亚卫生部启动了一系列改革，以促进一项改善国家移植方案的战略实施计划。改革由卫生专业人员的协调行动，按照分步骤方式在十年（2001-2011 年）内完成[1]。

这些努力使得逝者器官移植率增加了 10 倍，而活体捐献率仍一直保持在低水平。2015年，克罗地亚与西班牙一起位列世界器官捐献第一，首次达到 PMP40 例捐献者水平[2]。今天，克罗地亚是全球提供器官捐献和移植服务能力最强的国家之一[3]。

2 克罗地亚器官捐献模式的关键要素

世界上成功的器官移植计划都有几个共同的关键因素。这些关键因素如果得到适当的平衡和有效的解决，就可以帮助移植计划提高自给自足能力。克罗地亚根据当地卫生系统实际情况，以适当的方式成功地实施以下措施[1]。

2.1 无私捐献与公众信任

克罗地亚的无私捐献行为在移植和输血医学中有着共同之处。也就是说，30 多年来，逝世后自愿无偿捐献器官，平时无偿献血和捐献造血干细胞等行为，一直视为是对他人的关爱而广泛赞誉。随着时间的推移，这种捐献行为已被培养成对社会的崇高贡献，并为克罗地亚全社会普遍接受。因此，基于无私捐献、团结和公平原则的克罗地亚移植方案，尽管受到经济、组织和社会等差异的挑战，但长期以来一直能够维护公众的信任。

2.2 法律框架

除了伦理原则外，《克罗地亚人体器官移植法》（OG 72/2012）也按照欧盟第 53/2010号法所要求制定了质量和安全标准。此外，还制定了一系列章程，为移植中心在授权、可追溯性、捐献者特征、识别、评估、跟踪、报告和生物警戒等方面提供了更详细的国家标准。自 1988 年以来，"推定同意"一直得到保留。2004 年建立了"非捐献者登记"制度，允许公民自愿登记反对器官捐献。但迄今为止，只有不到 0.05% 的公民宣称他们拒绝捐献器官。因此，家庭的做法是基于对逝者在器官捐献意愿的理解和尊重。在过去的十年里，家庭反对率约 15% 到 20% 不等。

2.3 卫生部管理作用

在许多经济发达国家，移植方案由专门的国家移植机构管理。与此不同的是，克罗地亚移植计划由卫生部直接管理、协调和监督[4]。卫生部任命的国家移植协调员负责协调和管理，负责组织实施国家移植方案（2001-2007 年）并不断改进。卫生部国家移植计划的战略部署以及治理和管理能力等在加入欧盟的欧洲移植准备计划（2007-2011 年）过程得到进一步加强。重新设计了卫生部相关内部架构，以便能够更有效地管理，为全国协调、管理和移植相关工作提供 24 小时服务。最后，2011 年设立了移植和生物医学研究所，按照欧盟有关法令执行主管当局任务[5]。

2.4 以医院为基础的逝者器官捐献

医院对逝者器官捐献能力依赖于关键捐献协调人。每家医院都指定他们来促进和改善医院的器官捐献流程。关键捐献协调人从最为熟练和经验最丰富的 ICU 医生中挑选出来，这些医生热切希望通过兼职工作为逝者器官捐献提供临床指导。这个甄选和参与过程，对提高专业人士对逝者器官捐献整体信心和积极态度都至关重要。临床领导能力和重症监护专业知识帮助重症监护专业人员顺利应对和克服来自道德和专业的挑战。

这种方法极大地促进了全国所有医院将逝者器官捐献纳入临终关怀实践。

2.5 逝者器官捐献路径

在克罗地亚，逝者器官捐献都是脑死亡（DBD）捐献。脑死亡在整个大脑活动不可逆停止即可以做出判定。通过两项床旁神经学检查和一项辅助试验（脑电图、经颅多普勒、血管造影、闪烁成像或诱发电位）并加以记录。 神经学检查由两名医生（一名 ICU 医师和一名神经内科或神经外科医师）负责实施，两次检查中间至少间隔 3 小时。

逝者器官捐献路径明确了关键性实施步骤。这些步骤必须在毁灭性脑损伤患者医疗决策中得到及时实施。早期识别这类可能的捐献者，以便有今后转化为器官捐献者就是其中的一个重要步骤。实施时，先设定好相关标准，当发现符合这些标准并且很可能会发展成脑死亡的患者，要求必须在 6 小时内上报给关键捐献协调人，因为这些患者都可能成为捐献者。当怀疑患者脑死亡（潜在供体）时，则必须立即报告。这种上报沟通协议具有法律约束力，目的是确保关键捐献协调人能及时获得每一位有脑死亡风险的患者情况。一旦怀疑是脑死亡，重症监护专业人员和关键捐献协调人就有责任对潜在的器官捐献者提供最佳维护和管理，及时从以病人为导向的治疗过渡到器官保护治疗。

2.6 监督医院捐献成效

目前逝者器官捐献（DCD）路径已被系统地整合到临终关怀体系，并为危重症治疗设施的质量和性能设定了基准条件。医院在逝者器官捐献方面的表现是卫生督察部门定期审计的内容。在教育和培训方面，卫生部进一步加强了检查职能，以确保对医院业绩、是否符合逝者器官捐献路径的质量和安全要求以及整个 SoHO 领域进行适当的监控。国家移植质量体系制定了一套用于评估医院有关逝者器官捐献项目成绩的质量指标。

2.7 分配策略

2007 年，克罗地亚成为欧洲移植组织成员国，该组织提供一个微调后的分配流程，在八个欧洲联盟国家之间相互交换器官。因此，寻找最好的器官匹配工作既复杂又高效。通过优化的、结构化的、以证据为基础和透明的分配系统确保了捐献器官的规范管理，反过来，一个公平公正的器官分配过程也增加了患者和专业人员的信任和信心。

2.8 培训和教育

国家培训计划以西班牙 TPM 培训课程为蓝本，与克罗地亚捐献者网络合作，于 2003 年设计并启动。从那时起，每年向整个地区的危重症专业人员和神经学家提供培训。该课程由卫生部负责组织和资助。

2.9 经费管理模式

克罗地亚的社会医疗保险制度基于包容性、连续性和可及性原则。医疗卫生系统向全国民众提供强制性保险，用于支付器官捐献和移植服务费用，包括终身免疫抑制治疗。此外，自 2006 年起，克罗地亚诊断相关系统（DRG）扩大了与逝者捐献者有关的代码，使得捐献医院能够从其预算获得捐献者管理相关的费用的补偿。

3 结束语

克罗地亚器官捐献和移植方案全面基于专业和道德的高标准，这些标准反映了克罗地亚卫生标准和社会价值观。加强了对逝者器官捐献的管理和临床指导，再加上逐步实施的组织措施，有效地促进了克罗地亚器官移植自给自足。

4 参考文献

[1] Busic M. Lovrencic-Huzjan A. Actions taken to boost donor rate in Croatia, Organ Donation and

Transplantation - Public Policy and Clinical Perspectives, Gurch Randhawa, IntechOpen. 2012. https://www.intechopen.com/books/organ-donation- and-transplantation-public-policy-and-clinical-perspectives/action-taken-to-boost- donor-rate-in-croatia. Last accessed: September 2019.

[2]　Organización Nacional de Trasplantes (ONT). International figures on donation and transplantation 2015. http://www.ont.es/publicaciones/Documents/NEWSLETTER%20 2016%20NIPO.pdf. Last accessed: September 2019.

[3]　Sarah L. The global diffusion of organ transplantation: trends, dreivers and policy implication. Bull World Health Organ. 2014.

第20-Ⅰ章　器官捐献相关管理机构和学会

器官捐献相关管理机构和学会

Estephan Arredondo Córdora

DTI 基金会组织研究主任

西班牙巴塞罗那

索　引

第 20- I 章　器官捐献相关管理机构和学会 ·· 423

器官捐献相关管理机构和学会

1　导言 ·· 425

2　国际移植协会 ·· 426

3　参考文献 ··· 426

1 导言

近些年来，全球范围开展的人体器官、组织和细胞移植有所增加，延长和提高了患者生命质量。全球每年大约有 89 000 例肾脏移植、30 000 例肝脏移植、7 500 例心脏移植、5 400 例肺移植和 6 000 例心脏移植[1]。献身于这个事业的医务人员在科研和临床都取得了重大进展，器官捐献者及其家属也作出贡献。移植不仅成为挽救生命的治疗方法，也是人类团结光辉象征。

器官短缺和供需之间巨大差距促使很多国家制定了增加捐献的流程和制度，同时也引发了类似商业贩运人体器官等不道德做法。捐献者数量不足是一项重大挑战，公众对人体器官买卖和贩运危险性的认识已变得极为重要。

捐献和移植活动的透明度和卫生管理部门的监督，对于提高公众对该体系的信任至关重要。此外，捐献者之所以作出捐献的决定，可能基于这种理解，即对移植资源的贡献可能在将来某一天有利捐献者家庭的健康需求。

器官、组织和细胞捐献是复杂且发展迅速的领域，同种异体移植对受者和供者都可能带来伦理问题和安全风险。卫生行政管理部门应严格控制和有效监督以保护受者的安全。此外，这些复杂的流程要求有效地组织、协调和控制所有关键性技术和服务，包括获取、运输、加工，保存、质控和必要时的储存等。用于移植的人体细胞和组织属于特殊基本医疗产品，也是未来更复杂的生物技术产品原材料。社区和专业人员需要加强这个领域相关教育。

1991 年世界卫生组织（WHO）制定了"人体器官移植指导原则"[2]，以帮助各国政府制订行之有效的器官移植国家方案。此后近二十年，这些指导原则极大地影响了各国专业守则和具体做法以及有关立法。2010 年 WHA63.22[3] 号决议更新了 WHO《人体细胞、组织和器官移植指导原则》，并呼吁 WHO 成员国落实这些指导原则，推动自愿和无偿捐献，反对贩卖，促进透明和公平的分配。敦促成员国加强监督、收集和公布相关数据，包括不良事件和反应，并在全球范围执行标准编码。这些指南旨在为以治疗为目的的人类细胞、组织和器官的获取和移植提供有序的、合乎道德的和可接受的框架。

欧盟的目标是在整个欧洲范围内建立统一的监管机制。欧洲委员会（欧洲药品和医疗质量管理局）[4] 和欧盟委员会[5] 长期合作，旨在促进器官、组织和细胞的捐献和移植，加强该领域知识和经验的推广和交流。在通过国际合作分享框架原则下，这些机构在器官、组织和细胞捐献和移植的伦理、社会、科学和培训方面制订了广泛承认的指示、建议和决议。

拉丁美洲理事会[6] 成立的目的是成为拉丁美洲国家捐献和移植领域不同倡议的交汇点。拉丁美洲理事会的主要目标是发展和改进拉丁美洲成员国之间在细胞、组织和器官捐献和移植的管理、道德和社会方面的合作。

2 国际移植协会

如今，在器官捐献和器官、组织与细胞移植相关医务人员的职业发展上，非政府组织（Nao）和科学社团发挥着强大的影响力。这些机构的影响力有责任进行长期承诺、制定政策、商定标准流程、创建教育方案，并与该领域利益攸关方保持持续对话。

代表研究学界的科学组织建立教育培训计划和学术刊物，提高科学期刊研究的完整性。制定政策、促进责任署名做法，包括对已发表的研究或提交出版的报告存在不当行为或迹象作出反应的相关流程。

国际移植协会（TTS）[8] 属于非政府组织，领导着全球器官移植领域。目标是为活体肺脏、肝脏、胰腺和小肠等器官捐献者制定国际相关标准。

《伊斯坦布尔关于器官贩卖和移植旅游的宣言》最初发表于 2008 年。此前 TTS 和国际肾脏病学会（ISN）[11] 召开了一次首脑会议，回应对国际上人体器官贩运日益增长的关切。它确定了移植旅游和器官贩运等定义，以及指导从事器官捐献和移植工作决策者和医务人员的原则。

伊斯坦布尔宣言监管小组（DICG）属于国际移植专业人员小组，致力于鼓励和支持在世界各地执行《宣言》相关原则。

教宗科学院[12] 是梵蒂冈的科学院，旨在促进数学、物理和自然科学的进步以及相关认知论问题研究。学院关注了全球器官捐献和移植相关的两个重要问题：确认脑死亡是恰当的死亡判定方法，以及器官贩运和移植旅游问题。

器官共享联合网络（UNOS）[13] 属于非盈利、科学和教育机构，管理着美国的器官获取和移植网络（OPTN）。

其他国际社会有关器官、组织和细胞捐献和移植学会在各自领域发挥着作用，具体可见查询捐献和移植全球观察网站：http://www.transplant-observatory.org/transplant-societies/。

3 参考文献

[1] Organ Donation and Transplantation Activities. Global Observatory on Donation and Transplantation. http://www. transplant-observatory. org/download/2016-activity- data-report/n/organ-transplantation-reports-73. html. Last accessed: September 2019.

[2] WHO guiding principles on human cell, tissue and organ transplantation, World Health Organization. https://www. who. int/transplantation/Guiding_PrinciplesTrans plantation_WHA63. 22en. pdf?ua=1. Last accessed: September 2019.

[3] World Health Assembly (2010), Human organ and tissue transplantation: http:// apps. who. int/gb/ebwha/pdf_files/WHA63/A63_R22-en. pdf. Last accessed: September 2019.

[4] European Directorate for Quality of Medicines and Healthcare. https://www. edqm. eu/. Last accessed: September 2019.

［5］ European Union: European Commission General Directorate on Public Health, Organ Transplantation. https://ec. europa. eu/health/home_en. Last accessed: September 2019.

［6］ Red Consejo Iberoamericano. http://ont. es/rcidt/Pages/default. aspx. Last accessed: September 2019.

［7］ Caelleigh AS. Roles for scientific societies in promoting integrity in publication ethics. Sci Eng Ethics. 2003.

［8］ The Transplantation Society (TTS). https://www. tts. org. Last accessed: September 2019.

［9］ Barr ML, Belghiti J, Villamil FG. Report on the Vancouver Forum. Transplantation 2006. www. tts. org/images/stories/pdfs/Vancouver_Forum. pdf. Last accessed: September 2019.

［10］ SteeringCommitteeoftheIstanbulS.Organtraffickingandtransplanttourismand commercialism: the Declaration of Istanbul. Lancet. 2008.

［11］ International Society of Nephrology. https://www.theisn.org. Last accessed: September 2019.

［12］ ThePontificalAcademyofSciences.http://www.pas.va/content/accademia/en.html. Last accessed: September 2019.

［13］ United Network for Organ Sharing. (UNOS). https://unos.org/. Last accessed: September 2019.

第 20-Ⅱ章　器官捐献相关管理机构和科学学会

世界卫生组织支持器官捐献行动

Jose'R.Nuñez，医学博士
顾问
人类来源医疗产品服务与安全（SDS）
世界卫生组织
瑞士日内瓦

索　引

第 20-Ⅱ章　器官捐献相关管理机构和学会 ···428
世界卫生组织支持器官捐献行动
　　1　世界卫生组织：支持器官捐献行动·······································430
　　2　参考文献···431

1 世界卫生组织：支持器官捐献行动

经历 60 年的发展，移植已经成为成功的世界性实践活动。显然，器官移植是公认的治疗方法，目前被认为是治疗终末期器官衰竭最好的而且常常是唯一能挽救生命的治疗方法。

新近数据表明，全世界进行了超过 14 万例实体器官移植。数据虽令人印象深刻，但据估计还不到占全球需求的 10%。同时，各国在获得移植物以及人类细胞、组织和器官捐献和移植相关安全、质量和效率等方面也存在很大的差异，而且在提供和开展移植服务方面也有着极大不同，因此 WHO 不同区域之间组织器官捐献与移植的占比各不相同。器官严重短缺导致等待名单患者死亡率居高不下，并可能导致人们（通常是富人）通过非法和不道德的途径（通常是从穷人和弱势群体那里）获得器官。

移植伦理最为重要。尤其是当患者需求得不到满足，移植物短缺，导致贩运人体器官用于移植的诱惑。

1987 年第四十届世界卫生大会对以营利为目的的人体器官买卖表示关切，开始编写 WHO 关于移植的第一份指导原则，大会在 1991 年在 WHA44.25 号决议中核准了这个指导原则。近二十年来，这些指导原则极大地影响了世界各地专业守则、做法以及立法。经过多年协商进程，2010 年 5 月 21 日第六十三届世界卫生大会通过了 WHA63.22 号决议，批准了新的 WHO 指导原则，并确定了优化捐献和移植领域的流程及其进展。

这些指导原则[1]为细胞、组织和器官获取和移植提供了有序、合乎道德和可接受的框架。WHO 敦促成员国各司法管辖区制定实施《指导原则》的具体方法：

（1）贯彻《人体细胞、组织和器官移植指导原则》制定和执行本国有关人体细胞、组织和器官捐献和移植的政策和法律。

（2）推动自愿无偿捐献细胞、组织和器官制度，提高民众对自愿无偿捐献带来益处的认识和理解，与贩运人体组织器官和移植旅游对个人和社会带来的身体，心理和社会危害形成对照。

（3）反对涉及人体器官贩运、移植旅游交易和谋取经济利益，鼓励医务人员发现此类做法时依据国家有关法规向相关部门报告。

（4）在临床标准和道德规范的指导下，推动公开、透明、公正地器官、细胞和组织分配制度，以及根据各国实际情况公平获得移植服务相关制度，这一切都为民众支持自愿捐献奠定了基础。

（5）通过推广国际最佳实践，提高捐献和移植的安全性和有效性。

（6）加强国内和国际监督、组织和协调捐献和移植的能力，尤其要最大限度地增加逝后者的捐献，并通过恰当的医疗服务和长期后续举措保护活体捐献者的健康和福社。

（7）合作收集关于捐献和移植操作、安全、质量、有效性、流行病学和伦理学等数据，包括不良事件和不良反应。

（8）鼓励实施全球统一的人体细胞、组织和器官编码制度，以便于各国追溯用于移植的人体组织器官移植物。

根据这个要求，为了更好地实现这些目标并评估改善全球捐献的措施和具体执行情况，WHO 认为应采取两项主要行动：

第一项是建立全球数据库，因为获取信息是理解移植价值和增加捐献动机的关键。提供移植信息是提高透明度的基础，可以帮助民众监督捐献，提高机构诚信，以及对移植活动的有效性和安全性的信任，这一点至关重要。数据库提供来自世界各地的器官、组织和细胞捐献等移植信息，为有关各方提供了可利用的工具，包括非专业公众，他们是否愿意捐献取决于对移植价值的理解，而且日后自己家庭也可能成为受者受益；也包括负责器官和组织移植成功、安全和质量以及维护捐献者和受者尊严的医务人员和卫生行政管理部门。

全球捐献和移植观测网站（GODT）是重要组成部分。这是西班牙政府的支持和与国家移植物组织（ONT）的合作而得以实现[2]。

第二个组成部分关于移植成功与风险的透明度，以及关于警示和监督安全和伦理的参考内容，这一点对个人或社会的决策也至关重要。

在这个意义上，2010 年 9 月 WHO 和意大利国家移植中心发起了一个联合项目（项目通知）[3]。利用已发表的文章和警戒系统报告作为来源，收集不良反应和事件相关病例。这些病例被用于制定发现和确认不良反应和事件相关指南草案的基础，同时也强调治疗医师的关键作用。

正在进行的这些举措推动了全球了解不良反应和事件的信息和指南，加强移植受者和活体捐献者的安全，提高移植和辅助生殖相关的公众透明度。支持发展用于器官、组织和细胞的警戒的共同或相应的国际术语用于器官、组织和细胞的警示。通过会员国共同努力以及政府多个部门和合作伙伴的努力和协调，完全有可能在世界范围内实现人类健康、维护世界安全和保护弱势群体。

2　参考文献

[1]　WHO Guiding Principles On Human Cell, Tissue And Organ Transplantation. World Health Organization (WHO). https://www. who. int/transplantation/Guiding_Principles Transplantation_WHA63. 22en. pdf. Last accessed: September 2019.

[2]　Global Observatory on Donation and Transplantation (GODT). http://www. transplant -observatory. org/. Last accessed: September 2019.

[3]　Notify Library. https://www. notifylibrary. org/. Last accessed: September 2019. .

第20-Ⅲ章　器官捐献相关管理机构和学会

欧洲委员会支持器官捐献行动

Marta López-Fraga，理学硕士，哲学博士

欧洲器官移植委员会

生物标准化部，OMCL 网络和医疗保健（DBO）

欧洲药品和保健质量管理局（EDQM）

欧洲委员会

法国斯特拉斯堡

索　引

第 20-Ⅲ章　器官捐献相关管理机构和学会 ···432
欧洲委员会支持器官捐献行动
   1　欧洲委员会：支持器官捐献的行动 ···434
   2　参考文献 ···436

1 欧洲委员会：支持器官捐献的行动

欧洲委员会属于国际组织，设在斯特拉斯堡（法国），旨在促进欧洲国家在人权、民主、法治、文化和公共卫生领域的合作。欧洲委员会成立于 1949 年，包括 47 个成员国，拥有 8.2 亿公民。欧洲委员会是完全独立于欧洲联盟（欧盟）的机构，欧盟有 28 个成员国，部分国家分别授予了相关立法和执行机构，从国家到欧盟层面都有独立的权力，目的是实现更高水平的一体化。相比之下，欧洲委员会成员国维护主权，在共同价值观和政治决策基础上开展合作，并通过公约作出承诺。欧洲国家一般先属于欧洲委员会再加入欧盟。任何国家在加入欧盟之前都必须先加入欧洲委员会。

器官、组织和细胞捐献和移植属于复杂和迅速发展的领域，能够挽救和改善世界各地数以千计患者的生命，但利用人体器官、组织和细胞也带来安全、质量和疗效问题，也出现了一些新的伦理难题。此外，捐献和移植复杂的流程要求有效地组织、协调和控制所有关键性技术和服务，包括获取、运输、加工、保存、质控和必要时的储存。为了使得欧洲公民能获得安全和合乎道德的移植治疗，欧洲委员会早在 1987 年就这一领域开展工作。通过一系列倡议、方案和法案，欧洲委员会积极推动制定和实施捐献和移植领域相关的质量、安全和道德标准，促进各国人民之间的学术交流，确保基本权利和对人体的尊重。

如今，在欧洲药品和医疗卫生质量理事会（EDQM）的基础上，建立了负责器官、组织和细胞相关工作的秘书处，具体由欧洲器官移植委员会（CD-P-TO）领导。CD-P-TO 由来自欧洲委员会成员国、观察员国、欧盟委员会，世界卫生组织（WHO）国际专家、欧洲委员会生物伦理委员会（DH-BIO）以及若干专业学会和非政府组织的代表等组成。该机构积极推动器官、组织和细胞捐献的非商业化进程，打击器官贩运，制定该领域的道德、质量和安全标准，以及在会员国和各组织之间交流学术和专业知识。

多年来，欧洲器官移植委员会在这个领域提出一系列决议和建议，并由部长委员会通过。所有这些文件虽然没有法律约束力，但对各国立法、伦理框架、战略计划、组织机构和专业实践等产生了深刻影响。欧洲器官移植委员会为起草新的《禁止贩运人体器官公约》作出了贡献，该公约首次明确了必须采取哪些做法，加强了现有的合作机制，并列入了保护和援助受害者的条款。根据世卫组织资料，全球开展的移植约 5%～10% 来自于器官贩运，《公约》将会对这方面的打击起到至关重要。

此外，通过建立移植相关犯罪问题的国家协调中心、国际网络和移植旅行国际数据库（由 EDQM 主持），欧洲器官移植委员会将更好地了解移植相关犯罪问题，并有机会在国家和国际层面就这些问题提供全面而综合的信息和建议。

欧洲器官移植委员会还实施了一些项目，这些项目支持制定有效的立法框架，并在各国建立国家移植管理部门和移植法案。2004 年与欧洲联盟委员会合作，为摩尔多瓦共和国开展了一项联合方案，推动摩尔多瓦议会于 2008 年通过了关于移植的新法案，并设立了移植管理机构，该机构现在负责该领域所有组织机构方面的工作。在这个经验基础上，先后在亚美尼亚、阿塞拜疆、保加利亚、格鲁吉亚、摩尔多瓦、罗马尼亚、俄罗斯联邦、土耳其和乌克兰等国家启动了一个特别项目，即所谓黑海地区项目（BSA），该项目在部分国家显示出巨大的成功。BSA 项目通过提供专业知识和指导，促进了参与国移植工作的发展。得益于这个项目，可以评估和比较这些国家的不同法律和组织制度。BSA 项目还评估了每个参与国的器官捐献和移植方案，并提供了建议、准则和教育以增强和巩固这些国家捐献和移植方案。

为了提高透明度和制定国际基准，显然需要监测会员国的做法。为了实现这一目标，自 1996 年以来欧洲器官移植委员会与国家移植物组织（ONT）每年共同编写了《移植通讯》。这份通讯概述了器官捐献和移植活动、等待名单的管理、拒绝捐献器官情况和认证的移植中心移植情况等各方面数据。为了避免工作重复，移植通讯数据库与其他国际数据登记项目连接，例如 WHO 全球器官捐献和移植观察网站和 Eurocet 数据库。这份出版物已演变成独特的官方信息来源，持续激励全球政策和战略计划发展。《移植通讯》提供来自世界各地近 70 个国家的相关数据。

此外，欧洲药品和医疗卫生质量理事会（EDQM）/欧洲委员会还负责出版该领域的具体技术指南，包括"人体器官移植质量和安全指南"和"用于人体的组织和细胞质量和安全指南"。世界知名专家和该领域最重要的专业协会均积极参与了这些指南的拟订和推广工作，这些指南是整个欧洲和欧洲以外地区监管人员和医务人员的重要依据。

作为其公众宣传活动的一部分，欧洲器官移植委员会还选择了相关主题，编制了专题小册子，向公众提供清晰和明确的信息，使每个人都能根据科学证据并根据自己的需要和价值观作出明智的决定。新近内容包括《脐带血库家长指南》《改善移植健康的锻炼方式》和《支持女性捐献卵母细胞决策指南》。

最后，为了吸引公众对器官捐献和移植的关注，欧洲药品和医疗卫生质量理事会/欧洲委员会每年在不同的成员国庆祝欧洲器官捐献和移植日（EODD），通常是在 10 月的第二个星期六。该活动主要目的是提高公众对器官捐献与移植的认识和鼓励公众参与辩论；建立公众对负责任、合乎道德、非商业和专业的器官捐献和移植事业的信任；活动有政策决策者和医学界人士参与。欧洲器官捐献和移植日也是一个向所有器官捐献者及其家人致以敬意的机会，也感谢欧洲全体移植专业人士，正是他们的辛勤工作挽救了众多的生命，提高了患者的生活质量。

总而言之，欧洲药品和医疗卫生质量理事会/欧洲委员会，通过欧洲器官移植委员会及其工作组，在制定欧洲器官、组织和细胞捐献和移植相关质量、安全和伦理准则等方面一直是先锋，今天仍旧在继续描绘着宏伟蓝图。通过提供详细的技术指导，确保器官、组织和细胞捐献和移植相关的安全和质量，同时通过界定伦理原则和实践，实施有效的方法以帮助和支持尚处于起步阶段的地区移植项目的发展。欧洲委员会在这一领域的工作得到了欧洲药品和医疗卫生质量理事会官员、卫生行政管理部门和专业协会以及来自欧洲内外器官、组织和细胞捐献和移植服务组织专家的大力支持。他们的工作成就有效打击了器官贩运活动，实现了人人都能享有合乎道德、安全和有效的捐献和移植服务的合作机制。

2　参考文献

［1］ Safety, quality and ethical matters related to the use of organs, tissues and cells of human origin. Council of Europe resolutions, recommendations and reports 2017. 3rd edition.

［2］ Convention against Trafficking in Human Organs (ETS No. 216), Santiago de Compostela. Council of Europe. Santiago de Compostela, March 2015.

［3］ Shimazono Y. The state of the international organ trade: a provisional picture based on integration of available information. Bull World Health Organ. 2007.

［4］ Arredondo E, Lopez-Fraga M, Chatzixiros E, et al. Council of Europe Black Sea Area Project: International Cooperation for the Development of Activities Related to Donation and Transplantation of Organs in the Region. Transplant Proc. 2018.

［5］ Newsletter Transplant and the Past Newsletters (Archives). European Directorate for the Quality of Medicines & HealthCare. https://register. edqm. eu/freepub. Last accessed: November 2018.

［6］ Guide to the quality and safety of organs for transplantation 7th edition. European Directorate for the Quality of Medicines & HealthCare (EDQM), Council of Europe. Strasbourg, France, 2018.

［7］ CD-P-TO thematic booklets for the general public. European Directorate for the Quality of Medicines & HealthCare (EDQM). https://www. edqm. eu/en/reports-and- publications. Last accessed: November 2018.

［8］ European Day for Organ Donation and Transplantation. European Directorate for the Quality of Medicines & HealthCare. https://www. edqm. eu/en/events/european-day- organ-donation-and-transplantation. Last accessed: November 2018.

第20-Ⅳ章　器官捐献相关管理机构和学会

器官共享联合网络：支持器官捐献行动

Timothy L.Pruett，医学博士
外科和内科教授
John S.Najarian 临床讲座主任
移植外科
明尼苏达大学
美国明尼阿波利斯

索　引

第 20-Ⅳ章　器官捐献相关管理机构和学会 ··437
器官共享联合网络：支持器官捐献行动

　　1　器官共享联合网络：支持器官捐献的行动 ··439

　　2　参考文献 ··441

1　器官共享联合网络：支持器官捐献的行动

可供移植的器官数量低于全球患者的需求。由于各国都有自己的法律、文化和规范，这些法律、文化和规范可以影响器官供应和分配的流程、权威性和管辖权。因此，有必要特别研究美国的有关制度，以了解美国是如何运作，为何如此运作。

美国《国家器官移植法案》（NOTA，1984 出版，L. 98-507）将器官捐献和移植编入了法典[1]。该法典与 42 USC 273 法案一并确立了美国器官捐献和移植系统的运作框架。器官捐献是器官获取组织（OPO）网络的责任，OPO 组织负责向美国境内各地区提供捐献相关的服务。政府负责指定互不重叠的 OPO 服务区，OPO 承担识别器官捐献者、协调器官获取和运送等任务。NOTA 最初仅限于逝后器官捐献者，不涉及其他捐献。OPO 由联邦医疗保险基金批准建立，OPO 财务相关管理规则也由联邦医疗保险基金系统设立并审查。美国指定的器官捐献服务区域的数量从 1986 年 NOTA 之后的 80 个减少到目前的 58 个。CMMS（医疗保险和医疗补助服务中心）对国家 OPO 体系的地理分配、绩效和财务稳定性进行监督，并通过一系列有关标准（COP）对 OPO 服务区域分配进行认证。

不同于器官捐献，分配和移植逝者器官是器官获取和移植网络（OPTN）相关合同承接机构的责任，包括维护移植等待名单、制定分配政策、监督捐献器官的使用和系统安全等。OPTN 的合同授予了私立会员制组织。OPTN 的组成和管理由 NOTA 建立和最终规则定义。自NOTA 实施以来，器官共享联合网络（UNOS）一直是 OPTN 合同的唯一承接机构。美国卫生与人类部卫生资源与服务管理局（HRSA）的移植部门负责合同续签和相关管理。虽然法律条款有些复杂，但对理解为什么 UNOS 作为美国移植代言人却不能通过改变合同内容来加强或支持器官捐献很有必要（Maureen McBride，UNOS 合同管理者）。实施器官捐献的组织和参与分配/使用的机构之间在行政上互不依赖，是美国器官捐献和移植制度的一个主要缺陷。

这种行政上的脱节并不意味着国家不会设法增加器官供应（只是 UNOS 没有这样做）。2003 年 HRSA 发起了美国器官捐献突破协作组织（ODBC）倡议。这个协作项目发起的背景就是认识到了美国器官供应未能满足全国器官移植需求，以及因得不到器官移植而死亡的患者数量不断攀升等问题。项目既定目标是实现 75% 的捐献转换率（从潜在捐献者到实际捐献者），平均每个捐献者获得 3.75 个器官，并将循环（DCD）死亡器官捐献者百分比提高到逝世后捐献总数的 10%。参与协作项目是自愿的，但全国大多数 OPO、移植中心、UNOS、捐献医院和 ICU 医师以及其他利益攸关方都参与了这个项目。这个协作项目鼓励OPO 服务区学习工商业普遍采用的营销策略来改进流程。采用 PDSA 循环（计划、实操、研究、行动）方法，并数次在全国有关大会上分享经验。提出的系统性改进举措，尤其是鼓励重症监护领域参与捐献过程，增加循环死亡供体器官利用率等已成为标准的捐献做法。在这个协助项目努力下，器官捐献显著增加。2003—2008 年间美国供体总数增加了 22.5%。HRSA 估计增加了 4 000 多例移植手术。这个协作项目取得了巨大成功。

联邦政府停止对 ODBC 资助后，该组织演变成了器官捐献联盟。该组织努力弥合器官获取和器官使用之间的差距。UNOS 在董事会中有一个席位，可以影响提高器官供应能力的进程。

虽然 OPTN 合同中没有具体条款说明 UNOS 的作用为了增加器官供应，但是 UNOS

始终认为增加器官获取能力必须通过全国移植体系推动。新近修订的战略目标中，第一个目标是"增加移植物数量"（https://unos.org/about/strategic-goals/，access 10/2018）。当前器官短缺使得器官的公平分配（公平分配政策）几乎是不可能。虽然美国近期可供移植的供体和器官显著增加。但根据最近的年度报告显示的结果。"年轻"器官捐献者的增加使得美国捐献数量增加（表1），而年轻器官捐献者数量增加的主要原因是因为阿片类毒品的流行。虽然这种情况可以在一定程度上短期缓解器官短缺问题，但人们还是希望国家能设法降低毒品过量造成的死亡率。此外，循环死亡捐献者器官利用的增加也是解决器官短缺的途径。

虽然这些方式对国家数据统计来说是好的，但这种类型的捐献器官产出较低。循环死亡过程对器官移植物伤害很大。此外，对这类供体器官进行适当的分层以获得充分的利用和良好预后仍然是需要解决的问题。人们对 UNOS 在移植后疾病传播的安全/预防方面的作用以及在预防疾病传播方面过于谨慎而造成的意外后果表示关切。如果要做到这一点，就需要相对平衡以满足社会对安全、质量和可用性的期望。美国目前的体系还不能优化这个平衡。

教育是器官捐献和利用的部分基础。为此，UNOS 在其网页上设有捐献者和受者教育内容（https://unos.org/），载有关于移植、逝后和活体捐献、配对交换、流程和质量等资讯。然而这类资讯的效率和作用还不得而知，但这些内容的确重要而实用。

UNOS 有责任查明器官的利用是否受到政策、信息透明、经济学以及制度等影响。努力增加器官来源并不是 OPTN/UNOS 的直接责任，其主要职责是明确方向，即 OPTN 承接者应评估政策对器官利用的影响，减少社会经济差异带来的不平等，增加患者接受移植治疗的机会，通过不断的改进找到恰当的平衡点。

表 1　"年轻"器官捐献者百分比

特征		2006		2016	
		N	百分比	N	百分比
年龄	<18 yers	969	12.1%	935	9.4%
	18—34	2050	25.6%	3108	31.1%
	35—49	2142	26.7%	2648	26.5%
	50—64	2081	25.9%	2661	26.7%
	≥65 years	781	9.7%	627	6.3%
性别	女性	3239	40.4%	4019	40.3%
	男性	4784	59.6%	5960	59.7%
人种/种族	白种人	5425	67.6%	6655	66.7%
	黑种人	1255	15.6%	1649	16.5%
	西班牙以外/不清楚	1097/246	13.7%/3.1%	1307/368	13.1%/3.7%
DCD 状态	DBD	7486	93.3%	8481	85%
	DCD	537	6.7%	1498	15%

2　参考文献

［1］ Organ Procurement and Transplantation Network. http://uscode. house. gov/ view. xhtml?hl=false&edition =prelim&req=granuleid%3AUSC-2014-title42- section274&num=0. Last accessed: September 2019.

［2］ Organ Procurement and Transplantation Network-Final Rule. : https://optn. transplant. hrsa. gov/ governance/about-the-optn/final-rule/. Last accessed: October 2018.

［3］ Shafer TJ, Wagner D, Chessare J, et al. Organ donation breakthrough collaborative: increasing organ donation through system redesign. Crit Care Nurse. 2006.

［4］ Israni AK, Zaun D, Rosendale JD, et al BL. OPTN/SRTR 2016 Annual Data Report: Deceased Organ Donation. Am J Transplant. 2018.

第 20-V 章　器官捐献相关管理机构和学会

国际移植学会支持器官捐献行动

Mehmet Haberal
TTS 主席

Marcelo Cantarovich
TTS 候任主席

Nancy Ascher
TTS 前主席

Elmi Muller
TTS 副主席

Johr J.Fung
TTS 秘书

Stefan G.Tullius
TTS 高级财务主任

Minnie Sarwal
TTS 司库
器官移植学会（TTS）
加拿大蒙特利尔

索　引

第 20-Ⅴ章　器官捐献相关管理机构和学会 ··442

移植学会：支持器官捐献行动

　　1　参考文献 ··445

国际移植学会：支持器官捐献行动

国际移植学会（TTS）是唯一涵盖了移植领域所有学科的全球性学会。成立 50 多年以来，TTS 在全世界移植相关的科学、社会、法律和伦理等实践以及解决存在的各种问题等方面推动了全球行动，其中最重要的是器官捐献活动。

显而易见的是，世界各地在移植领域存在着显著的差异。虽然成员的工作重点和工作内容在各自领域内可能各不相同，但努力推动该领域的发展从来没有像现在这样重要。

多年来，国际移植学会以各种方式开展工作。2002 年 TTS 提议建立一个全球移植联盟（Global Alliance for Transplantation，GAT），其目标是解决全球在移植领域的不平等问题。GAT 主要目标是为所有需要移植的患者提供机会，包括推动全球移植数据采集和分析，推动全球移植经验交流和分享，建立和维护全球专业标准等。

这些都是非常重要的举措，尤其是考虑到全球越来越多的患者需要器官移植，但世界各地获得移植机会和标准却不平等。

移植器官来源有两种途径：

（1）脑死亡或循环死亡的逝后捐献。

（2）活体捐献：活体器官移植在符合伦理和法律框架下开展是安全的，也是可以接受的。然而广泛开展活体捐献也增加了器官移植和医疗卫生等成本负担。

为了在伦理框架内开展活体器官移植，首先要将捐献者的利益置于一切之上，即使活体器官移植可以挽救生命。身体健康且自愿捐献器官的人将会面临新的危险，TTS 在阿姆斯特丹和温哥华组织了论坛，及时发表了明确的声明，强调了移植团体对活体器官捐献者的责任[1, 2]。

器官捐献和移植率全球差异很大，普遍存在捐献者短缺问题。移植需求得不到满足，导致采取了诸多办法来提高捐献率，有些做法则逾越了法律和道德的底线。

TTS 协助世界卫生组织 WHO 并和世界卫生大会合作，帮助各国政府制定准则，并与国际肾病学会合作，制定了《伊斯坦布尔宣言》[3]。该宣言界定了"器官贩运"和"移植旅游"，并提出了实现改革的原则和建议。TTS 一直努力在全球范围内减少商业移植和使用死刑犯。推动符合伦理道德的活体和逝后器官捐献为各国家民众服务。

移植器官短缺是普遍问题，各国都必须解决。各国都有责任评估本国人民的移植需要，争取在器官捐献和获取方面具备自给自足能力。

除了着重于制定一系列法律和道德框架外，TTS 还鼓励所有国家取消不被可接受的做法，同时推出各种解决方案，努力实现国家或区域捐献与移植的自给自足。这些项目既要设法减少移植需要同时又要最大限度发挥逝世后器官捐献的潜力。

TTS 打算继续致力于在全球公民逝世后器官捐献。对于已有逝后捐献计划的国家，TTS 的目标是进一步加强这些举措。对还没有开展逝后器官捐献的国家，则是鼓励制定逝后器官捐献方案，并在可能的情况下为建立这种方案提供援助。此外，TTS 将持续与全球和区域相关机构建立伙伴关系，特别是通过学术会议、研讨会和其他教育机构推动逝后器官捐献工作。

为此，TTS将继续支持2018年庆祝《伊斯坦布尔宣言》十周年的活动。各国在立法和实践方面的重要改变证明了TTS和《伊斯坦布尔宣言》从根本上解决了国际移植界的需求和关切。作为移植界的一员，我们的目标应该是努力建立一个尽可能满足器官需求的逝后捐献体系。如此以来，不仅可以减少不道德的移植活动，也让无法接受活体器官移植的等待者们看到希望。

TTS将持续与世界卫生组织、欧洲委员会、各国理事会以及国家、地区和国际社会等合作，在解决教育、法律、管理、道德和公共卫生挑战等领域发挥作用。TTS主要的关注点是通过符合伦理道德的器官捐献和获取方式满足日益增长的器官需求，推动科学、科普和公平的临床实践和诊疗标准，推动器官移植的透明度和相关教育项目，以满足器官移植计划在世界各地的需求。

1　参考文献

[1] For Live Kidney Donation - The Consensus Statement of the Amsterdam Forum. Transplantation. 2005.

[2] For Live Donation of Extrarenal Organs -The Consensus Statement of the Vancouver Forum. Transplantation. 2006.

[3] Steering Committee of the Istanbul Summit. Organ trafficking and transplant tourism and commercialism: The Declaration of Istanbul. Lancet. 2008.